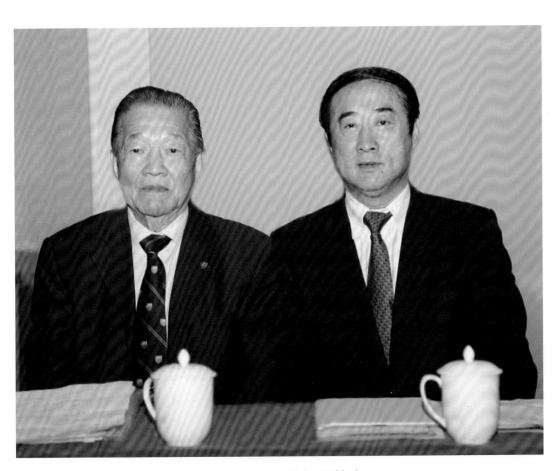

王一镗教授(左)和刘中民教授(右)

肩承責任勇擔當
大愛無疆佑眾生

王一鏜

二〇一九年春

心肺脑复苏

（第三版）

主　编　王一镗　刘中民

副主编　张劲松　孙志扬　赵中辛

上海科学技术出版社

图书在版编目(CIP)数据

心肺脑复苏/王一镗,刘中民主编. —3 版. —上
海:上海科学技术出版社,2020.1
ISBN 978 - 7 - 5478 - 4626 - 1

Ⅰ.①心… Ⅱ.①王… ②刘… Ⅲ.①心肺复苏术
Ⅳ.①R605.974

中国版本图书馆 CIP 数据核字(2019)第 216265 号

心肺脑复苏(第三版)

主编　王一镗　刘中民

上海世纪出版(集团)有限公司

上 海 科 学 技 术 出 版 社　出版、发行

(上海钦州南路 71 号　邮政编码 200235　www.SSTP.cn)

上海中华商务联合印刷有限公司印刷

开本　787×1092　1/16　印张　28.5　插页　6

字数　580 千字

2001 年 1 月第 1 版　2007 年 6 月第 2 版

2020 年 1 月第 3 版　2020 年 1 月第 4 次印刷

ISBN 978 - 7 - 5478 - 4626 - 1/R · 1942

定价:108.00 元

▶ 内容提要

　　本书是一部全面介绍心肺脑复苏相关内容的学术专著,此次为第三版,由南京医科大学王一镗教授和同济大学附属东方医院刘中民教授联合主持修订,编委团队近30人,皆为军地三甲医院急诊科、医学院校急诊医学、灾难医学方面的权威专家。

　　本次修订,对原第二版的相近内容如有关心肺复苏的概论性章节做了归并,对现场心肺复苏、脑复苏、围心搏骤停期对因对症处置、辅助用药、护理管理、监测预防等,依据国内外最新指南精神和专家共识做了增补。

　　内容新颖,理论与实践并重。适于各级从事急诊、急救的临床医师使用,并可作为心肺脑复苏高级师资培训教材,以及医学院校相关专业师生教学、进修和科研的参考读物。

主 编

王一镗　南京医科大学第一附属医院
刘中民　同济大学附属东方医院

副主编

张劲松　南京医科大学第一附属医院
孙志扬　同济大学附属东方医院
赵中辛　同济大学附属东方医院

编 委（按姓氏笔画排序）

王　军　南京大学医学院附属鼓楼医院
王　瑛　同济大学附属东方医院
孙　凯　南京医科大学第一附属医院
孙志杨　同济大学附属东方医院
孙贵新　同济大学附属东方医院
孙海晨　中国人民解放军东部战区总医院
刘强晖　南京医科大学第一附属医院
李　光　同济大学附属东方医院
李　玫　南京医科大学第一附属医院
李百强　中国人民解放军东部战区总医院
邵　钦　同济大学附属东方医院
余　涛　中山大学第二附属医院
沈　斌　南京医科大学第一附属医院
陈旭锋　南京医科大学第一附属医院
季晟超　同济大学附属东方医院
顾　勤　南京大学医学院附属鼓楼医院
唐伦先　同济大学附属东方医院
秦海东　南京医科大学附属南京医院
曹　权　南京医科大学第一附属医院
黄子通　中山大学第二附属医院
韩小琴　中国人民解放军东部战区总医院

学术秘书

孙　凯　南京医科大学第一附属医院

▶ 第三版前言

　　世界万物随着时光的流逝，总在不断地向前迈进！

　　《心肺脑复苏》一书，第一版于 21 世纪初(2000 年)面世，复于 2007 年完成了第二版，迄今又已过去十余年了。

　　我们曾说过，20 世纪最伟大奇迹是：人们可以用自己的双手，救活部分突然猝死的病人。这里有两个要素：一是要在极短的时间内去实施，时间就是生命；二是现场必须有敢于伸出自己双手的人。当然，这些要素不可能凭空出现，要在社会上经过许多年辛勤的培育，这就是医学科普的极其重要性。我们在许多年前就提出了"三分提高、七分普及"的"三七理念"。现在，许许多多同道都认可这一理念，使我们备感欣慰。

　　近年来，我国社会上出现一个非常可喜的现象，就是当有人在公共场所跌倒或受伤时，周围许多群众便会协力上前扶持和帮助，发现有昏迷甚至心脏停搏的病人，便会立即在现场为他进行胸外按压等心肺复苏措施，同时紧急拨打"120"电话向急救专业人员求助。随后急救人员边抢救边将病人送往附近适当的医院，入院后急诊科医务人员继续实施心肺复苏措施。这样，抢救成功率就有了逐渐提升的趋向！

　　但不管怎么说，目前我国心搏骤停病人的复苏成功率还是很低很低，亟待我们全力以赴，去救治更多的病人！十余年来心肺复苏的理论、用药和综合措施等方面都有了许多进步，促使我们再次集大家的合力，一起来编撰本书第三版，并期待在出版后得到广大读者的不吝指正。

　　欣逢中华人民共和国建国七十周年，谨以此书向我们伟大的祖国献礼！同时，获悉中民荣获 2019 年度"何梁何利基金科学与技术进步奖(医学药学奖)"，向他表示祝贺并祝愿他以后取得更好的成绩！

南京医科大学第一附属医院

终身教授 王健

2019 年 12 月

▶ 第二版代序

《心肺脑复苏》一书的第二版即将脱稿完成，王一镗老先生打来电话说：总要有个再版序言吧？我熟悉王老的套路，他经常是以含蓄用语，却能使对方心领神会的方式与你交流。便顺着他的招式答应：学生不才，愿斗胆一试。

也曾应邀为几本书作过序，介绍书中内容再予适当的赞誉，自作序便难以自卖自夸，也便作了难。踌躇之际，突然想起一次有卫生行政官员召集专家们开会，因为与我熟，他先介绍我时附加了个"大牌专家"的形容词。面对的全是师字辈专家，便感无地自容，抢过话头言明，岂敢被称大。到底是官员，无比机敏，语不诘纳，依次介绍他人时冠名"老牌专家"。既然幽默到这份上，我也就势开王一镗教授一个玩笑，称他——"王牌专家"。

十年前初识王老时，早已被他在急诊医学界的鼎鼎大名所震慑，不曾想一打交道，却被他为人和善、话语诙谐、衣衫整洁的儒家学者风范彻底征服。此后，他介绍我时便说我的老朋友某某，作为晚辈自然显得诚惶诚恐，他却道我们神交已久，只是相识晚些。后来的许许多多次交往中，总会应验了一句他自画像式的笑谈，他称自己是个"托派分子"，说话的同时将双手做了个上托的姿势，让你领会到老先生推举后生的竭诚。几年前，在一个大会场中他竟在百余人中找到我，对我说：近来看到你做了不少工作很开心，我年纪大了，今后在心肺复苏学术领域你应该往前头走。当时听着深为所动，却未真正领会他的用意。

2005 年一次学术会上王老叫我到一旁说，他主编的《心肺脑复苏》出版后很受读者的欢迎，准备修订再版，你一起来做主编。我一时不知如何是好，过些时间我给王老回了一封信，谈了我对修订第一版的具体想法，很快得到他的肯定，并表示大力支持。修订目录和编写要求，我们是在广州白云机场候机时讨论确定的，他强调这版要保持原来注重实际应用的编写特点，并突出其简洁明了的写作风格。他还指出，新增内容中完整、独立的设单独章节，不完备的内容纳入其他章节，以统一体例和保持全书的结构平衡。一下也释除我以往撰写文章时会出现头重脚轻的困惑，受益匪浅。

依照王老的年龄是可以尽享天年的了，然而他对学问，特别是急诊医学的发展仍旧是孜孜以求。凡去听他近期的学术讲座，总渗透他那忧国、忧民、忧急诊医学的深切感受。他以一位知识分子的良知和资深学者的强烈责任感，语重心长地讲述交通事故、矿难、群体中毒带来的巨大危害，讲授传播普及心肺复苏和现场急救技术的社会意义。一次，王老讲了一个动人的故事：他曾连续几年在江苏省内举办许多次基层心肺复苏培训班，不久后一位来自基层工厂的医务人员找到他深表感谢，说是王教授教会了他心肺复苏技术，他亲手使垂死的妻子起死回生。王教授感慨地说：他觉得这是有生来得到的一件最有意义的礼物；20世纪最伟大的奇迹就是人类用自己的双手，而不用任何器械，可以救活部分心搏呼吸骤停的病人，这就是心肺复苏的方法。

基于王一镗教授在急诊医学方面的学术影响，2000年他应邀参加国际复苏联盟和美国心脏协会举办的第一部国际心肺复苏和心血管急救指南制订会议，并作为贡献者，他的照片被收集在AHA心肺复苏教材的封面上。2005年王一镗教授获"为国际急诊医学发展做出杰出贡献的个人成就奖"，他也是亚洲唯一获此殊荣者。

时而，我也对王老马不停蹄、千里走单骑式地奔波于国内外的学术会议和交流之中有所诧异。老先生驱动于志向？乐趣？或是精神力量？一时间还真难一语中的。但凡能成就一番事业者，总是在积累、进取、坚持不懈中厚积薄发着。难怪，王老"七十岁学打拳"，又把新创办的急诊医学系办得红红火火，已有两批五年制急诊医学专业本科生毕业。王老曾请我参加首届学生毕业典礼，本来答应了，因公务在身未能成行，真为不曾与他分享喜悦而深感遗憾。后来见到一位师从王老的急诊医学系的毕业生，从她溢于言表的自信和落落大方的举止，我确信王老的急诊医学教育是成功的。

王老近来肯定够爽，他问我何时能去南京？我也得知老先生新近喜迁新居，位于得天独厚的莫愁湖畔。他说在家请客只备清茶一杯，茗品——青山绿水。我知此茶味淡清苦，但能与王老这位良师益友一道品味，倚栏观湖，因为莫愁，自然欣慰。

书将面世，读者们就是最好的评审者，可说好歹，悉听尊便。不过编著过程中从前辈专家那学到不少宝贵的东西，与同辈人共谋协作，相成相辅。借此机会一并致谢。

中华医学会急诊医学分会　副主任委员
中国人民解放军急诊医学专业委员会　主任委员　沈洪
中国人民解放军总医院急诊科　教授、主任

2006年8月

▶ 第一版前言

各种原因引起的心搏呼吸骤停发生率颇高,每年发生的总人数相当可观。其中,少部分患者能被心肺复苏抢救存活,乃是瞬息之间的过程。自 1960 年建立"现代心肺复苏术"以来已经 40 年了,但是在世界范围内院前心搏呼吸骤停的复苏成功率仍很低,美国除极少数地区以外其复苏成功率亦不足 2%。因此,值得我们思考的问题是:为什么通过 40 年来的实践和努力,心肺复苏的成功率仍然如此之低呢? 下一步我们该怎么办? 问题的回答是:我们必须不再拘泥于过去的常规,而应以全面革新的思维来进行研究探索,继以认真的临床实践,如此周而复始,踏实前进。

美国有关心脏紧急救治(emergency cardiac care,ECC)和 CPR(心肺复苏术)的指南,原由美国心脏协会(american heart association,AHA)及其下属的各个专业委员会共同负责,先后多次出版,1997 年公布了新的指南。近几年来,这方面又有了不少进展和新的认识,故 AHA 于 1998 年开始着手进行指南的再次修订,并确立将指南于 2000 年修订成国际指南的目标,即 *International Guidelines For ECC and CPR 2000*。

1999 年 3 月 23～26 日、9 月 25～28 日、2000 年 2 月 5～9 日,先后三次在美国达拉斯(Dallas)举行了这一国际指南的修订讨论会,笔者应 AHA 的邀请,并受卫生部医政司的委派,代表我国出席了该三次会议,故对新指南的精神和讨论过程有比较全面的了解。刘中民教授也参加了上述第二、三次会议。

近些年来,心肺脑复苏发展的一个重要概念是,将原为对心搏呼吸骤停患者的复苏,扩展为围心搏骤停期的救治,这一点极为重要,既能重视高危患者以预防心搏骤停的发生,又能提高复苏成功率。

迄今我国院前心搏骤停患者的复苏成功率仍极低,故我国急诊医务工作者必须认真思考对待这一问题。根据新的国际指南,结合我国的现状,找出问题的所在,加以克服。笔者认为,目前我国首先应加强城市急诊医疗体系的建设,抓住各个环节,同时笔者再次强调要做好心肺复苏这一艰巨的工作,必须掌握好"三分提高,七分普及"这一原则,让我们群策群力,全力以赴,为真正提高复苏成功率做出应有的贡献。本人正是基于上述期望,遂邀请廿余位同道一起,从心肺脑复苏整体出发,根据新国际指南的精神和我国的具体情况，撰成此书，供急诊医务工作同道们参考，并诚挚地希望广大读者多多提出宝贵的意见和建议。南京医科大学第一附属医院急诊中心李玫总护士长和上海市东方医院卢蓉医师为本书的文稿处理做了大量具体工作，特此致谢。

国 际 急 诊 医 学 联 合 会 理 事
中华医学会急诊医学分会名誉主任委员　　王一镗
南 京 医 科 大 学 第 一 附 属 医 院 教 授

2000 年 4 月

目 录

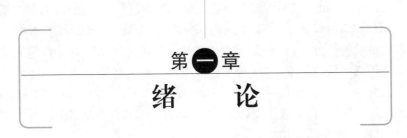

绪　论

第一节　心肺复苏历史与现状

一、历史

　　了解心肺复苏(cardio pulmonary resuscitation,CPR)发展的历史,对把握人类发展复苏技术的脉络、理解现代心肺复苏进展尤为重要。在人类初级文明阶段,受自然条件和科学技术水平的制约,人类的复苏方法多是感性和经验的,主要方法集中在利用各种物理手段对死亡进行干预。约3500年前,埃及人对溺水者使用了倒挂法,将患者双脚悬挂有助于排出肺内积水,也可增高胸腔内压力助以呼气,压力减少则有助于吸气,后来此法在欧洲盛行了很长时间。我国用针刺人中穴救治突然意识丧失患者或猝死的患者已有1000多年的历史,这是人类最早利用器械进行心肺复苏的尝试。

　　在西方,公元前800年左右,有了圣贤先知 Elijah 口对口救活一个孩子的描述:"他趴伏在孩子身上,用嘴对着孩子的嘴,眼睛盯住孩子的眼睛,手握住孩子的手,用身体温暖了孩子冰冷的躯体。"然而,我国心肺复苏辉煌而悠久的历史更确切地记载在医学的史册上。早在1700多年前的东汉时期,名医张仲景(约150～219年)所著的《金匮要略》已对缢死复苏方法进行详尽阐述:"救自缢死……徐徐抱解,不得截绳,上下安被卧之。一人以脚踏其两肩,手少挽其发,常弦弦勿纵之;一人以手按据胸上,数动之;一人摩捋臂胫屈伸之,若已僵,但渐渐强屈之,并按其腹。如此一炊顷,气从口出,呼吸眼开,而犹引按莫置,亦勿苦劳之。"这应该是世界上最早有关于心肺复苏的详细描述,早于西方约1000年。上述内容不妨一一对照现代复苏方法加以注释:①"安被卧之"是处于平卧体位。②"登肩挽发"可使患者头后仰,开放气道。③"以手按据胸上,数动之",连续胸外心脏按压。④"摩捋臂胫屈伸之",屈伸臂胫,舒展胸廓,助以呼吸。⑤腹部按压助以通气和血液回流。⑥"呼吸眼开,而犹引按莫置",复苏有效后,强调了不可中断心脏按压,直至最终成功。可见我国最早采用的有效综合复苏方法已趋成熟。

　　晋代葛洪(284～364年)所著《肘后方》中述:"……塞两鼻孔,以芦管内其口中至咽,令人嘘之……更递嘘之。"更直接描述了人工呼吸和复苏的连续性,还使用芦管为"口咽通气管"，至今仍被国内外复苏者使用。隋代著名医学家巢元方（约550～630年）所撰的《诸病源候论》最早地论述病因、病机及证候。唐代孙思邈（581～682年）所撰《备急千金要方》对复苏术在方法与细节上有所改进，对复苏又有新的认识，即不应轻易放弃或中止复苏，应保证充足的复苏时间。明代时，口对口人工呼吸等复苏技术已被普及到民间，并广泛应用，如《醒世恒言》中就有对"口对口人工呼吸"的翔实记载。时至清代，已出版了不少急救方面的专著，如《急救危症简便验方》（1673年）、《救急备用经验汇方》（1801年）和《急救广生集》（1803年）等著作，都不乏对各种危重症复苏的记述。当时，我国有关心肺复苏技术已传至周边邻国，并被广为接受与认可。清代时已有完善的心肺复苏方法，如心脏按压、人工呼吸、捻圆气管、仰头畅喉、摩按腹部、口咽管通气，以及刺激促进复苏和针灸法、汤药、丸剂等多种综合急救方法，以期共同提高复苏成功率。

很早，人们就认为，为防止死亡必须保持身体温暖，试图将热灰烬或热水直接放置于躯体上，这一方法被广泛地用于复苏的尝试。16世纪，人们常用风箱将壁炉里的热空气和烟吹入需要救生的患者的口内，这个方法几乎沿用了300年。1811年，本杰明·布罗德的研究使烟熏法步入绝境。布罗德证明了113.4 g（4盎司）的烟草可毒死一只狗，而28.35 g（1盎司）就能杀死一只猫。1829年，莱瑞·德·埃图莱斯的论文也证实了吹气引起的肺过度膨胀能使实验动物致死。但有趣的是，这篇警告吹风机危害作用的论著却描述了一种新的人工通气方法，这种人工通气方法可对胸部和腹部施加一定的压力。由此，一个新的救生方法产生了，可"新意"却是将烟草的烟气吹入患者的直肠。遗憾的是，直到1856年，人工通气都未引起人们的注意，关心的重点仍是如何保持躯体温度。

18世纪，人们在救治溺水的过程中发展了复苏技术。有一种复苏方法是将患者横放在奔跑的马背上。当时认为躯体受颠簸而反复颠动，这时胸腔压力升高，若胸压随颠簸撞击的频次而有节律地变化，则可恢复呼吸。有时，人们用木桶代替马将患者置于桶上或桶内，来回滚动，胸腔内压力随着木桶的滚动而增加或减少。随着溺水者日益增加，复苏的团体组织开始形成，1767年创建的荷兰溺水复苏协会曾建议温暖溺水者的方法如下。①在溺水者附近点燃炉火，或者将其埋入暖沙中，或为其洗热水澡，或让两个志愿者与其同卧一张床上进行取暖。②使患者头低脚高位，按压腹部，用羽毛刺激咽后壁诱发呕吐，以除去吞咽吸进的水。③刺激患者，特别是肺、胃和肠，如用烟草的烟气熏蒸直肠，或者用浓香料。④用吹风器辅助呼吸。⑤放血疗法。当时的资料表明，其他方法有物理和触觉刺激，如叫喊、掌击甚至鞭笞，都曾用于复苏的尝试，目的是试图唤醒患者。

1788年，查理·凯特医生发表了名为"关于目击下死亡病人的复苏"的论文，描述了有人认为这是首次成功的电除颤。凯特讲的故事是一个3岁的女孩从二层楼的窗户掉下来，"所有目击者都以为女孩死了"。住在事故发生地对面的医生想用电流复苏女孩，20 min后，医生才用上电击，除了"能在胸部产生震动"，电击在身体其他部位不起作用。最终，女孩重新开始呼吸。凯特首次分析了125个复苏成功的病例和317个不成功的病例资料。他认为，导致死亡的最重要因素是"运用有效治疗前的时间长短"。正如当今的认识，凯特已意识到挽救心搏骤停刻不容缓。19世纪，俄国人曾将患者竖直埋入土中，头和胸部暴露，然后向其面部泼水。俄国科学界把早期的尝试称为"复苏学（reanimatology）"。约100年前，荷兰人马歇尔·豪发现，新鲜空气对患者有益，如果使患者取掌心向上的位置，则易发生舌后坠而堵塞气道。马歇尔·豪采用了以胃部为轴线，每分钟将患者滚动16次。当患者面向下（呼气阶段）时，压力作用于其背部，能达到300～500 ml的潮气量，不久，皇家拯救溺水协会接受了这一方法。19 世纪后期,欧洲使用的方法包括牵拉直肠、摩擦躯体、用羽毛刺激咽喉部、在患者鼻子下挥动强刺激气味比如氨味。1892 年,法国人推荐牵拉舌法,即掰开患者的嘴,用力而有节律地将舌头拉出。以后的 50 年中,各种人工通气技术一直在试用和比较,每种方法都接受比较和评价,甚至美国军方也组织了一次对当时复苏技术的讨论。

20 世纪 50 年代,美国心肺复苏最发达的城市西雅图,发生了一次非常特殊的心肺复苏。一位电工在木质的电线杆上端检修电线线路时,意外触电,随即倒下,由双脚的固定带牵住,倒着悬挂在电线杆上,此时,有另一位电工迅速爬上,在电线杆上为前一位电工进行口对口呼吸复苏(图 1-1-1),被称为"生命之吻"。

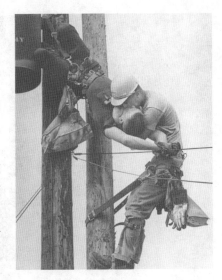

图 1-1-1　"生命之吻"

20 世纪,随着科学技术跨越式发展和人们认识水平的提高,人们对复苏的认识越来越深入,复苏技术也越来越有效。1955 年原天津医学院王源昶教授在手术室用体外心脏按压术成功复苏了心搏骤停患者。1956 年 Zoll 首次报道应用电击除颤抢救成功 1 例室颤患者。1958 年美国 Peter Safar(图 1-1-2)发明口对口人工呼吸。1960 年 W. B. Kouwenhoven(图 1-1-3)报道了胸外心脏按压术。这些成就标志着现代心肺复苏时代的到来,真正意义上奠定了心肺复苏技术的基础。

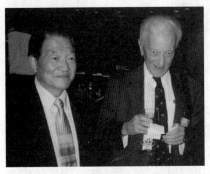

图 1-1-2　与 Peter Safar 教授合影(2000)

1961 年,Lown 等人发明了应用 R 波触发同步电除颤技术,可有效地防止刺激落在心动周期的易损期上,将该法命名为心脏电复律法,成为心肺复苏史上的里程碑。1963 年,潘特德哥注意到 60%以上死于心肌梗死的青年男性在发病 1 h 内死亡,90%以上的早期死亡病例继发于室颤,轻度梗死患者与大面积梗死患者发生室颤的概率相等。潘特德哥和盖德医生成功地装备了第一辆有冠心病监护设备的救护车,监护设备来自医院的冠心病监护室,其中包括一名内科医生。这样,第一支院前急救队伍建立了。20 世纪 60 年代前,心肺复苏还仅局限在医院内,而近 60 年来,心肺复苏技术的普及已风靡全球,走出了医院,进入社会,被公众所接受。国际急诊医学协会前任主任委员、美国宾州大学 Hershey 急诊部主任 C. James Holliman 教授对美国民众 CPR 的普及做出了重大贡献! 他于 2005 年应邀来南京医科大学急诊医学系讲学,并被聘为南京医科大学兼职教授(图 1-1-4)。

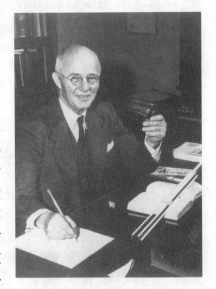

图 1-1-3　Kouwenhoven 教授

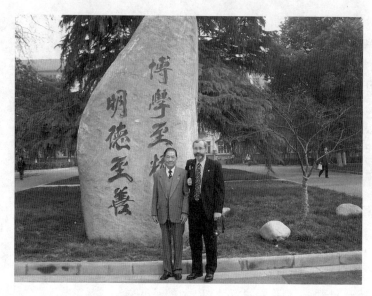

图 1-1-4　与 C. James Holliman 教授的合影（2005）

目前心肺复苏的预案已广泛用于消防车、救护车、巡警车、公共建筑、广场、剧院和机场。在芝加哥的 O'Hare 机场，只要有人发生心搏骤停，只需 1 min，除颤器可随时随地投入除颤。专家们认为，一个城市、地区心肺复苏的普及率越高，则表明该城市、地区的文明程度越高。

2002 年 11 月，江苏省卫生厅、财政厅、计划经济委员会在江苏常州联合召开"江苏省急诊工作会议"。笔者在会上对全国急诊工作状况进行分析时指出，我国急诊工作的发展首先应该从基层抓起，因为基层医务人员普遍存在急诊的"基础知识、基本理论、基本技能"薄弱，本着"三分提高，七分普及"理念对基层医务人员开展培训十分迫切。

现代心肺复苏经过近 60 年的发展，核心是突出一个救治的"早"字，及早发现、及时诊断、及时抢救、及时脑保护作为心肺复苏成功的关键。CPR 的操作步骤已经形成了国际通用的九步法，即按英文字母词首顺序缩写而排列。A：airway，开放气道；B：breathing，人工呼吸；C：circulation，人工循环；D：drug，药物治疗（或 defibrillation，电除颤）；E：ECG，心电监护；F：fibrillation，除颤；G：gauge；评估分析；H：hypothermia，低温保护脑；I：intensive care unit，重症监护。

二、研究方法

国际上心肺复苏领域的临床和实验研究逐步深入，取得了许多令人欣喜的成果。发达国家规范的专业人员培训和公众普及也已很普遍。在基本生命支持的实际操作、自动体外除颤器（automated external defibrillator，AED）的公众应用方面也取得了有效的结果。要使一种延用千年的救命之术和带有浓重试验色彩的复苏经验更为科学合理，这需要认识和掌握一套科学方法。

以国际复苏指南制定为例，即遵从循证医学的基本原则，通过对文献的系统回顾，来正确评价复苏方法的安全、有效和可行性。提高被引用文献证据的质量是需注重了解、掌握的方法。被引文献证据水平的确定，通常分为 8 个水平：①随机临床研究或有确切疗效的多个临床研究的荟萃分析。②小样本的随机临床或无显著疗效的研究。③前瞻性、设对照、非随机的队列研究。④回顾性、非随机的队列或病例对照研究。⑤病例系列:同类病例收集,缺乏对照组的研究。⑥动物或机械模型研究。⑦以现有其他研究目的资料推断或理论分析。⑧合理推测(共识)、以往制订的临床常规。还需严格评估每篇文献中采用的研究设计和方法,将其等级评为:优质、好、一般、差、不确定。将等级与水平列入交叉表格内确定推荐方案的临床循证等级。掌握国际公认的科学方法,无疑为我们拉近与国际领先水平的距离、促进国际间的学术交流、增强我国在此领域的学术影响提供必备的手段。

三、现状

回顾先辈们在心肺脑复苏方面的丰功伟业时,我们不得不叹息近一个多世纪来我们在此研究领域中落伍的现状。20世纪50~60年代,西方领先建立了现代心肺复苏理论、技术与培训体系,而我国心肺复苏的基础和临床研究以及公众普及却滞后于国外的一般水平。面对我国心肺复苏发展的实际状况,仍有一个不能回避或需要直面的问题。以往我们习惯列举超常心肺复苏成功个案来表达所居的实际水平,而真正所提及的心肺复苏又是什么?其正是需要规范化普及最基本抢救生命的技术,以及能指导对死亡和起死回生之术的不断认识,逐步改进完善的基础理论。事实上,最基本的医疗技术显然是最为重要的,可长期以来对心肺复苏技术的规范化培训并未得到足够的重视。在我国执业医护人员中虽都接受过心肺复苏知识的教育,但缺乏对心肺复苏实际操作的训练和考核,包括心肺复苏流程和实施方法的正规培训,致使为数不少的医护人员遇到心搏骤停,只能仓促上阵,很难完成准确有效的心肺复苏,这方面国内院前和院内复苏质量的研究结果也未能尽如人意。

心肺复苏在临床和发病现场是一项实用性很强的技术,复苏质量是提高复苏实际效果的关键。在从事急救工作的医疗机构,若操作者缺乏对自己实施正确和有效性复苏的评价,如机构对求救的反应时间、急救人员到达现场时间、开始心肺复苏时间、自主循环恢复时间、入院及出院存活率等质量控制指标并不健全,难以对复苏实际效果进行客观准确的评估、无从改善实施复苏的具体环节,从而难以提高复苏患者的存活率;对参加心肺复苏人员也缺少相应的医学继续教育和重复技能培训、定期考核的机制,使许多医务人员淡忘了心肺复苏技术。对一项具有社会普遍价值的医疗技术,必须通过相应的制度和管理方法确保其正确实施,起码要在所有直接从事急救和参加心肺复苏、心血管急救相关人员中进行正规化培训和实际考核,应重点突出基础生命支持(BLS)和高级心脏生命支持(ACLS)的基本理论、操作方法和流程步骤。目前尚未能将心肺复苏考核合格作为执业医生最基本的从业资质,也未建立起规范的复苏登记及经确认的操作规则标准,难以对复苏确切临床效果进行客观的评价,这已成为影响我国心肺复苏发展的症结所在。

心肺复苏的临床和实验研究越来越受到国内专家们的重视,所开展的研究内容涉及复苏的各个方面,虽也有不少新的研究立意,但如何能更好地与国际复苏方面的专家同行开展交流,将所研究的结果为世人所知,并为引证依据所用,无疑对促进我国复苏领域的学术发展有着重要作用。在复苏领域中我国尚无规范的多中心临床试验研究,却更多基于实验研究中偏重采用新方法和在更宽泛领域对机制的研究,而对解决临床实际问题、降低死亡率的意义并不大。仅应用先进技术方法的实验研究只能反映某个方面,难以解决临床实际应用问题。已公认,最高等级和水平的科学依据恰是有很好研究设计方法、恰当的适应证、随机临床研究或有确切疗效的多个临床研究的荟萃分析结果。这里包含的两个因素即有创新的设计方案和较大规模的研究人群。这对中国复苏研究者应该视之为独特的临床研究资源,

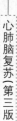

如摈弃盲目的实验室研究状态，更好地发挥我们的资源优势，从解决临床实际问题出发，对我国心肺复苏领域研究会有影响。由于很多历史沿用的复苏方法并未能得到临床试验科学验证，更不用说客观分析与评价现在应用复苏方法的安全、有效和适用性，所以针对复苏需要探讨的实际问题开展临床研究，对真正提高复苏的成功率会起到重要作用。

第二节　2000～2017 国际心肺复苏指南新要点

自 2000 年版国际心肺复苏（CPR）及心血管急救（ECC）指南面世以来，历经 10 多年时间检验，随着种种新科学证据的充实和国际上该领域专家们的一再评价，结合 2015 年版 AHA 心肺复苏指南及其 2017 年的更新内容使其更适用于世界范围，并求得学术上的科学共识。其变化的主要目的是要通过更为早期、高质量 CPR，能使心搏骤停患者生存率得以提高。

一、复苏指南中的主要变化

复苏指南主要的变化是强调如下内容。①有效的心脏按压。②单人 CPR 按压/通气比为 30∶2。③每次人工呼吸为 1 s 并可见到胸部起伏。④心脏除颤时仅做 1 次电击，之后立即行 CPR，每 2 min 应检查 1 次心律。⑤认可 1～8 岁儿童使用 AED 的推荐意见。

1. 有效的心脏按压　进行 CPR 时，有效的胸外按压才可能产生适当的血流（Ⅰ类）。要求急救人员应"用力和快速地按压"，按压频率为 100 次/min。每次按压后使胸廓完全恢复到正常位置，压/放时间大致相等。应尽量控制中断胸外按压的时间，因停止按压血流便会随之停止。

2. CPR 按压/通气比　建议对成人患者，所有单人 CPR 时，通气/按压比率为 30∶2。而婴儿和儿童 CPR 时，建议按压/通气比率为 5∶1。

3. 人工呼吸　每次人工呼吸应在 1 s 以上（Ⅱa 类），急救员应见到胸部起伏，应该避免过度吹气（超过建议的时间）或吹气过度用力。

4. 现场电除颤　需电除颤时，应给予 1 次电击，而后立即进行 CPR，应该在给了 5 组 30∶2 的 CPR（约 2 min）后再检查患者的心律。

5. AED　可用于 1 岁以上儿童，但证据还不足以建议或反对用于 1 岁以下婴儿（不确定）。院前对未目击的心搏骤停的儿童，在行 5 组 CPR 后使用 AED。

二、基础生命支持（BLS）最为重要的内容

基础生命支持（BLS）仍是国际心肺复苏指南中最关注的重点。

1. 单人急救应采用的院前程序　确定成人患者无反应，应该"首先打电话"，目的是急救人员带来 AED。对无反应婴儿或儿童，应该"首先行 CPR"，约 5 个循环或 2 min CPR 后再求救。这与猝死的最可能原因有关，如果患者突发心脏性猝死，需要尽快使用 AED；如果患者可能是缺氧性（窒息性）猝死，如溺水，应该先进行 5 个循环（约 2 min）CPR。

2. 检查是否有"足够"的呼吸及循环指征　如果患者没有足够的呼吸，初级急救人员应给 2 次人工呼吸，高级医护人员应评估所有年龄患者（包括婴儿和儿童）是否有足够的呼吸，并应该准备给氧和通气支持。给第一组 2 次人工呼吸后，应立即开始 30 次胸外按压与 2 次人工呼吸周而复始的 CPR。在专业急救人员携 AED 抵达前，急救人员应不间断地 CPR。

3. 每 2 min 急救人员应相互轮换按压　当一位以上急救人员在场时,每 2 min 或每 5 个 CPR 循环后,急救人员应轮换"按压者",轮换应在 5 s 以内完成。

4. 高级气道支持的 CPR　未放置高级气道(如气管插管、LMA 喉罩或联合气道)时,医护人员应给予按压/通气 CPR。一旦放置了高级气道,急救人员不用再中断按压进行人工通气。取而代之,以连续 100 次/min 进行按压,不再需暂停按压行人工通气。

5. 解除气道异物梗阻　需要解除气道异物梗阻患者(如胸部、腹部冲击或背部拍打),而不仅是区分轻度与严重气道梗阻患者。见到患者发生严重气道梗阻症状,如缺乏空气和呼吸困难、无力咳嗽、面色苍白或无力讲话、呼吸,急救人员应立即采取行动,问一个问题:"你喘不上气吗?"如患者点头称是,即提供帮助。如果患者无反应,应立即提供 CPR。

6. 心搏骤停室颤应按压或电击　当急救人员目击成人心搏骤停,且现场有立即应用 AED 的条件,应尽快使用 AED。此建议适用于在医院工作或现场有 AED 机构中的急救人员和医护人员。现场有 1 位急救人员以上者,在用 AED 前,1 位应行 CPR,另 1 位打开 AED 开关和贴附 AED 电极,并在仪器分析患者心律前,另一位急救人员应继续行 CPR。

7. 成人的单相及双相波除颤能量　建议成人室颤(VF)/无脉搏室速(VT)使用单相波,首次和系列电击的能量为 360 J。因为,目前几乎不再生产单相波 AED,但单相波能量大小的观点随着时间将逐渐不再重要。双相波选择首次成人电击能量截断指数波形为 150～200 J,直线双相波形为 120 J。第二次能量应该相同或更高,无增大或逐步增大能量双相波形电击可以安全、有效地消除短期和长期 VF。如急救人员不熟悉设备特定能量,建议使用默认能量 200 J。

8. 对室性心动过速的电击　如果患者有多种 VT,病情可能不稳定,急救人员应按 VF 治疗,应该给高能量非同步电击。如果对不稳定患者是否存在单形或多形 VT 尚有疑问,不要因去详细分析心律失常而延误电击,应给高能量非同步电击。

三、高级心脏生命支持(ACLS)的主要变化

高级心脏生命支持(ACLS)是在完成基础生命支持(BLS)的基础上进行的,成功 BLS 的标志是自主循环恢复(ROSC),相继也需要进行 ACLS。

1. 高级气道呼吸支持　必须了解复苏时气管插管的危险和益处,因为插管可能要中断按压的许多时间,急救人员要衡量对按压及气管插管的需求程度。在复苏的前几分钟,气管插管可以稍缓。据急救经验、急救(EMS)或医护系统特点和病情不同,心脏性骤停时气道管理的最佳方法可有多种选择,但必须建立持续质量改进程序,以监督和建立维护气道的最佳状态。为减少难以察觉的气管导管位置错误或移动,气管插管后、转运车辆上和患者移动时,应立即确认气管插管的放置。急救人员应使用 $ETCO_2$ 或食管检测器再确认插管位置。

2. 静脉给药优先于气管给药　尽管许多药物(包括利多卡因、肾上腺素、阿托品、纳洛酮和血管加压素)可以通过气管吸收,仍应首选静脉常规给药。故气管使用复苏药及剂量未列在无脉搏猝死 ACLS 处置标准中。虽多数药物的最佳气管用药剂量是未知的,一般建议是静脉用量的 2～2.5 倍。急救人员应该使用 5～10 ml 注射用水或生理盐水稀释建议的剂量,并直接把药物滴入气管。

3. 无脉搏性心脏猝死时给药时间　要求给药应在检查心律后即行 CPR 时给药,也可在 CPR 期间除颤器充电时给药,或在释放电击后进行 CPR 时给药。给药时不应中断 CPR。在下次检查心律前,急救人员准备下次给药,以便检查心律后可以尽快给药。这要求复苏的组织和计划性。

4. 心搏骤停时血管加压药的使用　一般在第一次或第二次电击后给血管加压药。可每3~5 min给予肾上腺素，也可给予单剂量加压素代替第一或第二剂量肾上腺素。

5. VF/VT心搏骤停时抗心律失常药使用　2~3次电击、CPR和使用血管加压药后仍持续VF或无脉搏VT时，应考虑使用抗心律失常药如胺碘酮，无胺碘酮，可考虑使用利多卡因。

6. 心脏停搏和无脉搏电活动(PEA)的救治　心脏停搏或PEA时，尽管仍然推荐肾上腺素(1 mg，静注或吸入)，并每3~5 min重复使用，但一个剂量加压素(40 U，静注或吸入)可替代第一或第二剂量肾上腺素。对心脏停搏或缓慢PEA，可以考虑用阿托品(1 mg，静注或吸入)，最多3个剂量。

7. 症状性心搏过缓的治疗　对高度阻滞，不要延误时间去准备使用体外起搏。在等候使用起搏器时，考虑用阿托品0.5 mg静注。可以反复使用阿托品，直至总剂量达到3 mg。如果阿托品无效，开始电起搏。在等候电起搏或电起搏无效时，考虑输注肾上腺素(2~10 μg/min)或输注多巴胺2~10 μg/(kg·min)。

8. 心动过速的治疗　治疗心动过速而血流动力学不稳定的患者仍建议立即同步复律。如果病情稳定，12导联ECG(或心律记录)能将心动过速分为狭QRS波或宽QRS波，并可进一步分为规则或不规则心律。按标准处理流程应用于院内或现场时的心动过速的治疗。

9. 复苏后的问题

(1) 血糖浓度：需要精确检测患者血糖浓度，用于指导胰岛素治疗，并严格控制血糖浓度的范围。

(2) 与死亡或神经预后差相关的临床症状：①缺氧缺血性(窒息性)损伤后72 h，无皮质反应及中枢神经躯体感觉缺乏。②24 h无角膜反射。③24 h无瞳孔反应。④24 h无收缩反应。⑤24 h无运动神经反应。⑥72 h无运动神经反应。

(3) 低温：院前VF致心搏骤停复苏，自主循环恢复(ROSC)成人患者仍无意识，应该使患者处于低温状态，体温控制为32~34℃ 12~24 h。对院前非VF性猝死或院内猝死患者行类似治疗可能有益(Ⅱb类型)，但仍需进一步研究。

10. 复苏主要相关病症

(1) 急性冠状动脉综合征(ACS)：新近ACC/AHA对治疗ST段抬高心肌梗死(STEMI)指南、不稳定型心绞痛和非ST段抬高心肌梗死(UA/NSTEMI)指南加以修订。ACS在指南中的变化主要包括：①EMS调度员可指导ACS患者咀嚼阿司匹林。②侧重用12导联ECG进行危险分级。③细化纤溶治疗禁忌证的标准。④鉴别UA/NSTEMI高度危险患者的分级。

(2) 脑卒中：对经认真选择的急性缺血性脑卒中患者用组织纤维蛋白溶酶原激活剂(t-PA)，但必须注意，t-PA只能在有明确方案和有严谨制度的机构内使用。

(王一镗)

第三节　心肺复苏术三阶段 ABCD 四步法

一、心肺复苏术三阶段 ABCD 四步法

对心搏骤停患者，复苏过程应采取下列三阶段ABCD四步法。

（一）最初处置——第一个 ABCD

1. A(airway) 开放气道。

2. B(breathing) 正压通气。

3. C(circulation) 胸外按压。

4. D(defibrillation) 除颤（对室颤和无脉搏的室速），由于现已有自动体外除颤器，故已将除颤作为基础生命支持的治疗手段。

（二）第二阶段处置——第二个 ABCD

1. A(airway) 进一步的气道控制，气管内插管。

2. B(breathing) 评估气管内插管通气是否充分，正压通气。

3. C(circulation) 建立静脉通道以输注液体和药物，继续 CPR，用抗心律失常药。

4. D(differential diagnosis) 识别心搏骤停的可能原因，并做鉴别诊断，以确定有特殊治疗、可逆转的病因。

（三）刚复苏后患者的处置——第三个 ABCD

复苏后处置一般指恢复自主循环至送入重症监护室（intensive care unit，ICU）这段时间，约 30 min。

1. A(airway) 保证气道通畅。证实气管内导管的位置是否正确，应用物理检查（听诊两侧胸部和上腹部）、呼出气 CO_2 比色监测仪、呼气末 CO_2 分压指示器、气管内导管吸引、胸部 X 线摄片等。

2. B(breathing) 给氧。

（1）经气囊活瓣面罩或适当的机械通气提供正压通气。

（2）核查脉氧仪，做动脉血气分析。

（3）除非患者立即恢复自主呼吸，均需做机械通气，如需高浓度氧，应明确其为肺功能不足或心功能不全。

（4）检查因复苏引起潜在的呼吸并发症，诸如气胸、肋骨骨折、胸骨骨折、气管内导管位置不当。

3. C(circulation) 评估生命体征。

（1）开放静脉通道，应用生理盐水，仅对证明有低血糖的患者应用葡萄糖。

（2）安置心电监护仪、脉氧仪以及自动血压测量仪。

（3）测量尿量。

（4）如停搏心律为室颤或室速，给抗心律失常药治疗，开始时利多卡因 $1.0 \sim 1.5$ mg/kg 一次静脉推注，除非有禁忌者，如有室性逸搏心律的患者。

（5）若在治疗过程应用抗心律失常药成功，则应继续输注。

（6）在复苏后心电图上有急性心肌梗死征象的患者，如复苏过程不很长，且损伤很小，无中心静脉插管，且无其他禁忌证者，应考虑溶栓治疗。

4. D(differential diagnosis) 鉴别诊断。

（1）诊断引起心搏骤停的主要原因（心肌梗死、原发心律失常、电解质失衡）。

（2）诊断并发症（肋骨骨折、血胸、心脏压塞、腹内损伤、气管内导管放置位置不当）。

（3）做床边 X 线摄片。

（4）复习病史，特别是心搏骤停前的短时间内以及近期的用药。

（5）做全身物理检查。

（6）做心导联心电图。

（7）做血清电解质检查，包括镁、钙等。

（8）更换未经恰当无菌技术放置的或不能有效维持的静脉通道。

（9）插胃管。

（10）插 Foley 导管。

（11）尽力治疗发现的电解质失衡，尤其是钾、钠、钙或镁。

（12）预备将患者送入有氧气、有心电图监测、有充分复苏设备和有足够数量训练有素人员的特殊监护病房，维持机械通气和给氧，监测心电图和血压。

二、高级心脏生命支持的五阶段四步法

由 Richard O. Cummins 医生等参与的特别工作小组，负责美国心脏协会高级心脏生命支持（ACLS）小组委员会和紧急心血管疾病救治委员会为有经验的医生编撰的高级心脏生命支持培训教程，于 1999 年 1 月 15 日公布，其中特别提出五阶段四步法（the five quadrates approach to ACLS），兹介绍如下。

无论在医院内、急诊科或院前遇到心肺紧急情况的患者，这一方法可以帮助您对病情评估、处理和思考，主要是思考，而非死记硬背。抢救患者时有两个影响作出决定的重要因素：其一是您是单独一人还是有其他人在一起；其二是您所带器材的种类和数量。而五阶段四步法可帮助医生有效和有信心地处理患者。

（一）何谓五阶段四步法

过去心肺复苏的措施，主要是针对心搏呼吸骤停的患者，而现在则将这些措施扩大到围心搏骤停期的患者，五阶段四步法乃适用于心搏骤停和围心搏骤停期患者的评估和治疗。

1. 首次 ABCD 检查（包括 CPR 和除颤）

（1）A（airway）：开放气道（治疗）。

（2）B（breathing）：检查呼吸（评估），如无呼吸，给予两次通气（治疗），假如你不能给予两次通气（评估），则矫正可能存在的气道阻塞。

（3）C（circulation）：检查脉搏（评估），如无脉搏，则给予胸外按压（治疗）。

（4）D（defibrillation）：检查心律，是否为室颤、无脉搏的室速（评估），如为室颤或室速，则给予直流电除颤（治疗）。

2. 再次 ABCD 检查

（1）A（airway）：确定初次开放气道技术和通气是否适当（评估），如不适当，则作气管内插管。

（2）B（breathing）：检查气管内导管位置和通气是否适当（评估），经气管导管做正压通气（治疗）。

（3）C（circulation）：连接心电图导联以确定心律（评估），开放静脉以便输液和给药（治疗），给抗心律失常药（评估和治疗）。

（4）D（differential diagnosis）：鉴别诊断对心肺急诊该阶段的治疗很重要，这是要你思

考的部分,要作出是与否的决定,这里最重要的是这一患者为何发生心搏骤停,尤其对心脏停搏和无脉搏心电机械分离,还应学习在许多特殊复苏的情况下鉴别诊断的重要意义,例如特殊的中毒和电解质失衡。

3. 给氧开放静脉监测补容 这些评估和治疗,实质上对心脏急诊早期均有用,应成为常规,以避免延误或遗漏。

4. 体温、血压、心率、呼吸 患者的这些生命体征,往往会被忽视,然而这对处理心肺急诊患者是极为重要的。

5. 容量、周围血管阻力、心泵功能、心率 这些指标对处理休克、低血压和急性肺水肿是很有用的,便于考虑患者的血压、灌注和可能有急性肺水肿,是否存在下列临床问题:①血容量不足或过多。②周围血管阻力极度增高或降低。③心泵功能如何。④由于心率太快或太慢引起灌注不足。

建议对所有心肺急诊患者均应用全部五阶段四步法,当然,有时需做少许改变,例如有时处理创伤、溺水、电击引起心搏骤停的患者,均需加颈椎固定,而由低温引起或妊娠期的心搏骤停,亦应做某些改变。而这五阶段四步法有若干必要的重复。

(二)实施五阶段四步法的关键原则

1. 检查的次序十分重要,所幸 ABCD 字母的顺序便于记忆。

2. 如在诊治过程中,发现一个问题,则应先予解决,然后再进入下一步。

3. 根据抢救人员的人数和所带器材,决定治疗的措施。

4. 其他抢救人员到达后,则可据此法正确地加入工作。

5. 如人手足够,可同时进行几项检查,而这些检查对某一位总负责者可提供有用的资料。

6. 第二阶段处置的结尾,"D"即鉴别诊断,可提醒抢救者,尤其是抢救组长,此时应停顿一下,并进行思索,该患者为何发生心搏骤停(见本书第 25～26 页),为何仍处于心脏停搏或不稳定状态。

三、生存链

心搏骤停患者能否存活,受多个因素的影响和制约。其中最重要的因素有 4 个。①救护人员的及早到达。②及早 CPR。③及早除颤。④及早送 ICU 加强治疗。这四个因素是相互紧密联系的,复苏的成功与否和这四个因素是否能及时、正确、有效地联系和实施相关,若其中的任何一个环节薄弱或被忽略,便将严重影响复苏的最终结局,此即称之为"生存链"(chain of survival)(下页图 1-3-1)。一个地区生存链中几个因素的水平如何,也将决定这一地区最终 CPR 成功率的高低。

1. 及早到达 近 20 年来,我国由于对院前急救的重视,"120"急救中心(站)的人员和硬件建设有了较大的进步,有些地区已将急救中心的运行列入政府年度实事的范畴,因此经费得到了切实的保证,随着通信手段的日益现代化,患者方面的呼救及救护站方面的反应、调度、指挥和出车均已达到高效的水准。而制约能否及早到达现场将是关键因素,即道路交通问题,如距离以及道路畅通与否。就目前情况而论,自呼救至救护人员到达的时间仍颇不理想,这样就直接影响到复苏的结局。

2. 及早 CPR 及早 CPR 对复苏能否成功的重要性自不待言,这里有两方面的情况。

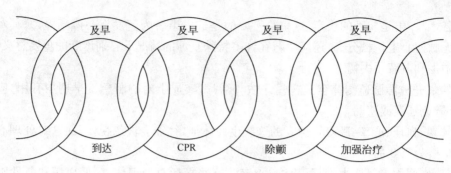

及早　　　　及早　　　　及早　　　　及早

到达　　　　CPR　　　　除颤　　　　加强治疗

图 1-3-1　生存链

一是突发心搏呼吸骤停的现场有否第一目击者（first responder）及其是否具备初步急救的知识，二是救护车专业急救人员到达的早晚。

3. 及早除颤。

4. 及早加强治疗　由于CPR的水平已逐步有所提高，经CPR心搏初步恢复的患者增多，这样，后续的加强治疗就格外显得重要，在进入ICU的治疗中，力争呼吸的恢复和维护，力争脑有良好的复苏极为重要。

四、心肺复苏治疗方法效果评价的分级

美国心脏协会下属心血管病紧急救治委员会建议应用下列心肺复苏和心血管病紧急救治方法的分级，目前国际上也通用这一方法。

1. Ⅰ级（有用和有效的）　如有适当的临床适应证，是一种有用的治疗方法，危险和（或）有益比是有利的。

2. Ⅱ级（可接受的）　是一种可以接受的治疗方法，但效果不确切，或是尚有争议的。Ⅱ级又分两个亚级。

（1）Ⅱa级（很可能有用和有效的）：证据显示赞同这种治疗是有用和有效的，危险和（或）有益比很可能是有利的。

（2）Ⅱb级（可能有用和有效的）：这种治疗尚未证明确认，但可能是有用和有效的，且无害。危险和（或）有益比可能是有利的。

3. Ⅲ级（无用或无效）　此种治疗尚缺乏科学的支持数据并可能是有害的，危险和（或）有益比是不利的。

4. 未知　为继续研究的领域，目前尚不建议应用。

第四节　复苏过程十要点

一、及时做正确的 CPR

在现场做CPR时，最初目击者和有关人员均能及时、正确地为患者做CPR。

二、第一阶段 ABCD

将最初的ABCD四步法处置放在最优先的次序，并应及时对室颤作出诊断和尽早

除颤。

三、第二阶段 ABCD

将第二阶段 ABCD 四步法处置放在第二阶段最优先的次序。

四、熟悉除颤器

千万不能面对一个心搏骤停患者,你是第一次接触和使用的除颤器! 要了解如何进行每天的例行检测,保证一台可有效工作的除颤器是你的职责,而一台无法正常工作的除颤器,则往往可能会置患者于死地。

除颤技术近数十年来有了很大进展,美国于 20 世纪 40~50 年代开始应用体内和体外除颤;60 年代由医生做院前除颤,在冠心病治疗单元由护士除颤;70 年代由医生院前手控除颤并证明能增加存活率;80 年代开始采用埋藏式自动体内除颤;80 年代中期由急救技术员、非专业的救护人员、患者的配偶、家庭成员和经基础生命支持训练的护士等应用自动体外除颤器(AED)行院前现场除颤;90 年代开始由警察、消防队员等做除颤。由此可见,除颤技术的地位有了明显变化,即过去仅为加强生命支持(ACLS)的技术,目前已成为基础生命支持(BLS)的技术。

早期除颤在心搏呼吸骤停患者的复苏中占有重要地位。除颤必须尽早进行,原因如下。

1. 大部分(80%~90%)成人突然、非创伤性心搏骤停的最初心律失常为室颤。而儿童心搏骤停呈室颤者低于 10%,老年人心搏骤停呈室颤者亦比年轻人为低,而多见无脉搏心电活动。

2. 除颤是对室颤最为有效的治疗。

3. 随着时间的推移,除颤成功的机会迅速下降,每过 1 min 下降 7%~10%(图 1-4-1)。

4. 室颤常在数分钟内转变为心脏停搏,则复苏成功的希望很小。

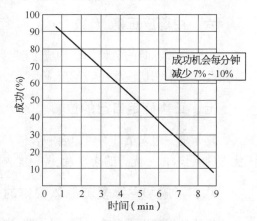

图 1-4-1　复苏成功率和时间的关系

必须强调指出,无论在院外或院内的心搏骤停患者,早期除颤必须是作为复苏存活链中的一部分才能获得成功。凡对院外心搏骤停患者,即使有 AED,最初目击者亦应先施行 CPR 120 s,而后应用 AED 除颤。

五、寻找可逆和可治疗的原因

当你处理心搏骤停患者时,应经常考虑"这次心搏骤停为何发生""发生了什么事""我遗漏了什么原因或并发症",如果你不了解因何引起心搏骤停,则你很难救活患者。

下页表 1-4-1 可帮助鉴别诊断心搏骤停的原因,表中 6 个以"h"为首的英文名词和 6 个以"t"为首的英文名词并扩大到心脏停搏和无脉搏的心电机械分离,强调可逆的和可治疗的情况。

表 1-4-1　心搏骤停原因的鉴别诊断

"h"为首的英文名词	"t"为首的英文名词
hypovolemia 低血容量:如隐性出血、过敏、妊娠期子宫压迫	trauma 外伤:严重外伤、电灼伤、雷击、淹溺
hypoxia 低氧血症:供氧不足	tension pneumothorax 张力气胸:哮喘为可能原因、外伤、慢性阻塞性肺病、肺大泡、呼吸机正压呼吸
hypo/hyperthermia 体温过低或过高:包括深度低温、中暑	thrombosis 栓塞:肺栓塞、肺栓子
hypo/hyper electrolytes 低或高电解质:包括钾、钠、镁、钙	thrombosis 栓塞:心脏栓塞、急性心肌梗死
hypo/hyperglycemia 低或高血糖:包括胰岛素反应的低血糖、糖尿病酮症酸中毒和非酮症高渗性昏迷	tamponade 心包压塞:外伤、肾功能衰竭、胸外心脏按压、癌肿、中心静脉导管穿破
hydrogen ion 氢离子:包括糖尿病酮症酸中毒、药物过量、肾功能衰竭	tablets 药物过量:包括吩噻嗪类、β阻滞剂、钙拮抗剂、可卡因、地高辛、阿司匹林

六、用药应正确、有效

对所有复苏时的急诊用药均应了解"为什么用这些药""何时用药""怎样用药为妥"以及在用药过程中密切注意患者的反应。

七、正确确定自己的位置

复苏是一组人员的有机组合和合作,你应正确确定自己在这一小组中的位置,如做一位优秀的组长、做一优秀的指导者、做一优秀的组员。

八、了解和熟悉复苏总体安排的分阶段处置

复苏过程有以下各个阶段,即预期、进入现场、复苏、维持、通知患者家属、转送、评估等。

九、力争对复苏措施做正确的取舍

许多复苏措施是无效的、不需要的、不必需的。不要忽略和患者家属讨论这些问题,他们需要讨论这些问题,并将感谢你的关心。

十、学习和实践最困难的复苏技术

遇到心搏骤停的患者,应迅速果断决定何种情况将不必做 CPR,何时可停止 CPR,如何告知患者家属,必须和你的同事们交流有关情况。这些技术比任何其他复苏技术更为重要,更具挑战性。

对心搏骤停患者进行高级生命支持的有效复苏治疗,亦可简化总结为下列 5 点。

(1) 对所有无脉搏的患者均不间断地施行 CPR。

(2) 对 VF/VT 患者,迅速给予除颤。

（3）开放气道并给予适当的通气和供氧。

（4）静脉注射肾上腺素。

（5）治疗可逆的病因。

第五节　心肺复苏有效指标和终止抢救的标准

目前公认影响复苏后果的有 5 个主要因素,即发生心脏停搏的地点、机制、时间、初始的动脉血气分析和必要的气管内插管。而决定预后的因素是其原来的主要疾病。

是否终止复苏,应以患者对复苏有无心血管效应为根据。复苏持续时间的长短不能作为依据。

一、心肺复苏有效指标

CPR 操作是否正确,主要靠平时严格训练,掌握正确的方法而在急救中判断复苏是否有效,可以根据以下 4 方面综合考虑。

1. 瞳孔　复苏有效时,可见瞳孔由大变小。如瞳孔由小变大、固定、角膜浑浊,则说明复苏无效。

2. 面色(口唇)　复苏有效,可见面色由发绀转为红润;如患者面色变为灰白,则说明复苏无效。

3. 颈动脉搏动　按压有效时,每一次按压可以摸到一次搏动,如若停止按压,搏动亦消失,应继续进行心脏按压。如若停止按压后,脉搏仍然跳动,则说明患者心跳已恢复。有条件时,按压时可测到血压在 60/40 mmHg 左右。

4. 神志　复苏有效,可见患者有眼球活动,睫毛反射与对光反射出现甚至手脚开始抽动,肌张力增加。

自主呼吸出现,并不意味着可以停止人工呼吸,如果自主呼吸微弱,应仍然坚持口对口呼吸或其他呼吸支持。

二、心肺复苏时可参考的指标

心肺复苏是否有效,可参考下列指标。

1. 室颤波的振幅　Brauno 报道 188 例心搏骤停患者 312 次室颤进行了除颤,205 次获复律,99 例(53%)复律后稳定,其中 39 例(21%)收入住院,13 例(7%)最后存活出院。作者指出,最初室颤波振幅的大小可预示转复能否稳定,如 12.5 ± 5.5 mV 者存活;8.5 ± 4 mV 死于院内;9.2 ± 5.3 mV 死于急诊室;7.2 ± 4.0 mV 死于现场。故结论认为,最初室颤波的振幅可预示复苏效果。

2. 血压　Spivey 报道复苏后 30 min 资料齐全的 484 例。应用升压药者 267 例,病死率高达 88.4%,未用者 201 例,病死率较低,为 78.1%($P < 0.005$),指出尽管积极治疗,复苏后最初 1 h 收缩压 < 90 mmHg 的心脏停搏昏迷者,预后很差。

3. 混合静脉血氧饱和度(SvO_2)　Rivers 报道 SvO_2 是心搏骤停患者复苏时能否恢复自主循环的可信预示指标:若 $SvO_2 > 60\%$ 时,预计 90% 可恢复自主循环;$< 30\%$ 时,则预示不能恢复,故在 CPR 时可作为治疗反应的检测。

4. ETCO₂和PaCO₂ 近年来许多实验和临床研究指出,$ETCO_2$和$PaCO_2$可作为CPR时有用的指标。心搏骤停时,由于$ETCO_2$突然下降,故导致$PaCO_2$明显升高。

Ornato等经羊的实验结果显示,心排血量和$ETCO_2$呈对数相关($r=0.91$),$ETCO_2$亦可作为通气是否足够的有用指标。

Lewis以猪的心搏骤停实验得出结论认为,$ETCO_2$和脑灌注密切相关。

Tang的猪实验结果亦指出,$PaCO_2$增高而相应的心肌内CO_2亦增高,则除颤成功率低。Sanders对心搏骤停复苏的临床研究结果指出,35例中9例复苏成功者$ETCO_2$比未能复苏者高(15 ± 4 mmHg 对 7 ± 5 mmHg),3例最后存活出院者高(17 ± 6 mmHg 对 8 ± 5 mmHg),所有9例初期复苏成功者,平均$ETCO_2$均>10 mmHg,而低于此值者未能复苏。

5. 肿瘤坏死因子(TNF) Meyer报道心搏骤停患者恢复自主循环后,可释放TNF,但至少在6 h后,如在6 h出现TNF者,则均死于多器官功能衰竭(MOF),如早期出现TNF或其值>260 pg/mL,则无长期存活,TNF在缺血后再灌注损伤中起作用。

6. 肾上腺功能 Schultz报道109例心搏骤停患者,事先未接受过肾上腺激素。51%病例可的松水平<200 $\mu g/L$,91%恢复自主循环者可的松水平>100 $\mu g/L$,Cosyntropin激发试验无反应,示原发性肾上腺功能紊乱,恢复自主循环后24 h后尚不恢复。肾上腺功能不足在CPR时有重要的血流动力学影响,故在心搏骤停和恢复自主循环之后给予外源性可的松值得进一步研究。

三、终止心肺复苏的指标

现场CPR应坚持连续进行,在现场抢救中不能武断地作出停止复苏的决定。

现场抢救人员停止CPR的条件如下。①自主呼吸及心跳已有良好恢复。②有其他人接替抢救,或有医生到场承担了复苏工作。③有医生到场,确定患者已死亡。

急救人员将患者用救护车运送去医院途中,必须坚持持续不断做CPR,并保证CPR的质量。

在医院内对目击的心搏骤停患者,如持续CPR 60 min而患者仍无生命体征者,或对非目击的心搏骤停患者,在CPR期间,了解患者自发生心搏骤停至开始CPR的时间超过15 min,经CPR 30 min无效者,即可停止CPR。

当然,凡能确定脑死亡者,均为停止CPR的指征。

脑死亡是脑的功能完全丧失,大脑、小脑、脑干的神经组织全部处于不可逆状态。脑死亡患者不仅深度昏迷,对各种刺激完全无反应,脑干包括中脑、脑桥、延髓的所有脑神经反射全部丧失。呼吸停止是脑死亡的主要指征,其心、肺功能完全靠人工维持,一旦停用呼吸机,心跳也就停止,因此脑死亡等于死亡(脑死亡的临床判定标准详见本书第416~418页)。

第六节 心肺复苏的伦理和社会问题

患者或外表健康的人,可能突然发生心搏呼吸骤停,出乎医护人员的意外。部分患者原有心脏病,特别是缺血性心脏病(最常见的是冠状动脉粥样硬化性心脏病),部分可能由于外伤、麻醉、胸腹部手术等。患者的亲友多数事先并无思想准备,一时难以接受这残酷的现实,心情往往十分悲痛,情绪可能相当激动。目前的医疗水平,即使医护人员在场的情况下,患者或伤员发生心搏呼吸骤停,立即熟练地施行复苏抢救,能挽救成功的只占极少数。原因很多:患者或伤员基础疾病的严重程度、受伤的部位和严重性、抢救人员的熟练操作和相互默契配合水平,以及心脏停搏后,对抗和清除体内病理生理变化所产生的有害物质的有效药物尚在积极研究和临床观察中,还未正式问世。特别是最后一点,关系到防止"再灌注损伤"的发生与否。虽然如此,应给每 1 例心搏呼吸骤停患者进行争分夺秒的复苏抢救。

一、应积极复苏心搏呼吸骤停患者

国外近年出版的老年病学专著中,有的认为老年人心搏骤停后,没有必要进行复苏,因复苏往往是徒劳无益的。但仅在"伦理"和"法律"章节中讨论。多数认为可以"无须复苏(do not resuscitate,DNA)"的医嘱。我们认为,只要符合心搏骤停的定义,而不是因晚期癌症、某些慢性脏器功能衰竭的终末期、严重创伤合并顽固休克的伤员或脑死亡患者发生心脏停搏,都应全力抢救进行复苏。遇到上述癌症晚期等患者或伤员发生心搏骤停,亦应向他的亲友解释清楚,取得充分谅解,并取得他们同意后,方可不进行复苏。作为医生除对患者直接负责,对他的亲友亦应尽可能解除他们心理上的伤痛。因为医生不能只考虑治病,同时应做好社会工作。基本原则是无论年轻或老年患者发生心搏骤停,均应积极复苏抢救。并应挤出时间或由其他医生向他的亲友解释有关心搏骤停的知识和目前复苏的确实水平,尽量解除他们的疑虑和缓和他们的情绪。

在患者家中或公共场所,如机关会议室、运动场、百货公司、娱乐场所等,突然有人发生心搏骤停,摔倒在地,近旁无医务人员,应如何处理呢? 这时就应由第一目击者(first responder)负责处理。何为第一目击者? 即第一个看到这个摔倒在地的心搏骤停患者的旁人:路过者、购物者、娱乐场所的观众等。如这位目击者并未经过心肺复苏术的基本训练,也毫无有关复苏术的感性认识,就无法立即抢救这位心搏骤停的患者,但至少可以呼喊近旁有无懂得复苏术的人,并拨"120"电话,呼叫救护站人员速来抢救,并转送最近的综合医院。

因此,应普及复苏术,特别要对学生、民警、公共场所服务人员、消防队队员等,进行必要的基础生命支持(BLS)培训。当经过复苏培训的人作为第一目击者,就会立即对心搏骤停患者进行 BLS 操作,同时另一位旁观者即可拨"120"电话,救护站立即派遣救护车和急救人员赶到现场对这一患者施救,并转送到最近的综合性医院急诊科进一步抢救,救活患者的可能性就大得多。在急诊医学上,这一过程称为急诊医疗服务体系(EMSS)。

培训非医务人员是一个社会问题。目前我国城市 EMSS 尚不够完善。但自中华医学会急诊医学分会 1987 年 5 月成立后,下设若干专业组,复苏学组是其中之一。负责"复苏学组"的王一镗教授与江苏省红十字会合作,努力推进心肺复苏术的普及培训工作,如举办复苏术培训班等,迄今已 30 多年。

二、复苏成功率低应予正确理解

复苏术现在已不仅是一种临床操作,国际上已将它提升为一门专业学科:复苏学(resuscitatology)。虽然如此,尚有不少问题未能得到很好或彻底解决,如再灌注损伤、脑复苏等。国际上每隔 5～6 年,召开一次有关复苏术的研讨会,总结和评估以往的经验教训,以及决定今后的指南和研究重点。前面已提到复苏成功率尚低的主要原因,但我国在这方面已付出很大的人力和相应的物力,尤其是急诊医学分会的"复苏学组",更是花费大量人力和时间,在普及和提高复苏技术两方面都做出了成绩。

有一个普遍存在的问题:进行 BLS 操作时,如无口咽通气管,必须进行口对口呼气,抢救人员的口与患者的口必须紧密吻合,不使漏气,这样密切的接触是否有可能传染上某种传染病,特别是 AIDS,答复是肯定的:不会。AIDS 的病原体 HIV,只经血液和生殖器分泌液传染,唾液是不带 HIV 的,不会传染;除非患者口腔黏膜有出血部位,抢救人员口腔黏膜上亦有出血部位,才有可能传染。国际上对成千上万的抢救人员调查,至今尚未发现因口对口呼气而传染上某种传染病的报道。

还有一个棘手的问题,就是脑复苏。有不少专家认为脑复苏是整个复苏成功与否的关键。因为如脑复苏处理得不理想,可以成为复苏失败的主要原因之一。其次,如心搏和呼吸恢复,但脑缺氧时间过长,患者可能进入"持续植物状态(PVS)",成为一个较难处理和护理的患者。近年南京市用以高压氧为主的综合疗法治疗 PVS 患者,获得较为良好的效果。而PVS 患者不但是家庭内的问题,也是一个社会问题。

对社会普及有关复苏的知识是很重要的。让全社会的人都能了解心搏呼吸骤停的意义和抢救的基本知识,是医务工作人员的责任和义务。相信当社会上大多数人懂得心搏呼吸骤停以及复苏抢救的基本知识后,就会理解院前急救人员和医院医护人员专心和认真的复苏操作,以及为什么目前复苏的成功率尚不够理想。

三、中国传统伦理学概念是伟大中华文化的一部分

众所周知,我国是一个有 5000 年悠久历史的文明古国,有渊源流长的道德规范和风尚,诸如尊老爱幼、孝顺父母、尊敬师长、助人为乐等,不胜枚举。总之,我国无论在整个社会或各个家庭,总是充满浓浓的亲情,在这一方面,是西方发达国家所远远不及的。现在,我国又提出要构建和谐社会,这进一步将我国的社会发展水平提升到更高的境地。

在一个小的社区,一个小小的家庭,一人有难,一人有病,总会牵动众人,总会尽力去帮助邻居、同伴甚至素不相识者,更不用说是家庭成员了。基于这种浓郁的、极富人情味的人际关系,也深深影响到医患关系和医护人员的医疗思维,笔者认为我国的医务人员对心搏骤停患者的复苏,是十分积极认真的,远非西方国家可比,笔者可以负责地说,笔者见证过许多西方国家大医院对心搏骤停患者的复苏,其态度应是比较简单、机械和就事论事的,即患者的情况达到一定的标准,心肺复苏达到一定时间(30 min),医生就会毫不犹豫地决定终止复苏和宣布患者死亡。而在我国,无论是患者家属和医务人员都会再认真努力一下,再坚持一下,都希望奇迹能出现,即使最终未能成功,大家都会感到,我们尽力了,确实是尽力了。

国际上于 1999 年成立了国际人道救援医学学会。关于人道救援医学的内涵,其中提到,救援者不能被认为是一种同情的施舍,而是一种相互帮助的责任和义务;受灾或受难的公众寻求援助也不是一种乞求,而是一种权利。鉴于此,医患之间应该是相互照顾、体谅,共同为了一个目标——使患者的救治得到成功。这是一种高尚的、和谐的关系,成败是共同的事,当然,如能在这样宽松和相互信任的氛围中进行危重患者的救治,其总的最终成功率必定会有所提高。过去,笔者曾有过多次这样的经历,即由笔者负责抢救的严重创伤患者,最终伤者未能存活,当笔者怀着沉重的心情向伤者家属深表遗憾,家属们却反过来一方面安慰笔者,一方面还向笔者表示感谢,这使笔者十分感动。

笔者还曾见证这样一件"极为普通"的事,一位老妈妈正在给她的脑复苏后意识、智能

尚未完全恢复的患儿喂食,用切细的肉末、菜泥和去骨的鱼肉煮成的稠粥,色、香、味俱佳,虽然母子之间尚无法用语言交流,但当母亲一匙一匙地喂食她儿子时,笔者从她眼中看到了一位母亲发自内心的喜悦和满足,后来笔者又问她:"那么您自己吃什么呢?"她回答说:"我就无所谓了,随便吃一点剩饭剩菜就行。"在笔者的坚持下,笔者看到了她将要吃的晚餐,那是多么节俭呀! 这一幕,使笔者深受感动,笔者感悟到,这就是伟大中华文化的具体表现。

上述中华文化表现的一个侧面,是我国伟大文化遗产的精髓,我们都应精心呵护之,使之发扬光大、永葆青春。

第七节 心肺复苏术的普及训练

现代心肺复苏术的确立,迄今已 60 余年了。心肺复苏的重要意义,自不待言。而要获得实效,则必须有足够的人群掌握心肺复苏术,这关键在于普及。

一、心肺复苏的任务

1. 心搏呼吸骤停的发病概况和复苏任务 多种心血管疾病、严重创伤、麻醉手术过程、触电、溺水、自缢、某些药物中毒等,均可发生心搏呼吸骤停。1981 年美国心肌梗死的发生总数估计为 150 万人,死亡 65 万人,其中院前猝死占 60%,故他们强调院前现场抢救复苏的重要性。Eisenberg 提出婴儿需要复苏者每年为 12.7/10 万人,18 岁以上者每年为 97/10 万人。

我国对心肺复苏术有巨大的需求,我国幅员辽阔,有 960 多万平方千米国土,有 13 多亿人口,仅以急性心肌梗死和心脏性猝死的发病率为例,根据 17 个省对 3 531 522 人的流行病学调查,这两者的年发病率分别为 37.22/10 万人年和 39.82/10 万人年,即全国约计近百万例。再加上其他方面的患者,我国每年需要心肺复苏的病例,数量是极其巨大的。若能及时地施以正确的心肺复苏术,则可望降低这类患者的病死率。

总的来看,要提高复苏成功率,必然涉及多个环节。例如在把患者从灾害现场中解救出来的过程中,要有先进的呼救和通信联系手段,要能进行有效的现场抢救,还要有先进的交通运送工具,以及提高医院的应急能力等。再从医院临床来看,内、外、妇、儿等临床各科,都会遇到需要复苏的患者。CPR 时,除涉及呼吸、循环和脑神经等重要系统外,还几乎涉及全身所有的脏器和水、电解质、酸碱平衡等基本问题。因此,对从事临床复苏工作的医护人员,提出了很高的要求。他们必须具有相当广博的临床以及基础知识和技能。传统的分科已不再适应复苏和急诊医学的需要,复苏的一系列问题,远非某一专科医生所能解决。因此,在我国城市医院中提高急诊科医生的水平和培养更多从事急诊医学的专门人才,乃当务之急。

2. 要取得 CPR 的成功,关键在于加强现场抢救 心搏呼吸骤停患者复苏的成功,其效果在很大程度上取决于神经系统功能的恢复。一般心搏停止而脑部缺氧 4~6 min,就可出现不可逆的大脑损害。故心搏停止时间越长,进行复苏愈加困难,成功希望亦越小。过去认为心搏停止后的安全时限为 6~8 min,然而,循环停止 8 min 或更长时间,脑细胞并非立即全部死亡,在积极抢救的情况下,还可能好转而恢复功能。Safar 指出,心搏停止 20 min 以上，脑复苏仍有可能。但无论如何安全时限毕竟是有限的，而且心搏呼吸骤停大多发生在意外场合，故重要的是现场抢救，这是复苏最后能否成功的基础。

3. CPR 能否成功还取决于最初目击者反应的速度和急救知识，这是生存链中主要的制约因素 Aono 报道自 1994 年底起凡在驾驶学校获得驾驶证者，至少需要参加 12 h 的 BLS 训练，日本每年至少有 250 万人获得驾驶证，相当于日本总人口的 2%。Rudolph 报道，由于专科医生往往缺乏 CPR 操作的基本知识，故 1993 年在德国 Saxony 州医生代表会议决议，所有专科医生均必须接受 8 h CPR 训练。

二、普及心肺复苏的概况

1. 许多国家 CPR 训练已普及到相当程度 既然 CPR 的成功关键在于现场抢救，这就要求大力进行复苏知识的普及工作，要使社会上尽可能多的人了解和掌握复苏的基本知识和技能，以便必要时及时进行复苏抢救。所以，初期 CPR 工作应是非医务人员的群众性救护工作，在现场复苏的同时，一面呼救，一面创造条件转送到附近医院。从一定意义上来说，急诊医学是群众性的紧急救护，没有普及，便谈不上急诊医学。

美国目前已有 4 500 万人次接受了 CPR 培训，实际受训人数约为 2 500 万。这是普及 CPR 训练取得了重大成功的标志。我国香港特区已有 1/10 以上人口接受过 CPR 训练。早期由在场者及时施行 CPR，仍是防止突然、意外死亡的重要因素。如果与一有效的急救系统配合，并有机会接受进一步的心脏急救，则患者的生存机会最高甚至可达 25%。

2. 我国普及 CPR 工作的起步和已取得的初步成效 近 30 多年来，我国已开始重视 CPR 知识的普及，尤其是 1983 年 9 月中国红十字会和北京心肺血管医疗研究中心吴英恺教授，在北京举办了首届全国 CPR 师资训练班，这是一个重要的起步，1986 年 5 月中国红十字会又委托江苏举办了我国南方 12 省 CPR 师资训练班，这对我国的 CPR 工作，起了进一步的推动作用。

CPR 是否能取得成功的关键在于是否能及时、正确地施行现场抢救。而要有可能实施现场抢救和提高其水平，则必须大力普及复苏知识，使整个社会上有众多的人了解 CPR 的基础知识和掌握正确的操作方法。

为此，江苏省红十字会曾同江苏省公安厅、交通厅、商业厅和卫生厅，于 1986 年 8 月 14 日联合发出了"关于开展群众性救护训练的通知"，其中 CPR 为主要训练内容。

1987 年 2 月 20 日，卫生部、公安部、铁道部、交通部、商业部、中国民航局、国家旅游局和中国红十字会总会联合发出了"关于开展群众性卫生救护训练的通知"（红总字〔1987〕第 2 号）。同年 6 月 5 日，中国红十字会总会、煤炭工业部、石油工业部、地质矿产部又联合发出了内容相同的通知（红总字〔1987〕第 13 号），接着中国红十字会和中国建筑工程总公司又发出了类似的通知。通知中提到现场 CPR 训练受到了有关部门的重视和广大人民群众的欢迎。并指出训练对象应首先是处于或能最先到达出事现场的人员，如公安系统的交通、治安、消防和派出所干警，铁路、交通系统的列车员、船员、司售人员，民航系统的机组人员，宾馆、饭店和商店的服务人员、营业员及旅游系统的导游、司机等。这充分说明我国各有关部门对 CPR 工作是十分重视的。

江苏省红十字会在普及 CPR 方面做了大量工作，培训人数逐年增加，至 2018 年底已有 140 余万人次接受了 CPR 的培训（下页表 1 - 7 - 1）。

表 1-7-1 江苏省红十字会 CPR 普及人数

年　份	救护员培训数	普及性培训数	合　计
2006	409 285		409 285
2007	441 720		441 720
2008	734 472	未开展 普及性培训	734 472
2009	806 998		806 998
2010	820 584		820 584
2011	776 834		776 834
2012	1 140 130	942 682	2 082 812
2013	801 362	937 496	1 738 858
2014	651 114	954 529	1 605 643
2015	585 955	964 421	1 550 376
2016	344 580	971 696	1 316 276
2017	417 734	1 081 387	1 499 121
2018	304 107	1 133 174	1 437 281
合计	8 234 875	6 985 385	15 220 260
2006～2018 救护普及总数			15 220 260
江苏省常住人口(2018 年末)			80 507 000
救护培训占比(2018 年末)			18.91%

注:救护员是按中国红十字会总会规定的 16 学时(2 天)培训大纲实施;普及性培训是按 4 学时(半天)的培训大纲实施。

三、普及心肺复苏的注意点

1. 普及心肺复苏有关问题　当然,要真正普及 CPR 技术和使之不断提高,还必须付出艰辛的劳动和努力,具体应注意以下几点。

(1) 建立和培养一支热心于 CPR 工作的师资队伍。

(2) 举办多种类型的 CPR 师资训练班和学习班。最重要的是举办省级 CPR 师资训练班(一般 6～7 d),除理论学习外,还必须有复苏模型的操作训练,然后要求各市、县级医院和基层举办相应的学习班。要取得师资班和学习班的成功,一是有关主要负责人必须亲自动手;二是抓紧计划安排和落实,务求取得普及人员的数量较快增长。总之,这是一项发动工作,要充分发挥各方面的积极性。

(3) 培训内容:基层医务人员或群众的学习班,主要进行 BLS 训练。①保持呼吸道通畅(仰头举颏法)。②人工呼吸(口对口呼吸)。③胸外心脏按压。④对基层医务人员的学习班,有条件者,应加入自动体外除颤器使用方法的内容。省、市的师资训练班,则应加入 ACLS 的内容,即患者到达医院后所做的各类决定性治疗,以及涉及全身各重要脏器的治疗,重点是 CPR 的后续治疗和脑复苏。这些学习班都要力争使每一个参加者均有在复苏模型上进行认真操作练习的机会，并务求达到正确掌握的程度。

（4）重视教材的基本建设：教材要有层次，要注意内容应务求不断更新。

（5）心肺复苏训练应使用复苏模型进行操作。

（6）普及培训固然十分重要，但美国有一调查发现，接受培训后6个月，仅少数受训者尚能做有效的 CPR，而良好的 CPR 对抢救复苏成功是至关重要的，故必须注意不断改进培训的方法和质量，并需每隔 1～2 年定期复训。

2. 心肺复苏训练模型练习 单是看文字材料，不能称为心肺复苏教程，必须由合格的教师提供指导，在心肺复苏模型上进行操作练习。

理想的心肺复苏模型应具备以下特性。①当颈部屈曲时呼吸道会阻塞。②人工呼吸及胸外按压时其胸部阻力应与人体近似。③下颌可以张合。④有指示器显示人工呼吸呼气量、胸外按压部位及幅度。⑤有颈动脉搏动装置。

目前国产和进口的 CPR 模型均以绿灯显示人工吹气量是否足够，黄灯显示胸外按压位置及幅度是否正确，以及红灯显示按压部位错误（图 1-7-1）。

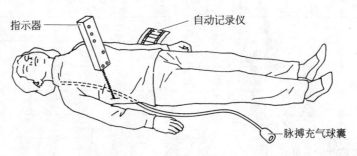

图 1-7-1 心肺复苏训练模型

除心肺复苏训练模型外，有条件时，可增加除颤训练模型和气管插管模型，此外还有婴幼儿复苏模型。

训练模型应由专人保管。操作训练时应将模型平放在地上或平板床上进行，训练前要认真进行消毒，尤其应对塑料肺及气道进行冲洗。可使用 75％乙醇或附在模型箱内的消毒液。

训练时应自备一瓶 75％乙醇棉球，每一位学员在进行口对口呼吸练习前，必须用乙醇棉球反复擦洗模型的口部四周，而在练习结束后，必须再次用乙醇棉球擦洗，然后再由另一位学员操作。训练结束将模型装箱前，必须再次对塑料肺及气道认真进行冲洗。CPR 模型训练一般不会引起疾病传播。

3. AED 训练模型 现在心肺复苏术三阶段 ABCD 四步法中的最初处置，亦即第一个 ABCD（见本书第 10 页），由于现已有 AED，故已将 AED 除颤作为 BLS 的治疗手段。为了适应这一新的情况，已有 AED 训练模型生产，供心肺复苏术普及培训之用。

4. 对我国 CPR 的展望 近年来，国内许多单位及领导对急诊医学和 CPR 已比较重视，部分地区取得了较快的进展，并已取得了初步成效。尤其部队系统，对急诊医学和 CPR 工作一直比较重视，1986 年 6 月《解放军医学杂志》编辑部委托原总后卫生部麻醉与复苏学组在南京举行"心肺脑复苏专题座谈会"，便是很好的证明，通过这一座谈会，起到了较大的促进推动作用。尤其是中华医学会急诊医学分会于 1988 年 1 月在江苏省无锡市举行了复苏学组的成立会议，并每两年左右一次，举办了多次全国性的 CPR 师资培训班。

笔者于 1993 年提出了"中国心肺复苏术普及培训工程"这一建议，并呼吁加紧予以实施。当时提出的目标是到 20 世纪末我国将有超过 1 000 万人接受 CPR 的训练。事实上这一目标现已提前完成。

笔者认为,要开展和提高心肺复苏普及培训的水平,必须具备以下 3 个要素:①合格的教师;②合格的教材;③合格的训练模型。

展望未来,各地应根据原有的基础和客观实际,举办多层次的训练班,并将复苏知识推广普及到整个社会上去。与此同时,必须大力改进呼救通信联络措施,提高救护中心(站)工作水平,加强城市急救网络的建设,提高各级医院急诊科室的应急能力等。城市医院还必须多培养随时能进行开胸心脏按压的训练有素的人员和增加设备条件。目前有条件的单位,应进行深入的基础和临床方面的研究,使心肺复苏工作有进一步创新和提高。

(王一镗)

参 考 文 献

1. 沈洪. 实用心肺复苏指南[M]. 北京:人民军医出版社,2005

2. 陈晓松. 古代心肺复苏术应用发展史略[J]. 中华医史杂志,1997,27(1):3～6

3. 沈洪,王一镗. 回眸 2004:中国心肺复苏关注的问题[J]. 中国危重病急救医学,2005,17(1):2

4. 沈洪. 扫描国际心肺复苏与心血管急救指南会议(1)——修改国际心肺复苏指南的原则与方法[J]. 中国危重病急救医学,2005,17(4):197～198

5. 沈洪,王一镗. 中国心肺复苏的发展[J]. 中华急诊医学杂志,2006,15(1):13～14

6. 王一镗. 第 10 次世界急诊和灾难医学学术会议简介[J]. 急诊医学,1998,7(2):138～139

7. 王一镗. 努力追赶西雅图的复苏成功率[J]. 中国急救医学,1998,18(4):1

8. 王一镗. 心肺复苏的三阶段 ABCD 四步法[J]. 中国急救医学,1998,18(3):51

9. 王一镗. 高级心脏生命支持的五阶段四步法[J]. 急诊医学,1999,8(8):389～370

10. 王一镗. 加紧实施“中国心肺复苏术普及培训工程”[J]. 中国急救医学,1993,13(5):封二

11. W. B. Kouwenhoven, James R. Jude, et al. Closed-chest-Cardiac Massage[J]. *JAMA*, 251(23):3133～3136

12. Hazinski MF, Nadkarni VM, Hickey RW, et al. Major Changes in the 2005 AHA Guidelines for CPR and ECC Reaching the Tipping Point for Change[J]. *Circulation*, 2005,112(24):206～211

13. Cummins RO. *Advanced Cardiac Life Support*[M]. Dallas:American Heart Association, 1997

14. Aufderheide TP, Stapleton ER, Hazinski MF. *Heartsaver FACTS*[M]. Dallas:American Heart Association, 1999

15. Cummins RO, Okemoto D, Anderson S, et al. *Instructor's and Course Director's Manual for Advanced Cardiac Life Support Course for Experienced Providers*[M]. Dallas:American Heart Association, 1999

16. AHA. 2005 American Heart Association Guideline for CPR and ECC[J]. *Circulation*, 2005, 113(4):1～84

17. Highlight of the 2005 American Heart Association Guideline for Cardiopulmonary Resuscitation and Emergency Cardiovascular Care[J]. *Current Winter*, 2005～2006

18. Henry J. Heimlich. Heimlich's Maneuvers[M]. Prometheus Books,2014

19. 王一镗,陈彦. 心肺脑复苏术操作训练规范[M]. 第二版. 上海:上海科学技术出版社,2019

20. 王一镗. 王一镗急诊医学[M]. 第二版. 北京:清华大学出版社,2015:47～64

21. 王一镗. 急诊外科学[M]. 第二版. 北京:学苑出版社,2003:86～88

22. 张国瑾. 持续植物状态——植物人[M]. 南京:南京出版社,1998:71~72

23. Weil MH,Tang W. *CPR Resuscitation of the Arrested Heart* [M]. Philadelphia:W. B. Saunders Co. ,1999:274~295

24. Tomlinson T,Brody H. Ethics and communication in do not resuscitate orders[J]. *N Eng J Med*,1988,318:44

25. Jahnigen D,Schrier R. *Geriatric Medicine*[M]. Massachucetts:Blackwell Science Inc,1996:275~278

26. Gunn SWA. The right to health in Gunn SWA[J]. *Masellis M Humanitarian Medicine*,2004:15~20

27. Ivan Welhelm. The ethics of research:The responsibility of the researcher[M]// *Gunn SWA. Concepts and practice of Humanitarian Medicine*. Springer ,2008:223~229

28. kleiman. M. E. , Goldberger Z. D,Rea T. ,et al. 2017 American Heart Association Focused Update on Adult Basic Life Support[J]. // *Cardiopu,monary. Resuscitation Quality. Circ*,2018,137:e7~e13

29. Panchal A. R. ,Berg k. M. ,RiOS M. D. ,et al. 2018 American Heart Association Focused Update on Advanced cardiovascular,Life Support use of Antiarrhythmic Drugs During and Immediately After Cardiac Arrest[J]. *Circ*,2018,138:e740~e749

第二章
心搏呼吸骤停
基本知识和抢救流程

心搏骤停(cardiac arrest)系指心脏泵血功能的突然停止。偶有自行恢复,但通常会导致死亡。猝死(sudden death,SD)指突然发生、出乎意料的意外死亡。凡因意外暴力、交通事故、电击、溺水或采用剧毒物品等所致的突然死亡,均不包括在此范围。心脏性猝死(cardiac sudden death, CSD)系指由于心脏原因所致的突然死亡。可发生于原来有或无心脏病的患者中,常无任何危及生命的前期表现,突然意识丧失,在急性症状出现后 1 h 内死亡。91%以上的CSD 是心律失常所致,但某些非心脏意外的情况如心脏破裂、肺栓塞等亦可于1 h 内死亡。

第一节　心搏呼吸骤停的原因

导致心搏呼吸骤停的原因众多,而其中以心脏血管疾病引起者最为多见,而在 CPR 过程中,了解导致心搏呼吸骤停的原因极为重要。一方面进行 CPR,一方面则可针对原发病因做某些紧急的处置,以提高复苏成功率。

一、心脏血管疾病

各种心脏疾病在一定条件下,均有可能发生心搏骤停,其中最常见的是冠心病,约占80%,其他心脏血管疾病约占 20%,具体多发疾病如下。

1. 冠状动脉粥样硬化性心脏病　急性心肌缺血、心肌梗死、心脏破裂、附壁血栓形成、心功能不全、冠状动脉栓塞。

2. 非粥样硬化性冠状动脉病　冠状动脉口狭窄、冠状动脉口栓塞、风湿性冠状动脉炎、冠状动脉结节性多动脉炎、先天性冠状动脉畸形、冠状动脉中层钙化。

3. 主动脉疾病　主动脉粥样硬化动脉瘤、夹层动脉瘤、梅毒性主动脉瘤、主动脉发育异常(先天性主动脉狭窄、动脉导管未闭、马方综合征)。

4. 心内膜疾病　感染性心内膜炎、心瓣膜病、二尖瓣脱垂。

5. 心肌疾病　原发性心肌疾病(梗阻性肥厚型心肌病、扩张型心肌病、克山病、孤立性心肌病);继发性心肌疾病(病毒性心肌炎、风湿性心肌炎、白喉心肌炎、心肌结节病、心肌淀粉样变)。

6. 心脏肿瘤 心房黏液瘤、心脏间皮瘤、心脏转移性肿瘤。

7. 其他 高血压心脏病、脂肪心、心包疾病、肺动脉栓塞、心脏传导系统疾病、遗传性Q-T 间期延长。

二、非心脏血管疾病

1. 意外事件 如严重创伤(特别是心脏贯通伤)、电击伤、溺水、窒息、自缢。

2. 各种原因引起的中毒 如 CO 中毒、有机磷农药中毒、灭鼠药中毒、工业毒物吸入或误食、严重食物中毒等。

3. 各种原因所致严重休克 如严重感染中毒性休克、过敏性休克、严重失血性休克等。

4. 酸碱失衡与电解质紊乱 严重酸中毒、高钾血症、低钾血症等。

5. 药物致恶性心律失常 洋地黄、锑剂、氨茶碱、乌头碱、闹洋花等以及奎尼丁、普鲁卡因胺、双异丙吡胺、胺碘酮等许多抗心律失常药引起的恶性心律失常。

6. 其他 某些脑血管意外及急性坏死性胰腺炎。

三、其他原因

1. 手术及其他临床诊疗技术操作致心搏呼吸骤停

(1) 心包或胸腔穿刺,小脑延髓池穿刺。

(2) 心导管检查,心血管造影。

(3) 嗜铬细胞瘤摘除术、胸腔手术,特别是心脏手术过程中。

(4) 在体外循环心脏直视手术后,往往可因电解质紊乱,呼吸、通气受阻,心脏压塞,药物不良反应如鱼精蛋白过敏等因素引起心搏呼吸骤停。

2. 迷走神经受刺激致反射性心搏呼吸骤停

(1) 气管造口,气管插管,咽喉、气管、支气管吸引,过强刺激咽喉部等引起的咽心反射。

(2) 压迫双侧眼球和(或)双侧颈动脉窦引起角膜心脏反射或窦弓反射,特别是老年人或原有心动过缓者易发生反射性心搏骤停。

(3) 胸、腹部手术,如牵拉肺门或肠系膜时。

(4) 其他:如胆心反射,对宫颈、会阴、阴道等处进行检查时,如刺激过强,也偶可发生反射性心搏骤停。

3. 麻醉意外 麻醉意外和手术过程中发生的心搏骤停,年龄 20 岁以上者多见,且年龄越大,发生率越高,尤以全身情况不良者较多见。文献统计,全身情况良好者的发生率为1:3 296;不良者为 1:202。患者原有心脏病者,发生率是无心脏病者的 5 倍,尤其如主动脉狭窄、主动脉瓣关闭不全、梗阻性肥厚型心肌病等。

第二节 心搏呼吸骤停的病理生理变化

一、循环系统

1. 心脏的病理生理变化 要维持心脏的活动需要消耗大量的能量,而且心肌细胞膜上的 Na^+-K^+-ATP 酶、Ca^{2+}-Mg^{2+}-ATP 酶也要消耗大量的 ATP。心搏呼吸骤停后,因冠状动脉无灌流,心肌细胞完全缺氧,迅速由有氧代谢转为无氧代谢(糖酵解),糖酵解时生成的ATP仅相当于有氧代谢的1/19,远远不能满足心肌的需要,而心肌的能量储备很少,只够心脏跳动数十次用,故心肌完全缺氧,心肌细胞能量很快耗竭,心脏活动就难以维持。糖酵解时产生大量的乳酸,因冠状动脉循环停止,乳酸又不能及时随血液清除,造成心肌细胞内代谢性酸中毒。有人在心脏停搏的动物模型测定心肌内二氧化碳分压明显增高,致使细胞内 pH 进一步降低。心肌细胞内酸中毒,H^+ 和 Ca^{2+} 与肌钙蛋白竞争结合,抑制肌纤蛋白和肌凝蛋白的横桥联结,严重抑制心肌收缩力;心肌细胞内酸中毒还降低心肌的室颤阈值,导致顽固性室颤,这给心脏复苏造成很大困难。

心肌细胞完全缺氧,还会导致细胞内、外电解质紊乱。心肌细胞膜生理功能的维持,有赖于 Na^+-K^+-ATP 酶功能的正常。ATP 缺乏后,Na^+-K^+-ATP 酶功能障碍,致使细胞内 K^+ 外逸,造成心肌细胞外高钾,这种高钾状态常是心脏不能复跳和复苏过程中心脏再度停跳的原因之一;Na^+-K^+-ATP 酶功能障碍,还可导致细胞外 Na^+ 及水进入细胞内造成细胞水肿,时间过长将严重威胁细胞的生存,而且细胞质内线粒体水肿将进一步影响能量的生成。心肌完全缺氧,Ca^{2+}-Mg^{2+}-ATP 酶功能下降,以及因细胞内[Na^+]增高促使 Na^+-Ca^{2+} 交换,细胞外 Ca^{2+} 大量进入细胞内,可致线粒体损伤、溶酶体溶解,严重抑制细胞功能甚至死亡。

有研究发现,心搏骤停后期(20 min),心肌 M 胆碱能受体密度增加,且随心搏骤停时间的延长而逐渐增加,因此认为,心搏骤停后期应用 M 受体拮抗剂对心肺复苏可能有益。

由于缺氧导致冠状动脉循环的毛细血管内膜损伤,毛细血管通透性增加、液体外渗、红细胞凝集、微血栓形成,致使恢复循环后心肌灌流不足,给复苏造成困难。

缺氧还可导致心脏传导系统损伤,诱发严重心律失常或传导阻滞。

2. 血管的病理生理变化　　心搏呼吸骤停后,血管平滑肌细胞因缺氧致使能量耗竭,体内过多的酸性代谢产物对血管平滑肌有直接作用,而且缺氧及酸中毒时血管平滑肌细胞对儿茶酚胺的反应性也大为减弱,致使血管平滑肌张力减退,外周血管阻力降低,造成复苏后低血压状态。缺氧、酸中毒及高凝状态可造成血管内皮损伤,内皮损伤又可诱发血小板凝集及血栓形成,易并发弥散性血管内凝血(DIC)。

3. 胸外按压的病理生理变化　　胸外按压是心肺复苏时建立人工循环最为简便和有效的方法,正确操作时,收缩压可达80~100 mmHg。何忠杰等的研究表明,按压力量是维持收缩压的主要因素,而按压频率是维持舒张压的主要因素。关于胸外按压的机制,近年来的研究认为,心搏骤停时间短,可能心泵机制占主导作用,随着心搏骤停时间的延长,二尖瓣乳头肌ATP逐渐耗竭,按压时二尖瓣不能关闭,胸泵或左心房泵机制逐渐起主导作用(图2-2-1)。

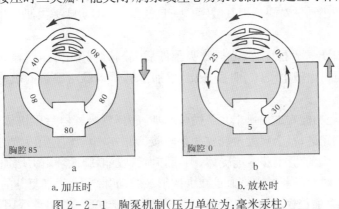

a. 加压时　　　　　　　　　　b. 放松时

图 2-2-1　胸泵机制(压力单位为:毫米汞柱)

4. 复苏时不同剂量肾上腺素对循环的影响　李树岩等研究认为，大剂量肾上腺素（0.1～0.2 mg/kg）对复苏时血流动力学的恢复优于标准剂量肾上腺素，能提高心肺复苏的初期成功率，但可加重心肌缺血及损伤程度，对复苏后心脏产生不利影响。大剂量肾上腺素并不能提高最终的存活率。

二、呼吸系统

心搏骤停与呼吸骤停可互为因果。若呼吸停止在先，因心肌严重缺氧，心跳在 3～5 min 内随即停止；若心搏骤停在先，则呼吸中枢因缺血、缺氧而受到严重抑制，在心跳停止 20～60 s 内呼吸也随即停止。

1. 通气变化　在心搏呼吸骤停的开始，因肺泡氧分压（P_AO_2）比静脉血氧分压（PVO_2）高，而肺泡气二氧化碳分压（P_ACO_2）比静脉血二氧化碳分压（P_vCO_2）低，故气体交换仍然存在，氧由肺泡内向血液内弥散，二氧化碳（CO_2）则由静脉血向肺泡内弥散。有人测定，CO_2 由血液向肺泡内弥散的量比氧由肺泡向血液弥散的量约小 10 倍，结果肺泡内气体总量逐渐减少，肺泡内形成负压。如果呼吸道通畅，呼吸道内气体则进入肺泡，这样就产生了没有呼吸运动的通气弥散呼吸。通气弥散呼吸仅在心搏呼吸骤停后维持约 2 min，而且气体交换量很少，交换后的血液也不能很快回到心脏。随后通气完全停止，如不能尽早施行心肺复苏，给予有效的通气，肺泡内就不能进行有效的气体交换，机体缺氧进一步加重。CO_2 因不能从肺内排出，体内 CO_2 迅速积聚，造成严重呼吸性酸中毒。

2. 呼吸道防御功能降低　正常呼吸道通过气管、支气管黏膜上皮的纤毛运动，清除进入呼吸道的微小粉末颗粒以及微生物；呼吸道黏膜上皮细胞尚可分泌一些分泌型 IgA 抗体；吞噬细胞、肺泡上皮细胞的吞噬功能，都可防止病原微生物的入侵。心搏呼吸骤停后，气管、支气管黏膜上皮细胞缺氧，能量生成急剧减少，纤毛运动减弱或停止，清除粉末及微生物的功能降低。另外，呼吸道分泌的 IgA 减少，同时肺泡缺氧也大大削弱了吞噬细胞及肺泡上皮细胞的吞噬功能。上述因素的存在大大降低了呼吸道的防御功能，易发生细菌甚至条件致病菌的感染。因此，心肺复苏后应予抗生素治疗。

3. 肺泡表面活性物质生成减少　肺泡上皮有少量Ⅱ型肺泡细胞分泌一种单分子磷脂的表面活性物质，降低肺泡表面张力，防止肺泡萎陷。心搏呼吸骤停后，由于缺氧，Ⅱ型肺泡细胞功能受到明显影响，致使肺泡表面活性物质生成减少，肺泡易于萎陷，从而导致肺不张及急性呼吸窘迫综合征（ARDS）。

4. 肺循环阻力增加　心搏呼吸骤停后，肺循环阻力急剧增加，主要与下列因素有关。

（1）缺氧：肺小动脉对缺氧极其敏感。一旦缺氧，肺小动脉平滑肌发生持续痉挛，使肺循环阻力增加。

（2）CO_2 分压升高及酸中毒：心搏呼吸骤停后，静脉血 CO_2 分压明显升高，加上缺氧造成的代谢性酸中毒，血液中 $[H^+]$ 明显升高，增加了肺小动脉对缺氧的敏感性，使肺循环阻力进一步增加。

（3）交感神经功能亢进及血中儿茶酚胺增加：心搏呼吸骤停后因机体处于高度应激状态，交感神经功能亢进，肾上腺大量释放儿茶酚胺。此外，抢救时使用大剂量肾上腺素，兴奋肺动脉及肺小动脉上的肾上腺素能受体，引起肺血管收缩，肺循环阻力增加。肺循环阻力增加，导致心肺复苏时及复苏后心排血量减少或形成肺动脉高压，增加复苏的难度。

5. 肺毛细血管通透性增加　心搏呼吸骤停后，由于缺氧、酸中毒等因素可造成肺毛细血管内皮细胞及基底膜损伤,毛细血管的通透性增加,易并发肺水肿。

6. 并发急性肺水肿　心搏呼吸骤停后,由于肺泡表面活性物质生成减少、肺毛细血管通透性增加、肺循环阻力增加,加上 CPR 时高能量反复多次电击、胸外心脏按压、误吸、补液过多、应用升压药等诸多因素,常易并发急性肺水肿。Nagel 报道 2 228 例心搏呼吸骤停患者在 CPR 失败后尸检表明,46％有肺水肿。CPR 后并发急性肺水肿,使复苏后期处理更加困难。

三、脑

脑是耗氧大、需能多的器官。正常成人脑重约占体重的 2.2％,而脑血流量约占心搏血量的 15％,静息时脑耗氧量约占全身总耗氧量的 20％。脑组织内用于离子转运、合成代谢(如神经介质)和神经冲动传递的能量 85％～95％来源于从血液中摄取葡萄糖和氧进行生物氧化。脑组织内糖原、氧和 ATP 的储备很少,完全阻断脑血流 10 s 就可把残存于毛细血管内的氧耗尽,2 min 就能把储备的葡萄糖耗尽。所以,脑(尤其是大脑皮质)对缺氧非常敏感。

1. 能量生成减少或耗竭　心搏呼吸骤停后,由于缺血、缺氧,脑细胞很快由有氧氧化转为无氧酵解,ATP 生成大量减少;另一方面,由于脑内储备的糖原和葡萄糖很快耗竭,血液内葡萄糖向细胞内转运速度又减慢,糖酵解速度大大减慢,ATP 生成更加减少。ATP 是维持脑细胞功能及生存的基础,一旦能量耗竭,脑细胞将受到严重的损害。如缺血、缺氧时间过久(8～10 min)就可导致脑细胞不可逆性损害。

2. 脑内酸中毒　由于脑缺血、缺氧,有氧氧化不能进行而转为糖酵解供能。糖酵解生成大量乳酸,造成乳酸性酸中毒。实验研究证明,完全性脑缺血 2～3 min 后,脑内乳酸浓度即达最高值,组织 pH 降为 6.0～6.5。脑内酸中毒不仅严重抑制脑细胞功能,造成神经系统功能紊乱,还可造成细胞内溶酶体破裂释放出大量强力水解酶,导致细胞死亡。

脑内乳酸的最高水平取决于脑内糖水平。因此,缺血前及复苏后用葡萄糖液,可使脑内葡萄糖水平升高,乳酸生成也增多,加重脑内酸中毒,使脑缺血性损伤更加严重。故有人提出,心肺复苏后早期不用葡萄糖液对防止脑损害可能有益,并认为用葡萄糖代谢抑制剂——脱氧葡萄糖可以阻止循环恢复后的脑内酸中毒。刘峰等研究认为,高血糖促使心肺复苏后脑组织大量中性粒细胞浸润是加重脑缺血再灌注损伤的重要因素。

3. 细胞内、外电解质异常　心搏呼吸骤停后,脑缺血、缺氧,能量生成减少或耗竭,导致细胞膜上的离子泵功能衰竭,Na^+、K^+、Ca^{2+}、Cl^- 等不能逆浓度梯度转运,从而导致细胞内外电解质异常。

(1) 细胞内[Na^+]升高:由于 ATP 缺乏,细胞膜上 Na^+-K^+-ATP 酶功能障碍,大量 Na^+ 向细胞内转移,水随 Na^+ 进入细胞内,导致脑细胞水肿,影响细胞的正常功能。

(2) 细胞外[K^+]升高:细胞膜上的 Na^+-K^+-ATP 酶功能障碍,一方面细胞外 Na^+ 向细胞内转移,另一方面细胞内 K^+ 向细胞外转移,导致细胞外高钾。细胞内外[K^+]梯度减少,将影响脑细胞的膜电位,从而使脑细胞的功能下降。

(3) 细胞内[Ca^{2+}]急剧升高:正常细胞外[Ca^{2+}]比细胞内高 4 000～10 000 倍,这种浓度梯度的维持必须由两组依赖 ATP 的离子泵参与。心搏呼吸骤停后,脑细胞缺血缺氧,细胞内 ATP 生成迅速减少,糖酵解生成的 ATP 很少,细胞维持[Ca^{2+}]梯度的功能随之降低。脑缺氧 1～2 min 后,细胞外[Ca^{2+}]趋于平衡。一方面,细胞外 Ca^{2+} 大量进入脑血管平滑肌细胞,使脑血管痉挛,心肺复苏后的脑组织仍处于无灌流状态,加重脑组织缺血、缺氧。另一方面,脑细胞内[Ca^{2+}]明显升高,会激活磷脂酶 A_2,分解膜上的磷脂成分产生大量游离脂肪酸(FFAs),膜磷脂的分解破坏了膜结构和功能;大量的 FFAs 能抑制线粒体功能,参与脑水肿的发生。线粒体功能丧失和细胞膜损伤是脑不可逆损害的主要特征。此外,Ca^{2+} 在心肺复苏后脑再灌注损伤中也起重要作用。鉴于 Ca^{2+} 在心搏呼吸骤停及复苏后脑损伤发生机制中的重要作用,有人提出在脑复苏中应用钙通道阻滞剂治疗,能有效防止因细胞内[Ca^{2+}]升高所引起的脑损伤,保护脑功能。

(4) 细胞内[Cl^-]升高:正常时细胞外[Cl^-]较细胞内高约 100 倍。心搏呼吸骤停后,由于缺血、缺氧,细胞膜损伤,膜的通透性增加,细胞外 Cl^- 随 Na^+、Ca^{2+} 一起进入细胞内,这在脑细胞水肿的发生机制中可能起一定作用。

4. 脑内游离脂肪酸蓄积　脑组织中含有大量磷脂。当心搏呼吸骤停后,因缺氧不能进行有氧氧化,磷脂分解,产生大量 FFAs,导致脑内 FFAs 蓄积。一方面,大量 FFAs 可进一步损伤生物膜(细胞膜、细胞器膜等),加重脑损伤;另一方面,FFAs 中的主要成分——花生四烯酸在 CPR 后低灌注时,将代谢为前列腺素、血栓素 A_2(TXA$_2$)、白细胞介素及脂质过氧化物,在脑再灌注损伤中起重要作用。

5. 乙酰胆碱合成减少　乙酰胆碱是脑内重要的神经介质。乙酰胆碱是由胆碱与乙酰辅酶 A 在胆碱乙酰化酶催化下合成的,而乙酰辅酶 A 由丙酮氧化脱羧与辅酶 A 结合形成,所以,乙酰胆碱的合成与丙酮酸氧化有密切关系。心搏呼吸骤停后,由于大脑缺血、缺氧,丙酮酸不能氧化脱羧与辅酶 A 结合形成乙酰辅酶 A,因而乙酰胆碱生成减少,脑功能发生障碍。

6. 兴奋性神经递质增加　心搏呼吸骤停后,脑内兴奋性神经递质大量释放,其中主要是谷氨酸和天冬氨酸。兴奋性神经递质增加可介导神经组织坏死,且有神经毒性。兴奋性神经递质增加导致缺血性损伤的机制目前尚不清楚。

7. 脑微循环障碍　心搏呼吸骤停后,一方面由于缺血、缺氧导致血管内皮细胞损伤,加上循环骤停后血液黏滞度和凝固性增加,血小板聚集性增加,易形成微血栓,加重脑组织缺血、缺氧;另一方面,缺血、缺氧导致大量 Ca^{2+} 进入血管平滑肌细胞,血管平滑肌痉挛,脑血管收缩,加上毛细血管周围的星形胶质细胞肿胀压迫毛细血管,使管腔变形狭窄,从而使脑血流量进一步减少;其三,心搏呼吸骤停后发生脑水肿,致颅内压升高,使复苏后脑灌注压(动脉压和颅内压之间的压力差)降低。因此,CPR 后上述诸多因素的共同作用,使脑血流量不能很快得以改善,增加脑复苏的困难。

8. 脑水肿　心搏呼吸骤停后,缺血、缺氧,脑细胞能量生成减少,细胞膜上的离子泵功能衰竭,大量 Na^+、Cl^- 进入细胞内,水也随之进入细胞内,导致脑细胞水肿。细胞内[Ca^{2+}]急剧升高,膜磷脂破坏产生大量 FFAs,加上线粒体肿胀,线粒体合成 ATP 功能严重受损,形成恶性循环。

由于缺血、缺氧、酸中毒,脑毛细血管内皮细胞损伤,通透性增加,大量液体渗入脑组织,导致间质水肿。如毛细血管损伤严重,加上心搏骤停后可能发生 DIC,脑内可有弥散性、小灶性出血,从而加重脑损害。

心肺复苏后脑再灌注损伤在脑水肿的发生机制中也起重要作用,其中,以自由基与脑水肿的关系最为密切。

脑水肿使心肺复苏后患者神志恢复较慢,如脑水肿严重还可使颅内压升高形成脑疝,带来不良后果。

脑的病理生理变化,尤其是脑损伤的程度,是目前影响心肺脑复苏成功率的重要因素。因此,在复苏时如何保护脑功能是心肺脑复苏研究的重要课题。

许国根等对心肺复苏患者脑氧代谢监测表明,第1～6 d脑氧代谢波动明显者复苏成功率高,无明显波动者复苏成功率低,因此认为,脑氧代谢测定是判断心搏骤停患者预后的有效方法。

四、肾脏

心搏呼吸骤停后,对肾脏功能的影响较大,易并发急性肾功能衰竭。

1. 肾血流量急剧减少 心搏呼吸骤停后,由于肾脏血流急剧减少乃至停止,肾小球滤过压急剧降低或消失,肾小球滤过率降低或滤过停止,导致肾前性肾功能衰竭。此时,肾脏结构尚未遭到严重损害。另外,心搏骤停后,肾入球小动脉压力急剧下降,刺激近球旁器细胞大量分泌肾素,使血液中的血管紧张素明显升高。有研究证明,肾内尚有独立的肾素血管紧张素系统(RAS),近球旁器的肌上皮样颗粒细胞不仅含有肾素,同时含有血管紧张素 II (AT-II)和血管紧张素 I (AT-I)。心搏骤停后,近曲小管和髓襻重吸收 NaCl 的功能降低,到达远曲小管的[NaCl]升高,加上肾入球小动脉压力急剧下降,均刺激近球旁器细胞大量分泌肾素和 AT-II,从而使肾小球毛细血管内 AT-II 明显增加,引起肾小球毛细血管强烈收缩,使肾小球滤过率进一步下降,导致肾功能衰竭。

2. 肾小球毛细血管内皮细胞损伤,滤过膜通透性增加 心搏呼吸骤停时间稍长,因缺血、缺氧、酸中毒及高凝状态,可造成肾小球毛细血管内皮细胞损伤,促使血小板及红细胞聚集,或并发 DIC 造成播散性肾小球毛细管微血栓形成,导致肾功能进一步损害;另一方面,缺血、缺氧、细胞内酸中毒及细胞水肿不仅造成肾小球毛细血管内皮细胞损伤,同时也可损伤肾小囊上皮细胞及基膜,滤过膜受损,通透性增加,血液中的大分子蛋白质甚至细胞等有形成分均可通过膜,加上尿量生成减少,大分子蛋白质及有形成分在肾小管内形成管型甚至堵塞肾小管,加重肾小管损害。

3. 急性肾小管坏死及大量管型 缺血、缺氧时间较长,造成肾小管上皮细胞能量耗竭、细胞内酸中毒、细胞水肿,严重威胁细胞的生存乃至急性肾小管坏死;缺血、缺氧导致肾小球滤过膜受损,通透性增加,大量蛋白质及有形成分通过滤过膜后进入肾小管,加上大量肾小管上皮脱落,形成蛋白质及细胞管型,加重肾小管损害;大量管型堵塞肾小管后,可使肾小囊压力升高,肾小球的有效滤过压进一步降低,即使在有效循环恢复后也不能很快改善。所有这一切都将导致心搏呼吸骤停及心肺复苏后急性肾功能衰竭。

4. 肾髓质的渗透压梯度受损 肾小管髓襻升支粗段对 Cl⁻ 的主动重吸收是建立肾髓质渗透压梯度的主要动力。心搏骤停后,肾小管上皮细胞缺氧,能量生成减少或耗竭,导致对 Cl⁻ 的主动转运发生障碍,从而造成肾髓质的渗透压梯度减少消失,严重影响肾脏的浓缩功能。

总之,心搏呼吸骤停后,肾脏的变化主要是由上述诸因素导致的急性肾功能衰竭。如骤停时间短,早期是可逆的;如骤停时间长,则造成不可逆的肾功能损害。急性肾功能衰竭又可导致水和电解质紊乱,加重酸中毒和氮质血症形成,给复苏后期处理增加困难,是复苏成功后患者死亡的重要原因之一。所以,心肺复苏要尽早施行,尽快恢复有效循环,促进肾功能的恢复。

五、血液

心搏呼吸骤停后血液的病理生理变化非常复杂,有许多问题目前尚不清楚,有待进一步地研究。

1. 有效成分的变化　心搏呼吸骤停后，由于严重酸中毒，红细胞膜的通透性增加，Na^+、Ca^{2+}进入细胞内，使红细胞膨胀，变形性降低，不易通过毛细血管，易被脾脏破坏，发生血管外溶血；缺血、缺氧还可导致大量有核红细胞被破坏，红系定向干细胞损伤；白细胞膜通透性增加，大量 Ca^{2+} 进入细胞内，促使溶酶体破裂，释放大量的水解酶，引起细胞自溶；缺氧、酸中毒尚可导致白细胞吞噬能力减弱（不能有效产生 H_2O_2），淋巴细胞抗体生成减少，机体免疫功能下降，易发生全身性感染；缺氧、酸中毒又可致血小板内花生四烯酸生成增多，在环氧化酶作用下形成血栓素 A_2，促使血小板聚集，形成微血栓。许国根等研究发现，CPR患者外周血中血小板膜糖蛋白显著增多，血小板处于高激活状态，且器官功能损害越严重，血小板的活性越高，易发生 DIC。

2. 血液流变学异常　已有实验证明，心搏呼吸骤停复苏后全血黏度、血浆黏度均增高，红细胞变形能力下降，红细胞电泳时间延长。心肺复苏后如能维持正常血流动力学及通气，及时纠正酸中毒及电解质紊乱，上述变化可逐渐趋向正常。心肺复苏后血液流变学异常的机制与红细胞内钙增加、酸中毒、微血栓形成及血浆纤维蛋白原增加有关。

3. 凝血异常　心搏呼吸骤停后，由于血流停止，血液在微循环中淤滞，血黏度增高，大量血小板聚集，加上毛细血管内皮损伤，易发生 DIC。动物实验和对患者的研究均证明，心搏呼吸骤停后血小板计数明显减少，凝血酶原时间延长，纤维蛋白降解产物增加，抗凝血酶 Ⅲ减少，凝血因子 Ⅱ、Ⅴ、Ⅷ、Ⅸ等均有不同程度的减少。以上变化与循环停止的时间密切相关，如预先给予肝素抗凝治疗，则上述变化明显减轻或不发生。

六、机体代谢

心搏呼吸骤停后，由于完全缺氧，对机体代谢产生严重影响。

1. 能量生成障碍　机体进行新陈代谢需要大量的能量。这些能量的来源，必须依靠吸入的氧将体内的糖、脂肪和蛋白质等进行氧化分解产生。在正常情况下，主要由糖经过氧化分解为丙酮酸，再经氧化脱羧变为乙酰辅酶 A 进入三羧酸循环，彻底氧化分解为 CO_2 和 H_2O 后生成大量的 ATP 供能，这一过程中需要消耗大量的氧。

心搏呼吸骤停后，由于完全缺氧，机体迅速由有氧氧化转为无氧酵解，其产生的 ATP量很少，仅相当于有氧氧化时的 1/19，且这种无氧代谢至多能维持 4～6 min，远远不能满足机体的需要，机体原来储备的少量 ATP 亦迅速耗竭。能量耗竭将严重威胁细胞的生存。另外，因能量耗竭，细胞膜上的 Na^+-K^+-ATP 酶的功能障碍，细胞膜对 Na^+、K^+通透性增加，大量 Na^+ 进入细胞内，引起细胞及细胞器的水肿，线粒体肿胀严重影响 ATP 的合成。因此，如缺氧时间较长，细胞及线粒体已发生肿胀，在恢复有效循环及供氧后一段时间内，细胞内 ATP 生成仍有障碍，增加复苏后期治疗的困难。

2. 严重酸碱平衡紊乱

（1）静脉血酸血症：心搏呼吸骤停后，因缺氧机体迅速由有氧氧化转为无氧酵解。糖酵解时产生大量乳酸，造成细胞内乳酸性酸中毒。随着缺氧的加重及时间的延长，细胞内乳酸向细胞外转移，进入静脉系统，引起严重的代谢性酸中毒。

缺氧导致代谢性酸中毒，机体为了保持酸碱平衡，体内缓冲系统动用碱贮备进行缓冲。血浆中碳酸氢盐缓冲系统（$[HCO_3^-]/[H_2CO_3]$）占主导地位，代谢性酸中毒时 H^+ 与 HCO_3^-结合生成 H_2CO_3，这时降低静脉血中$[H^+]$，对维持正常的 pH 起到重要作用。如循环呼吸功能正常,缓冲后产生的 H_2CO_3 进入红细胞内,在碳酸酐酶作用下分解成 CO_2 和 H_2O,CO_2 经血液带至肺,随呼吸排出体外。但在心搏呼吸骤停时,血液循环中断,呼吸停止,缓冲后产生的大量 CO_2 在静脉内蓄积,血液中 CO_2 分压急剧升高,生物膜对 CO_2 自由通透,细胞内 CO_2 分压也随之升高,从而造成细胞内、外呼吸性酸中毒。

代谢性酸中毒加呼吸性酸中毒,使静脉血 pH 急剧下降。因此,心搏呼吸骤停后在短时间内静脉系统就发生严重的酸中毒。但是,心肺复苏时,在未能恢复有效循环及通气前使用大量的 $NaHCO_3$ 治疗酸中毒,将产生大量的 CO_2,使呼吸性酸中毒进一步加重。目前认为,在心肺复苏的早期使用大量 $NaHCO_3$ 弊多利少,纠正酸中毒最有效的措施是迅速恢复有效血液循环,保证充分的肺泡通气。

(2)动脉血碱血症:心搏呼吸骤停后,组织灌流极低。由于乳酸等酸性物质可储备于组织内,随循环时间延长,使酸性物质转运到动脉侧的速度受限,可使动脉血酸碱状态保持相对正常。CPR 时心排血量稍增加,少量血可流入肺组织,组织中聚集的 CO_2 可部分进入肺,若 CPR 后及时建立了通气,使肺通气/血流增加,导致过度通气,CO_2 排出增多,动脉血出现低碳酸性碱血症。

因此,CPR 早期酸碱失衡的特征是"动静脉矛盾",即动脉血碱血症合并静脉血酸血症。

(3)动脉血酸血症:CPR 时有两种情况可出现动脉血酸血症。一是长时间 CPR,组织未能恢复良好的血液灌流,乳酸大量产生,即使在严重灌流不足的情况下,乳酸仍能缓慢通过肺组织到达动脉系统,导致动脉代谢性酸中毒,如果同时伴有通气不足,则可能产生高碳酸血症,此种混合性酸中毒表明病理变化严重,预后较差。二是心肺复苏成功,组织灌流改善,毛细血管加强对酸性产物的输送,使动脉血较快地酸化,$PaCO_2$ 升高,pH 降低,是 CPR 显效的标志,随循环恢复和通气的改善,此种酸中毒很快得到纠正。呼气末 CO_2($PetCO_2$)间接反映 $PaCO_2$,可用于 CPR 时的动态监测。

3. 电解质平衡紊乱 心搏呼吸骤停后,由于缺氧、酸中毒、能量耗竭,导致细胞膜受损、离子转运障碍,发生电解质紊乱。

(1)高钾、低钠及低氯血症:心搏呼吸骤停后,能量耗竭,Na^+-K^+-ATP 酶功能障碍,细胞内 K^+ 向细胞外转移,细胞外 Na^+ 向细胞内转移,Cl^- 也随 Na^+ 向细胞内转移,将致严重的高钾、低钠、低氯血症。高血钾对心肌产生严重抑制作用,低血钠会加重高血钾对心脏的毒性,使心脏复苏非常困难。

(2)低钙血症:心搏呼吸骤停后,细胞膜上的 Ca^{2+}-ATP 酶功能发生障碍,导致细胞外 Ca^{2+} 向细胞内转移,引起低钙血症。低钙血症的发生与心搏骤停时间及开始复苏的早晚有关。心搏骤停时间长,复苏开始晚,低血钙发生率高;反之,则低血钙发生率低。目前认为,常规方法测定的血钙是总钙水平(包括结合钙及离子钙),不反映血离子钙水平。院外患者由于缺氧时间长,血离子钙水平大多降低,而院内心搏骤停患者复苏开始早,缺氧时间短,血离子钙水平大多正常。

心搏骤停后,Ca^{2+} 向细胞内转移,将严重影响细胞的功能。心肌细胞内[Ca^{2+}]升高,兴奋收缩偶联作用增强,心脏舒张不完全甚至停止于收缩状态,即"石头心"。Ca^{2+} 还干扰线粒体内能量的生成,激活细胞内某些蛋白质及脂肪酶活性,是导致细胞死亡的重要因素。

(3)血镁异常:心搏骤停后血镁的改变目前尚不完全清楚。有人检测了 22 例心搏骤停患者血镁水平,其中高镁血症(>1.03 mmol/L)8 例(36%),低镁血症(<0.70 mmol/L)5 例(23%),与对照组比较(高镁血症 5%,低镁血症 5%)有显著差别($P<0.01$);血镁正常者

9 例(41%)与对照组(90%)比较差别显著($P<0.01$)。作者还发现,22 例中高镁/低镁血症者全部死亡,而 9 例血镁正常者 4 例复苏成功。因此,心搏骤停后血镁可以升高、降低或正常,而血镁水平与心搏骤停患者的预后密切相关。

4. 糖、脂肪、蛋白质代谢异常 心搏呼吸骤停后,糖、脂肪、蛋白质代谢的变化主要表现为分解代谢加速而合成代谢减慢。由于机体完全缺氧,糖的有氧氧化不能进行,有氧氧化对糖酵解的抑制作用解除,因此糖酵解作用加强。因糖酵解时产生的 ATP 减少,机体通过神经体液调节,糖酵解进一步加速,肝糖原分解增强,以补充消耗的血糖。此外,心搏呼吸骤停后,由于机体的应激反应,体内肾上腺素、去甲肾上腺素、糖皮质激素、胰高血糖素、生长激素分泌将大量增加,胰岛素分泌则受抑制,这样使糖异生加强,增加血糖来源,尽可能维持机体能量的需要。由此可见,心搏呼吸骤停后,不仅血乳酸浓度急剧升高,血糖浓度也会升高。

心搏呼吸骤停后,由于严重的应激,脂肪分解加速,生成大量的脂肪酸和甘油。由于机体缺氧,脂肪酸和甘油不能进一步氧化,甘油可经糖异生途径转变成葡萄糖,但游离脂肪酸则在体内蓄积,加重脑损害。

严重应激后,蛋白质分解代谢加强,血中氨基酸浓度增加,心肺复苏恢复有效循环后,血中氨基酸部分从尿中排出,出现负氮平衡。

5. 血清淀粉酶升高 孟庆义等对 32 例心肺复苏患者观察发现,62.5%患者血清淀粉酶升高,活力在 150~2 890 U/L,且升高程度与死亡率成正相关。CPR 后血清淀粉酶升高的原因,可能与胰腺缺血再灌注损伤和原发疾病有关。

七、全身炎症反应综合征

全身炎症反应综合征(SIRS)是机体遭受严重打击后一种超常应激反应,是导致多器官功能障碍综合征(MODS)的重要原因。

心搏呼吸骤停、心肺复苏是强烈的病理刺激,会产生细胞因子、黏附分子的变化,有可能导致 SIRS。Geppert 等研究认为,SIRS 是心肺复苏后的非特异性反应,发生率 66%,且与肾上腺素剂量、血乳酸水平、恢复自主循环的时间无关。

心肺复苏后,因缺血再灌注损伤,机体启动了炎症反应系统,如激活中性粒细胞,吞噬细胞,引起花生四烯酸和前列腺素等产物释放和氧自由基的产生,并刺激单核细胞释放炎性介质,如肿瘤坏死因子(TNF)、白细胞介素-1(IL-1)等;内皮细胞受损时也会释放炎性介质,如IL-8。机体为了保证促炎因素不具有破坏作用,很快出现抗感染反应。如果缺血再灌注损伤重,则促炎介质(TNF-α、IL-1β、IL-8 等)和抗感染介质(IL-10 等)均会在循环中出现,提示微循环不能控制最初的损害,促炎介质可以补充中性粒细胞、淋巴细胞、血小板及凝血因子的作用,刺激产生一个代偿性炎性反应。此时,临床症状体征很少,器官功能较好,内环境保持稳定。

如果进一步发展,细胞因子(如 TNF-α、IL-1β、IL-8、IL-10 等)大量释放,但促炎反应强于抗感染反应,发生 SIRS。临床出现低血压、体温不正常;进行性内皮功能不全使微血管通透性增加,体液外渗、血小板聚集、阻滞微循环导致血流分布异常;组织缺血、再灌注损伤、热休克蛋白激活凝血系统、C 蛋白、S 蛋白,抑制通道受损,血管收缩和舒张异常,导致血管扩张,加剧液体外渗,血流分布紊乱,发生休克。如果患者代偿、抗感染、促炎反应均增多,会产生免疫抑制,进一步发展会导致 MODS。

第三节　心搏呼吸骤停的临床表现

心搏骤停或心脏性猝死(CSD)的临床过程可分为 4 个时期:前驱期、发病期、心脏停搏期和死亡期。

一、前驱期

许多患者在发生心搏骤停前有数日或数周,甚至数月的前驱症状,诸如心绞痛、气急或心悸的加重,易于疲劳,及其他主诉。但这些症状并非 CSD 所特有。有资料显示 50% CSD 者的猝死前 1 个月内曾求诊过,但其主诉常不一定与心脏有关。在医院外发生心搏骤停的存活者中,28%在心搏骤停前有心绞痛或气急的加重。前驱症状仅提示有发生心血管病的危险,而不能预测 CSD 的发生。

二、发病期

亦即导致心搏骤停前的急性心血管改变时期,通常不超过 1 h,典型表现包括:长时间的心绞痛或急性心肌梗死的胸痛,急性呼吸困难,突然心悸,持续心动过速或头晕目眩等。若心搏骤停瞬间发生,事前无预兆,则 95%为心源性,并有冠状动脉病变。从心脏性猝死前数小时或数分钟内常有心电活动的改变,其中以心率增快和室性期前收缩的恶化升级为最常见。猝死于心室颤动者,常先有一阵持续的或非持续的室性心动过速。这些以心律失常发病的患者,在发病前大多清醒并在日常活动中,发病期(自发病到心搏骤停)短。心电图异常大多为心室颤动。另有部分患者以循环衰竭发病,在心搏骤停前已处于不活动状态甚至已昏迷,其发病期长。

三、心搏骤停期

意识完全丧失为该期的特征。如不立即抢救,一般在数分钟内进入死亡期,罕有自发逆转者。

1. 一般临床表现

(1) 突然意识丧失、昏迷(多在心搏骤停 10～20 s 出现或伴有全身性抽搐),面色由开始苍白迅速呈现发绀。

(2) 颈动脉搏动消失,触扪不到搏动(立即出现)。

(3) 心音消失(立即出现)。

(4) 血压测不出(立即出现)。

(5) 呼吸骤停或呼吸开始抽泣样逐渐缓慢继而停止(立即或延长至 60 s 后停止)。

(6) 双侧瞳孔散大(30～40 s 后出现)。

(7) 四肢抽搐(40 s 可出现或始终不出现)。

(8) 大小便失禁(60 s 后出现)。

以上各条以突然意识丧失,昏迷、发绀和颈动脉搏动消失而触扪不到为最重要,且应以此考虑为心搏骤停,并即进行 CPR,以争取抢救时间。

2. 术中及术后心搏骤停的及时发现

(1) 麻醉师发现:在手术过程中,及时发现心搏骤停应是麻醉师的重要职责。诊断依据:①如手术中已安置有心电监护仪,应及时发现示波屏上有无心室波群消失代之以室颤波或心室静止或缓慢低幅非典型心室波。②立即观察患者面部肤色是否发绀,如发绀则应立即触扪颈动脉是否消失,如消失即可诊断心搏骤停,应立即进行 CPR。如患者未置心电监测仪,则以突然听不到心音,再看面部及触扪不到颈动脉搏动即可诊断,应及时进行 CPR,再听不到心音则更证实。

(2) 手术者发现:在胸部手术时,直观发现心脏突然停搏即可诊断;在腹部手术时,发现大血管搏动突然消失,应即考虑心搏骤停,而检查面色发绀、颈动脉搏动消失即可诊断。

(3) 术后心搏呼吸骤停的发现:在重大手术、体外循环心内直视手术后,尤其是患者手术前病情危重、手术过程中生命体征很不平稳者,在手术后宜警惕有发生心搏呼吸骤停的可能。由于现在这类患者手术后大多进入重症监护病房,对其连续进行生命体征的监测,故很容易作出心搏呼吸骤停的判断。

3. 心电图诊断　心搏骤停的心电图特点如下。①为心室颤动波或室性心动过速。②心室静止,心电图呈一水平直线,或仅有 P 波而无 QRS 波群。③心电机械分离,心电图呈现缓慢、低幅而宽的不典型心室波,但不能引起心室收缩活动。

4. 注意事项　在及时诊断和紧急抢救心搏骤停时,重点注意如突然出现意识丧失、昏迷、全身发绀、颈动脉搏动消失,就应该诊断心搏骤停,立即进行 CPR。并且应该注意以下 4 点。①不要等待静听心音有无才开始抢救。②不要等待以上诊断心搏骤停的各项临床诊断依据均具备才开始抢救。③不要等待心电图证实才开始抢救。④创伤所致者更不应等待静脉或动脉输血。

因为各项依据出现有先有后,心音消失和血压为零虽是立即出现,但有时对一些肥胖患者、肺气肿患者或心音原来低钝者,即使心搏存在有时也不易很快听清,听清要花去不少时间,如对心搏骤停的患者花去较多时间来判断心音是否存在,则势必延缓分秒必争的抢救时间;同样,测量血压有无也要花不少时间,故同样不能等待去仔细测量血压。应尽快诊断和尽快抢救的重要依据是突然意识丧失、昏迷、发绀和颈动脉搏动消失。

四、生物学死亡期

心室颤动或心室停搏,如在初 4~6 min 未予心肺复苏,则预后很差,在初 8 min 内未予心肺复苏,除非在低温等特殊情况下,否则几无存活可能。从统计资料来看,目击者立即施行心肺复苏术和尽早除颤是避免生物学死亡的关键。心脏复苏后住院期死亡的最常见原因是中枢神经系统的损伤。缺氧性脑损伤和继发于长期使用呼吸器的感染占死因的 60%。低心排血量占死因的 30%。而由于心律失常的复发致死者仅占 10%。急性心肌梗死时并发的心搏骤停,其预后还取决于为原发性抑或继发性,前者心搏骤停发生时血流动力学无不稳定,而后者继发于不稳定的血流动力学状态。因而,原发性心搏骤停如能立即予以复苏,初期成功率应可达 100%;而继发性心搏骤停的预后差,初期复苏成功率仅约 30%。

第四节　猝死的流行病学

猝死者从症状出现到死亡经历的时间可为瞬间至数小时或更长,世界卫生组织建议以起病后 6 h 内死亡为猝死。美国国家心肺与血液病学会对心脏病在急性发作 24 h 内死亡者为心脏性猝死。1982 年全国心血管病会议认为猝死应指症状或体征出现后 24 h 内死亡,心脏性猝死大多数发生在急性起病的即刻至 1 h 内,最长不应超过 6 h。

猝死是当今世界医学重要难题。在美国,每年约 40 万人猝死,其中 30 万人属心脏性猝死,占心血管疾病病死率的 50%。经复苏获救者,出院后第一年病死率仍高达 30%,其中大多数仍死于心脏病复发。国内调查资料显示,以发病后 6 h 内死亡统计,每 10 万人口中猝死的发生率是 8.80%～29.49%,猝死主要见于 40 岁以上者,男性多于女性。心脏性猝死的死亡原因为心源性休克、心搏骤停、机械性梗阻、心室颤动。抢救猝死的关键是时间,有资料表明,因心室颤动造成的猝死,如能在 4 min 之内进行心肺复苏初期处理,并能在 8 min 中给予进一步心脏生命支持,则存活率可达 43%。因此,及时诊断、妥善处理和重症监护病房的进一步治疗,对降低病死率起重要作用。

一、猝死的危险因素

1. 性别、年龄　CSD 的发生有年龄特点。在出生后的初 6 个月,由于"婴儿猝死综合征",突然死亡发生率构成第一峰。其后发生率骤降,直至 45～75 岁达第二峰。流行病学分析,年龄的增加是 CSD 的危险因素。在儿童 1～13 岁年龄组所有猝死的 19% 为心脏性,青年 14～21 岁年龄组 CSD 则占所有猝死的 30%。中老年占所有猝死的 80%～90%,这在很大程度上与冠心病发病率随年龄而增加有关,因为 80% 以上的 CSD 者罹患冠心病。男性 CSD 较女性发生率高(约 4∶1)。

2. 高血压与左心室肥厚　高血压是冠心病的危险因素,但高血压导致 CSD 的主要机制是左心室肥厚。Framingham 研究显示,左心室肥厚每增加 50 g/m^2,CSD 的危险性增加 45%。

3. 高脂血症　LDL-C 的增高与冠心病的所有临床表现型均相关,包括 CSD。他汀类调脂药物可减少 30%～40% 的冠心病患者死亡(包括 CSD)和非致死性心肌梗死的发生。

4. 过多的饱和脂肪酸及过少的不饱和脂肪酸的摄入　均增加冠心病发病的危险,但未直接观察到与 CSD 的关系。美国有研究对 20 551 例 40～84 岁无心肌梗死史男性的前瞻性观察显示,每周至少吃一次鱼的人 CSD 的发生率是每月吃不足一次鱼的人的一半左右。

5. 运动　冠心病患者行中等强度的体力活动有助于预防心搏骤停和 CSD 的发生,而剧烈的运动则有可能触发 CSD 和急性心肌梗死。成人 11%～17% 的心搏骤停发生在剧烈运动过程中或运动后即刻,这与发生心室颤动有关。心脏病患者的康复研究与运动负荷试验过程中,其心搏骤停的发生率分别为 1/(12 000～15 000)与 1/2 000,是普通心脏病患者心搏骤停发生率的 6 倍之多。实验研究表明,规则的运动可通过降低血小板黏附与聚集,改变自主神经功能,特别是增加迷走神经反射而预防心肌缺血诱导的心室颤动和猝死。剧烈的运动对心脏病患者特别是对未经锻炼者,是有害的,会产生运动诱导的 CSD。

6. 饮酒　过度饮酒,尤其醉酒可增加 CSD 发生的危险性,在嗜酒者中常常发现 Q-T 间期延长,易发室速、室颤。但是,队列对照研究发现,适量饮酒可能减少 CSD 的发生。

7. 心率与心率变异度　许多研究均证实,心率增快是 CSD 的独立危险因子,其机制尚不明,可能与迷走神经张力的降低有关。心率变异度受损者及 24 h 最慢心率≥65 次/min 者 CSD 发生的危险性约为正常者的 2 倍。

8. 吸烟　业已表明,吸烟是 CSD 的触发因素之一,因为吸烟易于增加血小板黏附,降低心室颤动阈值,升高血压,诱发冠状动脉痉挛,使碳氧血红蛋白积累和肌红蛋白利用受损而降低循环携氧能力,导致尼古丁诱导的儿茶酚胺释放。每日吸烟 20 支与不吸烟者相比每年CSD 发生率分别为 31/1 000 和 3/1 000。

9. 精神因素 生活方式的突然改变,个人与社会因素造成的情绪激动、孤独、生活负担过重引起的情绪压抑与 CSD 密切相关。有报告地震区冠心病及非冠心病患者的 CSD 发生率升高 4 倍,估计 40% 的 CSD 是受到精神因素影响而促发。

10. 家族史 对某些患者,CSD 的家族史亦是重要危险因素。已知某些单基因的疾病易导致 CSD,如 Q-T 间期延长综合征、Brugada 综合征、肥厚型心肌病、致心律失常性右心室发育不良、儿茶酚胺敏感性多形性室性心动过速。

11. 其他危险因素 包括心室内传导阻滞、糖耐量试验异常和肥胖等。左心室功能受损是男性 CSD 的重要提示因子。在严重心力衰竭患者中,非持续性室性心动过速是 CSD 发生率增加的独立危险因素。

二、心脏性猝死的病因

绝大多数 CSD 者有心脏结构异常。成年患者中心脏结构异常主要包括冠心病、肥厚型心肌病、心脏瓣膜病、心肌炎、非粥样硬化性冠状动脉异常、浸润性病变和心内异常通道,这些心脏结构改变是室性快速心律失常的发生基础。CSD 可由以下因素触发:心电不稳定、血小板聚集、冠状动脉痉挛、心肌缺血、自主神经系统不稳定、电解质紊乱、过度劳累、情绪压抑及致室性心律失常的药物等。

在世界范围内,特别是西方国家,冠状动脉粥样硬化性心脏病是导致 CSD 最常见的心脏结构异常。在美国所有的 CSD 中,冠状动脉粥样硬化及其并发症所致 CSD 者高达 80%以上,心肌病(肥厚型、扩张型)占 10%～15%,其余 5%～10% 的 CSD 可由各种病因酿成(表 2-4-1)。

表 2-4-1 CSD 的病因及有关因素

一、冠状动脉异常
1.冠状动脉粥样硬化
(1) 慢性缺血性心脏病伴暂时性供/需氧失衡——血栓形成、痉挛、体力过劳
(2) 急性心肌梗死
(3) 慢性动脉粥样硬化伴心肌基质改变
2.冠状动脉先天性异常
(1) 异常起源于肺动脉
(2) 其他冠状动静脉瘘
(3) 左冠状动脉起源于右 Valsalva 窦
(4) 右冠状动脉起源于左 Valsalva 窦
(5) 发育不全或成形不全的冠状动脉
(6) 冠状动脉-心内分流
3.冠状动脉栓塞
(1) 主动脉或二尖瓣的心内膜炎
(2) 主动脉瓣或二尖瓣人工瓣膜
(3) 异常的自然瓣膜或左心室附壁血栓
(4) 血小板性栓塞
4.冠状动脉炎
(1) 多发性结节性动脉炎、进行性系统性硬化症,巨细胞性动脉炎

（2）皮肤黏膜淋巴结综合征

（3）梅毒性冠状动脉口狭窄

5. 各式各样的冠状动脉机械性阻塞

（1）马方综合征中冠状动脉夹层动脉瘤

（2）妊娠时的冠状动脉夹层动脉瘤

（3）主动脉瓣黏液瘤样息肉脱垂至冠状动脉开口

（4）Valsalva 窦裂开或破裂

6. 冠状动脉的功能性阻塞

（1）伴或不伴动脉粥样硬化的冠状动脉痉挛

（2）心肌肌桥

二、心室肌肥大

1. 冠心病伴左心室肥大

2. 无明显冠状动脉粥样硬化的高血压性心脏病

3. 继发于瓣膜性心脏病的肥厚型心肌病

4. 肥厚型心肌病（梗阻性或非梗阻性）

5. 原发性或继发性肺动脉高压

（1）严重的慢性右心室负荷过重

（2）妊娠时肺动脉高压

三、心肌疾病与心力衰竭

1. 慢性充血性心力衰竭

（1）缺血性心肌病

（2）特发性充血性心肌病

（3）酒精性心肌病

（4）高血压性心肌病

（5）心肌炎后心肌病：①原发变性（Lenegre 病）；②继发于纤维化、钙化的心肌硬化（cardiac skeleton-Lev 病）；③病毒感染后的传导系统纤维化；④遗传性传导系统疾病

（6）产后心肌病

2. 急性心力衰竭

（1）大块急性心肌梗死

（2）急性心肌炎

（3）急性酒精性心脏功能异常

（4）主动脉瓣狭窄或人工瓣中的球瓣栓塞

（5）心肌结构的机械性断裂：心室游离壁或室间隔破裂、二尖瓣装置（乳头肌、腱索、瓣叶）断裂

（6）无顺应性心室的急性肺水肿

四、感染、浸润、新生物与退行性过程

1. 急性病毒性心肌炎伴或不伴心室功能异常

2. 与血管炎有关的心肌炎

3. 肉芽瘤病（结节病）

4. 进行性系统性硬化症

5. 淀粉样变

6. 血色素沉着症（hemochromatosis）

7. 特发性巨细胞性心肌炎

8. 南美洲锥虫病（Chagas 病）

9. 心脏神经节炎

10. 致心律失常性右心室发育不良，右心室心肌病

11. 神经肌肉疾病（如肌营养不良、遗传性运动失调、肌强直性营养不良）

12. 心壁内肿瘤

13. 阻塞性心腔内肿块：肿瘤或血栓

五、心脏瓣膜疾病

1. 主动脉瓣狭窄/关闭不全

2. 二尖瓣断裂

3. 二尖瓣脱垂

4. 心内膜炎

5. 人工瓣功能异常

六、先天性心脏病

1. 先天性主动脉或肺动脉瓣狭窄

2. 伴艾森门格现象的右向左分流

3. 手术修补先天性心脏病后，如法洛四联症

七、电生理异常性

1. 传导系统异常

（1）希氏束-普肯耶系统纤维化

（2）异常的传导通道

2. Q-T间期延长综合征

（1）先天性：伴或不伴耳聋

（2）获得性：①药物作用，作用于心脏的及某些非作用于心脏的药物；②电解质异常；③毒性物质；④低温；⑤中枢神经系统损伤

3. 未知或不肯定原因的心室纤颤

（1）无可识别的结构性或功能性原因：特发性心室纤颤

（2）东南亚的睡眠性死亡：Bangungut、Pokkun、Nonlaitai

八、与神经体液和中枢神经系统影响有关的电不稳定性

1. 儿茶酚胺依赖性致命性心律失常

2. 与中枢神经系统有关的因素

（1）心理压力与过度激动

（2）与听觉有关的因素

（3）在原始文化区的"Voodoo"死亡

（4）心脏神经疾病

（5）先天性Q-T间期延长

九、婴儿猝死综合征与儿童猝死

1. 婴儿猝死综合征

（1）呼吸控制功能未成熟

（2）致命性心律失常的易感性

（3）先天性心脏病

（4）心肌炎

2. 儿童猝死

（1）艾森门格综合征，主动脉瓣狭窄，肥厚型心肌病，肺动脉闭锁

（2）先天性心脏病纠正术后

（3）心肌炎

（4）未识别的结构或功能性原因

十、其他

1. 极度体力活动时猝死

2.静脉回流的机械性干扰

（1）急性心脏压塞

（2）大块肺栓塞

（3）急性心内血栓形成

3.主动脉夹层动脉瘤

4.中毒性/代谢性紊乱

（1）电解质紊乱

（2）代谢紊乱

（3）抗心律失常药的致心律失常作用

（4）非心脏病药的致心律失常作用

5.酷似猝死

（1）"餐馆冠脉事件"

（2）急性酒精状态（"假日心脏"）

（3）急性哮喘发作

（4）空气或羊水栓塞

三、心血管病与猝死

与猝死有关的常见心血管疾病有冠心病、心肌病、心瓣膜病、先天性心脏病、原发性心电紊乱等。

1. 冠心病猝死　冠心病是心脏性猝死患者最常见的基础心脏结构异常，心脏停搏存活者中40%～86%发现有冠心病。心脏性猝死患者中约75%具有两个以上冠状动脉分支狭窄≥75%，15%～64%具有新近冠状动脉血栓栓塞的证据。冠心病猝死的发生是多种因素相互作用的结果，包括斑块的破裂、局部血栓的形成、自发性溶栓、急性冠状动脉痉挛等。心脏性猝死者中仅冠状动脉轻度狭窄的突然闭塞与冠状动脉侧支循环不良密切相关。病理研究还表明，左心室肥厚本身易发生心搏骤停，如以往有过心肌梗死史，则发生心搏骤停的危险性更大。

隆冬为冠心病猝死好发季节，患者年龄多不太大，在家里、工作地点或公共场所突然发病，心搏骤停而突然死亡。半数患者生前无症状，死亡患者发病前短时间内有无先兆症状难以了解。存活患者先兆症状常是非特异性的，而且较轻，如疲劳、胸痛或情绪改变等，因而未引起患者的警惕和医生的注意。实际上，有些患者平时"健康"，夜间死于睡眠之中，翌日晨才被发现，部分患者则有心肌梗死的先兆症状。

现普遍认为，冠心病猝死的发病机制与心律失常有关。由于缺血心肌与四周正常心肌具有不同传导功能，使心肌传导不同步，容易诱发心律失常，增加儿茶酚胺类物质的分泌，冠状动脉痉挛，加重心肌缺血，心室颤动阈值降低；过度劳累或饱餐，心肌耗氧增加，乳酸积聚，酸碱平衡失调，也促使心电不稳；心肌急性缺血，心肌电生理异常，心电易损期延长，容易发生室性期前收缩（早搏）及 R-on-T 现象，虽然有电生理研究报告认为 R-on-T 并不表示室性期前收缩为恶性，但临床经验表明，部分 R-on-T 室性期前收缩会导致室性心动过速、心室颤动，尤其在急性缺血或低血钾时；心脏扩大，心功能减退，电解质紊乱，如高血钠、低血钾、低血镁，均可诱发心律失常；急性心肌梗死溶栓治疗时，出现再灌流性心律失常，氧快速进入细胞内产生过氧化物及羟自由基，Ca^{2+} 超负荷及心肌酸中毒时长链乙酰胆碱（acetylcarnitine）积聚，cAMP 增多，儿茶酚胺游离，当再灌注时上述物质快速逸出均可致心电不稳、心律失常。

大多数冠心病易患因素可以纠正。停止吸烟、减轻体重、降低饮食中胆固醇量、药物降低高血压、适当增加体力活动可降低猝死率。对冠心病患者及时进行治疗。对有可能演变为心搏骤停的心律失常及时发现,如用心电图监测或用动态心电图连续记录来发现有可能发展为心室颤动或室性心动过速的室性早搏,用信号平均法心电图检查发现可能导致严重室性心律失常的心室晚电位,或用临床心脏电生理检查发现心室的异位兴奋灶。及时选用抗心肌缺血药、抗室性心律失常药,应用 β 受体阻滞剂、用心导管消融术等方法处理或消除这些异位兴奋灶,对预防猝死的发生很有帮助。常有心室颤动或室性心动过速发作的患者,可考虑安置埋藏式自动复律除颤器治疗。适时做冠状动脉旁路或冠状动脉成形术(PTCA)能预防、减少猝死风险。

2. 原发性心电紊乱 有统计资料表明,特发性心室颤动(与心肌缺血无关)占院外患者心室颤动的 3%～9%,如 Q-T 间期延长综合征、Brugada 综合征、特发性右心室流出道室性心动过速、特发性左心室 VT、心律失常性右心室发育不良等。

(1) 先天性 Q-T 间期延长综合征:属遗传性缺陷,Q-T 离散度增加>440 ms,猝死危险<1%/年。1957 年,Jervell 及 Lange-Nielsem 首先报道本病为常染色体隐性遗传伴中枢性耳聋。1963 年及 1964 年,Romano、Ward 等报道了常染色体显性遗传病例。此外还有许多变异型被发现,如 LQT1(11 号染色体缺陷)、LQT2(7 号染色体缺陷)、LQT3(3 号染色体缺陷)、LQT4(不确定)、LQT5(21 号染色体缺陷)。本病多在十几岁儿童时期发病,昏厥或抽搐,QTC>440 ms,或>460 ms(女性)。除外电解质紊乱、服用延长 Q-T 间期药物或其他器质性心脏病需查心电图,平板实验可显示 Q-T 间期延长或 T/U 波变化,提示 Q-T 间期延长综合征,有 1/3 家庭成员未发现异常。

治疗上选择应用 β 受体阻滞剂、心房起搏加 β 受体阻滞剂、左侧颈交感神经节切除术。β 受体阻滞剂可诱发 II 度房室传导阻滞,QRS 长间歇,采用房室程控起搏则更好。关于 ICD 应用尚缺少研究。

(2) Brugada 综合征:右束支传导阻滞(RBBB)伴 P-R 及 H-V 间期延长,右胸导联 ST 段抬高,心电图异常可表现为一过性,可通过用钠通道阻滞剂及 β 受体阻滞剂激发出异常心电图。本病以东南亚地区及日本报道较多,是该地区猝死较重要的病因,男性居多。泰国发病率为 1/2 500 人年,日本为 12/22 027 人年(0.05%),为常染色体显性遗传。有作者报道本病与钠通道基因 *SCN5A* 突变有关。

对疑似病例,可用钠通道阻滞剂及 β 受体阻滞剂使其显露,如应用程序电刺激均能诱发 VT/VF。本病无特殊药物治疗,主要是预防发生猝死,ICD 应用尚未见报道。

(3) 特发性右心室流出道室性心动过速(RVOT):本病为良性室性心动过速,心电图左束支传导阻滞(LBBB)为特征,发生猝死较少。此类心律失常对儿茶酚胺敏感性高,被认为是继发于 cAMP 调节的激发活性,可反复发生。运动可诱发,休息时也会发作。应用快速心房或心室起搏,或用异丙肾上腺素 1～5 μg/min 可以激发室性心动过速,有助于确诊。

治疗以 β 受体阻滞为首选,钙通道阻滞剂对部分病例有效;射频消融有效,危险性小,对药物治疗无效者可用。

(4) 特发性左心室室性心动过速:特征是右束支传导阻滞(RBBB)伴室性心动过速,电轴左偏。室性心动过速可能发自左后分支,多见于青壮年男性,无器质性心脏病,病程经过为良性,很少有猝死。

治疗用钙通道阻滞剂有效,维拉帕米 80～120 mg,每日 3 次或用地尔硫䓬 60～120 mg,

每日 3 次,也可用射频消融治疗。

(5) 心律失常性右心室发育不良(ARVD):右心室室壁被进行性增生的脂肪与纤维组织代替,右心室扩大,右心室衰竭及复发性室性心动过速为其临床特征。心电图右心导联出现右束支阻滞型表明右心室传导延迟,T_{V1}—T_{V3} 倒置。本病发生率为 1/5 000,男∶女为 3∶1,多于 40 岁前发病。运动能诱发室速,是青年猝死病因之一,常见于青年运动员,猝死的危险每年为 2.5%,尸检报道 ARVD 占心源性猝死的比例为 5%(<65 岁)。放射性核素显像比心脏 B 超更能发现右心室扩大及收缩功能不全,程控电刺激有助于心律失常诊断及指导抗心律失常药物的应用,拉贝洛尔能有效抑制室性心动过速,部分病例射频消融有效,仍可复发,部分病例做选择性手术有效。

3. 肥厚型心肌病　其最初临床表现可能就是猝死。其发生机制是多方面因素,但主要还是室性心动过速、心室颤动或心房颤动伴快速心室反应,故也可归入原发性心电紊乱。肥厚型心肌病是原发性心肌病,有家族性倾向,发病率约为 1/500 人年(0.2%),是常染色体显性遗传,为青年猝死常见原因,心脏性猝死发生率每年为 1%~6%。本病由 β 肌球蛋白基因突变所致的占 35%,部分表现良性过程,部分为恶性表现;由肌球蛋白结合蛋白 C 基因突变所致占 20%,这一基因缺陷其临床过程及预后相对较好。

心律失常致心源性脑缺血、晕厥、阿-斯综合征发作;此外,血管升压素受体改变引起低血压、缺血改变,继发于心房颤动的血栓栓塞也可引起猝死。心脏 B 超对肥厚型心肌病诊断最实用而有效。

治疗上对心房颤动的预防可用丙吡胺、胺碘酮;预防心房颤动引起的快速心室率可用 β 受体阻滞剂(多中心心脏复律除颤器)及维拉帕米(异搏定);抑制非持续性室性心动过速可用柳胺苄心定或胺碘酮;缓解左心室流出道梗阻可采用心肌部分切除术或双腔起搏术;有家族史或持续性室性心动过速、心室颤动,可用多中心心脏复律除颤器(ICD)预防猝死。

4. 先天性心脏病法洛四联症　据加拿大统计资料,法洛四联症(F4)占儿童先天性心脏病住院病例的 10%,占出生儿童(2~3)/10 000,心脏性猝死发生率为 1%~10%,也有人将 F4 猝死归为原发性心电紊乱。

手术修补后的 F4 发生心源性猝死的高危因素有传导异常、室性异位、手术因素、血流动力学因素、手术后传导障碍,包括 RBBB、双束支阻滞及三束支阻滞等。血流动力学改变有术后遗留右心室流出道梗阻引起右心室压力升高、右心室扩大伴肺动脉瓣关闭不全。

心电图 QRS 间期延长达 180 ms,Q-T 离散度>60 ms,QRS 离散度>35 ms,或 J-T 离散度>60 ms,能很好预测室性心动过速,敏感性为 98%,特异性为 100%。

无特异性的治疗可预防 F4 术后发生猝死。抗心律失常药用于对症治疗,持续性室性心动过速可做射频消融及冷冻治疗等。

5. 心瓣膜病

(1) 主动脉瓣及左心室流出道狭窄:包括主动脉瓣狭窄、特发性肥厚型主动脉瓣下狭窄以及主动脉瓣上狭窄,后者由于升主动脉根部有向主动脉腔内突出的环形狭窄所致,也有整段动脉缩窄的。

引起猝死原因主要是左心室排血受阻,左心室压力明显升高,心排血量减少,体内重要器官脑、心、肾等供血不足;此外,因左心室压力升高,左心室肥厚及扩大,最终失代偿而心力衰竭;部分患者可并发感染性心内膜炎发生栓塞,这些都可引起猝死。治疗主要靠外科手术,但对主动脉瓣下狭窄(左心室流出道狭窄)国内尚少有成功手术报道,大多采用药物保守治疗。

（2）二尖瓣脱垂：二尖瓣脱垂引起猝死的机制还不十分清楚，一般认为与室性心律失常、心室颤动有关。二尖瓣脱垂，腱索与心室壁的摩擦可能会引起室性异位搏动；二尖瓣后叶与左心房壁之间所形成的角度有血栓形成的可能，而冠状动脉栓塞可引起致命性室性心律失常。

Topaz 曾报道 50 例青少年（7～35 岁）猝死的病理研究，发现二尖瓣脱垂有 12 例，为该组猝死的首位病因，其中 3 例有猝死的家族史。随着超声检查的普及，检出二尖瓣脱垂的病例日益增多，大多数患者预后好，对家族有猝死倾向者，亦应引起重视。有研究报道二尖瓣脱垂患者在剧烈活动时可出现多源性异位搏动及快速性心律失常，因此认为，剧烈运动可能是二尖瓣脱垂发生猝死的重要诱因。

二尖瓣脱垂的治疗包括对症治疗及病因治疗。为预防猝死，对确诊二尖瓣脱垂的患者应避免从事重体力劳动与剧烈运动，对伴有重度二尖瓣反流，心功能损害明显者可考虑做人工瓣膜置换术。

其他瓣膜病引起心脏肥大或扩大、心功能减退（EF＜40％）或心力衰竭均与猝死相关。

6. 急性主动脉夹层动脉瘤　急性主动脉夹层动脉瘤是主动脉疾患中最常见的急症。据统计，本病发病 6 h 的死亡率为 22％，主要病变是主动脉壁中层坏死所致。主动脉中层坏死，内膜易发生撕裂，很高的体循环压力直接影响到主动脉中层，造成夹层性血肿。随着心脏每次收缩，不断向前推移，沿主动脉向下剥离，推移的速度及距离与脉压或 dp/dt 最大值以及主动脉中层坏死程度有关。剥离性血肿可在主动脉远端再次穿破主动脉内膜进入主动脉管腔内，形成双腔主动脉，夹层动脉瘤破裂到胸腔或心包内，形成心脏压塞，如不紧急处理，90％的患者会死亡。

本病的主要临床表现为疼痛。胸部夹层动脉瘤在背部、前胸部有剧痛，有时疼痛位于上腹部，疼痛发作时伴有四肢脉搏突然消失，出现主动脉瓣关闭不全，应高度怀疑本病。疼痛表现为尖锐撕裂性刀割样疼痛，有时使用麻醉药物也不能缓解，临床需与心绞痛、心肌梗死鉴别。病变若累及主动脉瓣，可表现主动脉瓣关闭不全杂音；累及颈动脉，部分或全部闭塞时可出现偏瘫、感觉异常，部分肢体麻木。患者常感极度疲劳，呈休克样表现，如颜面苍白、出汗、末梢发绀等，但血压一般偏高。X 线、CT、超声波对诊断有一定帮助，如不能明确诊断就考虑主动脉造影。如病情紧急应尽快考虑手术探查。

治疗上，应用降压药及负性肌力药物，如 β 受体阻滞剂有助于减轻疼痛，缓解症状，根本性治疗是外科修复。外科手术适应证有：①动脉瘤累及升主动脉或主动脉弓。②动脉瘤合并主动脉瓣关闭不全，出现严重心力衰竭。③夹层血肿继续扩大。④夹层动脉瘤血液漏入左侧胸腔或引起心包积血。⑤疼痛不能缓解，血压不能控制。

7. 肺栓塞　肺栓塞是一种常见的死亡率很高的心血管急症。据文献报道，美国每年有 63 万人发病，20 万人死亡，约占心肌梗死的半数，占全部尸检病例的 1.8％～6.7％。肺栓塞临床表现的轻重缓急，取决于阻塞肺动脉的栓子大小、广泛程度及发病时间长短。严重病例发病急骤，多数在到达医院前迅速死亡，2/3 的急性病例死于发病后 2 h 内，因此肺栓塞是引起猝死的重要疾病之一。能引起肺栓塞的基础疾病很多，不同类型的肺栓塞，其临床表现差别很大，诊断方法还不够满意，因此，许多病例生前未能明确诊断，死亡率高为 18％～38％。如果能对本病提高认识，借助临床及各种辅助检查，做到早期诊断、早期治疗，则可使预后改观。随着生活条件的改善、人群的老龄化、临床医生对本症认识的提高以及检查技术的进步，肺栓塞的临床诊断将日益增多。

肺栓塞的原因 90％以上是由于骨盆、下肢静脉血栓尤其是下肢深静脉血栓的脱落，流入肺动脉,造成急性肺血流障碍。因此,可看作是静脉血栓症的最重大的并发症。半数以上的静脉血栓症缺乏临床症状,能确诊静脉血栓者仅 20%。不少病例因有肺栓塞的症状才检查出静脉血栓,这是因为患者处于静脉血栓形成、自然溶解或反复吸收等不同状态的缘故。

肺栓塞的发病常常是急性的,容易再发,原因是静脉血栓形成的各种条件未能改善。容易脱落的新鲜血栓也容易断裂,故也应警惕有无多发的脏器栓塞,甚至考虑有无继发性肺动脉血栓形成。

肺栓塞的基础疾病有恶性肿瘤(胰腺癌、胆管肿瘤、前列腺癌、胃癌、肺癌等);心脏疾病(充血性心力衰竭、心肌梗死后、心房颤动等);其他有外科手术后(腹部手术、骨盆手术、脾切除术、下肢整形外科手术等)、长期卧床、缺乏运动、妊娠、产褥期、口服避孕药等。近年来,临床应用 Swan-Ganz 导管、人工起搏、人工瓣膜等体内异物,也有引起血栓形成导致肺栓塞者。

对有上述基础疾病的患者,急速出现呼吸困难、胸痛、咯血三项主要症状,以及心动过速、血压下降、发绀等是本病临床诊断的重要依据。血清生化检验、LDH_3(来自肺组织的同工酶)升高。肺部 X 线表现有肺浸润影、胸腔积液、横膈抬高、肺末梢血管影减少、肺透亮度增加、肺动脉影扩大等。心电图示 SⅠ、QⅢ 及反映右心室负荷过重的肺型 P 波、电轴右偏、右束支传导阻滞等。心脏 B 超可见肺动脉扩张、室间隔于收缩期向左膨出、三尖瓣反流等。肺扫描见血流缺损区有诊断价值,选择性肺动脉造影有定位意义,对手术准备十分必要。一般治疗以改善右心衰竭、呼吸困难、休克等为主,特殊治疗为抗凝及溶栓疗法。主要应用肝素及尿激酶、链激酶等,必要时可考虑体外循环下做紧急栓塞摘除术。

四、其他疾病与猝死

1. 异物吸入与猝死 异物吸入是致猝死的常见原因,特别在幼儿时期,经常发生将各种异物放入口中而引起梗阻、窒息甚至猝死。成年或老年亦可由于进餐不慎,造成食物碎片梗阻气管而致猝死。如尸检未发现下咽部至两侧主支气管有食物团块引起的梗阻,则多认为猝死是由于冠状动脉阻塞引起。1963 年,豪根(Haugen)把因食物碎片梗阻引起的综合征称之为“咖啡馆冠心病”(cafe coronary)。以后,海姆利克(Heimlich)采用腹部加压的方法来解除这种梗阻综合征,收到很好效果,故被称为 Heimlich 操作法。

有效的咳嗽动作之前,必须先做深吸气动作,声门关闭后才能形成一定压力,咳嗽时呼出足够气流,将异物或分泌物排出。进餐时食物碎片梗阻,一般均发生在平静呼吸时,如气道完全堵塞,空气不能进入,原来残留气体一般不会很多,不足以形成足够气流排除异物。Heimlich 操作加压于上腹,使横膈上升,此动作如在呼气周期的起始阶段进行,估计可排出空气 940 ml;如在呼气后期进行,则只能排气 350 ml。测定健康清醒人上呼吸道最高压力(峰压)大约为 30 mmHg。有作者报道,对正常志愿者测定平静呼吸时对抗梗阻的气道压力为 70 mmHg,排气量为 550 ml;测定吸气末期气道抗梗阻压力为 112 mmHg,排气量为 1 650 ml。给予麻醉及阻塞气道后,拍背产生的气道压力平均为 40 mmHg,腹部加压产生气道压力后继以腹部或胸部挤压比单独进行一项操作更为有效。动物实验表明,食物碎片在会厌以下水平,不论采用上述何种操作,麻醉动物均难以排除异物,如异物位于会厌或邻近的凹陷部位则可经上述操作将异物排除。最近研究还证明,要排除橘子碎片需要 2.56 mmHg 压力,人在麻醉状态下平静呼吸时,经气管插管测知 Heimlich 操作腹部按压,拍背分别可产生 0.74 mmHg、1.47 mmHg、1.84 mmHg 压力,均不足以排出异物,故认为将患者头部下垂同时拍击背部,借助重力作用,是排除异物最为有效的方法。

2. 急性出血坏死性胰腺炎　急性出血坏死性胰腺炎引起猝死的事实早为临床医生及病理学家所公认。由于发病突然，大多即刻死亡，生前颇难诊断，许多病例均依赖于尸体解剖诊断才得以明确，对胰腺炎引起猝死的机制则了解更少。

自身消化是发生胰腺炎的病理生理基础。由于各种病因或诱因，如胆管结石、蛔虫、感染、饱餐、饮酒、过多摄入油脂性饮食以及外伤等，促使胆汁及十二指肠内容物反流入胰腺，以致胰蛋白酶原活化，从而使各种肽类血管活性物质、弹力蛋白酶原、磷脂酶原激活引起组织水肿、出血、坏死。激肽类血管活性物质的释放、毛细血管扩张通透性增加致低容量性休克。坏死性胰腺炎可诱发急性呼吸衰竭，死亡率甚高（67%～85%），其发病机制与微循环失调、血管通透性改变、磷脂酶 A、卵磷脂酶升高损坏肺表面活性物质导致微小或大块肺不张有关。胰腺炎常伴有心肌损害，如心肌浊肿变性、点状出血坏死，血浆内有心肌抑制因子，活化的胰蛋白酶可选择性损害心肌，这些均可使心功能遭受损害甚至心力衰竭致死，其他脏器损害尚有肝、肾功能及凝血机制障碍。诚然，上述病理过程发展均可导致死亡，但应有一定的临床表现或先驱症状，而不应表现为缺少临床征象的猝死或即刻死亡。上海交通大学医学院附属瑞金医院自 1958～1984 年进行了 1 250 例尸检，成人 445 例，病理诊断为急性出血坏死性胰腺炎的共 24 例，其中有 15 例属于猝死，从发病至死亡不超过 6 h，绝大多数为即刻死亡，多为青壮年患者，年龄最小为 23 岁，最大多为 46 岁，其中 40～46 岁占 8 例（53%），绝大多数为男性，男女之比为 14∶1。2/3 猝死病例有可疑诱因或有关病史，如饱餐，摄入高脂饮食，上腹遭受拳击，慢性肝、胆、胃病史及腹膜结核史等；其余 1/3 病例则无任何诱因可寻。15 例中 7 例即刻死亡，猝死前有叫喊、打鼾、呻吟、抽搐、腹痛、昏倒、谈话突然中断等表现，所有患者发病都很突然，毫无先兆，临床无休克、心力衰竭、呼吸衰竭、肝肾功能衰竭或 DIC 表现。因此，猝死难以用上述病理过程解释。流行病学调查表明，猝死时限越短，心脏性猝死越多。本组病例大多属即刻死亡，比较符合心脏性猝死的特征。心脏性猝死的原因为心律失常，尤其是原发性心室颤动，而无收缩性心脏停搏较为少见。近年，冠状动脉痉挛与猝死的关系受到重视。冠状动脉痉挛，大块心肌突然缺血，以及缺血后再灌注可引起反复室性心动过速及心室颤动。临床及实验资料表明，急性出血坏死性胰腺炎可以引起冠状动脉痉挛，表现为心绞痛及酷似急性心肌梗死，而尸检或冠状动脉造影均证明冠状动脉正常。坏死性胰腺炎时，活化的胰蛋白酶及胰腺渗液通过对腹膜后神经丛的刺激也可引起冠状动脉痉挛。冠状动脉痉挛所致变异性心绞痛多在夜间或凌晨发作，可能与夜间体内 $[H^+]$ 下降，$[Ca^{2+}]$ 相对升高（两者有拮抗作用）有关。此时，肌原纤维 ATP 酶被激活，可促使冠状动脉痉挛。此外，人在睡眠期（眼球快速运动期），可表现血压升高，心率、呼吸加快，甚至诱发心绞痛，大多与做梦尤其是噩梦有关。精神紧张、神经垂体素释放也可促使冠状动脉痉挛。

由于坏死性胰腺炎猝死大多发生在夜间（上海交通大学医学院附属瑞金医院 15 例中就有 12 例发生在夜间），因此胰腺炎有可能通过诱发冠状动脉痉挛从而引起心律失常导致猝死。当然，现有的临床病理及实验资料尚不足以充分阐明坏死性胰腺炎猝死发病机制，但是胰腺炎猝死与心脏的联系已引起广泛重视。胰腺、心脏猝死是否为客观存在的一种新的综合征值得进一步探索。今后，应加强对急性出血性坏死性胰腺炎的临床观察，包括连续心电监护以及实验性研究。对猝死病例进行深入的病理检查，尤其对心脏传导系统，如窦房结、房室结、房室束及其束支以及可能成为心律失常来源的广泛心肌病变，均有必要进行深入的研究。

3. 脑血管意外　心脑血管疾病一向是急诊死亡的最为常见的病因。20 世纪 70 年代后期，日本等国和我国北京、上海、哈尔滨等 14 个大中城市的统计显示，脑卒中致死者多于心血管病。1984年,上海交通大学医学院附属瑞金医院统计急诊死亡病因,脑卒中居首位,其中约 1/5 表现为猝死,即从发病至死亡病程短于 6 h。1981年11月至1985年5月,上海交通大学医学院附属瑞金医院急诊收治入院的脑卒中共 1 580 例,死亡 415 例,其中发病 6 h 内死亡者共 85 例,占总数的 20.5%。

猝死原因多是由于严重脑出血或蛛网膜下腔出血,使颅腔内容量突然增加,受损脑组织水肿,颅内压明显增加。急性大面积脑梗死时,引起脑水肿和梗死性出血、颅内压同样迅速增加,最终导致天幕疝或枕骨大孔疝。由于脑干受压,呼吸衰竭导致猝死,一般呼吸停止先于心脏停搏。

高血压脑病,由于血压急剧上升,脑血管出现广泛性小动脉痉挛,血管阻力增加,脑血流减少,脑组织及毛细血管因缺血导致通透性增加,血浆蛋白及液体外渗,引起脑水肿,病情严重者亦可昏迷、抽搐、猝死。

猝死型脑卒中发病时血压明显升高,尤其是舒张压＞127 mmHg 者以猝死组更为显著,与非猝死组相比有极显著差异($P<0.001$)。脑卒中引起急性颅内压升高,更加重出血及猝死危险。猝死型脑卒中昏迷较多,因脑出血迅速累及上行网状激活系统,或迅速流入脑室,使大脑组织和脑干受压,变形移位,迅速导致昏迷。昏迷发生越早,预后越差,猝死危险也越大。瞳孔不等大,或双侧散大也以猝死型卒中组多见,提示颅内压升高及脑疝形成速度很快,猝死危险较大。四肢瘫痪猝死组较多,两组有极显著差异,多由于大脑基底核出血,迅速破入侧脑室所致。小脑和脑桥出血,也可破入Ⅳ脑室,脑实质出血约 3/4 破入脑室。因此,患者发病后 1～2 h 即陷入昏迷,出现四肢瘫痪,两侧锥体束征阳性,表现去皮质强直,病情险恶,多致猝死。

为防止脑卒中猝死,及时有效地控制脑卒中后的血压升高十分重要。①可给予硝普钠静脉滴注(每分钟 0.5～1.5 μg/kg),也可给予氯苯甲噻二嗪小剂量(50～75 ng)多次快速静脉注射。②迅速降低颅内压:20% 甘露醇静脉滴注,首剂予 500 ml,以后每 4～6 h 给 250 ml,并根据病情变化调节,也可加用呋塞米类药物。③急诊侧脑室穿刺引流:有助于解除脑疝的危象,于脑疝形成早期,抢在脑水肿产生之前施行开颅手术,清除血肿,可收到良好效果。国内牛氏报道 9 例从发病到完成手术不超过 6 h,其中 7 例恢复良好,生活能自理。

4. 糖尿病 英国糖尿病协会对 1989 年 50 岁以下 1 型糖尿病猝死病例 50 例全部进行尸体解剖,排除了酮症酸中毒、自杀、中毒等有明确死亡原因和死亡时资料不全者 26 例,尚余 24 例是难以解释的猝死。其中 2 例发现不可逆性低血糖性脑损害,另外 22 例猝死原因不明。他们的年龄为 12～43 岁,临睡前显然是健康如常,但早晨却发现已经死于床上,其中 19 例死亡时是单独睡的,20 例睡前很平静,大多数是无并发症的单纯性糖尿病,尸检并未发现解剖学损害。作者根据死亡的时间和临床资料推测认为,猝死与低血糖有关,但在死亡后难以证实是低血糖症。全部病例在死亡前均注射人胰岛素,大多数是 6 个月至 2 年前从动物胰岛素改用人胰岛素。虽然无确凿证据说明胰岛素种类是猝死原因,但作者认为 1 型糖尿病患者猝死增加与人胰岛素使用的增加有关,直接死因可能是低血糖症。

糖尿病合并自主神经病变也可能是猝死的原因。Eving 等对 71 例 60 岁以下男性糖尿病患者随访了 3 年,其间死亡 13 例,其中 8 例是意外死亡。这些病例尽管年龄和糖尿病病程与其他病例相同,但不同的是都合并有自主神经病变,Q-T 间期和 Q-TC 间期明显延长。

糖尿病伴自主神经病变者 Q-T 间期明显延长,而 Q-T 间期延长与糖尿病自主神经病变患者的意外死亡有关。

5. 睡眠时呼吸暂停综合征　Rossner 等对 34 例阻塞性睡眠时呼吸暂停综合征(obstructive sleep apnea syndrome,OSAS)进行了前瞻性研究。这些患者明显肥胖,严重打鼾,白天嗜睡,平均年龄为 46 岁,运动试验、神经科检查未发现嗜睡的其他原因,休息和运动时血压、血脂和血糖均正常。肺功能检查发现通气限制性改变,肺顺应性下降,平均 PCO_2(43.6 mmHg)稍高于正常。随访 4 年,有 5 例(15%)死亡,都是在医院外的突然死亡。尸体解剖显示 3 例死于急性心肌梗死,2 例死于肺梗死,但全部病例的动脉粥样硬化的程度都是轻度的。作者认为,尽管缺乏其他致动脉粥样硬化危险因素,病态性肥胖伴 OSAS 患者仍具有较高的猝死危险性。

Fletcher 等研究了 OSAS 患者的"near miss death"(几乎未觉察的死亡),认为 OSAS 患者若合并呼吸衰竭,容易发生"near miss death"。常见的致呼吸衰竭的原因有面部创伤、下呼吸道感染、支气管痉挛、使用镇痛药等。常见的临床表现有呼吸性酸中毒、高碳酸血症、低氧血症。这些病征是能早期识别的,若能采取积极治疗使呼吸暂停治愈,能降低复发性呼吸衰竭的发生,并因此而降低死亡率。

6. 其他

(1) 淋巴瘤:1 例 38 岁男性猝死病例,尸体解剖发现在冠状动脉口和其他血管区有弥漫的淀粉样物质沉淀,经组织化学、免疫学、电子显微镜等检查,这种属于免疫球蛋白 κ 轻链的淀粉样物质起源于淋巴瘤。该病例由于冠状动脉口狭窄而致猝死。另有 1 例喉原发性 B 细胞非霍奇金淋巴瘤引起猝死的报道。

(2) 肺动脉高压:1 例肝外胆道闭锁病例,成功地进行手术治疗,并正常生活了 10 年以上,因急性呼吸停止而猝死。尸检发现肺动脉弥漫的丛状坏死,肌层增厚,内皮下组织增生,偶可见离心性动脉阻塞性损害和纤维血栓,肺泡前动脉明显减少导致肺泡/动脉比增加,肺静脉近呈动脉化,右心室心肌纤维明显增厚伴局灶性纤维退行性变和纤维化,左、右心室的心内膜下组织均增厚,但生前无肺动脉高压的临床症状。作者认为,对肝硬化门静脉高压患者进行前瞻性肺功能和血流动力学研究有助于认识本病。

(3) 肺动脉肉瘤:1 例因反复晕厥和呼吸困难而住院的患者,在作出明确的诊断前突然死亡。尸体解剖发现肺动脉主干处有一个大的肉瘤,无远处转移,因阻塞肺动脉而造成猝死。

(4) 主动脉下环状动脉瘤:1 例,34 岁,女性,黑种人。其主动脉瘤发生于主动脉左冠瓣下,伸展到主动脉根部和左心房之间的心包,生前无症状。由于动脉瘤使弯曲的冠状动脉受压,引起冠状动脉缺血而突然死亡。查阅文献,共有 13 例主动脉下、58 例二尖瓣下动脉瘤的报道,只有 2 例因瓣膜下动脉瘤压迫冠状动脉而导致心肌梗死的报道。

(5) 脑血管畸形和脑结节性硬化:Demich 介绍了 3 例因脑血管畸形而引起的猝死,生前均未作出诊断,其中 2 例无症状,1 例有癫痫史。尸检发现,2 例脑血管畸形直接波及 Willis 环,产生脑底部迅速而致命的蛛网膜下腔出血,另 1 例是小脑血管畸形。Denmark 报道了 1 例 19 岁女性癫痫患者的猝死,尸体解剖发现大脑的特征性损害是结节性硬化。

(6) 僵硬人综合征(stiff-man syndrome,SMS):2 例典型的 Stiff-Man 综合征患者,女性,肌痉挛伴严重的发作性自主神经功能失调,发作频次进行性增加,表现为暂时性过高热、出汗、呼吸快速、心动过速、瞳孔扩大和血压升高。在 2 例患者的血清和 1 例患者的脑脊液中查到 γ-氨基丁酸能神经元的自身抗体。2 例都是突然意外死亡,常规尸检未发现死亡原因,神经病理研究发现 1 例患者的脊髓和脑干的血管周围神经胶质样变,另 1 例的脊髓、脑干和基底神经核血管周围有淋巴细胞浸润。

(7) 咽下部脂肪瘤:咽下部脂肪瘤是少见的肿瘤,罕见威胁生命者,但是位于咽下部的肿瘤较大,或突然堵塞口咽部,则可因窒息而导致死。Fyfe 等就报道了 1 例咽下部较大脂肪瘤引起的窒息性猝死。

(张劲松)

第五节 心搏呼吸骤停的抢救流程

本章包括成人心脏病急性发作、室颤和(或)无脉搏室速(VF/VT)、无脉搏的心电活动(PEA)和心脏停搏(asystole)的抢救流程(图 2-5-1 至图 2-5-4)。

一、成人心脏病急性发作

抢救成人心脏病急性发作时,首先应观察患者有无反应,然后再判定患者有无呼吸和脉搏,其抢救流程如图 2-5-1。

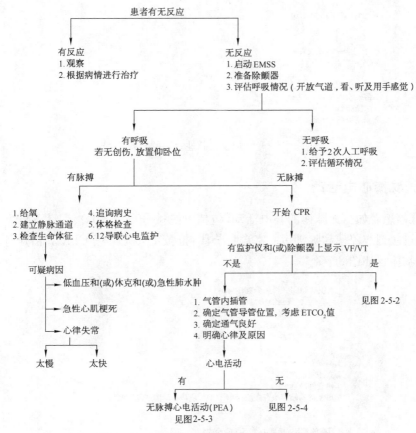

图 2-5-1 成人心脏病急性发作的抢救流程

二、室颤及无脉性室速

心搏呼吸骤停患者如心电图或除颤器显示为 VF/VT,则一方面继续 CPR,另一方面应

尽速进行除颤。（图2-5-2）

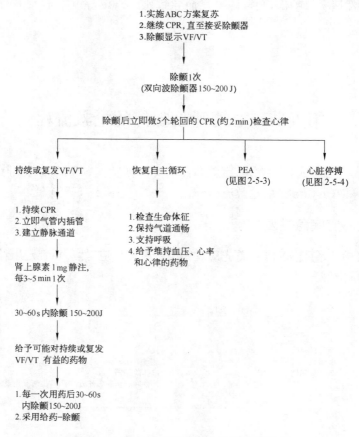

图2-5-2　室颤及无脉性室速的抢救流程

三、无脉搏心电活动

　　心搏骤停患者如为无脉搏的心电活动，包括电机械分离（EMD）、假性EMD、心室自身节律、心动过缓型心停搏和除颤后心室自身节律，抢救主要是继续CPR和治疗各种可能的原因，其抢救流程如图2-5-3。

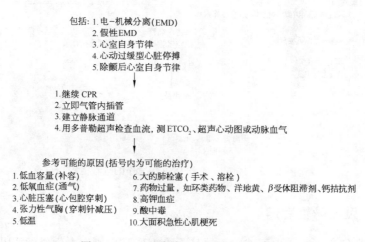

图2-5-3　无脉搏心电活动的抢救流程

四、心脏停搏

心脏停搏的 CPR 效果最差,除作 CPR 和治疗各种可能的原因外,应考虑立即给予经皮起搏等,其抢救流程如图 2-5-4。

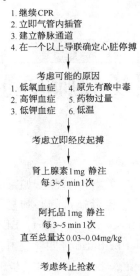

1. 继续CPR
2. 立即气管内插管
3. 建立静脉通道
4. 在一个以上导联确定心脏停搏

↓

考虑可能的原因

1. 低氧血症　　4. 原先有酸中毒
2. 高钾血症　　5. 药物过量
3. 低钾血症　　6. 低温

↓

考虑立即经皮起搏

↓

肾上腺素1mg 静注
每3~5 min1次

↓

阿托品1mg 静注
每3~5 min1次
直至总量达 0.03~0.04mg/kg

↓

考虑终止抢救

图 2-5-4　心脏停搏的抢救流程

（刘中民）

参 考 文 献

1. 蒋健,于金德. 现代急诊内科学[M]. 第二版. 北京:科学出版社,2005:3~31

2. 陈灏珠. 实用内科学[M]. 第 12 版. 北京:人民卫生出版社,2005:1406~1419

3. 茅志成. 实用急诊鉴别诊断学[M]. 北京:中国协和医科大学出版社,2005:856~866

4. Weil MH，Tang W. CPR-Resuscitation of the Arrested Heart[M]. Philadelphia:W. B. Saunders Co.，1999:13~27

5. 王一镗,陈彦. 心肺脑复苏术操作训练规范[M]. 第二版. 上海:上海科学技术出版社,2019

6. 王一镗. 王一镗急诊医学[M]. 第二版. 北京:清华大学出版社,2015:661~724

第三章
现场心肺复苏术

现场心肺复苏术指在患者发生心搏骤停的现场,如家中、办公室、工厂等场所,首先由第一目击者(first responder)为心搏骤停患者施行的心肺复苏技术(cardiopulmonary resuscitation,CPR),亦称基础生命支持(basic life support,BLS);是心肺复苏术三阶段 ABCD (airway, breathing, circulation, defibrillation)四步法中的最初处置——第一个 ABCD。本章主要阐述 ABC(airway, breathing, circulation)三步,而除颤(D)则在第一章第四节和第五章第一节中专门讨论。

CPR 的历史和人类的历史几乎一样悠久。早在公元前 800 年,Blisha 用口对口通气挽救临死亡的孩子,这被公认是 CPR 的早期雏形。1956 年 Zoll 应用电除颤成功抢救了一例心室颤动的患者,1958 年美国医生 Peter Safar 证实了口对口人工呼吸优于"压胸抬臂通气法",1960 年 Kouvenhoven 等报告了 14 例经胸外按压而存活的病例,被称为心肺复苏的里程碑。此后,胸外按压结合人工呼吸,再加上电除颤构建了现代心肺复苏技术的三大基本内容。

第一节　成人现场心肺复苏术

一、患者心搏呼吸骤停时的表现

1. 意识突然丧失,患者昏倒于各种场合。
2. 面色苍白或转为发绀。
3. 瞳孔散大。
4. 颈动脉搏动消失,心音消失。
5. 部分患者可有短暂而缓慢叹气样或抽气样呼吸或有短暂抽搐,伴头眼偏斜,随即全身肌肉松弛。

心搏呼吸骤停与否,应综合判断。

二、现场 CPR(最初处置 ABC)

(一) A(assessment + airway):判断是否心搏呼吸骤停和呼吸道堵塞

1. 判定患者有无意识　方法如下:

（1）轻轻摇动患者肩部，高声喊叫"喂！你怎么啦"（图 3-1-1）。

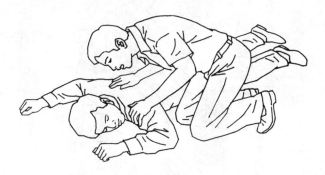

图 3-1-1　判断意识

（2）如认识，可直接呼喊其姓名。

（3）若无反应，立即用手指甲掐压人中穴、合谷穴约 5 s。

（4）注意点：掐压时间应在 10 s 以内，不可太长！患者出现眼球活动、四肢活动或疼痛感后应立即停止掐压穴位，摇动肩部不可用力过重，以防加重骨折等损伤。

2. 呼救　一旦初步确定患者为心搏呼吸骤停，应立即呼叫周围的人前来协助抢救。

（1）方法：大叫"来人啊！救命啊"（图 3-1-2）。

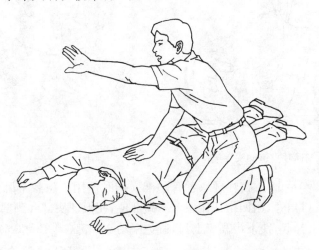

图 3-1-2　呼救

（2）呼救注意点：立即打"120"呼救专线电话或救护站的电话号码呼救。一定要呼叫其他人来帮忙，因为一个人做心肺复苏术不可能坚持较长时间，而且劳累后动作不准确，影响复苏效果。

3. 将患者放置适当体位　进行 CPR 时，正确的抢救体位是仰卧位。患者头、颈、躯干平直无扭曲，双手放于躯干两侧。躺在平整而坚实的地面或床板上。

（1）方法：如患者摔倒时面部向下，应在呼救同时小心转动患者，使患者全身各部成一个整体转动。尤其要注意保护颈部，可以一手托住颈部，另一手扶着肩部，使患者平稳地转动至仰卧位（下页图 3-1-3）。躺在平整而坚实的地面或床板上。

（2）注意点：抢救者跪于患者肩颈侧，将患者手臂举过头，拉直双腿，注意保护颈部。解开患者上衣，暴露胸部。

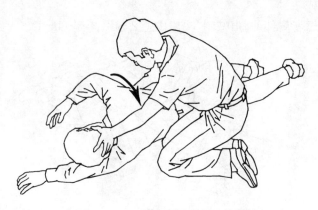

图 3-1-3　将患者放置仰卧体位

4. 畅通呼吸道　方法如下。

（1）仰头举颏法（或仰头举颌法，head tilt-chin lift）：一手置于前额使头部后仰，另一手的示（食）指与中指置于下颌骨近下颏或下颌角处，抬起下颏（颌）（图 3-1-4）。

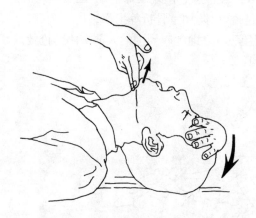

图 3-1-4　畅通呼吸道仰头举颏法

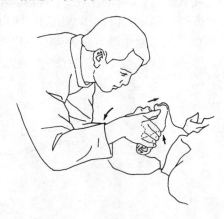

图 3-1-5　托颌法

（2）托颌法（jaw thrust）：在怀疑患者有颈椎损伤时使用。患者平卧，施救者位于患者头侧，两手置于患者口角旁，用四指托住患者下颌部位，在保证头部和颈部固定的前提下，用力将患者的下颌向上托起，使下齿高于上齿，避免搬动头颈部（图 3-1-5）。

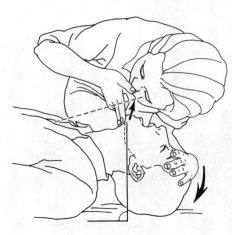

图 3-1-6　判断患者有无呼吸

（3）注意点：手指不要压迫患者颈前部、颏下软组织，以防压迫气道。不要使颈部过度伸展。疑有颈椎损伤患者，实施现场 CPR 时不能将头部后仰，以免进一步加重颈椎损伤。

5. 判断呼吸　在畅通呼吸道之后，可以明确判断呼吸是否存在。

（1）方法：维持开放气道位置，用耳贴近患者口鼻，头部侧向患者胸部。眼睛观察患者胸部有无起伏；面部感觉患者呼吸道有无气体排出；耳听患者呼吸道有无气流通过的声音（图 3-1-6）。

（2）注意点：气道开放位置；观察 5 s 左右；有呼吸者，注意气道是否通畅；无呼吸者，立即做人工呼吸;有部分患者因呼吸道不通畅而发生窒息,以致心搏骤停。往往可在畅通呼吸道后,呼吸恢复,而致心搏亦恢复。

(二) B(breathing):人工呼吸

1. 口对口人工呼吸 在畅通呼吸道、判断患者无呼吸后,即应做口对口人工呼吸。方法如下(图3-1-7)。

(1) 在保持呼吸道畅通和患者口部张开的位置下进行。

(2) 用按于前额一手的拇指与示指,捏闭患者的鼻孔(捏紧鼻翼下端)。

(3) 抢救开始后首先缓慢吹气两口,以扩张萎陷的肺脏,并检验开放气道的效果。

(4) 抢救者深吸一口气后,张开口贴紧患者的嘴(要把患者的口部完全包住)。

(5) 用力向患者口内吹气(吹气要求快而深,直至患者胸部上抬)。

(6) 一次吹气完毕后,应即与患者口部脱离,轻轻抬起头部,眼视患者胸部,吸入新鲜空气,以便做下一次人工呼吸。同时放松捏鼻的手,以便患者从鼻孔呼气,此时患者胸部向下塌陷,有气流从口鼻排出。

(7) 每次吹入气量为700~1 000 ml。

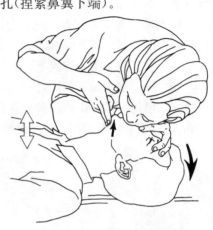

图3-1-7 口对口人工呼吸

(8) 注意点如下。

1) 口对口呼吸时,施救者张开嘴贴紧并包住病人的嘴用力吹气。

2) 每次吹气量不要过大,>1 000 ml可造成胃大量充气。

3) 吹气时暂停按压胸部。

4) 儿童吹气量需视年龄不同而异,以胸廓上抬为准。

5) 每按压胸部30次后,吹气两口,即胸外按压的次数与人工呼吸的次数比为30:2。

6) 有脉搏无呼吸者,每5 s吹气一口(10~12次/min)。

7) 亦可用口对呼吸专用面罩,或用简易呼吸机代替口对口呼吸。

8) 在做口对口呼吸前,应先查明口腔中有无血液、呕吐物或其他分泌物,若有这些液体,应先尽量清除之,以示指或中指伸入口腔中掏挖排出。

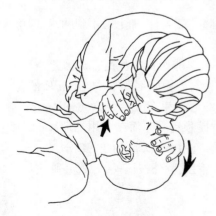

图3-1-8 口对鼻人工呼吸

2. 口对鼻人工呼吸 在某些患者口对鼻人工呼吸较口对口人工呼吸更为有效。口对鼻人工呼吸主要用于不能经患者的口进行通气者,例如患者的口不能张开(牙关紧闭),口部严重损伤,或抢救者作口对口呼吸时不能将患者的口部完全紧密地包住(图3-1-8)。

(1) 一手按于前额,使患者头部后仰。

(2) 另一手提起患者的下颌,并使口部闭住。

(3) 作一深吸气,抢救者用嘴唇包住患者的鼻部,并吹气。

(4) 停止吹气,让患者被动呼吸。因有时患者在被动呼气时鼻腔闭塞,有时需间歇地放开患者的口部,

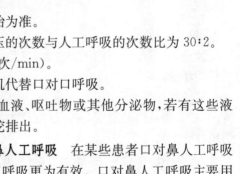

或用拇指将患者的嘴唇分开,以便于患者被动呼气。

(5) 注意点:同上页"口对口人工呼吸"。

所有各种方式的人工呼吸,诸如口对口、口对面罩、气囊对面罩或气管内导管等,吹气必须用足够的容量,时间超过 1 s,达到可见胸廓上抬。

(三) C(circulation):人工循环

建立人工循环是指用人工的方法促使血液在血管内流动,并使人工呼吸后带有新鲜空气的血液从肺部血管流向心脏,再流经动脉,供给全身主要脏器,以维持重要脏器的功能。

1. 判断患者有无脉搏 患者心搏停止后,脉搏亦即消失。颈动脉位置靠近心脏,容易反映心搏的情况。此外,颈部暴露,便于迅速触摸,易于学会及牢记。

(1) 在开放气道的位置下进行(首先两次人工呼吸后)。

(2) 一手置于患者前额,使头部保持后仰,另一手在靠近抢救者一侧触摸颈动脉。

(3) 可用示指及中指指尖先触及气管正中部位,男性可先触及喉结,然后向旁滑移 2～3 cm,在气管旁软组织深处轻轻触摸颈动脉搏动(图 3-1-9)。

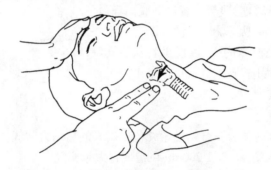

图3-1-9　判断患者有无脉搏,触摸颈动脉搏动

(4) 注意点

1) 触摸颈动脉不能用力过大,以免颈动脉受压,妨碍头部血供。不应在正常人体练习触摸颈动脉。

2) 检查时间不要超过 10 s。

3) 未触及搏动表明心搏已停止,注意避免触摸感觉错误(可能将自己手指的搏动感觉为患者脉搏)。

4) 判断应综合审定,如无意识,皮肤黏膜发绀,双侧瞳孔散大,再加上触不到脉搏,即可判定心搏已经停止。

5) 触摸确定有无颈动脉搏动费时而且并不可靠,尤其对非医护人员而言。因此,对一个无反应、无呼吸的成年人,不能单靠触摸脉搏来决定是否需要做胸部按压,故在 CPR 的普及训练中,不必讲解如何触摸有无颈动脉搏动。而在高级心脏生命支持(advanced cardiovascular life support,ACLS)课程中,则仍应训练如何触摸颈动脉。而在应用 AED(artificial electric defibrillator)时,也需触摸颈动脉,故亦可作为应用 AED 训练的一部分。

2. 闭式胸外按压术 人工建立循环的方法有两种:①闭式胸外按压;②开式心脏按压。在现场急救中,主要应用前一种方法。

(1) 按压胸骨中、下 1/3 交界处,亦即两乳头连线与胸骨交界处。

(2) 患者应仰卧于硬板床或地上。如为弹簧床,则应在患者背部垫一硬板。硬板长度及宽度应足够大,以保证按压胸骨时,患者身体不会移动,但不可因寻找垫板而延误开始按压的时间。

(3) 亦可用以下方法快速测定按压部位方法:①首先以示指、中指沿患者肋弓处向中间滑移。②在肋弓和剑突交点处寻找胸骨下切迹。以切迹作为定位标志,不要以剑突来定位。③然后将示指及中指横放在胸骨下切迹上方,示指上方的胸骨正中部即为按压区;以另一手的掌根部紧贴示指上方,放在按压区(图 3-1-10)。④再将定位之手取下,将掌根重叠放于另一手背上,使手指脱离胸壁,可采用两手手指交叉抬起法。

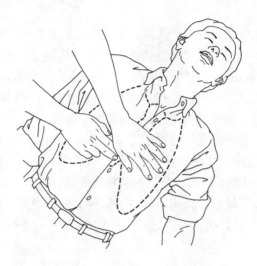

图 3-1-10 快速测定正确的按压部位

(4) 抢救者双臂应绷直,双肩在患者胸骨上方正中,垂直向下用力按压,按压利用髋关节为支点,以肩、臂部力量向下按压(图 3-1-11)。

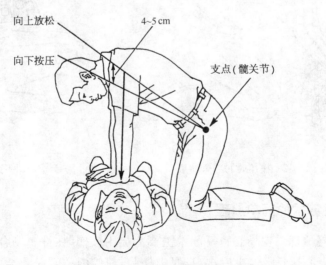

图 3-1-11 抢救者双臂绷直向下按压

(5) 按压用力方式:①按压应平稳、有规律地进行,不能间断。②按压必须有力和快速(按压频率 100～120 次/min),下压及向上放松的时间应大致相等,即允许胸廓弹回。③垂直用力向下,不要左右摆动。④放松时定位的手掌根部不要离开胸骨定位点,但应尽量放松,务使胸骨不受任何压力。

（6）按压频率:100～120 次/min。

（7）按压深度:成人患者 5～6 cm。

（8）按压时应随时注意有无肋骨或胸骨骨折。

（9）判断按压是否有效:如有两名抢救者,则一人按压有效时,另一人应能触及患者颈动脉脉搏。所有的抢救努力,包括各种开放气道的方法,如气管内插管或喉罩通气,给药以及重新检查患者,均应尽量减少中断胸外按压的时间。治疗无脉性停搏,亦应限制检查脉搏的时间。

（10）闭式按压常见的错误有以下几点。①按压时除掌根部贴在胸骨外,手指也压在胸壁上,这容易引起肋骨或肋骨肋软骨交界处骨折。②按压定位不正确。向下错位易使剑突折断而致肝破裂。向两侧错位易致肋骨或肋骨肋软骨交界处骨折,导致气胸、血胸。③抢救者按压时肘部弯曲。因而用力不垂直,按压力量减弱,按压深度达不到 5～6 cm(图 3-1-12)。④冲击式按压、猛压,其效果差,且易导致骨折。⑤放松时抬手离开胸骨定位点,造成下次按压部位错误,引起骨折。⑥放松时未能使胸部充分松弛,胸部仍承受压力,使血液难以回到心脏。⑦按压速度不自主的加快或减慢,影响了按压效果。⑧两手掌不是重叠放置,而呈交叉放置(图 3-1-13)。现场心肺复苏术相当费力,可以由在场的第二抢救者或更多的抢救人员轮换操作,以保持精力充沛、姿势正确,提高复苏效果。如有两个专业抢救人员在场,亦可采用双人心肺复苏法,即一人进行胸外按压,另一人进行人工呼吸,按压与人工呼吸之比仍为 30:2。

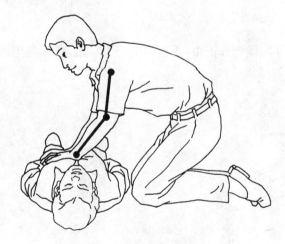

图 3-1-12　按压时肘部弯曲

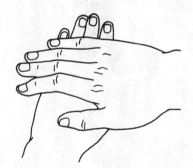

图 3-1-13　两手掌交叉放置

三、心肺复苏术的简单原理

1. 呼吸道通畅原理　现场心肺复苏术主要为徒手操作,在许多场合下这是唯一实用的有效办法。患者心搏呼吸停止后,全身肌肉松弛,口腔内的舌肌和会厌也松弛后坠,因此阻塞咽部。采取头后仰,抬举下颌或下颏,可使舌根部向上提起,从而使呼吸道畅通(下页图 3-1-14)。

2. 口对口吹气给氧原理　患者呼吸停止后,首先应设法给患者肺部吹入新鲜空气。在畅通呼吸道之后,就能用口向患者肺内顺利吹气。正常人吸入的空气含氧量为 21%,二氧

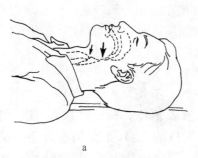

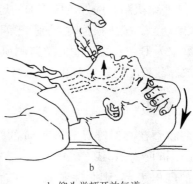

a

b

a. 舌肌和会厌后坠阻塞气道

b. 仰头举颏开放气道

图 3-1-14 畅通气道

化碳为 0.04%。肺脏吸收 20% 的氧气,其余 80% 的氧气按原样呼出,因此,我们正常人给患者吹气时,只要吹出气量较多(>700 ml),则进入患者的氧气量可达 18%,基本上是够用的。心搏呼吸停止后,患者的肺处于半萎陷状态,因此首先要给患者缓慢吹气两口,以扩张肺组织,有利于气体交换。

心搏停止后,全身血液循环亦立即停止,脑组织及许多重要脏器得不到氧气及血液的供应,4~6 min 后就会出现脑细胞坏死。因此,必须迅速在口对口呼吸的同时进行胸外按压,以维持血液循环(即人工循环)。胸外按压必须在患者肺内有新鲜空气进行气体交换的情况下进行,否则到达重要脏器组织的血液不含有足够氧气,组织仍将坏死。所以在大多数情况下,现场心肺复苏的顺序应为 A、B、C,即在开放气道下人工呼吸吹入新鲜空气,再进行胸外按压,将带有氧气的血液运送到全身各部。

3. 胸外按压产生血液循环的机制 胸外按压产生血液循环的机制有二,即并存"胸泵机制"和"心泵机制"。

(1)"胸泵机制":胸外按压时胸内压增高,主动脉、左心室、大静脉及食管所受压力基本相同,主动脉收缩压明显升高,血液向胸腔外动脉流去。在胸腔入口处的大静脉被压陷(由于静脉壁比动脉壁薄),颈静脉瓣阻止血液反流。动脉对抗血管萎陷的抗力大于静脉,且动脉管腔相对较小,等量血液在动脉中可产生较大抗力,因而动脉管腔在胸外按压时保持开放。放松时,胸内压可降至零,因而静脉壁不受压,管腔开放,血液可从静脉返回心脏。当动脉血返回心脏时,由于受主动脉瓣阻挡,血液不能反流入心腔,部分可从冠状动脉开口流入冠状动脉(图 3-1-15)。

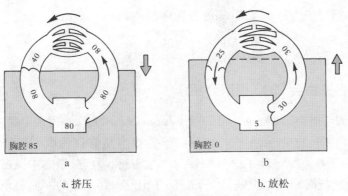

a

b

a. 挤压

b. 放松

图 3-1-15 胸泵机制(压力单位为:mmHg)

（2）"心泵机制"：胸外按压施加的压力，将心脏向后压于坚硬的脊柱上，使心内血液被排出，流向动脉。按压松弛时，心脏恢复原状，静脉血被动吸回心脏。这些已在动物模型及临床观察中为B超及血流动力学监测所证实。在胸外按压时，二尖瓣和三尖瓣闭合，主动脉瓣开放。放松时则二尖瓣和三尖瓣开放，主动脉瓣闭合。

四、除颤

早期除颤在心搏呼吸骤停患者的复苏中占有重要地位。现已将现场CPR的步骤由A、B、C扩展为A、B、C、D。所有参与基础生命支持的人员，如他们有机会要接触和处理心搏骤停患者，则必须装备一自动体外除颤器，接受操作训练，并允许他们在必要时应用，该仪器轻巧，操作简单，使及早除颤成为可行（详见第五章第一节，本书第93～101页）。

五、药物治疗

1. 路径

（1）静脉内给药：初期复苏期间一般多用上腔静脉系统静脉内给药。

（2）经气管支气管树给药：亦可快速有效吸收，因气管插管比开放静脉快，故早期插管十分有利，可将必要的药物稀释至10 ml左右，注入气管支气管树。

（3）骨髓内输注：最适用于1岁以内的婴儿，可经胫骨粗隆下内1 cm穿刺骨髓腔内注入，药物可很快到达心脏。

（4）心内注射：不建议使用，因可损伤心肌、冠状血管或肺脏而致气胸等并发症，尤其是心内注射操作会影响到胸外按压的持续进行，故不宜应用。

2. 药物

（1）α受体兴奋药：最近Otto等进行的动物实验发现，凡事先阻滞α受体或α和β受体的动物，心脏复跳均失败（0/8）。α和β受体均不阻滞或仅阻滞β受体的动物，心脏复跳率明显增高（7/8及6/8）。在窒息心脏停跳的动物模型中，不用受体兴奋药者，复跳均失败，应用多巴胺（一次用量40 mg，以兴奋α受体为主）及肾上腺素的动物心脏复跳率分别为10/10及9/10，应用多巴酚丁胺的动物仅2/10；在室颤停跳的动物中应用肾上腺素、多巴胺、多巴酚丁胺及对照组的复跳率分别为10/10、9/10、2/10及3/10。上述结果再次证明α受体兴奋是心脏复跳的关键性机制，并肯定了肾上腺素的应用价值。

目前建议的剂量仍为肾上腺素1 mg静脉内推注，每3～5 min一次。儿童用量宜为肾上腺素0.02 mg/kg。

（2）其他药物：详见第八章（本书第163～189页）。

六、美国心脏协会2015指南介绍

1966年，美国心脏协会（American Heart Association，AHA）发表了第一个心肺复苏指南，AHA作为ILCOR成员，承担着将国际科学共识定期修订的内容更新到新版的CPR-ECC指南中去的任务。2015年10月，AHA在《循环》和《复苏》杂志中发布了最新的《心肺复苏与心血管急救指南》。本文基于2015AHA指南及2017年的一些更新，介绍更新的心肺复苏相关知识。

1. 急救系统和持续质量改进

(1) 救治体系组成:确定了救治体系的通用元素,为利益相关方提供了一个通用框架,以便其组建一个综合性复苏系统(如图3-1-16)

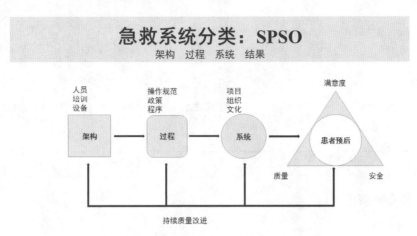

图3-1-16 综合、合作、衡量、基准确立、反馈

(2) 生存链:将AHA成人生存链分为两链:一链为院内救治体系,另一链为院外救治体系。

新指南建议对生存链进行划分,把在院内和院外出现心搏骤停的患者区分开来,确认患者获得救治的不同途径。其中,院内心搏骤停(IHCA)生存链为:监测和预防→识别和启动应急反应系统→及时高质量的心肺复苏→快速除颤→高级生命支持和骤停后护理。院外心搏骤停(OHCA)生存链为:识别和启动应急反应系统→即时高质量的心肺复苏→快速除颤→基础及高级急救医疗服务→高级生命维持和骤停后护理。(见下页图3-1-17)

(3) 利用社会媒体呼叫施救者:对社区来说,利用社会媒体技术,帮助在院外疑似发生心搏骤停的患者呼叫附近有愿意帮助并有能力实施心肺复苏的施救者是有一定合理性的。

(4) 以团队形式实施心肺复苏:早期预警系统、快速反应小组和紧急医疗团队系统。

对于成年患者,快速反应小组(RRT)或紧急医疗团队(MET)系统能够有效减少心搏骤停的发生,尤其在普通病房效果明显。如果机构中有患有高危疾病的儿童在普通住院病房接受治疗护理,可以考虑建立儿童快速反应小组/紧急医疗团队系统。成人与儿童均可考虑使用早期预警系统。

(5) 复苏方案的持续质量改进:复苏系统应对急救系统建立持续性评估和改进。

(6) 救治的地区化:院外心搏骤停复苏方法的地区化可以通过使用心肺复苏中心来实现。

2. 成人基础生命支持和心肺复苏质量

主要介绍非专业施救者心肺复苏指南中关键问题和重大变更的总结。这些变更是为了简化非专业施救者的培训,并强调对突发心搏骤停患者进行早期胸外按压的重要性。

(1) 院外成人生存链的关键环节和2010年指南相同,继续强调简化后的通用成人基础生命支持(BLS)流程。

(2) 成人基础生命支持流程有所改变,反映了施救者可以在不离开患者身边的情况下

院内心搏骤停

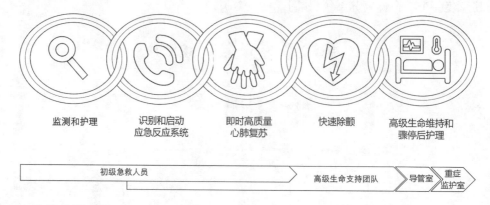

| 监测和护理 | 识别和启动
应急反应系统 | 即时高质量
心肺复苏 | 快速除颤 | 高级生命维持和
骤停后护理 |

初级急救人员 → 高级生命支持团队 → 导管室 → 重症监护室

院外心搏骤停

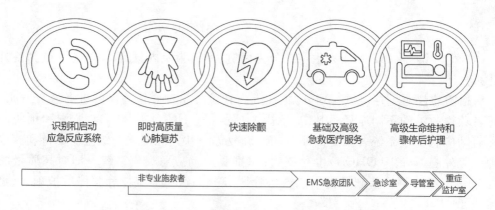

| 识别和启动
应急反应系统 | 即时高质量
心肺复苏 | 快速除颤 | 基础及高级
急救医疗服务 | 高级生命维持和
骤停后护理 |

非专业施救者 → EMS急救团队 → 急诊室 → 导管室 → 重症监护室

图 3-1-17　院内及院外心搏骤停生存链

启动紧急反应(即通过手机)的现实情况。建议在有心搏骤停风险人群的社区执行公共场所除颤(PAD)方案。

(3) 鼓励迅速识别无反应情况,启动紧急反应系统,及鼓励非专业施救者在发现患者没有反应且没有呼吸或呼吸不正常(如喘息)时开始心肺复苏的建议得到强化。

(4) 进一步强调了调度人员需快速识别可能的心搏骤停,并立即向呼叫者提供心肺复苏指导(即调度员指导下的心肺复苏)。

(5) 确定了单一施救者的施救顺序的建议:单一施救者应先开始胸外按压再进行人工呼吸(C-A-B 而非 A-B-C),以减少首次按压时间延迟。单一施救者开始心肺复苏时应进行 30 次胸外按压后做 2 次人工呼吸。

(6) 继续强调了高质量心肺复苏的特点:以足够的速率和幅度进行按压,保证每次按压后胸廓完全回弹,尽可能减少按压中断并避免过度通气。

(7) 建议的胸外按压速率是 100～120 次/min(此前为"至少"100 次/min)。

(8) 建议的成人胸外按压幅度是至少 5 cm,但不超过 6 cm。

(9) 如果有疑似危及生命的、与阿片类药物相关的紧急情况,可以考虑由旁观者给予纳洛酮。

3. 成人基础生命支持和心肺复苏质量

医务人员 BLS 这些建议使得应急反应系统的启动更加灵活,更加符合医护人员的临床环境。

(1) 鼓励经过培训的施救者同时进行几个步骤(即同时检查呼吸和脉搏),以缩短开始首次胸部按压的时间。

(2) 由多名经过训练有素的施救者组成的综合小组可以采用一套精心设计的办法,同时完成多个步骤和评估,而不用如单一施救者那样依次完成(例如由 1 名施救者启动急救反应系统,第 2 名施救者开始胸外按压,第 3 名进行通气或者取得球囊面罩进行人工呼吸,第 4 名取回并设置好除颤器)。

(3) 运用绩效指标,进一步强调了高质量心肺复苏(包括以足够的速度和深度进行按压,保证每次按压后胸廓回弹,尽可能减少按压中断,并避免过度通气)。

(4) 按压速率改为每分钟 100~120 次。

(5) 按压成人深度改为至少 5 cm 而不超过 6 cm。

(6) 为使每次按压后胸廓充分回弹,施救者必须避免在按压间隙倚靠在患者胸上。

(7) 判断减少按压中断的标准是以胸外按压在整体心肺复苏中占的比例确定的,所占比例越高越好,目标比例为至少 60%。

(8) 如果紧急医疗系统采用包括持续胸部按压的综合救治干预,对于院外心搏骤停患者可以考虑在综合救治干预中使用被动通气技术。

(9) 对于正在进行持续心肺复苏且有高级气道的患者,对通气速度的建议简化为每 6 s 一次呼吸(10 次/min 呼吸)。

上述变更旨在简化医务人员的培训,并继续强调需要尽早为心搏骤停患者提供高质量的心肺复苏。

(赵中辛 王一镗)

第二节 新生儿、婴儿和儿童心肺复苏术

婴儿的心搏呼吸骤停极少突然发生,而是呼吸和循环功能进行性恶化的最终结果。婴儿一旦发生心搏骤停,则预后极差,故医护人员应及早发现婴儿呼吸衰竭或休克的临床表现,并及时给予治疗,从而防止发生心搏呼吸骤停。

在心肺复苏中,1 个月以内为新生儿,1 个月至 1 岁以内的小儿称为婴儿。而 1~8 岁的儿童,其心肺复苏处理基本同成年人。婴儿、新生儿 CPR 有以下几点特殊之处。

一、判断意识

如婴儿对语言不能反应,可以用手拍击其足部,或捏掐其合谷穴。此时如能哭泣,则判断为有意识。

二、人工呼吸

婴儿(1 个月~1 岁)的韧带、肌肉松弛,故头不可过度仰伸,以免气管受压,影响气道通

畅。可用一手举颏,以保持气道平直(图 3 - 2 - 1)。因婴儿口鼻开口均较小,位置又很靠近,抢救者可用口贴紧婴儿口与鼻的开口处,施行口对口鼻呼吸(图 3 - 2 - 2)。

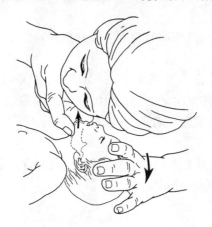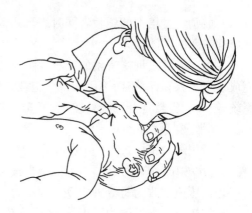

图 3 - 2 - 1 以仰头抬颏法打开婴儿呼吸道   图 3 - 2 - 2 对婴儿做口对口鼻人工呼吸

三、检查肱动脉

　　婴儿因颈部短且肥胖,颈动脉不易触及,可检查肱动脉。肱动脉位于上臂内侧、肘和肩之间。抢救者大拇指放在上臂外侧,示指和中指轻轻压在内侧即可感觉到肱动脉搏动(图 3 - 2 - 3)。在施行心肺复苏后 1 min 内,应再次检查肱动脉搏动。同样,对非专业急救人员,并不要求掌握检查肱动脉搏动。

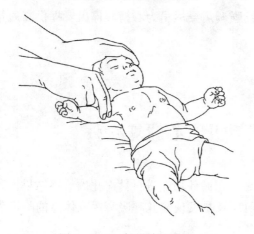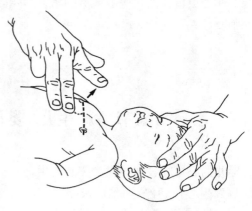

图 3 - 2 - 3 触摸肱动脉搏　　　　　　图 3 - 2 - 4 对婴儿用 2～3 个手指做胸外按压

四、闭式按压部位及方法

　　婴儿按压部位是两乳头连线与胸骨正中线交界点下一横指处。患婴应仰卧在坚硬的平面上。一般根据抢救者的手和患者胸廓大小的不同,用 2～3 个手指轻轻下压 2 cm 左右(图 3 - 2 - 4)。应注意避免按压胸骨最下部的剑突。

　　抢救者以手或前臂作为坚硬的支持面。用手支撑婴儿的背部,此法可有效地抬起婴儿的两肩,使头部轻度后仰,保持气道通畅的位置(下页图 3 - 2 - 5)。如抱着婴儿做心肺复苏时,抢救者以前臂支撑婴儿的躯干,用手支撑婴儿的头颈,亦应注意保持头部轻度后仰。抢救者的另一手可做闭式按压,抢救者并可举起婴儿做通气(图 3-2-6)。

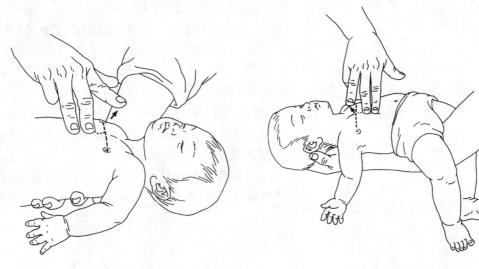

图 3-2-5 婴儿仰卧在抢救者的手掌上做胸外按压　　图 3-2-6 抱着婴儿做心肺复苏

五、闭式按压频率与人工呼吸比例

婴儿及儿童胸外按压频率为 100 次/min,闭式按压和人工呼吸的比例是 30:2。

六、新生儿心肺复苏术

新生儿 CPR 最好应在产房进行。但是有少数产妇并不在产房分娩,而是在家中、在去医院的途中或在急诊室分娩,如需作 CPR,则其条件就不如产房理想。

1. 低体温 是医院外分娩的新生儿特别重要的问题,应:①迅速擦干体表的羊水;②将新生儿放在预热的保温箱;③去除接触新生儿的湿敷料。

2. 心率测定 这对新生儿复苏效果的判定极为重要,可用下列方法。①触摸脐带根部的搏动。②触摸肱动脉。③用听诊器听心尖部心音。

3. 常用复苏方法 如表 3-2-1 所示,新生儿往往对单一的措施即有效。

表 3-2-1 新生儿复苏

初期 CPR	新生儿生命体征(最初 12 h)
通气频率:40~60 次/min,无胸外按压	心率(清醒):100~180 次/min
按压频率:120 次/min(同时进行通气)	呼吸率:30~60 次/min
按压:通气比 3:1(停顿以供通气)	收缩压:39~59 mmHg
用药:如经用 100% 纯氧通气和胸外按压,心率仍低于 80 次/min,宜用药	舒张压:16~36 mmHg
肾上腺素:0.01~0.03 mg/kg,每 3~5 min 重复一次,静脉内,骨髓腔内	
纳洛酮:0.1 mg/kg,每 2~3 min 重复一次,静脉内,骨髓腔内,皮下,气管内	

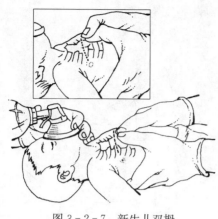

图 3-2-7 新生儿双拇
指环绕法做胸外按压

4. 胸外按压 对新生儿可用双拇指环绕法，双手环抱新生儿的胸廓，双拇指并排按压胸骨中下 1/3。对很小的新生儿，则两拇指需重叠之（图 3-2-7）。每次按压均将胸骨下压 1/2～3/4 寸（1.67～2.5 cm），按压宜平稳，充分回弹，与放松时间相等，放松时，拇指不要离开胸骨。应经常测心率，如超过 80 次/min，则可停止按压。按压必须同时给予 100%纯氧正压通气，因为新生儿复苏通气是最为重要的。

5. 给药和补液途径 新生儿可用脐静脉，在脐带根部，脐静脉单一、薄壁，可用 3.5F～5F 导管插入 1～4 cm。

（赵中辛 王一镗）

第三节 院前急救与复苏

心搏呼吸骤停患者院前复苏成功率，是评估院前急救水平的重要标志之一。努力提高心搏呼吸骤停者院前复苏成功率，在体现院前急救医疗水平方面起重要作用。展望未来，应从以下几个方面着手。①普及公众 CPR、BLS，急救人员和其他医务人员要普及规范 BLS、ACLS。②缩短呼救—首次除颤间期。③缩短急救反应时间和呼救—到达医院间期。④完善院前院内急救链，并提高院内心肺脑复苏抢救能力。⑤改善城市通讯、交通状况，完善急救绿色通道。⑥完善法律法规，使 CPR 社会救治的普及有法律支持和保障。心搏呼吸骤停可以发生在任何人、任何时间和任何地点，但我国抢救成功率仍然不高，如何提高现场 CPR 成功率，已成为现代急诊医学的一大难题。

一、普及 CPR、BLS

现代医学急救理论强调和重视"三分提高、七分普及"的原则。即要以三分的力量关注医学急救专业学术水平的提高，以七分的努力向广大群众宣传普及急救（CPR）知识。要以七分普及为宽广基础，让亿万民众参与心搏骤停的现场急救，这是急救医学事业发展之必然。或简要地说，一旦发现心搏骤停患者，如有第一目击者立即进行抢救，可以大大提高心肺复苏的抢救成功率。

心搏呼吸骤停的现场心肺复苏等知识的普及率，往往代表一个国家和地区的发展水平与文明程度。将普及急救知识这项工作纳入国家及地方各级政府职责中，明确管理与实施的组织保证，成立由政府领导牵头，由各级医学分会、红十字会具体组织实施区域性分支培训中心，培养师资队伍以及志愿者队伍。同时，分行业、分人群、分区域逐次普及。尤其在高风险行业、易受损群体以及突发事件、自然灾害频发地区先行普及。

（1）建立市民急救知识培训基地：我国北京、上海、广州，深圳等地依托"120"急救中心建立了市民急救技能培训基地，配置了大量培训器材，并设立了专项运行经费，年均培训数万人,取得了良好的效果和经验。上述相关单位在做好医疗急救工作的同时,积极通过急救技术进城乡、进社区、进学校、进厂矿、进部队等形式,逐步深入开展急救知识、技术普及培训,配置专职人员并设立专项工作经费,对全民开展规范的救生培训,并定期复训、检查。

(2) 建立分级普及急救知识的培训机构和网络:建立急救医学培训网络系统,实施现代化教学,在充分利用现有教育资源的基础上,选择有条件的高等医学院校或培训中心,逐步建立起以国家级培训中心为龙头、省级培训中心为骨干、临床及社区培训基地为基础的急救医学培训网络。运用现代教育技术,建立形式多样的培训方法,建立急救医学教育信息网络系统以满足课堂教育与网络教育需要,进行网上培训演练等。

(3) 建设高素质的师资队伍:若想加强群众救灾知识的普及培训,应从培养一支能担任基础生命支持(basic life support,BLS)培训和基础创伤生命支持(basic trauma life support,BTLS)培训任务的师资队伍。这样,随着急救医学教育的陆续展开,便有更多人可以担当培训任务的教师。然后,再由这些经过培训的老师在各个社区及基层组织从事普及培训的工作。随着我国经济和社会的发展,应该争取全面实现小康的同时,使居民人口(成人)中的 10% 接受现场 CPR 的普及培训。当然,这需要从多个层次、多个渠道共同努力,来开拓现场 CPR 普及教学。

2011 年起,国务院应急办已编写统一的灾难救援培训师教材,在全国范围内分区域培训省一级灾难救援培训师,再由他们去培训市一级灾难救援培训师;市一级的培训师去培训社区民众。这项工作大大推动了我国急救医学的发展,尤其是现场 CPR 知识普及教育事业的发展,从而挽救更多心搏骤停患者的生命。

二、缩短复苏启动时间与间期

复苏启动时间,包括急救反应时间、到达现场时间、开始抢救时间,是院前心肺复苏的核心问题之一,也是院前医疗质量重点监控的指标。有报道,现场及时的复苏,可使复苏成功率提高到 40% 甚至更高,缩短复苏启动时间可最大程度改善院前心搏骤停的预后。

1. 缩短呼救到达现场时间　国外城市的平均呼救到达现场时间为 $5\sim7$ min,院前复苏成功率为 $5\%\sim28\%$,甚至达 40%,且有较高的出院率。平均呼救—到达现场间期延长会增加室颤转变为无脉搏心电活动(PEA)或心脏停搏的比例,这是复苏成功率低的重要原因之一。缩短平均呼救—到达现场间期的因素较多,其中改善通讯、交通和增加值班急救车的数量是基础,另外提高全民 CPR 普及率是关键因素之一。新加坡有 20.6% 的目击者接受过 CPR 培训是其较高复苏成功率的一个关键点。据杭州市急救中心报道,复苏的 441 例中,自主呼吸循环恢复(ROSC)只有 5 例,有效率只有 1.13%,无 1 例能现场复苏成功。512 例猝死者中 1 例目击者进行了现场 CPR,其余的病例在医务人员到达之前均未进行 CPR,这是我们复苏成功率低的主要原因之一。现场第一目击者如果能在第一时间给予心搏骤停者初步复苏,将使复苏成功率明显提高。

原广州军区总医院急诊科总结了延误复苏时间的几个薄弱环节。①指挥调度不畅,如急救电话被占用,接电话护士未及时通知出诊。②对缩短复苏时间认识不足,由于急救人员未受过专门心肺复苏训练或未从事过心肺复苏抢救,故不能认识到复苏时间的重要性。③通信设备落后、交通阻塞、行进道路不明确,导致急救人员无法迅速找到患者,从而延误了到达现场时间。④司机短期内频频轮换,车辆缺乏日常性的保养,急救人员对所使用的急救药品、设备状况、放置位置等不熟悉,致使出诊时间延长。⑤管理上造成工作岗位冲突,专职人员无法及时出诊等。为了缩短出诊时间,所有值班人员吃住在科室,车辆停放在科室门前,专职司机必须做好车辆及车载设备的维护,购置精细的导航设备,要经常对所出诊的区域实地考察,确定最佳行驶路线,以明显改善出车的速度,并明显缩短了到达现场的时间。

2. 缩短呼救除颤时间 心搏骤停者最初的心电图绝大多数是心室颤动,如能在几分钟内及时除颤,对提高院前心搏骤停患者的生存机会可能是关键的。已证实电除颤时间每延1 min,复苏成功率下降 7%～10%。而在心搏骤停发生 1 min 内就行电除颤,患者存活率可达 90%。据北京市急救中心报道,心电图示心室颤动 64 例,CPR 成功 50 例(78.13%);心室静止 193 例,CPR 成功 7 例(3.63%),两组相比 CPR 成功率差异有显著性($P<0.01$),提示心室颤动复苏成功率远远高于心室静止。138 例施行电击除颤者中的 46 例救治成功者均在 3 min 内实施了电除颤,1 例救治有效者为 6 min 内实施电除颤,7 min 以后实施电除颤者救治成功率为 0,表明除颤能否成功与除颤开始时间有密切关系。57 例救治成功者中,50例在发生心室颤动时,仅使用即刻电除颤而未应用肾上腺素及其他措施即达到复苏成功,充分说明早期除颤的重要性。上海市医疗急救中心报道,与新加坡资料相比,平均呼救—到达现场间期很接近,分别为 9.44 min 和 12.2 min,但平均呼救—首次除颤间期相差很多,分别为 21.8 min 和 16.7 min,上海部分急救医生首先带到现场的是心电图机,发现心搏骤停后再到救护车取除颤器,这是导致上海平均呼救—首次除颤时间延长的主要原因之一。以后应纠正为医生首先带除颤器到患者身旁,要求其他急救人员协助带心电图机等设备,并尽力使 12 导联心电图机和除颤器等更方便携带。AED 是容易维修和使用的除颤仪,可以自行分析患者的心律,发现需要除颤的心律,自动开始充电,然后通知急救者按下键钮进行电除颤。AED 可以大大缩短开始除颤的时间,而且易学易用,可以在公共场所、人口密集区甚至大型客机上放置 AED,使院外复苏成功率明显提高,有些地区甚至达到 40%。目前我国大部分地区尚未普及应用,与发达国家相比还存在较大差距,是导致复苏成功率不高的重要原因。

3. 缩短呼救—到达医院时间 平均呼救—到达医院间期偏长可能是影响出院率的重要因素,据上海资料报道,平均呼救—到达医院间期为 40 min。院前急救由于条件限制,现场及转运时间尽可能缩短,过长时间对最后康复是不利的,也可能是影响最后出院率低的原因之一。过去认为等待病情稳定后转运才安全,在现代具有先进监护、急救设备条件下这种认识应更新,应该强调边急救边转运,使病员尽快到达医院。

4. 完善院前院内急救链,并提高院内心肺脑复苏抢救能力 做好院前急救与院内急救的链接,是提高心肺脑复苏抢救成功率的关键之一。在互联网和手机普及的时代,我国大中城市的"120"救护车已具备与医院远程医疗指挥中心的网络链接。在转运患者的同时就可与医院实现救治对接,医院的专家可以实时指导"120"救护员对患者施行急救处理,大大提高了救治的成功率。

5. 改善城市通讯、交通状况,完善急救绿色通道 进入 21 世纪之后,我国大中城市的交通和通讯状况已有明显改善,逐步实现了现代化。直辖市和省会城市已逐渐建立直升机空中救援体系,急救工作已实现"陆海空"立体化。直升机救援将不受地面交通拥堵的影响,大大缩短患者转运时间,提高抢救成功率。

6. 完善法律法规,使心搏骤停的社会救治有法律支持和保障 2016 年,上海市人大通过了《上海市急救医疗服务条例》,为突发事件的院前急救复苏提供了法规保障,值得各地推广和借鉴。

三、院前急救的专职化运作

心肺复苏是临床急诊医学难度大、最具代表水平的综合技术之一,其成功率除了与"第一目击者"的文化知识水平及接受 CPR 训练情况有关,还与整个地区的基础设施,如道路、通讯、急救网点的分布等因素有关。目前我国心肺复苏总体成功率与国外现在水平相比,还有较大的差距。由于教育及经济实力的限制,尚不可能在全国范围内大规模培训"第一目击者"及在所有公共场合放置 AED 设备。因此,院前急救的专业化运作仍可以在短期内迅速提高急救出诊区域心肺复苏的成功率。

院前急救的专业化运作,就是院前急救工作由专职化院前急救人员担任,即值班出诊由经过 2 年专职急救培训的医生、护士、司机各 1 名(3 人)组成的院前急救组,急救设备按能够在院前开展高级心脏生命支持(ACLS)技术装备。原广州军区总医院自 1999 年开始组建专职化院前急救组,由 5 名医生、5 名男性护士、5 名司机组成。并先后进行为期 3 年的院前各类急救技术的培训,并于 2002 年全面走向临床。同时,对所使用的救护车及其设备进行更新和补充,为充分开展院前急救技术提供良好的硬件条件,使院前急救医疗质量有了很大提高。专职化运作后院前 CPR 取得了 26.8% 成功率,接近国外院前复苏水平。在短时间内改善现有院前急救设备,培养专业院前急救人才,提高院前医疗质量,对于大、中型综合医院来说并非是十分困难的举措,而强化这方面的工作对提高院前 CPR 的成功率却有着积极的影响。

四、提高院前 ACLS 水平

我们除了重视院前基础生命支持(BLS)外,不断提高高级心脏生命支持(ACLS)的质量也是影响复苏成功的重要因素。CPR 是一项实用性很强的技术,复苏质量是提高复苏实际效果的关键。有可靠的证据证明,在急诊室内提供 ACLS 的技术水平势在必行。

1. 坚持急救人员标准化培训,尽早展开院前 ACLS 院前急救专业人员必须具备在院外特殊情况下的 ACLS 技巧,如不同高度和不同环境的紧急气管插管、电击除颤、快速建立静脉通道、包扎止血固定技术以及实施各类紧急救命手术操作的能力。原广州军区总医院急诊急救人员为提高院前急救水平,要求所有急诊急救人员除标准化 CPR 培训外,在不出诊时跟随 EICU 医生抢救诊治危重患者,而 EICU 值班医生均为从事急诊急救专科 5 年以上的主治医师,也是院前急救二线技术支援力量,使院前急救人员能持续保持较高的临床操作技能,不但保证了高水平院前急救的质量,也使院前急救与急诊科的初级救治保持了良好的延续性,对提高 CPR 成功率有着重要的影响。由于坚持急救人员标准化培训,CPR 时气管插管率达 76.8%,电击除颤率为 45.1%,复苏药物注射率为 95.1%,并获得了 26.8% 复苏成功率,充分表明院前开展 ACLS 的重要性。

2. 提高院前急救人力资源的配置效率 院前 ACLS 包括应用器械支持通气、心脏监护、除颤、复苏药物应用等,这些操作必须有两名以上急救人员才能顺利地保质保量完成。目前,我国救护车的救护单元组合大多为一位驾驶员加上一位急救医生,有些地区配备一名护士或一名担架员,一般驾驶员、担架员不进行任何医疗操作行为,仅医生一人进行初级或高级心脏生命支持。在抢救过程中必然存在操作规范与 CPR 要求不间断之间的矛盾,即在进行肾上腺素注射、气管插管、心电检查等操作时必然会中断 CPR,而中断 CPR 结果必然会影响到复苏的效果,使得医务人员进行高级心脏生命支持措施的质量无法保证,药品、器械在高级心脏生命支持中的效果很难发挥。有资料表明,院前有 2 名医务人员参与复苏,明显要比单人复苏效果好,差异有显著性;而一名医务人员单纯 CPR 与在 CPR 基础上增加其他复苏措施对复苏效果的影响无显著差异。救护车救护单元人员合理组合可能是影响有效开展院前 ACLS 的重要因素,也是我们院前复苏成功率普遍低的原因之一。有人建议在无条件配备出车护士的情况下,应向西方发达国家学习,制订相应的行政规范,对出车驾驶员、担架员进行一些常用急救技能的培训,将他们尽快培养成 EMT(急救技术员)或 EMT-P(急救医士),一起参与到院前心肺复苏中来。我国于 2005 年公布了医疗救护员国家职业目录,是我国急救医疗服务体系中一个新兴职业。医疗救护员是运用救护的知识和技能,对各种急症、意外事故、创伤和突发公共卫生事件等情况下施行现场初步紧急救护的人员。我们如能将驾驶员、担架员等首先培训成医疗救护员,共同参与 BLS 和 ACLS,就可以真正体现急救中心(站)作为医疗机构应具备的给予猝死者高级心脏生命支持的能力,提高院前急救人力资源的配置效率,提高院前复苏的有效率和成功率。

五、城市社区心肺复苏模式

城市中部分设备先进、齐全、人力资源充分的社区,急救中心可对其进行专门的急救培训,包括 CPR 和 AED 的技术指导,尽可能在社区内摆放 AED,一旦发现心搏骤停患者,目击者立即进行抢救,可以大大提高心肺复苏的抢救成功率。

组织社区卫生服务中心所有医务人员、社区保安人员及健康促进协会会员等,由医院急救中心专家进行专门的急救培训,通过社区的电脑监控中心、保安巡逻、健康协会会员等及时发现患者。现场目击者进行早期识别及呼救,保安人员等在现场及早实施 CPR,以最快速度应用 AED 除颤,有关人员立刻电话通知"120",争取急救人员在最短时间内赶到现场抢救并快速送往医院。

EMSS 的反应速度,直接关系到现场心肺复苏的最后结果,目前发达国家已普及推广 CPR、AED,并要求所有公共场所安放 AED。所以将 EMSS 延伸到社区,建立社区模式的 EMSS,将成为提高复苏成功率的一大举措。

六、复苏患者转运与 EMSS

院前急救中受到现场种种条件限制,尽快地转运复苏患者,边急救边转运,与接收医院做好完美链接,这也是提高复苏成功率的重要因素。目前已改变了"救护车的任务只是把患者转运到医院"的概念,强调运送过程中应边监护、边抢救、边与急救中心或接受医院联系,报告患者情况及接受指导。设备完善的急救站点加强监护机动车、小型救护飞机或直升机的使用,有力地提高了抢救成功率。

救护人员要充分利用车上设备,对复苏患者实施生命支持与监护。①心电监护:应用除颤监护仪,通过胸部综合导联,对患者进行持续的心电监护。注意心电示波的图形,P、QRS、T 波是否顺序出现,各心电波形间隔是否相等,频率多少,有无期前收缩(早搏)或推迟出现,是否存在心肌供血不足或严重心律失常波形,急救人员、护士对常见心律失常要有识别能力,并及时报告医生,给予处理。②给氧或机械通气:自主呼吸极其微弱者,可应用面罩加压给氧,或使用机械通气。如复苏患者呼吸已停止或自主呼吸无效,应在转运前或途中迅速给患者气管插管,并给予固定,以保证转运途中插管的正确位置。在患者接受氧疗过程中,要密切注意观察呼吸频率及幅度的改变;有无被迫呼吸体位;唇、甲床及其他部位的末梢循环是否良好,有无发绀。同时要观察相应的血流动力学改变,如神志、血压、脉搏、皮温等并记录。③保持有效静脉通路：院前接受静脉输液患者，经常因搬动或在运送医院的途中而使穿刺针头的位置移动，可能使针头刺破血管造成液体外渗。因此，在保障静脉输液通畅的同时，牢固固定穿刺点，并采用静脉留置针。④运输途中准确执行医嘱：在院前急救的用药中，医生只下口头医嘱，要严格按用药原则，切忌出现用药差错。行导尿、肌内注射、静脉输液时，要严格执行无菌操作原则，对防止后期患者感染、减少并发症十分重要。

（赵中辛　唐伦先）

参 考 文 献

1. 王一镗,陈彦. 心肺脑复苏术操作训练规范[M]. 第二版. 上海:上海科学技术出版社,2019

2. Cummins RO. Advanced Cardiac Life Support[M]. American Heart Association,1997

3. Chamedes L,Hazinsti MF. Pediatric Advanced Life Support[M]. American Heart Association,1997

4. Chondra NC,Hazinski MF. Basic Life Support for Healthcare Providers[M]. American Heart Association,1997

5. Mary F,Vinay M,Robert W,et al. Major changes in the 2005 AHA Guidelines for CPR and ECC reaching the tipping point for chang. *Circulation*,2005,112(4):206~211

6. Auderheide TP, Pirrallo RG, Yannopoulos D, et al. Incomplete chest wall decompression:a clinical evaluation of CPR performance by EMS personnel and assessment of alternative manual chest compression-decompression techniques. *Resuscitation*,2005,64(3):363~372

7. 张军根,宋因力. 512 例猝死院前急救及效果分析[J]. 中华急诊医学杂志,2004,13(11):785~786

8. 胡琦,赵菁华,邹丽君,等. 241 例心跳骤停与心肺复苏的回顾性分析[J]. 中华急诊医学杂志,2004,13(3):158~160

9. 杨萍芬,张伟宏. 257 例心搏骤停患者院外现场救治[J]. 中华急诊医学杂志,2006,15(3):256~266

10. 郭荣峰,郭永钦,徐绍春,等. 上海市院前急救心肺复苏现状与展望[J]. 中华急诊医学杂志,2004,13(8):518~520

11. 茅志成. 急诊鉴别诊断学[M]. 北京:人民军医出版社,2004:95~137

12. 秦伟毅,苏磊,周伟梁,等. 专职化院前急救对心肺复苏成功率的影响[J]. 中华急诊医学杂志,2006,15(4):377~378

第四章

开放气道

第一节 上呼吸道的解剖特点

呼吸系统由呼吸道和肺组成。呼吸道包括鼻、咽、喉、气管、支气管及相应的分支。呼吸道以环状软骨为界,通常分为上、下呼吸道两部分。上呼吸道由鼻、咽、喉构成;下呼吸道为气管、支气管及其相应分支构成。呼吸道又称气道。在心肺复苏中,气道开放甚为重要,是复苏的首要环节。本节着重叙述与口咽通气道、气管插管、气管切开、环甲膜穿刺等有关的呼吸道解剖。由于经口气管插管首先经过口腔,故对口腔的解剖也略作介绍。

一、口腔

口腔也为呼吸时的入口,可分为口腔前庭和固有口腔。当上、下牙列咬𬌗时,两者借第三磨牙后方的间隙相通。因此,应用面罩加压时仍能经口通气。

1. 口腔前庭 口腔前庭为一裂隙,由外面的唇和颊,内面的上、下牙弓围成。面部外伤或瘢痕可使张口困难、受限,影响喉镜置入。

2. 固有口腔 固有口腔由上下牙弓,硬腭和软腭及下方的舌围成。咽峡位于固有口腔的后部。舌下面中线上连于口腔底部的黏膜皱襞称舌系带,舌系带两侧有颌下腺和舌下腺的开口。

3. 腭 可分为软腭和硬腭两部分。硬腭由上颌骨腭突和腭骨的水平板组成,覆盖硬腭表面的黏膜与骨膜紧密连接称为黏骨膜。软腭从硬腭的后缘向下延伸,很像幕帘,软腭的后缘中央为腭垂(又称悬雍垂),两侧与咽壁相连。软腭的后部对向鼻咽部,支配软腭的肌肉,在吞咽和发音时,协助和关闭鼻咽(图4-1-1)。

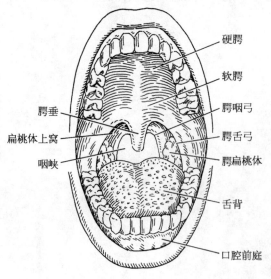

图4-1-1 口腔的结构

硬腭
软腭
腭垂
扁桃体上窝
腭咽弓
咽峡
腭舌弓
腭扁桃体
舌背
口腔前庭

二、鼻

鼻分为外鼻、鼻腔和鼻窦三部分。

1. 外鼻 位于面部中央,呈上窄下宽的三边锥体形。上端位于双眼内眦之间称为鼻根,下端向前突起处称为鼻尖,两侧为鼻梁和鼻翼,借鼻前孔开口于面部。外鼻的支架由前上部的骨性部(鼻骨、额骨的鼻部和上颌骨的额突)和下部的软骨部组成。

2. 鼻腔 由骨和软骨作支架,外覆皮肤和鼻肌,被鼻中隔分为两个鼻腔。向前借鼻前孔与外界相通。向后借鼻后孔开口于鼻咽部。自鼻前孔至鼻后孔的距离相当于鼻翼至耳垂的长度,成人为 12~14 cm。鼻腔的外侧壁有三个弯曲的骨性隆起称为鼻甲,各鼻甲与鼻中隔之间的空隙称为总鼻道,也是经鼻气管插管的通道。鼻腔整个黏膜均为假复层纤毛柱状上皮,其内具有丰富的腺体和血供,在鼻中隔前下部的黏膜内和黏膜下,血管吻合成丛,为易出血区称为 Little 区,90% 的鼻出血发生于此。经鼻插管时,不慎损伤此处易引起大出血,导致插管困难或误吸(图 4-1-2)。

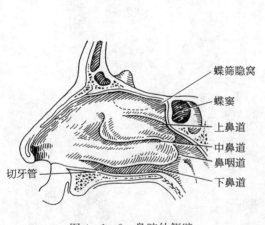

图 4-1-2 鼻腔外侧壁

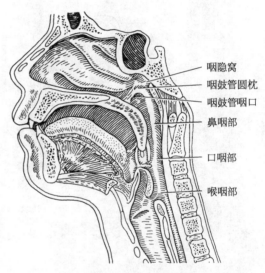

图 4-1-3 咽部侧壁

3. 鼻窦 包括上颌窦、额窦、筛窦和蝶窦。它们在形态和范围上有较大的差别。

三、咽部

是呼吸道和消化道的共同通道,为一近似漏斗型的肌性管道,上宽下窄。上起枕骨底部,下达第 6 颈椎高度接食管,向前与鼻腔、口腔和喉部相连。咽后部贴附于颈椎的椎前筋膜。根据所在的部位,咽部分为 3 部分,即鼻咽部、口咽部和喉咽部(图 4-1-3)。

1. 鼻咽部 鼻咽部位于鼻腔的后方,其上界为蝶骨和枕骨的基底部,下前部为软腭和腭垂,颈部与鼻后孔相连,为正常呼吸的通道。其高度约为 2.1 cm,左右径为 1.5 cm。鼻咽部与口咽部借鼻咽峡相通。鼻咽部外侧壁,有咽鼓管咽口,其上后方有一隆起,称为咽鼓管圆枕。圆枕的后方有纵行的深窝称为隐窝,经鼻气管插管时,如导管过硬,弯度不够,可能被隆起的圆枕所阻。有时还可能误入咽后间隙,造成咽后壁损伤。

2. 口咽部 口咽部是口腔向后的延伸。上为软腭游离缘,下为会厌游离缘,前壁上为咽峡,下为舌根,咽峡上有腭垂,后为第二、三颈椎的前部,后壁有丰富的淋巴组织,外侧壁由舌腭弓、咽腭弓及咽侧壁组成。

3. 喉咽部 喉咽部位于会厌软骨游离缘至环状软骨之间。下接食管,前壁为喉的后面,向后突入咽腔的部分为喉咽突。顶端为喉口,两侧的深窝,称为梨状窝,是异物易滞留的部位。气管插管不当时,易误入此处。后壁相当于第4、5、6颈椎。喉上神经的分支从梨状隐窝的黏膜下经过,将局部麻醉药喷涂于此,可产生喉部的麻醉。

四、喉

喉既是呼吸的通道又是发音的器官。位于颈前部中央咽腔喉部的前方,与第4~6颈椎等高。上经喉口通咽腔喉部,下端借环状软骨气管韧带与气管连接。喉的前方有皮肤、筋膜和舌下肌群,两侧有甲状腺侧叶和颈部的血管神经。神经为迷走神经和颈交感神经,血管为颈总动脉和颈内静脉。

1. 喉的结构 喉由9块软骨及其附近的韧带和9条肌肉组成。软骨中3块成单,即环状软骨、会厌软骨和甲状软骨;3块成双,即杓状软骨、小角软骨和楔状软骨(图4-1-4)。

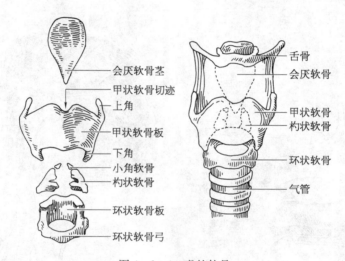

图4-1-4 喉的软骨

环状软骨是气管上端的第一块软骨,是喉的下界,也是呼吸道软骨支架中唯一完整的软骨环,对支撑呼吸道的开张有重要作用。环的前面与甲状软骨前缘之间有膜状韧带相连,称为环甲膜。会厌软骨呈叶片状,上缘与侧缘上部为游离缘,突向咽腔。下端根部与甲状软骨的前内面有甲状会咽韧带相连,侧缘下端与舌骨有舌会咽韧带相连。会厌前面根部与甲状软骨上部和舌甲膜后面之间有脂肪组织相连,称会厌前软组织块,为闭启喉头的重要结构,也是弯形喉镜片的着力部位。

杓状软骨是一对呈三角锥体形的软骨,尖向上,底朝下,位于环状软骨的后上缘,两者间借环杓关节相连,使杓状软骨具有旋转的特性。杓状软骨具有三个突起部,声带突在前面,是声带的附着部位;肌突为外侧面,是侧环杓肌和环杓后肌的附着部位;顶突在上端与小角状软骨相连。

甲状软骨是喉软骨中最大的一个,由左右两个四边形的软骨构成,组成喉的前、外侧壁。两板前缘以直角(女性呈钝角)相连,前角上端向前突出称喉结。成人男性的喉结特别显著,是体表定位的重要标记。前角上缘两板间的凹陷,称为甲状软骨切迹。甲状软骨的后下角与环状软骨形成关节。

2. 喉腔 喉腔是指会厌环状软骨下缘的腔隙。长为 4～6 cm，由喉软骨支架围成。在喉腔的两侧壁，可见黏膜形成的两对皱襞。上方的一对为前庭襞，活体呈粉红色，下方的一对称声襞，又称声带，活体颜色较白。自上向下看，可见真声带和假声带，真声带之间的裂隙称声门。其前 2/3 由膜状组织构成，后 1/3 由杓状软骨的声带突组成。声门是气管插管的必经之路，是呼吸道中最狭窄的部位，由声门将喉腔分隔成声门上部和声门下部。声门下部为气管上部的延续部分(图 4-1-5)。

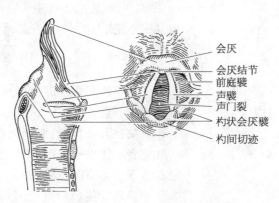

图 4-1-5 喉腔及声门

3. 喉的神经支配 喉肌分为喉外肌和喉内肌，共有 9 条，包括成对环杓后肌、环杓侧肌、甲舌肌、环甲肌和单一的杓状软骨间肌。喉部肌肉中除环甲肌由喉上神经支配外，均由迷走神经的分支，喉返神经支配。喉肌的协调工作是完成声门的开放和关闭及喉头的运动。在呼吸周期中，呼气时喉头上升，吸气时喉头下降。吞咽、咳嗽或屏气时，喉头关闭并上移至舌根。声门始终处于运动状态，声门在呼吸周期中亦呈一定规律的变化(图 4-1-6)。

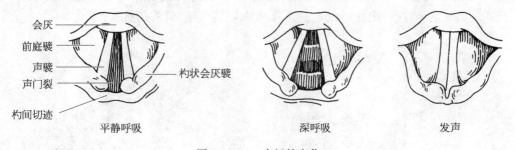

图 4-1-6 声门的变化

第二节 手法开放气道

无论任何原因引起的气道阻塞，最重要的是打开气道，保证通气和有效的氧供。对于呼吸、心搏骤停或昏迷的患者，通常均存在一定程度的气道阻塞。引起气道阻塞的常见原因有：当头处于屈曲位时，松弛的下颌骨和颈部肌肉失去张力，对舌和会厌的支撑作用减弱或丧失。舌根后坠在咽水平阻塞气道，会厌松弛在喉水平阻塞气道；上呼吸道、口腔异物，血块等阻塞气道；急性喉痉挛、喉头水肿等。在急救现场和急诊室首先可采用手法开放气道的办法打开气道。常用的方法如下。

一、仰头举颏法

对于昏迷或无自主呼吸的患者,可采用头后仰法。患者取仰卧位,操作者站在患者一侧,用一手的手指尖放在患者颏部,轻轻向前上提起至牙齿近闭合位。将另一手的手掌放在患者的前额部用力向下推,两者合力使头后仰。也可一手放于患者前额向下压,另一只手放在其颈后部向上用力使头后仰。对疑有或有颈椎损伤的患者,可举颏但尽量不仰头。如果气道仍有阻塞,可缓慢、适当地使头后仰,以打开气道。但小儿头不能过度后仰,以免加重气道阻塞。

二、托颌法

托颌法开放气道,通常分头后仰、抬下颌和张口三步。患者仰卧位,对于有自主呼吸的患者、操作者站在其头顶侧;对于无自主呼吸者,操作者站在患者一侧以便进行口对口人工呼吸。用双手四指放于患者下颌角处,使头后仰并抬起下颌,拇指放于口角处使口轻度张开,对于肌肉完全松弛的患者,操作者可将拇指直接放入其口中帮助提起下颌。同样对于有颈部损伤的患者,头不能过度后仰,以免加重脊髓损伤(图4-2-1)。

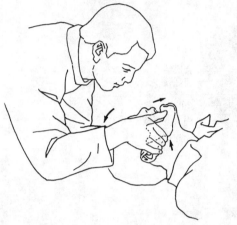

图4-2-1 三步法开放气道

三、口对口(鼻)人工呼吸

对于无自主呼吸者,在头后仰气道开放后,应做口对口或口对鼻人工呼吸(图4-2-2),使肺吹张。每次人工呼吸,必须使胸廓抬起,然后让患者被动呼气。如果上述气道开放不能满足通气需要,应尽快做器械人工气道,如口咽通气道、气管插管等。

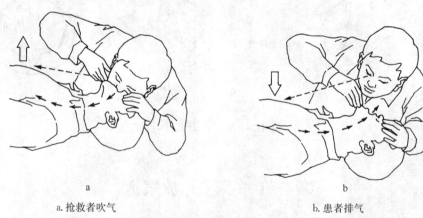

a
a.抢救者吹气

b
b.患者排气

图4-2-2 口对口(鼻)人工呼吸

第三节　口咽和鼻咽导管通气

鼻咽和口咽通气导管多由橡胶或塑料材料制成。在紧急手法开放气道后,随即应采用通气导管通气。鼻咽和口咽通气导管插入咽部,使得舌根前移,避免了舌根后坠所致的气道阻塞,适用于昏迷的患者。根据导管插入的途径,分口咽通气和鼻咽通气两种。

一、口咽通气

口咽通气导管有两种外形(图4-3-1):一种为普通形,一种呈S形。目前多推荐使用后者,其内有单向活瓣,可避免患者的唾液反流和交叉感染。插管前先根据患者体型选择大小合适的导管,通常唇到下颌角的距离即为该患者所需口咽导管的型号。导管插入的方法有两种。

其一是患者取仰卧位,操作者站在患者一侧,打开口腔,一手用压舌板压迫舌头,另一只手持口咽导管插入口腔,沿自然弯曲前进达咽后壁,该法主要用于儿童(图4-3-2);另一方法为,先反向插入口咽导管用叶片压住舌头,并推进使其尖端达硬腭,当其全部进入口腔后,反转180°,抵舌根后部。如需要随即行人工通气。

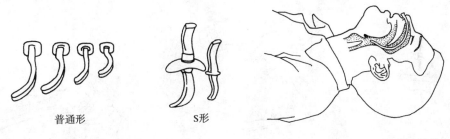

普通形　　　　　S形

图4-3-1　口咽通气导管　　　　　图4-3-2　已插入口咽通气导管

口咽通气导管通气通常不用于神志清楚或上呼吸道反射活跃的患者,否则,可能会引起喉痉挛、呕吐以及误吸。此外,如操作不当或插入过深可能压迫会厌阻塞喉部,致产生气道完全阻塞。插入不当将使舌被推至咽后壁加重气道阻塞,对于清醒和半昏迷的患者可致呕吐和喉痉挛。

二、鼻咽通气

鼻咽通气管是一不带气囊、由橡胶或塑料制成的通气导管。主要用于不能行口咽通气的患者,如牙关紧闭、口周外伤、腭面部畸形及半昏迷状态,不能耐受口咽通气等。

首先选择合适大小的鼻咽通气管,外涂麻醉胶润滑。选择鼻腔通畅的一侧,局部喷雾血管收缩剂如麻黄碱。将通气管与腭平行置入鼻腔,插入下咽部深度恰好使舌根部游离,即达舌根部的咽后壁。按压胸部可见气流从导管内冲出,或从导管内吹气见胸廓抬动,证明位置正确(图4-3-3)。导管过长插入食管,可引起胃扩张和人工通气不足,有时会刺激喉部产

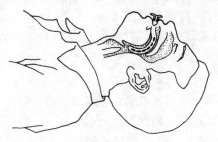

图4-3-3　鼻咽通气导管通气

生喉痉挛,操作粗暴会致鼻黏膜出血损伤,造成新的阻塞。

对于上述两种置管方法,首先必须头后仰,因颈部过分屈曲可使已进入气道的通气管回缩、变形或顶端被舌根压迫,反使气道阻塞。

第四节 食管堵塞导管通气

食管堵塞导管通气(esophageal obturator airway,EOA)是一种替代气管插管的方法,用于操作者不会进行气管插管,气管插管的器械未准备好,或患者的情况不允许实施气管插管时。食管堵塞导管为一大口径的圆管。外套一可移动的面罩,其远端为一封闭的盲端,外有套囊。充气时,可堵塞食管,防止呕吐和胃食管反流。圆管在相当于咽水平上有许多小孔。在正压通气或给氧时,气体不能进入食管。于是经咽水平上的小孔进入气道(图 4-4-1)。

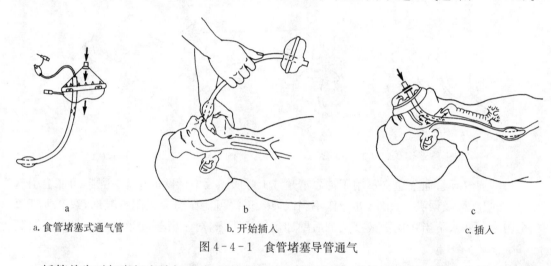

a. 食管堵塞式通气管　　　　b. 开始插入　　　　c. 插入

图 4-4-1　食管堵塞导管通气

插管前先对气囊行充放气试验,导管润滑油润滑。插管时,患者取仰卧位。操作者站在患者的头侧,一手持导管,一手提起患者的下颌,在舌背上顺势将导管插入食管。确定位置正确后,将套囊充气,并将面罩紧压于患者口唇上。注意套囊一定要插至隆突以下,否则充气时将压迫气管后壁的膜部,引起气管阻塞。此时可行正压通气,如必要,可在此基础上再行气管插管。

食管堵塞导管通气,操作方便,在盲视下就能完成,但维持气道通畅的效能差,又不能进行气管内吸引,故临床意义和价值不如气管插管,主要用于院外急救,并只适用于成人。一般 EOA 插入后持续时间 2 h 以上,食管黏膜将会因气囊挤压出现缺血、坏死。

此外,EOA 有几种改进型,如食管胃导气管,是在面罩上有一个附加的孔,允许插入一根作为胃减压的鼻胃管;另一种是气管食管导气管(esophagus trachea combined tube, ETC),具有食管堵塞导管和常规气管插管的联合功能,是一种双腔导管,中间有隔膜隔开,既可插入食管,也可插入气管。"气管型"导管前端为一开口,"食管型"导管前端为一封闭盲端,同样咽喉水平带有许多小孔。联合导管如插入气管可通过"气管型"导管通气,如插入食管,则气流由"食管型"导管的小孔进入气道。插管成功后,咽部气囊和末端气囊分别通气,插入后应用腹部及两肺听诊以鉴别导管的插入位置。

ETC 插管方法简单,不需要有喉镜等特殊器械,且不需要外固定,能有效地防止胃液反流。

第五节 气管内插管

气管内插管是将一特制的气管导管经声门置入气管的技术,在心肺复苏中。这一技术是快速建立人工气道,进行有效通气的最佳方法之一。其优点如下。①开放气道,确保了控制通气的进行和潮气量的给入,即完成了心肺复苏中气道开放和通气两个最关键的步骤,保证了氧的供应。②保护气道减少误吸的可能。③提供了气管内给药的途径。④有利于直接进行气管内吸引。因此,每个从事急诊工作的医护人员均应熟练地掌握此项技术,而每个担负急救任务的单位和场所,如救护站、急诊室、ICU 等均应备好急诊插管的设备,以供急用。

一、气管内插管的适应证

1. 患者自主呼吸突然停止,紧急建立人工气道行机械通气和治疗。

2. 严重呼吸衰竭,不能满足机体通气和氧供的需要,而需机械通气者。

3. 不能自主清除上呼吸道分泌物,胃内容物反流,或出血,随时有误吸者。

4. 存在有上呼吸道损伤、狭窄、阻塞、气管食管瘘等影响正常通气者。

5. 麻醉手术的需要。

二、气管内插管的准备

气管内插管所需设备,日常必须得到很好的保养,每日至少检查一次,确保每个部件具有合适的功能,且每次使用后应及时补充和保养,操作者使用前应做充分的检查。

1. 喉镜 供显露声门和提供光源明视插管用,通常由喉镜柄和喉镜片两部分组成。喉镜柄为一圆柱形结构,内置干电池,供操作者手握上提下颌,并提供电源。

镜片一般分为直型和弯型两种,前端设有照明用的小灯泡。弯型喉镜片对咽喉部的组织刺激小,操作方便,应用较普遍。婴幼儿和儿童会厌相对较长且松软,多采用直型喉镜。通常选择直型或弯型喉镜片主要根据患者呼吸道的不同解剖特点,以及操作者的临床经验和使用习惯。插管盒内应备齐各种型号的直、弯型喉镜以供选择,操作时将镜柄和镜片按要求连接后电源自动接通,提供插管时明视光源(图 4-5-1)。

2. 气管导管 目前使用的气管导管大多由透明塑料制成,多不透 X 线,易在 X 线摄片上清楚识别。透明塑料导管的优点是容易看清分泌物和呼吸水气的凝集,以便调整气管内导管的放置位置。此外,目前气管内导管多使用高容量、低压的导管套囊堵塞气管,减少了对气管壁黏膜的压力。导管的规格常用两种标记法:一种是以导管内径(inside diameter, ID)表示,从 2.5～11.0 mm,每号相差 0.5 mm,标号多印在导管外壁上;另一种以导管外周径表示,称为

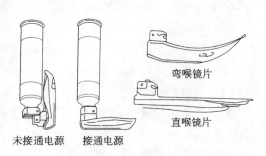

弯喉镜片

直喉镜片

未接通电源　接通电源

图 4-5-1 各种型号喉镜

法制标号(F 标号)。F=导管外径(mm)×3.14,每号相差 2F,目前多采用导管内径 ID 表示。下页表 4-5-1 为不同年龄所选气管导管的号数。

表4-5-1　不同年龄气管导管的选择

年　　龄	导管内径(mm)	F 编号	导管从唇至气管中段的距离(cm)
早产儿	2.5~3.0	10~12	10
足月儿	3.0~3.5	12~14	11
1~6个月	3.5~4.0	16	11
6~12个月	4	18	12
2岁	4.5	20	13
4岁	5	22	14
6岁	5.5	24	15~16
8岁	6	26	16~17
10岁	6.5	28	17~18
12岁	7	30	18~20
14岁以上	7.5~10	32~42	20~26

　　气管内导管口径和长度应根据插管的途径、患者的年龄、性别和身材等因素选择,以下几点也可供选择气管内导管时参考。①参照表4-5-1选择。②成年男性所用导管内径平均为8~8.5mm,女性为7.0~7.5mm。③经鼻插管导管口径应约稍小0.5mm。④经鼻插管的深度较经口长2~3cm。⑤气管导管有带气囊和不带气囊之分。如婴幼儿,因通气量小,可用不带套囊的导管。一般均选用带套囊的导管。如选择不当,导管太小,可显著增加气道阻力,并造成吸引困难。导管太大,可引起声带损伤。在急诊的紧急情况下,多选择经口气管插管。

　　3. 其他设备　在行气管内插管时,除上述主要设备外,尚需准备衔接管、导管芯、牙垫、开口器、胶布、吸引器、简易呼吸器、注射器、插管弯钳、局麻药、喷雾器及吸氧设备等。

三、气管内插管的方法

　　1. 经口气管插管　对于心搏呼吸骤停或深昏迷的急诊患者,只要条件具备应立即行气管插管,通常于直视下使用喉镜进行经口气管插管。

　　(1) 插管前的准备

　　1) 准备和检查插管所需的设备。

　　2) 选择合适的气管内导管并准备相邻规格的导管各一根,并对套囊作充气和放气实验。

　　3) 在气管导管前端涂上润滑油备用。

　　4) 插管前患者用带密封面罩的简易呼吸器,加压吸氧2 min。

　　5) 如估计声门暴露有困难时,可在导管内插入导管芯,并将导管前端弯成鱼钩状。

　　(2) 经口插管的方法

　　1) 患者取仰卧位,头后仰,使上呼吸道三条轴线(口、咽、喉)尽量呈一致走向(下页图4-5-2)。

　　2) 以右手拇指、示指和中指提起下颌,并使患者张口。

　　3) 左手持喉镜,沿口角右侧置入口腔,将舌体推向左使喉镜片移至正中位置。此时可见腭垂,慢慢推进喉镜使其顶端抵达舌根,稍上提喉镜可见会厌。

　　4) 如用直喉镜片(下页图4-5-3)应继续向前,使其顶端插至会厌的下面,直接挑起会厌暴露声门;如为弯喉镜片(下页图4-5-4)继续推进镜片,使其顶端抵达会厌谷处,然后上提喉

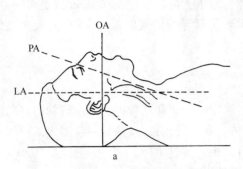
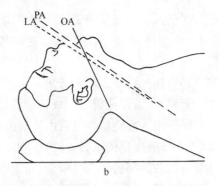

a. 平卧时三轴线互相交叉　　b. 在寰枕关节处使头后伸,即可使三轴线接近重叠

OA,口轴线;PA,咽轴线;LA,喉轴线

图4-5-2　呼吸道三条轴线

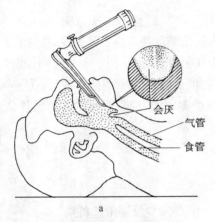
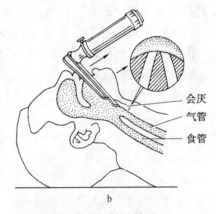

a. 直喉镜片进入口腔见到会厌　　　　　　　　b. 直喉镜片前端挑起会厌

图4-5-3　直喉镜挑起会厌

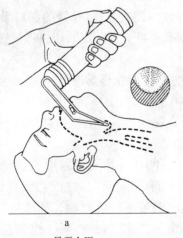
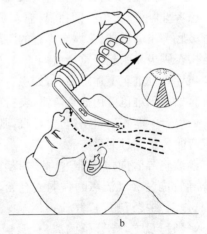

a. 暴露会厌　　　　　　　　　　b. 弯喉镜片将喉镜提起暴露声门

图4-5-4　弯喉镜暴露会厌

镜,以间接提起会厌暴露声门。切记在插入喉镜过程中,绝不能以牙齿作为支点,形成杠杆。

　　5) 对清醒或气道、会厌反射活跃者,施行表面麻醉。

　　6) 当看见声带时,右手持气管导管,斜口端对准声门裂,沿喉镜走向将导管插入,通过声门进入气管,看到充气套囊通过声带,喉镜即可退出。再将导管插深 1 cm 或更多一点,注意在门齿上的导管标记的厘米数,这可帮助术者了解导管插入的深度,防止插入主支气管分支。

7) 导管插入后立即塞入牙垫。

8) 套囊充气,用注射器向气管导管套囊充气约 5 ml。

9) 导管插入后应检查气管内导管的位置,确定其是否在气管内。如在气管内,则:①导管内持续有呼吸凝集的水分;②按压胸廓有气体自导管逸出;③接简易呼吸器人工通气可见胸廓抬起;④两肺部听诊有呼吸音,而上腹部听诊则无气过水声。

10) 将导管与牙垫用胶布固定,并与患者面部固定。

11) 在行气管插管过程中,每次操作时中断呼吸时间不应超过 30~45 s。由助手计时或根据操作者自己屏气所能承受的时间,如一次操作未成功,应立即给予面罩纯氧通气,然后重复上述步骤。

2. 经鼻气管插管 通常在行紧急气管内插管时,经口插管是首选方法,但对于张口困难、下颌活动受限、颈部损伤、头不能后仰或口腔内损伤难以经口插管等情况,应选用经鼻气管插管。由于经鼻气管插管的患者,对导管的耐受性强,所以也适用于需长时间保留导管的患者。一般认为头部损伤特别是考虑到有颅底骨折的患者不能采用此方法,因为有可能使导管通过颅底骨折处置入颅内。此外,经鼻插管的难度较大,费时而且对鼻黏膜损伤大,不作为首选。

(1) 插管前准备:经鼻气管插管的方法基本同经口插管,如前所述应预先检查和准备器械。

(2) 插管方法:有以下几点。

1) 选择气管导管:其内径较经口插管小 0.5 mm,外涂少量润滑油备用。

2) 选择鼻腔通畅一侧的鼻孔,一般为右侧:鼻孔内滴入少量 1‰ 麻黄碱以收缩血管,减少插管出血。对有意识的患者可再滴入 2% 利多卡因表面麻醉。

3) 患者仰卧位,头稍后仰:将导管与面部呈垂直方向插入鼻孔,导管的斜口紧靠鼻中隔,沿着鼻底部出鼻后孔(鼻翼至耳垂的距离相当于鼻孔至咽腔的距离),切忌将导管向头顶方向推进,否则极易引起严重出血。

4) 当导管推进至上述距离后,如患者能张口,用左手持喉镜显露声门,右手继续推进导管入声门,如有困难也可用插管弯钳,夹持导管进入声门。

5) 如患者不能张口,且有自主呼吸,则可经鼻行盲探插管。导管经鼻腔向后通过鼻后孔,轻轻弯曲导管绕过咽后壁。

6) 继续将导管向声门推进,此时操作者应将自己的耳朵和面部靠近气管导管的近端,依靠导管内呼吸气流声的强弱或有无,来判断导管斜口端与声门之间的位置和距离,导管口越正对和接近声门,气流声越响。当调整至声响最强部位时轻轻插入导管,通过声门进入气管;反之,导管越偏离声门,声音越低或全无。此时,操作者一边用左手调整头位,并触诊颈前皮肤以了解导管前端的位置,一边用右手调整导管前端的位置,重新插入。

7) 推进过程中如遇阻挡,同时呼吸气流声中断,提示导管前端已触及梨状窝,或误入食管,或进入舌根会厌间隙,此时不能用力强行插入,否则会引起黏膜的损伤。

8) 通常根据实践经验,经左鼻孔插管时,头部宜偏右斜。经右鼻孔插管时,头部宜偏左斜,这样盲探插管容易成功。

四、困难气管内插管

虽然常规经口或经鼻气管插管大多能取得成功,但某些情况下由于生理变异或病理性改变致口面局部解剖结构异常,如颈部粗短、下颌后缩、突牙、舌头肥大、颈部瘢痕挛缩、口腔狭小、或头不能后仰等。在此种种情况下则给插管带来困难,此时可采用下列方法插管。

1. 手指盲探插管(图4-5-5)　本法用于清醒患者的插管,不需以喉镜暴露喉部,适用于张口困难或颈椎损伤的患者。操作者运用左手示指插入患者口腔,通过探触会厌位置作为插管导引(本法要求术者有一定长度的示指和一定的经验)。首先用导管芯将气管导管弯成鱼钩状,并施行口、咽、喉及气管黏膜表面麻醉。患者仰卧位,嘱患者尽量张口,伸出或牵出舌体,并尽量放松颈部和口底部肌肉。操作者位于患者右侧。用左手示指沿患者右口角后白齿间伸入口腔抵达舌根部、探触会厌上缘,并尽可能将会厌压向舌根。用右手持气管导管,插入口腔,在左手示指引导下,接近声门,听到气流声后,于吸气时顺势插入导管。如操作者示指不够长,可改作按压舌根再行插管。

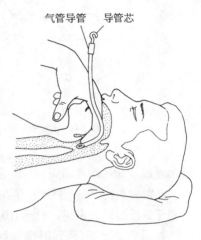

气管导管　　导管芯

图4-5-5　手指盲探插管

2. 清醒患者插管　清醒患者气管插管主要用于患者有误吸危险或严重的肺通气功能不全及颈部有血肿压迫的情况。清醒插管较为困难,需要经验丰富的人员操作。首先用2%利多卡因喷雾作舌、口、咽黏膜的表面麻醉,并在喉镜直视下麻醉喉及会厌部黏膜,继而行环甲膜穿刺作气管内麻醉。为保持患者安静也可适当使用镇静剂如地西泮、芬太尼等,但不能使用肌松剂及应保持患者清醒状态。插管方法同经口明视法,为防止误吸,助手可轻压环状软骨以堵塞食管。当导管前端达喉部,接近声门时,操作者倾听导管开口的气流声。一旦听到有气流喷出,则表明导管在声门口,此时待患者吸气时将导管轻轻插入气管。如果在插管前患者出现呕吐,则应积极吸引并鼓励患者多咳嗽以清除气道分泌物。

3. 逆行气管插管(下页图4-5-6)　用于困难插管。在充分咽、喉、气管麻醉下,用硬膜导管针,做环甲膜穿刺,然后将硬膜外导管经穿刺针头向头侧插入气管。经声门、咽喉进入口腔,最后用插管钳从口腔内取出硬膜外导管,退出穿刺针头。导管的另一端留在环甲膜的皮肤外,选择合适的气管导管,套于硬膜外导管外,借此作为导引,顺沿从口、咽、经声门进入气管。也可将硬膜外导管的口外端与气管导管前端的侧孔打结固定,以此为牵引线。操作者一手握气管导管,一手牵引环甲膜外导管,拉向声门插入气管内。插管成功后将硬膜外导管抽出,或剪除皮肤外的硬膜外导管。

4. 肌肉松弛后快速插管(rapid sequence intubation, RSI)　主要用于颅脑外伤伴有窒息、喉头痉挛等情况。此外,对于饱胃有误吸危险者,应尽量采用RSI以减少误吸的可能。操作方法,首先吸引以清除口腔反流及异物。同时给予吸纯氧,压迫环状软骨避免反流。静脉使用肌松剂琥珀胆碱1.5 mg/kg或维库溴铵(潘可罗宁)0.01 mg/kg,使肌肉松弛,随即进行插管,插管方法同经口插管。对于插管过程中由于咳嗽或用力,可导致原有脑挫伤、出血、水

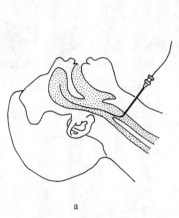
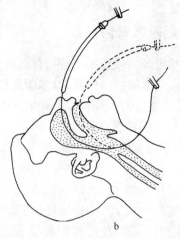

a. 引导管经环甲膜穿刺针逆行通过声门 　　　　b. 气管导管沿引导管入气门

图 4-5-6　逆行引导插管

肿加重或致命性颅内高压,静脉用利多卡因 1.5 mg/kg 可防止和减轻颅内高压的进一步增高。必须强调的是,由于 RSI 是在使用肌松剂后插管,应由经验丰富者进行操作,一次成功。而对于缺乏经验者来讲,全身肌肉松弛情况下的插管,给患者无疑将带来危害。

在紧急情况下,遇到困难气管插管时可参考美国麻醉医师协会(ASA)制订的困难呼吸道插管程序,有助于尽快建立人工气道,支持危重患者呼吸(图 4-5-7)。

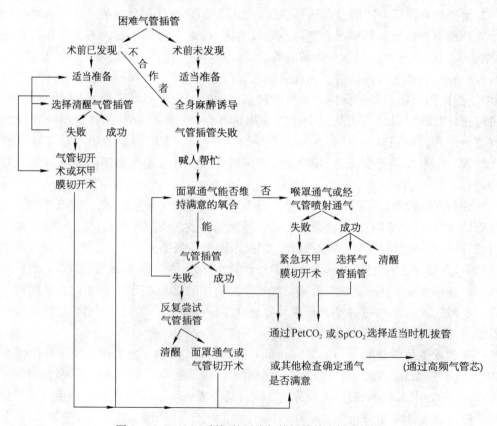

图 4-5-7　ASA 制订的困难气管插管技术操作规程

5. 急诊紧急气管时可用可视喉镜 可视喉镜用于急诊危重症气管插管术,可改善喉镜显露分级,缩短插管时间,提高一次插管成功率,降低不良反应(图4-5-8)。

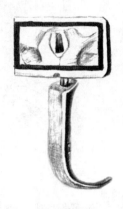

图4-5-8 可视喉镜

五、气管内插管的并发症

气管内插管是一项机械性操作技术,最常见的问题和失误多由插管技术训练不足所致;常见的有缺氧、损伤、误吸和插管位置不当。对于操作不熟练者,尤为如此。

1. 损伤 常见有口腔、舌、咽喉部的损伤,如出血、牙齿脱落以及喉水肿等,多与操作技术不熟练、动作粗暴有关。其中初学插管者最常见的失误是用喉镜冲撞上门齿,并以此为杠杆,从而导致牙齿的缺损。此外,尚有气管穿孔、咽食管穿孔、会厌软骨撕裂伤和声带损伤等。

2. 误吸 由于上呼吸道的插管和手法操作,引起呕吐和胃内容物误吸,可用 Sellick 手法,即按压环状软骨,从而压塞食管,避免胃内容物反流和误吸。

3. 缺氧 通常每次插管操作时间不应超过 30 s,45 s 是极限时间长度,超过此时间将导致机体缺氧。因此,熟练掌握操作技术,尽量缩短插管时间,同时注意给氧,是改善缺氧的主要手段。

4. 插管位置不当 由于操作不当,导管误插入食管内,又不能及时发现,将导致悲剧性的结果,是气管插管最严重的并发症。在急诊科或发病现场,由于患者已经存在有血液灌流不足、心搏骤停等某些危重情况,不能依靠患者面色及一般情况来判断。

5. 喉痉挛 是插管严重并发症,可导致缺氧加重甚至心搏骤停。此时,使用肌松剂或镇静剂缓解此反应,必要时立即行环甲膜穿刺或气管切开。

6. 插管过深 进入一侧主支气管,导致单肺通气,产生低氧血症。

为避免上述并发症的出现,建议:①操作者应有熟练的插管技术。②心搏骤停者应立即行气管插管,避免胃扩张误吸。③如喉镜无法使用或 30 s 内插管未成功,应立即给予 100%氧,并采用其他通气方式,随后再试。④此外,会厌处按压环状软骨,减少胃扩张和反流误吸。⑤如可能,操作时应有助手配合。⑥采用高容量低压气管导管套囊,套囊内压保持在 2.45~3.43 kPa(25~35 cm H_2O),<2.45 kPa(25 cm H_2O)不足以防止误吸,>4.41 kPa (45 cm H_2O)会导致管壁黏膜缺血。

第六节 喉罩通气

喉罩通气道(laryngeal mask airway,LMA)是英国人 Brain 于 1983 年发明的介于面罩和气管插管之间的一种新型维持气道通气的装置,LMA 在麻醉和急救中具有独特的使用价值。尤其在常规气管插管困难或心肺复苏等紧急情况时,较其他导管更具优势。其突出的特点是能在条件较差的情况下,不需特殊设备,不需使用肌松药,不用喉镜就可在数秒钟内迅速获得有效的通气。LMA 还可以连接呼吸机辅助通气。因而 LMA 的应用日益广泛,逐渐成为急救中使用较多的新型通气工具。

喉罩由导管和罩囊两部分组成。根据人体咽喉部解剖特点设计(下页图4-6-1)。喉罩

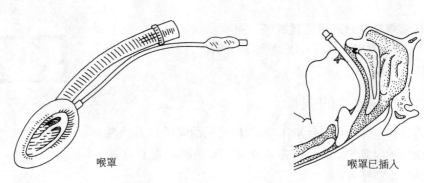

喉罩　　　　　　　　　　　　喉罩已插入

图 4-6-1　喉罩的结构示意图

的导管远端成斜面,连接一卵圆形,一面凹陷,中间质地硬而周边软的可充气的罩囊。插入喉头。向空气罩囊内注入空气后可使喉罩覆盖在喉头上,并保持气道的通畅。根据不同年龄患者的需要,将喉罩分为四种型号,不同型号的罩囊中注入的空气量也不相同(表 4-6-1)。

表 4-6-1　喉罩选择标准及注气量

编号	患者体重	注入空气量(ml)
1	<6.5kg 的幼儿	2~4
2	6.5~25kg 的小儿	10
3	成人女性	20
4	成人男性	30~35

一、操作方法

1. 选择大小合适的喉罩,使用前行充气和放气试验,检查气囊是否漏气,抽出囊内空气,并外涂润滑胶。

2. 患者取仰卧位由助手牵引下颏,使口张开,便于喉罩入口。

3. 如患者不合作,可适量应用镇静或麻醉剂,如地西泮、芬太尼,亦可用小剂量硫喷妥钠(2~3 mg/kg)注射或哌替啶等。但不用肌松剂,以保留自主呼吸。

4. 操作者一手搬动患者头部,使头轻度后仰而颈向前屈,一手以握笔式持喉罩,经口将喉罩沿着上腭插至咽喉部。当到达喉头位置时会感到有明显的阻力,也可借助喉镜在明视下插入。

5. 根据所选喉罩的规格,注入一定量的空气。使罩囊膨胀,并接上呼吸回路,行正压通气,一般在 1.47~1.96 kPa(15~20 cm H_2O)的通气压力下,不漏气即可。

6. 确定喉罩位置正确后,置入牙垫,用胶布固定喉罩以防其脱出。

二、喉罩通气的临床应用

1. 喉罩在急救复苏中的应用　喉罩的通气效果较面罩好,操作较气管插管方便。对于心搏骤停而又插管有困难的患者,使用喉罩是很合适的,在医生未到达现场前,护士即可完成插入喉罩。保持了气道通畅,给患者以较充足的氧供,为复苏创造了条件。尤其对于从事急诊的医护人员来讲,并不是每个人都能熟练掌握插管技术,此时操作的简便和通气的有效性,使得喉罩的优越性更加得以体现。

2. 困难气管插管的应用　困难气管插管时,尤其是对于不能仰头的患者,可先置入喉罩,在喉罩下通气一定时间改善缺氧,并可在其引导下再进行气管插管。

(1) 经喉罩盲插气管导管:置入喉罩后,在通气导管内插入口径稍细的气管导管,其外涂有少量润滑液,当导管沿喉罩推进,接近声门时,可听到气流声,顺势插入气管内,然后退出喉罩。

(2) 经喉罩插入弹性探条:用弹性探条插入喉罩的通气导管内,直达气管内,然后推出喉罩,留探条,再将气管导管套在探条外,以此为引导插入气管内。

3. 喉罩的其他临床应用　主要是用于手术麻醉中。

三、喉罩的并发症

1. 呼吸道梗阻　常见原因是位置不当,罩囊边缘或会厌覆盖于声门开口处,阻塞呼吸道,应立即拔出重插。另一原因是操作过程中的刺激诱发喉痉挛。

2. 反流和误吸　由于罩囊漏气或注气不足,边缘不能有效地密封喉部。当正压通气达一定水平,>1.96 kPa(20 cm H_2O)时,漏气易发生。因此,对饱胃的患者应尽快做气管插管以防误吸。

3. 咽喉局部黏膜损伤　多由操作不当所致。

第七节　环甲膜穿刺和环甲膜切开术

环甲膜穿刺和环甲膜切开(cricothyrotomy),是一紧急的气道开放方法,主要用于现场急救。当上呼吸道阻塞尚有自主呼吸时,而又无法行插管通气的情况下,为争取时间可紧急行环甲膜穿刺或环甲膜切开通气,为进一步的救治赢得时间。

一、环甲膜穿刺

环甲膜是一体表可触及的解剖标记,位于环状软骨和甲状软骨之间。紧急的办法是患者取仰卧位,头后仰,操作者用一根粗注射针头(16号)在行局部皮肤消毒后,刺向环甲膜气管腔。进入后即明显感觉有气流冲出,随即上呼吸道阻塞的症状缓解。一般应先做一皮肤切口,然后穿刺环甲膜并插入导管。所选导管为套管针,其外径成人为6 mm,小儿为3mm。亦可使用12号外套管针,长为$5\sim10$ cm。经环甲膜穿刺进入后,将针芯取出,外套管向下留置于气管内。可外接喷射呼吸机作高频通气,其呼出气经由喉自然气道排出。当上呼吸道完全阻塞难以呼气时,须另做一穿刺进入气管腔作为排气用。

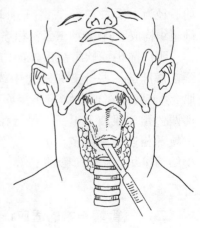

二、环甲膜切开术

环甲膜切开术(图4-7-1)是外科紧急开放气道的方法,其特点是出血少且迅速。环甲膜切开术最关键的是作为急诊科的医生,在其他内科气道开放方法无效的情况

图4-7-1　环甲膜切开术

下,在有熟悉的局部解剖知识的基础上,应有胆量拿起手术刀,因为在此时别无其他选择。具体步骤如下。

1. 患者取仰卧位,头后仰,颈前屈。

2. 操作者确定环甲膜位置,并对局部皮肤进行消毒。

3. 横向切口,切开皮肤及环甲膜,并旋转90°。

4. 插入小号气管导管(尽可能大),连接呼吸器,行机械通气,给予高浓度氧。

三、环甲膜穿刺和环甲膜切开的并发症

多为操作不当或局部解剖结构不熟悉所致,常见的并发症有:出血、假道形成、穿破食管、皮下或纵隔气肿等,应注意预防。

第八节 气管切开术

气管切开术(tracheotomy)是用外科手术的方法,行气管切开、开放气道,通常用于已行气管插管、环甲膜切开等气道保护措施后。由于其操作相对复杂,需要较高的操作技巧,故而气管切开术在气道阻塞或心肺复苏者不作为首选的气道开放措施。

一、颈部及气管的解剖简介

颈部中线的表面解剖标志有甲状软骨,甲状软骨上切迹在颈中线皮下,容易触及,甲状软骨是颈部各种手术包括气管切开术的主要标志,其下的环状软骨是喉和下呼吸道唯一有完整环的软骨,如被损伤往往引起顽固的瘢痕性喉狭窄,任何喉部或气管手术绝不可伤及。成人环状软骨位于第6颈椎平面,新生儿的环状软骨位于第3颈椎平面。气管共有16~20个软骨环、由结缔组织和肌肉连接而成的呼吸道,气管上端与环状软骨相连,1~6软骨环由于在胸廓以上故称为颈部气管。其第1、2软骨环位置较浅,在颈前中线可触及。

颈部气管自环状软骨至胸骨上端的长度因年龄、颈部长短和头部位置而异。在平卧时,一般成人为7 cm,8~9岁为5~6 cm,3~4岁为4~5 cm。颈部气管的左右径为2.0~2.5 cm,前后径为1.5~2.0 cm,气管软骨环占气管前部的2/3。气管后1/3呈扁平形,由肌肉和纤维组织构成,与食管前壁紧密相连。气管软骨环呈向后开放的马蹄形。

颈部前中线软组织由外向内是皮肤、皮下组织、颈浅筋膜。在颈浅筋膜下,有两侧颈前静脉的一些分支和跨越中线的颈前静脉弓。其内为两侧胸骨甲状肌和胸骨舌骨肌,颈前筋膜在正中线相连接而成的白色筋膜线,称为白线。白线是气管切开术中分离两侧颈前肌使手术操作保持在前正中线的重要标志。甲状腺分两叶位于气管两侧,由峡部相连。峡部多在第二气管环下缘,跨越气管前壁。气管前有一层很薄的白色疏松结缔组织,称为气管前筋膜。手术时对气管前筋膜不可剥离过多,以免引起纵隔气肿。

二、气管切开术的适应证

1. 上呼吸道阻塞 包括急性喉炎、喉水肿、急性会厌炎、上呼吸道烧伤、喉及气管异物

等,以及喉和气管外伤伴软组织肿胀、骨折等为绝对适应证,可获得立竿见影的效果。

2. 呼吸道异物 对呼吸道异物患儿,应尽早取出异物,若无合适器械及取异物条件,可先行气管切开。

3. 由于神经系统疾病、药物中毒、颅脑外伤、颈椎外伤等引起昏迷、吞咽障碍、咳嗽反射受抑制,为保证呼吸道通畅,可行气管切开。

4. 慢性阻塞性肺病伴发感染、呼吸衰竭。

5. 为减少呼吸道阻力,吸出下呼吸道分泌物,或者需要长期行机械通气者。

6. 已行气管插管,但仍不能顺利排除支气管内分泌物或仍需较长时间呼吸机治疗者。

三、气管切开的方法

(一)常规气管切开

吸引器、气管切开手术包、简易呼吸器、面罩、气管套管、照明设备等。

气管套管的种类很多,有金属、塑料、硅胶等材料。对需行正压通气者应选用带气囊的套管,硅胶管的气管套管,可长期带套管。气管套管一般分为大、中、小三种型号,根据年龄、体型等选择。

1. 体位 患者取仰卧位,头后仰,用小沙袋垫于肩胛骨下。下颌须对准胸骨上切迹,保持正中位,以便暴露和寻找气管。

2. 麻醉法 用1%～2%普鲁卡因或2%利多卡因于颈前中线作局部浸润麻醉,自甲状软骨下至胸骨上切迹。如情况紧急或患者深昏迷,可不必麻醉。

3. 切口 手术切口有两种,即纵切口和横切口。纵切口较为常用,自环状软骨至胸骨上切迹处做纵切口,纵切口较易寻得气管。小儿及呼吸困难严重的患者宜做纵切口。横切口,在环状软骨下 3 cm,双侧胸锁乳突肌前缘作横切口,长为 4～5 cm,此切口的优点是瘢痕小,与颈部皮肤皱纹平行,切口愈合后不易看出痕迹。适用于颈部短胖者。

4. 切开操作步骤

(1) 一般需两人操作,手术者和助手。

(2) 消毒局部皮肤并行局部浸润麻醉。

(3) 分层切开皮肤、皮下组织、颈浅筋膜。

(4) 用拉钩将胸骨舌骨肌及胸骨甲状肌向两侧拉开。

(5) 将甲状腺峡部向上游离,显示 3、4、5 气管软骨环,用注射器穿刺,经 3、4 软骨环间穿入,抽吸有气,可切开 2 个软骨环。若已行气管插管,将导管缓慢退至切口上方,切忌拔出。

(6) 吸出气管内的分泌物,将带有导芯的气管切开套管插入,快速拔除导芯。确定是否在气管内,听诊两肺呼吸音,观察有无气流从气管切开套管中排出。

(7) 气管切开置管成功后,拔出经口、鼻插管,向气管套管套囊充气,密封气道。

(8) 缝合皮肤切口,如皮肤切口较长,可将切口上方缝合 1～2 针,套管下方创口不予缝合,以免发生皮下气肿,并便于伤口引流。放置开口纱布块,垫于套管周围,覆盖伤口。气管套管两侧的系带环颈,于颈后正中打结,固定套管,其松紧以能插入两指为宜。气管套管口以 1～2 层无菌湿纱布覆盖或接呼吸机。

(9) 结束后应由术者仔细地做术后检查,内容如下。①伤口有无出血。②套管是否通畅。③呼吸运动情况如何。④颈、胸部有否皮下气肿。⑤心肺听诊双肺通气情况,心音心律是否正常,有否气胸及纵隔气肿,一切无误后方可离去。

(二)经皮气管切开术

术前准备:常规器械及药品准备:氧气,吸引器,面罩,喉镜,气管插管,气管切开包,抢救药品。患者适当镇静镇痛。

体位:正中仰卧位,头后伸,肩部垫高,下颌、喉结、胸骨上切迹三点一线(图4-8-1)。

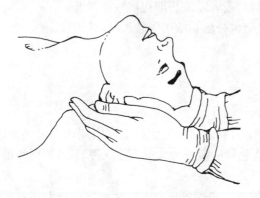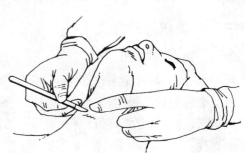

图4-8-1 经皮气管切开的仰卧位   图4-8-2 经皮气管切开的皮肤小切口

穿刺点应选1~3气管软骨间隙(以环状软骨为定位标志),常规消毒铺单,利多卡因表皮麻醉后,于穿刺点横行做一长2 cm切口至皮下(图4-8-2)。以套管加针芯穿刺气管,后接注射器,当有突破感后,回抽注射器,若抽得气体,证明在气管内。取出针芯,将棉絮放在套管口,若套管在气管内,棉絮将随患者呼吸气流飘动。经套管放入导丝,此时若患者咳嗽反射强烈证明导丝在气管内,可给予适当镇静药物,以利于进一步操作(图4-8-3)。

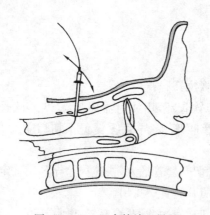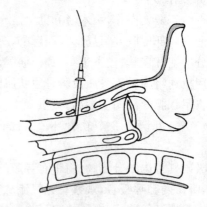

图4-8-3 经套管放入导丝   图4-8-4 沿导丝放入皮下组织的扩张器

拔除套管,沿导丝放入扩张器,扩张皮下组织(图4-8-4)。沿导丝推下扩皮钳,扩张皮下组织及气管环(下页图4-8-5)。

沿导丝置入气管套管(下页图4-8-6),拔除导丝,及时吸除穿刺处痰液和血液。固定气管套管。术后根据术中出血情况,可适当运用止血药物。术后,气管切开常规护理,定时消毒,更换敷料。

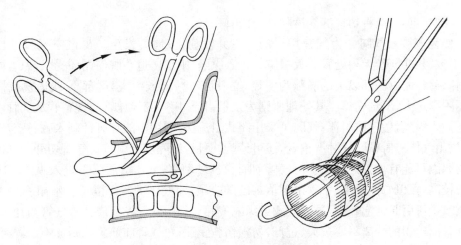

图 4-8-5 沿导丝推下扩皮钳

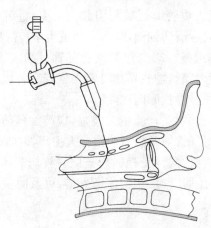

图 4-8-6 沿导丝置入气管套管

四、气管切开术的并发症及预防

1. 出血 若手术操作保持在正中线,术中止血彻底,甲状腺峡部又适当处理,一般出血不多。如气管切口过长过低,气管两侧分离过深,或无名动脉高位异常,以及患有血友病、亚急性黄色肝萎缩和其他出血性疾患者,可有严重出血,甚而出血致死。因此,应在术前询问出血史和全身疾病史。术中需轻柔操作,注意止血,选用适当的气管套管,术后防止感染。

2. 气管切开后的呼吸骤停 这是由于气管切开后,突然氧气吸入增多,相对的二氧化碳骤减,缺乏足够量的二氧化碳刺激呼吸中枢,从而导致中枢性呼吸骤停。在阻塞性呼吸困难时,特点是在已有发绀时,给氧并不能解除二氧化碳过多,反而使颈动脉和主动脉体的功能减迟,使呼吸中枢受抑制,应尽快解除呼吸道阻塞,及时排出机体内过多的二氧化碳,以改善肺泡气体的交换。遇有气管切开后呼吸骤停时,可给予二氧化碳混合气体吸入。如无此设备,则可采用人工呼吸保持气管插管的通畅,大多在短时间内即可恢复自主呼吸。

3. 皮下气肿 轻者气肿仅限于颈部,多由于手术时气管前组织分离过多,切口过大,气管切口大而套管较细,或皮肤缝合过紧,使大量气体逸出挤入皮下,患者剧烈咳嗽也可加重皮下气肿。皮下气肿一般均在术后 24 h 停止发展,术后 3～5 d 吸收。严重的皮下气肿可蔓延至胸、腹甚至达腹股沟部。预防气肿的方法是气管切口不宜大于套管,创口皮肤勿严密缝合,对气肿严重者,应将切口缝线拆除,敞开伤口。

4. 纵隔气肿或气胸 为气管切开的严重并发症,多同时发生。少量空气多可自行吸收,亦不致影响呼吸,无须处置。大量空气进入纵隔,则可压迫心脏使循环受阻,患者面色发绀,静脉怒张,尤以胸部以上的静脉为明显,心脏浊音减低或消失,胸部 X 线透视或摄片可见纵隔阴影扩大,不难确诊。其处理原则为及早引流,用一细导尿管或塑料管从气管前壁在筋膜下插入纵隔,做气体引流;气胸可采用闭式引流法,即用粗的穿刺针刺入胸膜腔,外接橡皮管,放出气体。对纵隔气肿严重者,还可请胸外科行纵隔切开引流。气管切开后气体进入纵隔的原因可能有如下几点。①对气管前筋膜过多剥离,气体沿筋膜下进入纵隔。②小儿胸膜顶较高,尤以右侧较高,手术中不慎刺破胸膜顶,使气体逸入纵隔。③喉阻塞严重患者剧烈咳嗽也可引起肺泡破裂,导致气胸或纵隔气肿。预防此并发症应在行气管切开术时,注意对气管前组织的分离不要过大、过低,勿损伤胸膜顶;对气管前筋膜原则上不予剥离,或只在气管切开部位进行分离。

5. 创口感染 可使邻近大血管糜烂破裂引起大出血,也可引起严重的下呼吸道感染。故手术须严格无菌操作,术后应清洁创面,全身应用抗生素控制感染。

6. 气管切开后呼吸仍不通畅 ①选用的气管套管过细或管内不通畅。②气管内黏稠分泌物或脓痂阻塞。③气管内膜状物或异物可能在气管套管以下阻塞。④肺部疾病,呼吸肌瘫痪或中枢麻痹,此时应积极寻找原因排除。

7. 脱管 可能造成窒息死亡,为严重的并发症,应严加预防,其方法如下。①气管套管必须松紧合适,固定好。②对气管切开患者应由专人护理,以防脱管不测。③对气管切开患者一般可在术后 72 h 更换气管套管,更换时应按照气管切开体位固定患者,于明视下置入已准备好的气管套管。在发生脱管时,切勿惊慌失措,可及时按气管切开时体位固定患者,立即将套管置入。

（陈旭锋　张劲松）

参 考 文 献

1. 邵孝洪. 现代急诊医学[M]. 北京:北京医科大学中国协和医科大学联合出版社,1997:9～25

2. 王虹虹,曾红,张林,等. 可视喉镜在急诊紧急气管插管中的应用[J]. 中华急诊医学杂志,2012,21(8):883～886

3. 王一镗. 王一镗急诊医学[M]. 第二版. 北京:清华大学出版社,2015:65～79

4. Benumof JL. Laryngeal mask airway: indication and contraindication[J]. *Anesthesiology*, 1992, 77(5):843～846

5. Deem S, Bishop MJ. Evaluation and management of the difficult airway[J]. *Crit Care Clin*, 1995, 11(1):1

6. Brain A. I. J., McT. D., McATEERE. J., et al. The laryngeal mask airway: Development and preliminary trails of a newtype of airway[J]. *Anaesthesia*, 1985, 40:356～361

7. George R. Schwartz. Principles and Practice of Emergency Medicine[M]. 4th ed. Philadelphia:Lippincott Williams & Wilkins, 1999:1～32

8. Tintinalli JE, Kelen GD, Stapczynski JS. Emergency Medicine[M]. 5th ed. Philadelphia:McGraw Hill, 2000:79～84

第五章
心肺复苏相关技术

第一节　心脏电除颤

一、概述

2005 年 AHA 心肺复苏指南中,在 AED 就绪时,应先进行 1.5~3 min 的 CPR,然后再除颤。2015 年 AHA 强调当施救者可以立即取得 AED 时,对于成人心搏骤停患者应尽快使用除颤器;若不能立刻取得 AED,应该在他人前往获取 AED 的时候开始心肺复苏,在设备到达后尽快进行除颤。缩短除颤前后停顿时间,可明显增加心搏骤停患者的生存率。新指南建议,当可以立即取得 AED 时,应尽快使用除颤器;当不能立即取得 AED 时,应立即开始心肺复苏,并同时让人获取 AED,视情况尽快尝试进行除颤。

对除颤波形能量选择提出如下更新推荐意见。①推荐除颤器双相截形指数(biphasic truncated exponential,BTE)、直线双相波(rectilinear biphasic,RLB)或单相波治疗心房与心室心律失常(Ⅰ级)。②根据使用双相波除颤器终止心律失常更能成功,治疗心房与心室心律失常,双相波除颤器优选于单相波除颤器(Ⅱa 级)。③尚缺乏证据证明,对终止 VF 是否某种双相波优于另一种双相波,使用厂商推荐的能量做首次除颤是合理的(Ⅱb 级)。④如不知厂商推荐能量,则用最大剂量是合理的(Ⅱb 级)。VF/无脉搏 VT,继续除颤能量提出如下更新推荐意见:根据厂商制造的除颤器选择固定或递增的能量用于随后除颤是合理的(Ⅱa 级)。若使用递增型手动除颤器,选择较高能量进行第 2 次和随后除颤是可考虑的(Ⅱb 级)。AHA 心肺复苏指南 2005 对现场电除颤作出重要更改:对需要电除颤患者,只给 1 次电击,而后立即进行 CPR,在给了 5 组 30:2 的 CPR(约 2 min)后再检查患者的心律。建议成人 VF/无脉搏 VT 使用单相波首次和系列电击的能量为 360 J(2000 年指南的建议为:成人 VF/无脉搏 VT 单相波首次电击能量为 200 J,第二次电击能量为 200~300 J,第三次后的电击能量为 360 J)。双相波选择首次成人电击能量对于截断指数波形为 150~200 J,对于直线双相波形为 120 J。第二次能量应该相同或更高(Ⅱa 类),无增大或逐步增大能量双相波形电击可以安全、有效地消除短期和长期 VF(Ⅱa 类)。

如急救人员不熟悉设备特定能量,建议使用默认能量 200 J。同时要求如下。

1. 院前早期除颤(求救 EMS 后 5 min 内完成电除颤)。

2. 参加急救人员应有计划地接受急救培训,并有责任实施 CPR,在有除颤器情况下,有权行电除颤治疗。

3. 院内除颤

(1) 具有早期除颤能力:是指在医院各科室及门诊都装备有除颤器,所有医务人员都受过急救技术培训。

(2) 现场急救人员行早期电除颤的对象:在医院任何地方或救护车内发生的心搏骤停,从发病至电除颤的时间限在 3 min 内。

(3) 院内复苏反应时间必须经转复后记录的除颤时间,这才被认为是可靠的。

4. 普及公众除颤

(1) 据统计,心搏骤停发生频率是以"患者 5 年内曾使用 1 次 AED"为合理依据(预计心搏骤停发生率为 1 人次/1 000 人年)。

(2) EMS 急救人员很难保证在接到求救后 5 min 内到达现场并行电除颤,如果在社区培训非专业人员,并配备一定的设备,则可能实现这一目标。经培训的人员可具备以下能力:担任社区的现场救助人员;能够判断是否发生心搏骤停;尽快求助 EMS 系统(如急救电话);实施心肺复苏(CPR);安全地连接和实施 AED。

(3) 有责任进行 BLS 的救助人员有警察、消防队员、保安人员、运动员领队、船员以及客机乘务人员(这些人被称为"第一级救助人员"),应该接受 CPR 和使用 AED 的培训;"第二级救助人员"是指在工作现场或公共场所的公众,应学习掌握这 2 项技术;"第三级救助人员"是指高危人群的家人或朋友,也应学习掌握这 2 项技术。后两级救助人员掌握救生技术不作为责任要求。

5. 心搏骤停时最常见的心律失常是心室颤动,而终止室颤最有效的方法就是电除颤,成功除颤的机会转瞬即逝,不进行除颤数分钟后就可能转为心脏停搏。如果发生心搏骤停要力争在 3 min 内行首次电除颤,许多成人患者则可无神经系统损害;若同时进行 CPR,复苏成功率更高。及时的 CPR 虽可以维持脑和心脏功能,并可延长室颤持续时间,但 CPR 却不能将室颤转为正常心律。所以除颤的时机是治疗室颤的关键,除颤每延迟 1 min,复苏成功率下降 7%～10%。

6. 成功电除颤取决于从室颤发生到行首次电除颤治疗的时间。

二、电除颤方法

对一个心室纤颤患者来说,能否给予成功的电除颤,使被抢救者存活,决定于从室颤发生到行首次电除颤治疗的时间。除时间因素,标准除颤器的使用,需选择适当的能量,以能产生足够穿过心脏(心肌)的电流而达到除颤的效果,同时要尽量减少电流对心脏的损伤。如果电除颤时所给的能量或电流太小,则不能终止心律失常;能量或电流太大则会造成心脏损害。

(一) 电除颤机制

电除颤是指以一定强度的电流刺激心室肌细胞(包括起搏细胞在内),使其同时去极化的过程。有序的内源性起搏点的恢复可保证有效的心脏节律的恢复。去极化后,具有高度自律性的心脏起搏点(如窦房结、房室结)可以发挥起搏作用,于是有可能重建窦性或房性节律。这个过程已由电生理学实验给予很好的说明。实验中先诱导出室性心动过速(VT)和室颤(VF),然后用除颤使之逆转,结果无明显的死亡率。

濒危心肌的除极对于终止 VF 的形成已足够了,因而可能并不需要整个心脏的去极化。然而,能量的释放和电击的时间是瞬间的。因此,电击的能量强度必须超过所谓心肌易损性上限的能量当量,即在复极易损期可以诱发 VF 的能量,否则 VF 将继续存在或者电击诱发新的 VF。因此,除颤的重点是在适当的心跳间期释放足够的电流以终止室颤。

给予较大的能量和延长电击时间能增加心肌的不应期,这更有助于阻止心室颤动的发生,从而有利于除颤。电击和药物合用,可协同延长心肌细胞不应期,因而可增加除颤成功的可能性。

(二)除颤能量的选择

造成复苏后心功能不全的机制很复杂。有证据表明,电刺激的能量越大,其不良反应也越严重。因此,对成人患者建议使用低能量除颤。由于电除颤是发生在电击后 300～500 ms 的电生理变化,所以除颤成功通常指实施电击后 VF 终止至少 5 s。应用相同的能量,在随后的除颤过程中将会形成更强的电流,因为在重复除颤中经胸电阻抗值下降,这一结论也说明在前一次除颤后,室颤即使还持续,仍可以使用相同的能量再次行电除颤。单相波除颤一次应立即先给予 360 J 的能量,如果室颤终止后随后再出现,则给予同样的电除颤能量水平。而双相波除颤则首次给电击能量为 150～200 J。

以往,除颤常以"焦耳"来表达电能量,所显示的除颤焦耳数值并不等于通过心脏的电流量。尚无证据表明电能量与电击诱发心脏损伤的潜在危险有关,而相关的是电流量大小,峰值电流往往是心肌损伤危险最大的一点。所以,在选择除颤方案时,必须考虑到不同除颤方式间峰值电流的差别。高电流可以造成心肌的损伤。有研究表明,超过 400 J 能量水平可对犬心肌导致损伤。即使动物经胸阻抗可能较人类的要低,但人类临床单相或双相波除颤方案电流水平却应设计低于动物致损伤水平,选择适当能量可减少反复多次无效电击对心肌造成的损伤。心搏骤停时心肌损伤可来自 CPR,急性心肌缺血或心肌梗死亦可发生损伤。心肺复苏后患者即使未经电除颤,也可表现出心功能的改变,如 ST 段改变、心脏标记物水平升高、心脏收缩功能改变、心率变异、体循环低血压等。心肌缺血损伤、延长时间的心肺复苏,以及血管收缩药物应用,是致心肌顿抑及复苏后各种症状的因素,而心功能障碍也与除颤的能量大小相关。故除颤的成功,不仅要关注开始的时机,也要关注选择适当的方式和能量,以求最佳效果和尽可能小的损伤危险性。

(三)经胸电流与阻抗

因为电流决定除颤的成功与否,所以接下来考虑经过心脏的电流、释放的能量和经胸阻抗的关系。穿过心脏的电流其实只占总的经胸电流的 4%,其余 82% 经胸壁、14% 经肺消散。成人经胸阻抗为 15～150 Ω,平均 70～80 Ω,视电极表面状况、加在电极上面的压力大小、胸部的大小和形状、呼吸相、是否用导电介质以及上次电击后的残余效应等情况而定。用力加压电极板可以减少经胸阻抗最高达 25%,适当使用导电糊、限定电极的正确放置位置可减少阻抗 60% 以上。

(四)电极的位置

电极的放置位置是个有趣的问题。现行的常规放置方法是一个电极置于胸骨右上方锁骨下,另一电极置于左乳头外侧腋中线上。还有一方法是一个电极置于心尖部,另一电极置于背部右肩胛下角位置(图5-1-1)。

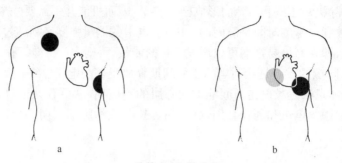

a.胸前式　b.前后式

图5-1-1　电极放置位置图

若是对安有植入式人工心脏起搏器的患者实施体外除颤,电极不能靠起搏器太近,因为除颤可引发电弧放电从而增加心肌损伤的危险或可能造成起搏器损坏。这一类患者在实施除颤时,电极位置至少距离起搏器安装位置12 cm,或者采用前后位置除颤。

(五)电除颤波型

波型变化包括波幅、延时和电压波形形态学的改变。根据电流是否单相、双相或多相,波型又可进一步分型:单向电击定义为单相波;电流正反变化的电击定义为双相波。单相波一般产生较高的峰电压,为2 000~3 000 V;双相波峰电压为1 500~1 600 V。一般单相波延时5~7 s,双相波要8~10 s可释放足够能量。1997年,又引入了三相波型。对于植入式除颤器,通常用双相波型。然而,在20世纪80~90年代,双相波的体外除颤引发了业内专家极大的兴趣。在基础实验和临床应用研究中发现,双相波电击除颤可明显降低所需能量水平,且较单相波形的除颤效果更好。

双相波除颤成为除颤器发展的主要趋势,已显示了其市场前景和临床应用的价值。单相波是以单方向释放电流,如果单相波逐渐降至0 V时,则称之为"正弦衰减";如果单相波同时下降,则称之为"指数截断"。相反,双相波电流在一个特定的时限是正向的,而在剩余的数毫秒内其电流方向改变为负向,双相指数截断(BTE)波形并能够有阻抗补偿。有研究比较其与传统单相正弦衰减(MDS)波形200 J和360 J能量水平的除颤效果,结果发现,首次电除颤时150 J BTE能达到与200 J MDS相同的除颤成功率,而前者造成ST段的改变则明显小于后者。双相波除颤最适当的能量尚未确定,首次双相波电除颤为<200 J的固定能量,而连续双相波电除颤应不低于此能量。

(六)电流除颤

心室颤动和其他心律失常可通过电击产生足够的经心脏电流而终止。这种方法能够避免用不恰当的低能量对高电阻抗的患者进行电除颤治疗,电流除颤还能够避免用高能量对低阻抗的患者行电除颤治疗,此时产生过强的电流造成心肌损害或除颤失败。以往电除颤常以"焦耳"电能量来表达,所显示的除颤焦耳数值并不等于通过心脏的电流量。尚无证据表明电能量与电击诱发心脏损伤的潜在危险有关,而相关的是电流量大小,峰值电流往往是心肌损伤危险机会最大的一点。美国心脏协会(AHA)与欧洲复苏协会(ERC)建议用"电流作为除颤基本衡量因素"来确认是否给患者发放适宜电击。单相波除颤的最佳电流为30~40A,而双相波则有待进一步研究,但其与单相波比较在相同能量条件下发放的电流较小,峰值电流相差 40%。所以,在选择除颤方案时,必须考虑到不同除颤方式间峰值电流的差别。

(七) 同步与非同步电复律

电复律时电流应与 QRS 波群相同步,从而减少诱发室颤的可能性,如果电复律时正好处在心动周期的相对不应期,则可能形成室颤。在转复一些血流动力学状态稳定的心动过速时,如室上性心动过速、房颤和房扑,同步除颤可避免这种并发症的发生。室颤则应用非同步模式。值得注意的是,在室速时同步除颤非常困难,因为综合波的形态和心律失常的变化很大,也不要因去辨别室速是单形或多型来选择同步或非同步除颤而花更多的时间,一旦室速时患者如无脉搏、意识丧失、低血压或严重的肺水肿,则应立即行非同步电复律,应该避免因试图用同步方式而延误治疗。应在发现室颤或无脉性室速数秒钟内给予电除颤。

三、除颤在 CPR 中的应用

1. 室颤的治疗　做逆转 VF 的电击方法是首次使用单相 360 J 或双相波 200 J 非同步直流电除颤(图 5-1-2)。

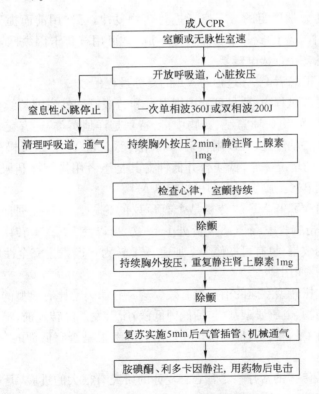

图 5-1-2　心室纤颤复苏流程

电除颤后即行 2 min CPR,再检查心律。心电静止(asystole)和无脉性电活动(pulse-less electrical activity, PEA)应按专门流程进行复苏。如经一次电除颤后继续 CPR 2 min 后,室颤仍存在的话,则继续心脏按压,建立合适的静脉通道,并静脉推注肾上腺素 1 mg,2015 年指南不建议联合使用加压素。如果在 5 min 内心肺复苏术(包括多次电除颤尝试)失败,则建议行气管内插管。

对持续室颤的患者,可考虑用抗心律失常药物,目前认为胺碘酮是复苏时抗心律失常一线药物,剂量为 150～300 mg,如果室颤或不稳定性电活动不能去除,3～5 min 后可重复以上剂量。无胺碘酮可使用利多卡因,每次静推利多卡因后可尝试电除颤。高钾和低钙加重了室颤的维持,因此可以 2～4 ml/min 的速度静脉注射 10% 葡萄糖酸钙 20 ml 或静注 10% 氯化钙 10 ml。但钙盐可显著影响心肌收缩力,所以除特殊情况外不应常规应用。

2. 室性心动过速的治疗　无脉性室性心动过速(VT)即刻威胁到生命。即使 VT 时有脉搏,仍还可能发展为 VF。因此,应努力将 VT 转变为室上性节律。对于血流动力学稳定的 VT 患者,建议给予心律转复术。电转复的过程类似 VF 的电复律,只有两步重要的差别。第一是能量的差别,VT 的电转复常用能量为成人 25～50 J。在低能量电转复无效的情况下,也可给高能量:100 J、200 J、300 J 甚至 360 J。第二个不同点是电击必须是同步的,以触发患者的 QRS 波群,易损期的非同步电击可能将 VT 转变为 VF。偶尔有多形性 VT 的患者,心室律高达 160 次/min 以上,除颤器不能识别多变的 QRS 波型,无法实现放电。只有在此情况下,才适用非同步心脏电复律。对于清醒患者,除颤前必须用镇静剂,常用咪唑达仑(咪唑安定),5～10 mg 静注。其他如镇静止痛类药甲苄咪唑、氯胺酮、芬太尼等,也可选用。

如果对血流动力学稳定的 VT 患者进行药物复律,可选用前面提到的利多卡因。像 VF 的药物转复一样,若利多卡因心律转复不成功,可用普鲁卡因酰胺,然后是溴苄乙胺。但大部分人的意见支持首选电转复。

对于无脉的 VT 患者,复苏过程与 VF 的复苏过程一致。

在施行紧急复苏过程中,要尽可能识别引发和造成顽固性室速持续存在的原因。这其中可能包括心肌缺血、电解质紊乱、药物中毒,特别是洋地黄类,还有交感和肾上腺素能刺激。对顽固性室性心动过速,可以用镁剂,如硫酸镁,总量 1～2 g,缓慢静脉注射或静推均可。如同在 VF 中的情况一样,低镁合并低钾尤其是患者用排钾性利尿剂的,易造成 VT。急性心肌梗死后用 β 肾上腺素阻断剂可以抑制 VT。

心前区捶击对 VT 和 VF 的转复是个有争议的论题。一些证据证明,用攥紧拳头从 20～25 cm 高度捶击胸骨中、下 1/3 交界处 1～2 次,可以使 VF、VT 转律。但无前瞻性研究评价此方法的使用效果,也有可能使 VT 加速,VT 转为 VF,发生完全性房室传导阻滞或心搏骤停,故已不推荐使用。

电起搏对尖端扭转型室速的治疗也有效。这种心律失常伴有典型的 Q-T 间期延长,可以是先天的或由药物、电解质紊乱(包括低钾低镁)所引发。电转复前,最好用 2 g 硫酸镁加 20 ml 盐水稀释后静推,推注时间为 2 min 以上。应考虑是否有低钾的存在,若有则应予补钾给纠正。

3. 过缓性心脏停搏的治疗　尽管心脏复苏的研究有很大的进展,但对心脏停搏的复苏却始终不尽如人意。在心搏骤停的患者中,有约 25% 最先表现为心脏停搏。其比例依不同的社区医疗状况的不同,在人口稀疏和非常密集的社区,因急诊服务的耽搁,其比例明显升高。一项回顾性研究报道,有 85% 的猝死患者在到达医院时表现为心脏停搏或电机械分离,仅 2% 或更少患者最终得以存活。这些数据说明在心脏停搏出现前早期干预的重要性。

心脏停搏实质上是一个终点,此前的干预包括胸外按压、气管插管和机械通气、应用肾上腺素。除心脏传导阻滞所致的严重心动过缓外,不论是体外的、经静脉的或经胸的电起搏均已无法改善心脏停搏的预后。只有心肌的灌注恢复后,才有可能恢复自主循环。肾上腺素主要是作为动脉和小动脉的血管收缩剂,使胸外按压产生的血流能够更多地供应冠状动脉和脑循环。可静推阿托品 1 mg,并且间隔 5 min 后可重复使用。尽管偶有个案报道在其他干预失败后,阿托品可以使窦性节律恢复,但心脏停搏时应用阿托品的有利效果并未证实。

心脏停搏常代表心脏储存能量耗竭的终末期,心室已不再能对电击刺激产生收缩反应。就这个意义上来说,心脏停搏的诊断可能有误,在判定是心脏停搏而实际上是 VF 的情况下给予抗休克治疗是合理的,然而,实际上这种情况下有序节律和有效脉搏的恢复很有限。不幸的是,对缺血心肌的电击休克可能起反作用,所以最好先予实施胸外按压。更重要的是,心脏停搏的诊断应通过 2 个以上导联心电图来评估。

对低于 40 次/min、尚有外周脉搏的心动过缓性心律失常,可选用体外起搏治疗,尤其是伴有低血压、胸痛、呼吸短促、意识进行性丧失的患者,最好在无脉出现以前迅速完成。前面已提及此种情况下用阿托品可能带来的好处。但在急性心肌梗死时应用阿托品时应注意,因为副交感神经的调节作用被阻断而可能促发致命的室性心律失常。如果用阿托品后仍存在低血压,建议使用体外或体内起搏。对于经上述治疗后仍无反应的有症状的心动过缓患者,可以 2~10 μg/min 的速度静滴肾上腺素。

利多卡因对可除颤心律所致心搏骤停可在自助循环恢复(restoration of spontaneous circulation,ROSC)后使用,而 β 受体阻滞剂在复苏中使用证据不足。

2018 年美国心脏协会心肺复苏与心血管急救指南对成人难治性 VF/pVT 心搏骤停患者在复苏期间或自主循环恢复 ROSC 后,立即使用抗心律失常药物进行推荐的内容如下。①针对成人除颤难治性 VF/pVT,建议使用胺碘酮或利多卡因(弱推荐,低质量证据);不建议常规使用镁剂(弱推荐,极低质量证据)。②目前证据水平太低,不足以支持对成人除颤难治性 VF/pVT 的心搏骤停患者使用溴苄胺、尼非卡兰或索他洛尔。③目前证据水平太低,不足以支持对成人除颤难治性 VF/pVT 心搏骤停患者在 ROSC 后立即使用预防性的抗心律失常药物。

2015 更新指南主要变更包括推荐根据呼出末 CO_2 测定判断 CPR 预后,以可除颤与不可除颤心律区分肾上腺素使用时间,同时提出 IHCA 使用糖皮质激素、血管加压素与肾上腺素综合治疗的可能性。对不可除颤心律与 IHCA 患者强烈推荐 TTM,用目标体温管理(targeted temperature management,TTM),首选 TTM 为 36℃。

4. 无脉性电活动(PEA)的治疗 PEA 定义:有除 VF、VT 外的规则电活动,但无外周脉搏的一种状态。以前将该异常状态命名为电机械分离。但也许只是无足够的心脏泵出,并不一定真的存在电分离;还包括可能存在有效的心肌收缩和主动脉压力,但外周脉搏不易触及的情况。因此,PEA 进一步分成正常血压性 PEA、心肌收缩功能和主动脉压下降的假性 PEA、心肌无收缩的真性 PEA。PEA 约占医院外的心跳停止的 20%。这类患者成功复苏的机会很低,最终只有大约 2% 存活出院。如心电图示心率超过 60 次/min、P 波明显、QRS 波群时间和 Q-T 间期接近正常,则患者预后较好。

不管心脏节律或 PEA 的类型如何,初始的治疗应着力恢复冠状动脉血流和有效通气。初始的药物治疗用肾上腺素,合用或不用阿托品。阿托品仅在心动过缓时用。假性 PEA 可用多普勒超声作出明确诊断。

其他治疗 PEA 的特别方法需鉴别原因。需要识别五大主要原因(下页表 5-1-1),包括机械原因、前负荷下降、心肌功能不全、肺源性以及除颤后 PEA。 机械原因须排除由于机

表 5-1-1　无脉性电活动的特殊原因与治疗

原　　　因	治　　　疗
1. 机械原因 　张力性气胸 　心脏压塞 　自发性呼气末正压呼吸	 针式或插管式胸膜腔造口术 心包腔穿刺术 调整机械通气设定：降低通气频率和潮气量
2. 前负荷降低 　低血容量 　脓毒血症 　多发性肺梗死	 扩容，发现病因（如出血）并处理 扩容，用抗生素 溶栓，急诊动脉切开取栓术
3. 心功能不全 　大面积心梗 　药物过量 　钙通道阻滞剂 　β 肾上腺能阻滞剂 　三环类抗抑郁药 　洋地黄类 　高血钾 　低体温	 急诊 PTCA，如无条件，则溶栓 葡萄糖酸钙或氯化钙 10 ml 静推，起搏 胰高血糖素，3～10 mg 静注，起搏 碳酸氢钠，1 mEq/kg 静滴，30 分钟以上，随后以 0.5 mEq/kg 静滴 洋地黄 Fab 抗体 葡萄糖酸钙或氯化钙 10 ml 静推；碳酸氢钠，1 mEq/kg 短时间静滴 根据中心温度；＞34℃ 体外被动复温，30～34℃ 体外主动复温，＜30℃ 体内主动复温
4. 肺源性 　严重肺功能不全/呼吸停止致低氧	 机械通气
5. 除颤后 PEA 　缘于长时间室颤后电除颤成功	 无特殊治疗方法

械阻塞（如肺梗死）造成的静脉回流和（或）心室充盈或排出等情况。所有原因中最易处理的是由于血容量的减少而造成的前负荷减少。心肌收缩力衰退是第二个常见原因，通常由于大范围缺血性损伤或代谢性损伤所致。

　　除颤后 PEA 现在被认为是长时间室颤除颤成功后的结果，经常可以自发地恢复为室上性或有脉性室性节律。除胸外按压和肾上腺素外，尚无其他特别的治疗除颤后 PEA 的方法。

　　除了传统的除颤器和起搏器，还有体外自动除颤器、植入式除颤器以及大量新的起搏器如体外起搏器等电除颤设备。它们的飞速发展为我们不断提供了更有力的武器，然而在治疗药物研究方面，除胺碘酮可能有效外再无其他进展。

四、自动体外除颤器

　　自动体外电除颤器（AED）包括心脏节律自动分析系统和电击咨询系统，可自动提出实施电击的建议，最后由操作者按"SHOCK"键钮来执行电除颤。AED 只适用于无反应、无呼吸和无循环体征的患者。

1. 除颤波形和能量 目前仍包括 2 类除颤波形:即单相波和双相波,不同波形对能量需求有所不同。一般建议,使用单相波除颤时,一次电击能量为 360 J;双相波除颤使用 150～200 J。

2. 急救操作者的作用 使用 AED 时,急救操作者应是除颤的第二核实系统,以确定患者是否真的发生心搏骤停。对于已证实的无循环体征患者,无论是室上速、室速还是室颤都有除颤指征。

3. 除颤效果的评价 电击后 5 s 心电显示心搏停止或无电活动均可视为电除颤成功。第一次电除颤后应立即做 CPR 2 min,适当的供血可使心脏更易恢复自主节律,CPR 后 2 min 再检查心律,判断是否恢复规则的心律,包括室上性节律和室性自主节律。

4. 电击指征与"无除颤指征" 一次除颤后急救者立即做 2 min CPR,若心律仍为室颤,则再行 1 次电除颤,而后再行 2 min CPR,直至仪器出现"无电击指征"或已可行高级心脏生命支持(ACLS)。

(1) 无循环体征:AED 可提示"无除颤指征"的信息,检查患者循环体征,如循环仍未恢复,需继续做 CPR。3 个"无除颤指征"信息即提示成功除颤的可能性很小。在 2 min CPR 后,再做心律分析。

(2) 循环体征恢复:如果自主循环恢复,检查患者无自主呼吸,即给予人工通气,10～12 次/min;若有呼吸,将患者置于恢复体位,除颤器仍连接在患者身体上,如再出现室颤,AED 会发出提示并自动充电,再行电除颤。

(李　光)

第二节　心脏临时起搏

一、概述

临时起搏技术始于 20 世纪 30 年代初期,是一种将脉冲发生器(非永久性起搏电极)临时置于体外进行心脏起搏的方法。起搏电极置入心腔内 1～2 周,最长不超过 1 个月,达到诊断或治疗目的后即撤出。20 世纪 50 年代初,Zoll 经皮进行临时心脏起搏成功地抢救了 1 例心脏停搏的患者;50 年代末,经皮和经食管心脏起搏的可行性得到肯定,临时起搏术已经成为紧急处理严重心动过缓和某些心动过速的可靠方法。心搏骤停及心肺脑复苏后患者的神经细胞由于长时间缺血缺氧性损害,发生坏死和凋亡,继而引起相应的神经功能障碍,因此心肺脑复苏后患者神经功能情况是评价患者心肺脑复苏抢救效果的重要指标。经过心脏临时起搏进行救治成功的患者,既通过胸外按压的方法保障脑、冠脉一定的血流量,同时快速地施行心脏临时起搏,改善患者血流动力学情况,使得患者在后期的康复过程中病情得到了更好的恢复,神经功能缺损的改善也更为明显,减少了心肺脑复苏后遗症的发生,从而极大提高了患者的生活质量。

临时心脏起搏的方法有:经皮起搏、经静脉起搏、经食管心脏起搏和经胸起搏。选择临时起搏的方式应考虑患者的各种情况,如病情缓急、患者体型、解剖学特征、静脉情况、可能的并发症,以及将来是否需要置入永久起搏器。临床上需要进行临时起搏的患者多是病情急、血流动力学不稳定(或可能变得不稳定),需迅速对心血管系统的衰竭进行预防和干预治疗。同一患者有可能需要几种不同的临时起搏方法。比如极严重的心动过缓患者,在抢救室内应首选经皮起搏,一旦稳定则改用经静脉起搏。

二、临时起搏的适应证

1. 一般治疗性临时起搏

(1)急性心肌炎、急性心肌梗死等所致的一过性Ⅱ度Ⅱ型或Ⅲ度房室传导阻滞,以及三束支阻滞。

(2)药物、电解质紊乱等所致的症状性心动过缓。

(3)外伤或心脏手术后的Ⅲ度房室传导阻滞。

(4)不宜用药物治疗或电转复的顽固性心动过速。

(5)植入永久起搏器前或更换起搏器时的过渡性措施。

(6)Q-T间期延长合并多形性室性心动过速者。

2. 预防或保护性临时起搏

(1)冠状动脉造影和介入治疗期间可能出现严重心动过缓者。

(2)快速心律失常转复后可能出现严重心动过缓者。

(3)严重心动过缓或双/三束支阻滞需行外科手术者。

3. 诊断或研究性临时起搏

(1)快速心房起搏心脏负荷试验。

(2)心房起搏测定窦房结恢复时间和传导时间。

(3)快速心律失常发生机制和药物作用的电生理研究。

(4)隐性房室传导阻滞的检测。

三、经皮心脏起搏

经皮起搏是使特定电流通过安置在胸壁的电极片,达到激动心肌和起搏心脏的目的。在20世纪50年代初,经皮起搏的可行性就已得到肯定。随着起搏技术和仪器的改进得到了广泛的临床应用,现已成为缓慢心律失常的重要治疗手段。经皮心脏起搏是唯一的无创性临时起搏方法,其优点是操作便捷,并发症少。至目前为止,尚未见肌肉损伤、皮肤损伤或其他显著问题的报道。经皮起搏的缺点是不能保证稳定、有效和可靠的心脏起搏,不能长时间应用,此外在操作过程中患者有不舒适的感觉。早期的研究中显示,50%～100%的健康志愿者以及70%～80%的各种临床患者中经皮起搏可有效起搏心脏。当出现持续性心动过缓或心脏收缩功能丧失(5 min以内),迅速进行经皮起搏非常有效(>90%)。经皮起搏失败者绝大多数见于长时间的心脏静止以及循环衰竭的终末期。在这部分患者中,由于心肌缺血、缺氧及电解质紊乱使有效起搏夺获心脏更加困难。

适当电极片放置是决定经皮起搏成功的最重要因素,负极电极片应覆盖在心尖部或相当于体表心电图V_3导联的位置,正极最好放置在背部脊柱与左侧或右侧肩胛骨的下半部之间,如果无法放在背部,也可选用以右胸前乳头上方6～10 cm的位置。由于骨骼可增加阻抗,背部电极不应直接放置在脊柱或肩胛骨上。经皮起搏需要在较宽的脉冲下产生强电流夺获心肌组织,这种信号可以引起标准心电图的伪差,使少数患者出现疼痛和咳嗽。已有新设计的电极片可使皮肤表面的电流密度明显减低,降低皮肤神经刺激的发生,但对骨骼肌的刺激还会发生,使患者不适。因此,接受经皮起搏的所有患者必须适当服用镇静剂,病情一旦稳定,应当立即改用经静脉临时起搏。

四、经静脉心脏起搏

经静脉起搏是把电极导线经静脉植入到心脏(通常是右心室或右心房/冠状静脉窦),达到起搏的目的。经静脉起搏首次报道于 20 世纪 50 年代后期,现已成为最常用的临时心脏起搏方法。如今,在所有的临时起搏中,95％以上采用经静脉临时起搏。如患者需要持续 20～30 min 以上的心脏起搏,经静脉起搏是稳定、易耐受的起搏方法。经静脉起搏的入路可以选用锁骨下静脉、颈内静脉或股静脉,亦有采用肘正中静脉或肘静脉者,但该部位易发生电极导线的移位(上肢运动引起)。

经静脉起搏有出现严重并发症的可能。并发症的总发生率为 4％～20％,包括:气胸、血气胸、动脉撕裂、气体栓塞、大出血、心肌穿孔、心脏压塞、神经损伤、胸导管损伤、心律失常、感染、血栓栓塞。在紧急状况下置入起搏器,上述并发症的发生率会增加。为减少风险,经静脉临时起搏应在患者血流动力学相对稳定的情况下进行。如需要急诊起搏,应先行经皮起搏,作为经静脉起搏的过渡措施。大部分经静脉起搏的并发症与建立静脉通道有关,且随静脉入路有所不同。锁骨下静脉穿刺的气胸、血气胸发生率较高(1％～5％);颈内静脉入路者颈动脉损伤发生率高(10％);股静脉穿刺者多伴发静脉血栓(25％～35％)及感染(5％～10％)。

心肌穿孔的发生与静脉入路无关,而与导线插入技术相关。如导线插入后患者主诉胸痛或闻及心包摩擦音,应高度怀疑心肌穿孔。一旦确诊为心肌穿孔,如起搏功能不稳定或患者主诉有胸痛,应重置导管。如有明显的心包积液或心脏压塞的证据,应密切观察患者症状、血流动力学和超声心动图变化,必要时应立即行紧急心包穿刺术。

五、经食管心脏起搏

经食管起搏首次报道于 1957 年,其机制是经鼻腔插入专用电极导管,到达与左心房毗邻的食管中下部,以一定的脉宽(1.0～5.0 ms)、较高的电压即可起搏心脏。用这种方法起搏心房十分有效,但起搏心室的效果相对较差,仅有 3％～6％ 的患者可获得心室起搏。经食管起搏可在床旁迅速实施,既不需要穿刺静脉,也无须透视检查。患者最常见的主诉为起搏时的不适感。这种不适可通过降低输出能量将其减至最低。一般不推荐长期使用经食管起搏,因其可以导致食管轻微损伤。

临床上,食管记录及起搏技术常应用于以下方面:

(1) 终止房扑和室上性折返性心动过速。

(2) 通过提高心率对无法运动而又需要评价其冠状动脉病变状况的患者进行诊断。有研究表明,用食管起搏作为激发试验和多巴酚丁胺激发试验对评价心肌缺血的效果无显著差异。

六、经胸心脏起搏

经胸起搏的方法是经胸骨旁或剑突下插入一根钩状电极,使其穿过心室壁,并与心内膜接触。因放置电极的过程需要穿刺心室壁,容易引起心肌或冠状动脉撕裂,导致心脏压塞和血气胸的风险很大。经胸起搏主要用于病情危急,无法在短时间内成功实施经皮或经静脉起搏的患者。这一方法起搏成功率低（5%～20%），这可能与起搏时患者的病情已十分危重有关。目前，尚无研究可以表明经胸起搏可增加患者生还的机会，鉴于经胸起搏的缺点，该技术已被基本摒弃。

七、经心外膜起搏

心外膜起搏主要用于心脏手术的患者，方法是将起搏导线的顶端电极缝合在心房或心室的外膜上，在外面连接临时起搏器。心外膜起搏的目的是：

（1）适当调整心率和房室顺序收缩，维持和改善患者的血流动力学，使每搏血量和心排血量达到最佳状态。

（2）预防术后短期并发的缓慢或快速型心律失常。

（3）记录心房、心室的心电图，和体表心电图进行对照，鉴别诊断不同类型的心动过速。

临时心外膜起搏技术总体上是安全、有效的，目前该项技术已广泛应用于临床。在一组9 000名患者的大规模临床观察中，除3例患者无法取出电极导线外，未观察到并发症的发生，而简单地将这3名患者的电极导线由皮肤处剪除，也无后遗症发生。一项对70名开胸术患者的研究表明，术后应用心外膜起搏术，其诊断或治疗的有效性达80%。

（李　光）

第三节　床边肺动脉导管插入术

床边肺动脉导管插入是为了进行床边右侧心腔及肺动脉压力、心排血量等参数的测定。利用气囊漂浮导管经外周静脉顺血流进入右心系统及肺动脉。1967年HJC. Swan由海上游艇随水漂流而引发了气囊漂浮导管的设想，3年以后，设想成了现实。这种方法无需X线引导，由气囊漂浮将导管引入右心及肺动脉，为心肺复苏后患者及其他危重患者的抢救提供可靠的血流动力学指标，为抢救及治疗提供客观依据。

一、肺动脉导管的结构与其他相应装置

（一）基本结构

基本的肺动脉导管见下页图5-3-1所示，可插入长度为110 cm、不透X线的导管。从顶端开始表面每隔10 cm有黑色环形标记，外径2.3 mm（7F），导管有三腔：一腔开口于导管顶端，称为顶端开口（或肺动脉腔开口），用于测定肺动脉压（pulmonary artery pressure, PAP）和肺毛细血管楔压（pulmonary capillary wedge pressure, PCWP），并可用以采混合静脉血；另一腔开口距顶端30 cm处，称为近端开口（或右心腔开口），用于测定右心房压（right atrial pressure, RAP）、中心静脉压（central venous pressure, CVP），同时也是热稀释法测心排血量（cardiac output, CO）时注射低温液体的开口；第三腔开口于导管顶端的气囊内，用于气囊充气，气囊的最大充气容量为1.5 ml，充盈后的气囊基本与导管的顶端平齐，但不阻挡导管顶端的开口，可防止导管前进时对心内膜及心血管系统的直接损伤，并有利于导管随血流向前推进。除此之外，距导管尖端4 cm处装有热敏电阻，可以快速测定局部温度的变化，用于热稀释法测定CO。

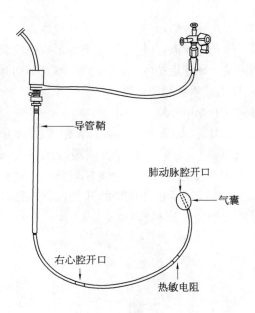

导管鞘

肺动脉腔开口

气囊

右心腔开口

热敏电阻

图 5-3-1 标准肺动脉导管

（二）特殊结构

见于其他特殊设计的肺动脉导管。

1. 副腔开口距导管尖端 14 cm 处，用于输液或置临时起搏器至右心室。

2. 光纤系统用于持续监测混合静脉血氧饱和度。

3. 快反应热敏电阻及心室内电极可以探测心电活动和心室内温度的变化，监测右心室射血分数。

4. 可产生低能量热脉冲的电热丝，用于持续热稀释法监测心排血量。

（三）压力传感器

将压力信号转换为电信号，由电缆连接监护仪，并将信号放大，显示数据及图形。压力传感器的种类较多，较为常用的是电阻丝式压力传感器，常带有肝素冲洗装置，以防血液倒流致管腔堵塞。

（四）监护仪

须配置有创压力接口和心排血量接口，惠普、太空、西门子等多家公司的相应型号监护仪均有此功能。

二、肺动脉导管置入方法

（一）术前准备

1. 所需装置

（1）肺动脉导管：成人一般用 7F、7.5F，儿童用 5F。

（2）导管鞘：长为 9 cm，是供插入肺动脉导管的外套管，内有单向阀，进入静脉后可防止血液流出，近端与保护外套及旁路输液管相连。

（3）静脉扩张器：长为 17 cm，随导引钢丝插入静脉，以利较粗的导管鞘进入静脉。

（4）保护外套：保护导管免受污染，有利于调整导管位置。

（5）旁路输液管：可以给药及输液，并使导管鞘不易形成血栓而堵塞。

（6）两个三通：分别连接于导管近端（右心房端）和顶端（肺动脉端）。

（7）压力监测：电缆、压力传感器和监护仪。

（8）针筒：用于气囊注气的专用针筒。

（9）手术器械：包括手术刀、止血钳、镊子、剪刀、无菌碗、手术巾及消毒手套等。

（10）持续冲洗装置、加压袋及加肝素的袋装生理盐水冲洗：是为了保证压力传导通路不被血栓阻塞，将配好的肝素生理盐水（100 mg/L）经输液管路及冲洗器连接于压力传感器，将压力袋的压力加至 30 kPa，牵拉冲洗器的开关，高压肝素液就会快速冲洗压力传导通路，在未牵拉开关时，冲洗的速度很慢（<3 ml/h），可进行持续冲洗，但不影响测压（图 5-3-2）。

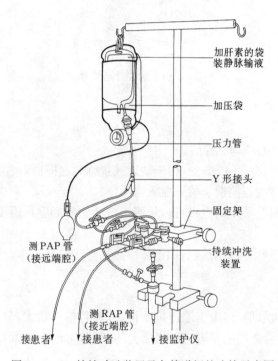

图 5-3-2　持续冲洗装置及各管道间的连接示意图

2. 患者准备　手术部位备皮，消毒。多选用颈内静脉、锁骨下静脉或股静脉穿刺术，也可取上肢贵要静脉切开术。右颈内静脉是插入导管的最佳途径，导管可直达右心房，操作简单，并发症少。锁骨下静脉直径约 2 cm，穿刺容易，但有向颈内静脉方向漂移的可能性，并易损伤锁骨下动脉，气胸的发生率为 1‰～2‰。股静脉距右心房距离长，影响操作，且容易感染，是较少应用的插管途径。

3. 其他准备

（1）应用呼吸机的患者应预先检查呼吸机的设置及报警，并吸痰。

（2）置管过程可能引起心律失常，应建立静脉通道，床边准备利多卡因、阿托品及除颤仪，并持续心电监护。

（3）压力传感器及连接管道预先用肝素生理盐水冲洗、排气，并调节压力传感器水平，校零，定标。

（二）手术方法

常规消毒，局部麻醉，按无菌操作穿刺所选用的静脉，抽取回血后，放入导引钢丝，并用扩张器扩张局部皮肤、皮下组织及血管，将导管鞘沿静脉扩张器插入静脉内，退出导引钢丝及静脉扩张器，并缝合固定导管鞘于皮肤。将导管从无菌包中取出，装上保护外套，将尾端移出无菌区交助手连接于压力传感器装置，并用肝素溶液冲洗各腔道，气囊充气并确认完好后放气，轻轻摆动导管尖端，检查监护仪压力波形显示良好与否，将导管经导管鞘插入静脉，并推进导管至右心房，监护仪上显示右心房波形，此距离如从右颈内静脉进入约 20 cm，从锁骨下静脉进入约为 15 cm，从股静脉进入为 35～45 cm，此时气囊注气 0.8～1.0 ml，观察压力波形的变化，判断导管到达的位置（图 5-3-3）。

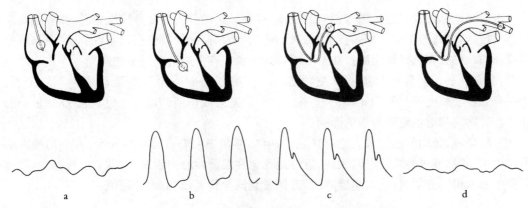

a. 至右心房　b. 至右心室　c. 至肺动脉　d. 至肺动脉分支

图 5-3-3　肺动脉导管到达不同位置时压力的变化示意图

（三）注意点

1. 插入导管时应避免损伤导管和气囊，应使用血管扩张器和血管鞘，勿用钳子夹住导管，经鞘插入时注意勿伤气囊，用 7F 导管应使用 8F 的鞘。

2. 导管进入右心室时气囊应充气，以减少对心室壁的刺激，但气囊容量应<1.5 ml，避免气囊破裂，退导管前应放气，防止对心脏的损伤。

3. 一旦导管进入合适的肺动脉分支时，气囊应放气，此时波形应恢复为肺动脉波形。证实合适位置的依据：

（1）囊充气前冲洗管腔，以排除管腔阻塞的可能。

（2）气囊充气时肺动脉波形消失，放气后波形恢复。合适的气囊充气容量为 1.2～1.5 ml。如<0.8 ml 时出现嵌顿波形，则认为过度嵌顿（over edge），应后退导管。

（3）PCWP 应略低于肺动脉舒张压。

（4）来自嵌顿部位的血氧饱和度大于或等于体循环动脉血氧饱和度。

（5）应持续监测肺动脉波形，以免导管放置时间太长，随血流向前漂流而楔入肺小动脉，导致肺梗死。

（四）常见的问题

1. 导管不能进入右心室　当导管进入 25～30 cm 时仍未见心室波形时，可以向气囊内注入 1.5 ml 气体,患者左侧位,缓慢推入导管,拍击前胸,帮助导管进入右心室。

2. 导管不能进入肺动脉　中等身高的成人,如从颈内静脉或锁骨下静脉置管,一般置入 50 cm 到达肺动脉,股静脉置管则须置入 70 cm,否则导管可能在右心房或右心室内打圈,应退出导管到上腔静脉重新插入。导管通过心室时不要猛推,应缓慢均匀地进入,使导管顺血流漂流入肺动脉。如再次失败,可静脉推注钙剂,以增加心室收缩力。

3. 不能获得楔压　约 1/4 肺动脉导管插入时,虽然导管进入肺动脉距离足够长,仍不能获得楔压,原因尚不清楚,可能是气囊偏心充盈,此时可用肺动脉舒张压代替楔压(除外肺动脉高压者),一般不需插入新导管。

三、血流动力学监测的临床应用

(一) 适应证

由于肺动脉插管术是一项有创监测技术,存在一定的并发症及危险性,需操作者熟练掌握该项技术,尤其是深静脉穿刺技术,并且所需的导管、监测仪等价格昂贵,因此需严格掌握适应证,有目的、有选择地应用。在 CPR 后,如患者伴有下述情况可考虑应用。①左心功能不全,左心衰竭。②各种严重的休克状态。③多脏器功能不全且血流动力学不稳定者。④疑有急性心肌梗死及不稳定型心绞痛。⑤大量失血或体液的改变。⑥低心排血量综合征。⑦观察药物对血流动力学的影响。

一般来说,肺动脉插管术无绝对禁忌证,但如存在三尖瓣或肺动脉狭窄、右心房或右心室内肿块(肿瘤或血栓)、法洛四联症、急性或亚急性细菌性心内膜炎,近期有肺栓塞史、严重心律失常未得到控制前、凝血功能障碍,近期置起搏导管者,均应十分谨慎。

(二) 监测指标及临床意义

1. 心血管功能指标(表 5 - 3 - 1)

表 5 - 3 - 1　各心血管功能指标的正常参考值

项　目	缩　写	正常值
中心静脉压	CVP	1~6 mmHg
肺毛细血管楔压	PCWP	6~12 mmHg
心排血指数	CI	2.4~4.0 L/(min·m²)
每搏容量指数	SVI	40~70 ml/m²
左心室心搏功指数	LVSWI	40~60 (g·m)/m²
右心室心搏功指数	RVSWI	4~8 (g·m)/m²
右室射血分数	RVEF	46%~50%
右室舒张末容量	RVEDV	80~150 ml/m²
体循环血管阻力指数	SVRI	1 600~2 400 dyn/(s·cm⁵·m²)
肺循环血管阻力指数	PVRI	200~400 dyn/(s·cm⁵·m²)

(1) 肺毛细血管楔压(PCWP):一般情况下(无 PEEP 及肺静脉阻塞时)PCWP 大致等于左心房平均压(LAP),两者相差 2 mmHg,无二尖瓣狭窄及左心房黏液瘤等二尖瓣阻塞的情况下,PCWP 大致等于左心室舒张末压(LVEDP):PCWP=LAP=LVEDP。

监测 PCWP 的目的在于鉴别不同原因的肺水肿及合理地补液,根据 Frank-Starling 原理,给左心室最适宜的前负荷,使心肌纤维适当地伸长以维持足够的心排血量,而又不导致肺充血,这个最佳的左心室充盈量维持 LVEDP 为 15～20 mmHg,在急性心肌梗死时维持为 20～24 mmHg,如超过此范围,将对心脏功能有害。

如无明显心动过速或肺血管疾病,肺动脉舒张末压(PAEDP)大致等于 PCWP,两者相差<5 mmHg,并均可反映左心室充盈压,这在气囊破裂等不能获得正确 PCWP 时尤为重要。但在某些肺血管病变(肺栓塞)患者,其 PAEDP 可明显超过 PCWP;在肺动脉高压者 PAEDP 及 PCWP 均显著升高,不能代表左心房压;在二尖瓣关闭不全患者,由于二尖瓣反流可产生较大的 V 波,使 PCWP 超过 PAEDP;左心室顺应性降低(如心肌病、缩窄性心包炎等)其 LVEDP 高于 PCWP;心率过快者,其 PCWP 可大于 PAEDP;心源性休克时 PAEDP 及 PCWP 均升高。

(2) 中心静脉压(CVP):代表右心房的压力,在无三尖瓣狭窄的情况下,右心房压(RAP)大致等于右心室舒张末压力(RVEDP):CVP=RAP=RVEDP。

但 CVP 常受许多因素的影响,如静脉回流量、血容量、右心功能、血管阻力、正压通气、心包腔内压力等,若右心功能正常,CVP 不能反映左心功能的恶化,尤其对危重患者,CVP 与 PCWP 关系不大,有时当 PCWP 高达 20～30 mmHg,而 CVP 仍可正常,当扩容时,两者数据均上升。因此,当无条件测定 PCWP 时,监测 CVP 对补液仍有一定的价值。

CVP 升高常见于右心功能不全,三尖瓣关闭不全,心脏压塞,补液过多过快。

CVP 降低常见于血容量不足。

(3) 心排血量(CO):应用热稀释法测定,从肺动脉导管的近端快速注入一定量(一般为 10 ml)冰水至右心房,导管尖端的热敏电阻即可感知血温的变化,通过计算监护仪便可直接显示心排血量(CO),CO 除以体表面积(BSA)即得心排血指数(CI),公式为:

$$CI=CO/BSA$$

当 CI 为 1.8～2.2 L/(min·m²)时表示组织低灌注,可出现或不出现低血压,因为血压除与心排血量有关外,还与体循环血管阻力有关,当 CI 下降时,可增加体循环阻力维持血压。反之,有时虽然 CI 正常,但因体循环阻力下降而发生低血压,当 CI<1.8 L/(min·m²)时,将出现心源性休克。

(4) 每搏容量(SV)及每搏容量指数(SVI):指左心室每次心搏的容量,公式为:

$$SV=CO/HR$$

$$SVI=SV/BSA=CI/HR$$

(5) 左心室心搏功指数(LVSWI):指左心室每次心搏所做的功,反映左心室收缩功能,LVSWI 减低则需强心,增加则提示心肌耗氧量增加。对冠状动脉供血不足者,可诱发心绞痛,对急性心肌梗死恢复不利。公式为:

$$LVSWI=(MAP-PCWP)×SVI×0.013\ 6$$

(6) 右心室心搏功指数(RVSWI):指右心室每次心搏所做的功,反映右心室收缩功能。公式为:

$$RVSWI=(PAP-CVP)SVI×0.013\ 6$$

(7) 右心室射血分数(RVEF):应用附带快反应热敏电阻的特殊肺动脉导管测得,反映心室收缩时的射血分数,临床意义与 CO 相似。

（8）右心室舒张末容量（RVEDV）：在测得 RVEF 后，RVEDV 可由以下公式计算得到：

$$RVEDV=SV/RVEF$$

（9）周围血管阻力（SVR）与周围血管阻力指数（SVRI）：指左心室的后负荷，SVR 增加见于应用血管收缩剂、心源性休克、低血容量性休克等。SVR 减低见于应用血管扩张剂、贫血、中度低氧血症等。SVR 和 SVRI 的监测有助于合理应用血管活性药物。计算公式：

$$SVRI=(MAP-RAP)\times80/CI$$

（10）肺血管阻力（PVR）与肺血管阻力指数（PVRI）：反映右心室的后负荷。正常情况下，PVR 为 SVR 的 1/6，在肺血管病变时，PVR 增高，从而使右心室后负荷增加。计算公式：

$$PVRI=(PAP-PCWP)\times80/CI$$

2. 氧代谢指标（表 5-3-2）

表 5-3-2　氧代谢指标的正常参考值

项　目	缩　写	正　常　值
混合静脉饱和度	S_VO_2	$70\%\sim75\%$
氧输送	DO_2	$520\sim570$ ml/(min·m²)
氧摄取	VO_2	$110\sim160$ ml/(min·m²)
氧摄取分数	O_2ER	$20\%\sim30\%$

（1）静脉血氧饱和度（SvO_2）：从肺动脉抽取的混合静脉血的氧饱和度，与氧的输送与氧的摄取有关。

（2）氧输送（DO_2）：表示动脉血中氧的转运总量，是 CI 和动脉血氧含量（CaO_2）的乘积，公式为：

$$DO_2=CI\times CaO_2=CI\times1.34\times Hb\times SaO_2\times10$$

（3）氧摄取（VO_2）：表示组织从微循环中摄取氧的速率，是 CI 和动、静脉血氧含量差（CaO_2-CvO_2）的乘积，公式为：

$$VO_2=CI\times(CaO_2-CvO_2)=CI\times1.34\times Hb\times(SaO_2-SvO_2)\times10$$

（4）氧摄取分数（O_2ER）：表示组织摄取氧的能力，公式为：

$$O_2ER=VO_2/DO_2\times100$$

一般情况下，DO_2 变化较大，依靠 O_2ER 的代偿可维持恒定的 VO_2，有时 O_2ER 可以增加到 $0.5\sim0.6$，危重患者则 DO_2-VO_2 呈线性关系。因此，氧转运的监测有助于了解组织缺氧状态，制订治疗策略。

3. 临床意义　根据以上所得指标，综合分析，可提供临床合理的判断及正确的处理，举例见表 5-3-3。

表 5-3-3　常见血流动力学改变及评价

临床症状	血流动力学改变	评　价
心力衰竭	CVP↑ CI↓ SVRI↑ VO_2 正常	只有依靠 VO_2 方能了解对组织供氧的影响，从而诊断为心源性休克
心源性休克	CVP↑ CI↓ SVRI↑ VO_2↓	

（续表）

临床症状	血流动力学改变	评价
容量性低血压	CVP↓ CI↓ SVRI↑	MAP=CI×SVRI 而 CI 与回心血量或 CVP 有关，因而依靠这三个参数有助于鉴别各类休克
心源性低血压	CVP↑ CI↓ SVRI↑	
血管源性低血压	CVP↓ CI↑ SVRI↓	
右心衰竭	CVP↑ CI↓ SVRI↑	心脏功能可以由心室充盈压、CI、流出道阻力三者决定
左心衰竭	CVP↑ CI↓ SVRI↑	

四、影响数据正确性的因素

1. 压力传感器　非一次性压力传感器应该经常应用水银血压器校正，帽顶（dome）应该旋紧以保证与压力传感器隔膜紧贴，并保证充满液体，不能有气泡。

2. 零点　右心房水平定为参考零点，仰卧位时取腋中线，并根据体位变化调整参考零点。见图 5-3-4 所示。

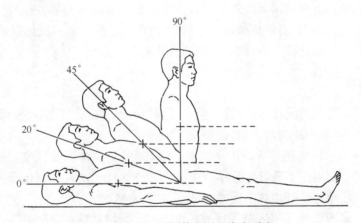

图 5-3-4　不同体位时的参考零点

3. 导管尖端与左心房水平的位置　研究证明，在应用 PEEP 时，导管尖端位于左心房水平以下时，测得的 PCWP 值能正确地反映左心房压。然而，当导管尖端高于左心房水平时，测得的值可能高于左心房压，这是由于肺中上区域在 PEEP 通气的各个阶段肺泡压均超过实际左心房压，此肺泡压传到导管尖端所致。因此，认为在自主呼吸阶段测定可减少这种差异的可能性。

4. 气囊问题　理想的导管头位置应在肺动脉较大分支，气囊充气时，向前推进形成楔压，放气时退回原处，若位于较小肺动脉内时，尤其是血管分支处，气囊出现偏心充气，则有可能导管尖顶在血管壁造成肺动脉压波消失或假楔压曲线（下页图 5-3-5）。

5. 位置的漂移　当应用高的 PEEP，高的潮气量，体位的变化，咳嗽，甚至随着心脏的收缩，导管可能向肺小动脉漂移，应每日摄片确认以保证正确的楔压，并避免血管穿孔。

6. 呼吸的影响　肺动脉压受自主呼吸的影响，尤其深吸气时，胸内压明显降低，所测 PCWP 明显低于平静时所测值，正压通气者，尤其应用 PEEP 时，胸内压增高，也会影响 CVP、PAP、PCWP 值。因此，自主呼吸和机械通气患者，均应在呼气末测定，并停用 PEEP 或减低 PEEP<0.686 kPa(7 cmH$_2$O)，保持患者安静，避免咳嗽、抽搐及用力，COPD 患者

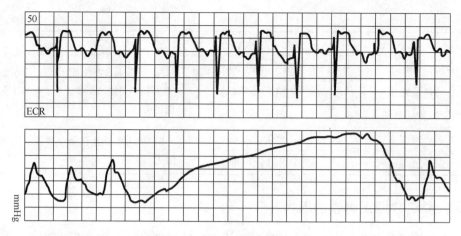

图 5 - 3 - 5　假楔压曲线

由于气道阻塞及肺弹性消失,主动呼气时,产生明显的胸腔正压而影响测压。

7. 从肺动脉采血的影响　肺动脉导管的位置是获正确的混合静脉血的关键,如导管进入太深或抽血太快均有可能得到经肺毛细血管床氧合的血液,所测的混合静脉血的二氧化碳分压低于实际值。因此,对于机械通气患者,如所测混合静脉血二氧化碳分压低于或等于同时抽取的动脉血二氧化碳分压,则有可能混入肺毛细血管血。

五、并发症

该技术是一项有创监测技术,置管过程中可能会出现肺血管损伤、血栓形成、肺栓塞、心内结构的牵拉或损伤、心律失常、气囊破裂、感染等。

1. 血栓形成　可发生在导管周围并堵塞静脉,亦可发生在深静脉或上腔静脉内,如广泛的血管栓塞可引起血压下降,尿量下降,在每分钟通气量不变时二氧化碳分压升高(死腔量增加所致),应注意持续肝素林格液冲洗,保证导管通畅。

2. 肺栓塞　多见于栓子进入肺循环或导管进入太深堵塞肺小动脉分支,气囊过度膨胀或长期楔入,应持续监测肺动脉压力波形;经常摄片确认导管位置;气囊充气应<1.5 ml;持续肝素生理盐水冲洗管道。

3. 肺动脉破裂　常发生在肺梗塞或肺动脉的直接损伤,尤其在肺动脉高压时,导管易进入肺小动脉分支,并且肺动脉段的跨壁压使导管尖端压迫血管壁,因此对肺动脉高压者测定 PCWP 应谨慎。

4. 心律失常　常见房性及室性期前收缩(早搏)及非阵发性室速,罕见室颤,常常由于导管尖端刺激室壁所致,可将气囊充足以减少对室壁的刺激,还可出现右束支传导阻滞。如患者原有左束支传导阻滞,应预置临时起搏器或置入带起搏器的肺动脉导管。

5. 感染　可发生在穿刺或切开局部,也可引起细菌性心内膜炎或败血症,所以必须严格遵守无菌操作规程,加强局部护理,缩短导管留置时间,一般应<3 d,减少进退管次数,全身应用抗生素。

6. 导管折断　罕见,可见于导管放置太久,塑料老化,反复使用及操作过猛,插管前应仔细检查导管质量。

7. 气囊破裂　导管储存太久,温度太高,反复使用,气囊过度膨胀,均是气囊破裂的原因,应将导管储存在通风处,环境温度<25℃,避免导管重复使用。术前仔细检查,勿过量充

气,对右向左分流的患者,应尽量使用二氧化碳充气,一旦不能形成楔压或充气无阻力,则怀疑气囊破裂,应及时拔除导管,防止乳胶碎片形成栓子。

(顾 勤)

第四节 开胸心肺复苏术

1960年后,由于建立了现代闭胸心肺复苏术(closed chest CPR,CCCPR),开胸心肺复苏术(open chest CPR,OCCPR)似乎被遗忘了。而 CCCPR 远不能产生足够的血流供给心肌和脑。Stephenson 在1960年以前报道 OCCPR 的完全康复率可达28%,而今 CCCPR 的完全康复率则很低。当然,这和复苏对象的不同有一定关系。

一、心肺复苏时的脑血流

CCCPR 时胸内压上升的同时,伴有颅内压升高,其程度几乎与桡动脉压上升的程度相一致,因此,脑灌注压仍低(10 mmHg),这与颅内顺应性亦有关。故复苏时胸内压、静脉压、颅内压以及脑血流(cerebral blood flow,CBF)之间的生理关系,极为重要。

正常 CBF 为45~60 ml/(min·100 g)。如<20 ml/(min·100 g)即有脑功能的损害,而低于8~10 ml/(min·100 g)则导致不可逆损害,前者称为神经功能衰竭临界值,后者为脑衰竭临界值。现有利用放射性核素标记的微粒可正确测定局部的血流灌流量。研究表明,复苏时胸内压和 CBF 相关。主动脉颈静脉或颈动脉颈静脉压差和颈动脉血流相关。而脑灌注压约等于颈动脉压减去颅内压,其和局部 CBF 的相关系数一般为0.77。

标准 CCCPR 时产生3%~30%正常颈总动脉血流,而它并不完全代表 CBF 至面部的血流可以很高,而至脑部的却为零。此外,并非任何时间施行复苏产生的血流总是一样的。实验发现,立即闭胸按压,兔脑皮质血流为正常的20%,停搏后3 min 仅10%,停搏后5 min、7 min、9 min 则为零。临床上亦很明显,故停搏时间和脑血流呈负相关。而 OCCPR 的 CBF 可达正常的20%以上,Stajduhar 用 H_2 清除率的方法研究犬大脑 CBF,发现 OCCPR 时可得几乎正常的 CBF,甚至在 OCCPR 1 h 后,以及附加心脏按压停止5 min,CBF 仍较 CCCPR 时高数倍。而颈总动脉血流不成比例地低下,拟为血流由面部转移到脑,这正和 CCCPR 时血流由脑部转移至面部的情况相反。Bircher 的犬实验研究表明,OCCPR 可产生收缩压84±27 mmHg,舒张压52±17 mmHg,平均动脉压(MAP)61±19 mmHg,平均中心静脉压(CVP)3.96±2.0 mmHg,脑内灌注压(MAP－MCVP)52±14 mmHg,均较 CCCPR 为佳,统计学有明显差异。8只犬经30 min OCCPR,室颤均能以10 J 一次除颤成功,仅1例需用肾上腺素维持 MAP,7只犬存活24 h 以上。

二、开胸心肺复苏术

(一) OCCPR 的适应证

由于事实上比较难以在心搏骤停后很短的时间(约15 min)内就能送达合适的医院而立即施行 OCCPR,故其应用受到一定限制,不能作为常规应用。其主要的适应证如下。

1. 胸部穿透伤。

2. 由于低温、肺动脉栓塞、心脏压塞引起的心搏骤停。

3. 腹腔内出血、腹部穿透伤并病情恶化者。

4. 胸廓畸形或胸廓严重闭合伤而无法做 CCCPR 者。

5. 常规 CCCPR15 分钟无效家属仍要求积极复苏者。

（二）OCCPR 的时机

①常规 CCCPR 10～15 min，最多不超过 20 min 无效时。②舒张压＜40 mmHg。③体外除颤不成功。

（三）OCCPR 的地点

宜在急诊室施行，这可能增加复苏成功的机会。Mattox 等于 1974 年首先报道，穿透性心脏伤经 OCCPR 的存活率约 30％，穿透性非心脏性胸伤约 13％，腹部穿透伤约 4％，胸腹部钝伤约 2％，严重头部伤则非适应证。而目前国内 OCCPR 开展得很不够，应大力加以倡导。

芬兰 T. Sifvast 报道为胸部穿透伤所致心搏骤停患者立即在院前现场作剖胸术 2 例，1 例为 27 岁男性，前胸 3 处刺伤、颈部 2 处刺伤，现场心电图检查为无脉搏的心电活动，气管插管后立即做左侧剖胸，切开膨胀的心包，直接按压心脏后开始恢复心搏，运送至医院，在手术室得以修补左心室的前后破口，而颈部继续大量出血，终于死亡。另 1 例 24 岁男性，胸骨左缘刺伤，心电图示无脉搏心电活动，在现场立即气管插管，左侧剖胸，切开心包，去除血块，心脏自动复跳，医生用手指堵住心脏的创口，送至手术室作心脏创口的缝合，患者最后完全康复出院。故院前剖胸术对某些创伤患者而言是救命的。

（四）OCCPR 的方法

1. 气管内插管　控制呼吸。

2. 开胸　迅速消毒，快速做左前胸第 4 或第 5 肋间切口进胸，因心脏停搏，作切口时不出血，故剖胸的速度可以很快，进胸后立即用胸腔撑开器撑开切口，切开心包，以便直接按压心脏。剖胸时应尽可能注意无菌技术，感染为晚期死亡的重要原因。

3. 按压方法　心脏按压的方法很多，单手按压时，可用拇指在前（右心室部），其余四指在后（左心室部），主要是按压心室；用双手按压时可用左手及右手拇指在前，右手其余四指在后，或两手拇指在前，两手其余四指在后；或用一手将心脏压向前面的胸骨或压向后面的脊柱；按压时不应用手指尖，避免指尖穿透心室壁；一般每分钟按压 100 次，按压时还应随时观察和体会心肌的色泽和张力，术者必须于按压的间歇期注意尽量将手放松，以便使心脏充盈，还可暂时阻断胸主动脉，使血流向脑和冠状动脉，可改善复苏效果。

4. 按压有效　则心肌色泽转红，张力增加，由细颤转为粗颤，室颤波的振幅可作为预后的参考。Brauno 报道观察 188 例，振幅大，预后好，12.5～5.5 mV 者存活。

5. 注射肾上腺素　肾上腺素为一天然的儿茶酚胺，具有兴奋 α 和 β 肾上腺素能受体的作用，其心血管效应为：全身血管阻力增高，收缩压和舒张压升高，心肌的电活动增高，冠状血管和脑血流增加，心肌收缩力增强，心肌氧需增加。α 受体兴奋乃心脏复跳的关键性机制。

6. 除颤 经直接心脏按压后,心肌色泽转红、张力改善、室颤变粗时,立即除颤,两电极分别置于左、右心室壁,电极板外敷一层盐水纱布,以利导电并减少对心肌的灼伤。胸内除颤宜用低能量,可先用 10 J,必要时增为 20～40 J。

7. OCCPR 的经验公式 心脏按压→注药→心脏按压→选择有利时机除颤。一次无效,可重复上述步骤。

心搏恢复后,胸壁切口等处均将出血,故应予严密止血,冲洗胸腔,并放置胸腔引流管接闭式引流,闭胸最好由有经验的医生进行。

(孙贵新)

第五节 张力性气胸的紧急处理和心包腔穿刺术

一、张力性气胸的紧急处理

胸膜腔由脏层胸膜和壁层胸膜形成一个完整、密闭的浆膜腔隙,主要由于肺的弹性回缩力,故人体无论在吸气或呼气时,胸膜腔内的压力均低于大气压,称为胸膜腔负压。

由呼吸机正压通气引起的气压伤、经纤支镜作肺活检、胸部外伤或肺部疾病等均可引起肺或支气管损伤,由于创口具有活瓣作用,吸气时空气进入胸膜腔,而呼气时空气不能排出,遂造成胸膜腔内压力不断升高,称为张力性气胸,这是临床上极为危急的病症,需予及时紧急处理。张力性气胸可为心搏呼吸骤停的原因,而对心搏呼吸骤停患者进行 CPR 时,亦可因肋骨骨折等骨折端刺破胸膜和肺脏引起张力性气胸,应予注意。故张力性气胸需要及时加以识别,尤其在急诊时,往往来不及做胸部 X 线摄片检查,主要依靠患者的病史及临床表现,而患者有外伤史或某些慢性肺部疾患,患者有呼吸极度困难、发绀和休克等症状,气管或纵隔向健侧移位,可有广泛颈部及上胸部皮下气肿,患侧胸部叩诊鼓音。张力性气胸需立即做胸腔穿刺或闭式引流减压。待减压和症状缓解后,根据情况应摄胸片以明确肺部有无病变和气胸情况。

（一）胸腔穿刺术

疑有张力性气胸时,胸腔穿刺的目的,即是明确胸腔内有无气体、气胸内压力,亦为紧急减压的手段。

1. 穿刺时的体位和穿刺点 患者平卧或半卧位,可选用患侧锁骨中线稍外方第 2 或第 3 肋间。

2. 穿刺步骤 术者戴口罩、帽及无菌手套,局部常规消毒及铺无菌巾,如为心搏骤停患者,以上这些步骤应快速进行,当然亦无须麻醉。

因在前胸壁穿刺,穿刺针可在肋间隙中央刺入(下页图 5-5-1),穿透整层胸膜时,可感到针尖抵抗突然消失,这时即可抽气,助手用血管钳固定穿刺针。并随时配合钳夹乳胶管,以防空气漏入胸腔(下页图 5-5-2)。术毕拔出穿刺针,穿刺局部覆盖无菌纱布,以胶布固定。但如在 CPR 过程中,亦可暂时将穿刺针开放留在局部,以便持续排气,暂时缓解胸腔内的张力,待 CPR 告一段落后,可作进一步处理。如抽出大量气体且难以抽尽,胸腔压力

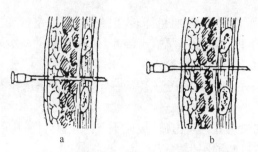

a. 腋中线以后穿刺：穿刺针沿下一肋的上缘刺入

b. 前胸壁穿刺：肋间隙中央刺入

图 5-5-1　胸腔穿刺的进针部位

较高,应即改作胸腔闭式引流。

　　此外,还有应用于气胸紧急减压的一种简单装置,即在胸腔穿刺针的尾部紧扎上一个尖端剪一小洞的橡皮指套,这样穿刺针刺入胸腔后,吸气时手指套萎陷,使空气不能进入胸腔,呼气时,则空气从指套端的小洞开口处排出(图 5-5-3)。

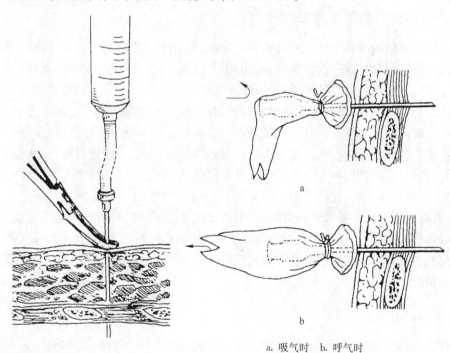

a. 吸气时　b. 呼气时

图 5-5-2　胸腔穿刺时抽气　　　　　图 5-5-3　胸腔紧急减压的简单装置

（二）胸腔闭式引流

　　张力性气胸如经胸腔穿刺发现大量气体难以抽尽,且胸腔内压力较高,条件一旦允许,即应施行胸腔闭式引流。

　　1. 手术方法　术者戴口罩、帽及无菌手套、穿无菌隔离衣。如有可能,患者应取半卧位,躯干略转向健侧,可用小枕头将肩胛、背部垫高约 45°,患侧上肢抬置于头部。但如为心搏骤停患者,则宜一切从简,患者在仰平卧复苏体位下进行,预先选择好内径为 0.5 cm 左右的排气管,引流管应安放在锁骨中线稍外方第 2、3 肋间,该处利于气体排出,且胸壁肌层较薄,操作容易,不易损伤胸廓内血管。可先在局部皮肤切一小口(有知觉的患者,应先局部麻醉），以血管钳逐层分离直达胸腔，然后用血管钳夹住引流管前端送入胸腔内，避免使用暴力，以免戳伤肺脏、大血管或其他组织。引流管置入胸腔 2.5～4.0 cm，并调整方向，使其尖端向后、向内指向脊柱方向，外端接水封瓶。

2. 胸腔闭式引流装置　最简单而常用者为单瓶或双瓶胸腔闭式引流，引流管的末端连接于一根长玻璃管，放入瓶内水面之下，使胸腔与大气隔绝，气体可从水面溢出，而空气因水面隔绝不会进入胸腔，故称为水封瓶。水封瓶内的玻管以插入水面 2 cm 为宜。亦可于水封瓶与引流管之间另加一贮液瓶，连接成为双瓶式引流装置，但需注意校正水封瓶的玻璃管，不使胸腔负压将水封瓶内的液体吸入贮液瓶内（图 5-5-4）。

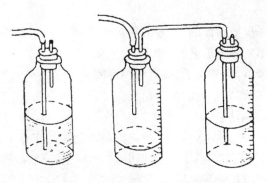

图 5-5-4　单瓶或双瓶闭式引流装置

现已有已消毒好的一次性供胸腔闭式引流用的器材，其中包括插管器具、胸腔引流管和具有单向活瓣和排气口的塑料引流袋，使用十分方便。

3. 观察有无肺泡等漏气及其程度　手术后若见有较大量气体源源不断从引流管中逸出，则表明肺泡或小支气管破裂、漏气。根据气体逸出量等情况，可将漏气分为 3 度，用以推测肺面或支气管破裂的大小。

（1）轻度漏气：患者于咳嗽或用力屏气时有气流自水封瓶内排出，而在深呼吸或平静呼吸时则无，说明仅有小的肺泡破裂，可很快自行愈合。

（2）中度漏气：患者咳嗽、屏气、深呼吸才有气泡逸出，但平静呼吸时则无，说明有较大的肺面或小口径的支气管破裂，仍有可能自行愈合。

（3）重度漏气：不仅咳嗽、屏气、深呼吸有气泡逸出，甚至平静呼吸时也有，说明肺面漏气严重，可能有较大口径的支气管破裂，常需手术处理。

4. 拔管时机和方法　引流管一般放置 24～72 h，原则上是胸腔已无积气，肺膨胀良好，拔管前后常规摄胸片。拔管时消毒创口，拆除固定引流管的缝线，嘱患者吸气后屏气，迅速将引流管拔出，创口立即以准备好的置有无菌凡士林的纱布及棉垫覆盖包扎，24 h 内应严防敷料移位和脱落，拔管前后应常规听诊肺部呼吸音。

二、心包腔穿刺术

心包腔穿刺术即为用注射器穿刺针从心包腔内抽出液体，对心脏创伤合并心包内积血或压塞的处理至关重要。因心脏压塞有一临界点，在达到此点之前心排血量仅轻微减少，当心包腔内压力逐渐增高达到临界点时，心脏受压，影响心脏扩张，导致心脏舒张期充盈压升高，腔静脉回流入右心的血量减少，使心搏血量急剧下降。因此，有时抽出少量心包腔内积血，就可能恢复心脏的充盈和搏出量，使血压恢复。否则，患者可因心排血量锐减以至死亡。

CPR 时由于钝力引起的心肌挫伤、心脏破裂等,均可引起心脏压塞。

1. 穿刺途径

(1) 经剑突下穿刺:该路径简捷,不会伤及重要脏器、血管。

(2) 经胸骨左旁第 5 肋间穿刺:正常情况下,该处心包无肺覆盖。有慢性阻塞性肺气肿者例外。

(3) 经由心尖搏动处穿刺:该路径产生气胸的可能性较大。

后两种方法也有损伤冠状动脉前降支的危险。

2. 所需设备

(1) 穿刺包:包括一根短斜面的 16 号或更粗的穿刺针,20 ml 或 50 ml 的注射器,局麻用细注射针、注射器和不含肾上腺素的 1% 利多卡因。

(2) 消毒手套、无菌巾,穿戴帽子、口罩和消毒隔离衣。

(3) 心电图机和连接胸导联的消毒鳄鱼夹。

3. 方法(改良心包穿刺法)

患者取半卧位,常规消毒铺巾后,于胸骨剑突与左肋缘相交点 1～2 cm 处置入普通 7 号针,抽取 2% 利多卡因进行局部麻醉。在 B 超引导下,确定穿刺深浅度,采取 Sledinger 穿刺法,沿局麻点进针,穿刺针与胸壁呈 30°缓慢刺入胸腔。一旦有心包积液涌入针筒,则停止穿刺,从穿刺针侧管置入 J 型导引钢丝进入心包腔 5～7 cm 处,退出导丝,中心静脉导管用丝线固定,导管另一端则连接无菌封闭引流袋,一般首次穿刺引流量不超过 200 ml,引流速度控制在 6～10 ml/min。每次穿刺引流后,用肝素帽封管,以备第二次引流。置管时间为 2～10 d,经 B 超复查显示心包积液量明显减少,临床症状缓解后,即可拔出中心静脉导管。

(1) 患者仰卧或上半身抬高 20°～30°。

(2) 剑突附近皮肤常规消毒并做局麻。

(3) 在患者剑突尖端左下方 1 cm 处确定为穿刺部位,局部皮肤可用尖刀片作一小切口有利于大口径针头刺入。

(4) 将大口径针头连上注射器,并通过鳄鱼夹与心电图机胸前导联相连(下页图 5 - 5 - 5),穿刺针头与腹部平面成 20°～30°向上、向后,指向左锁骨中点刺入,边进针边抽吸。当针头在皮下前进时,可感觉到紧张的心包阻力,及至进入心包腔则可产生一个明确的阻力突然消失感。针头触及心外膜可伴有抓扒感,如有 ST 段始高,说明针头已触及心室;如 PR 段抬高,说明触及心房;如 ST 及 PR 段均抬高,可能说明触及心包且心包腔内无积液。遇有上述征象皆需拔出针头。触及心外膜的其他征象包括房性及室性心律失常和房室传导异常。利用穿刺针作心电图监测可以防止穿刺针进入并无积液的心包腔。亦可立即提醒术者针头已进入心肌,以便及时拔出针头避免损伤心肌和(或)冠状动脉。

(5) 从心包腔抽出的血性液均不凝固,且心电图监测无 ST 或 PR 段移动或心律失常。鉴别抽出液为全血或血性液体可将液体滴在纱布上,如为全血则将均匀扩散呈深红色斑点;如为血性液体则中心呈深红色斑点,向外周扩散呈浅红色晕圈。

(6) 必要时可插一根导管进入心包腔,这样既可避免锐利的针头损伤心外膜或冠状动脉,也可持续引流心包腔。导管既可经心包穿刺针直接插入后拔出穿刺针,也可经穿刺针先插入一尖端可弯曲的导引钢丝,拔出针头后,再将导管套在导引钢丝上插入心包腔,利用导引钢丝经穿刺针可以插入粗得多的导管。

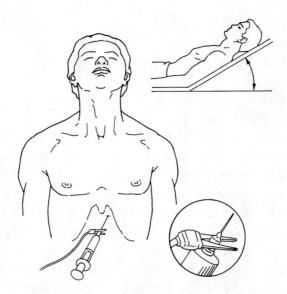

图 5-5-5　剑突下径路心包腔穿刺术

4. 心包腔穿刺的危险

（1）可发生心律失常，包括心室颤动及心搏骤停。

（2）可能撕裂心腔或冠状动脉。

（3）向心包腔内注入的空气可误入心脏。

（4）心肌或冠状动脉损伤引起的出血本身就可产生心脏压塞。

（5）可能刺破肺脏而引起气胸。

5. 注意事项

（1）心包腔穿刺应由有经验的医生进行。

（2）除紧急情况外，术前尽量经超声波检查确诊。

（3）术中应持续监测心电图。

（4）同时作好相应的抢救准备工作。

（5）术前可给予阿托品以避免偶尔发生的迷走血管反射性低血压。

必须注意，心包腔穿刺对于心脏压塞只能作为缓解症状的权宜之计，不能从根本上解除心脏压塞，而其危险性远远超过多数医生的认识。如 Steiger 报道，为 8 例心脏压塞患者做心包腔穿刺术，就有 1 例死于右心室刺破。有时偶尔因损伤一条冠状动脉或因发生心室颤动而致猝死。

（孙贵新）

参 考 文 献

1. 沈洪．实用心肺复苏指南[M]．北京：人民军医出版社，2005

2. AHA. 2005 American Heart Association Guideline for CPR and ECC[J]. *Circulation*，2005，112（4）：40～55

3. Valenzuela TD，Roe DJ，Cretin S，et al. Estimating effectiveness of cardiac arrest interventions：a logistic regression survival model[J]．*Circulation*，1997，96：3308～3313

4. Eisenberg MS，Horwood BT，Cummins RO，et al. Cardiac arrest and resuscitation：a tale of 29 cities [J]. *Ann Emerg Med*，1990，19：179～186

5. White RD，Blanton DM. Biphasic truncated exponential waveform defibrillation[J]. *Prehosp Emerg Care*，1999，3：283～289

6. American Heart Association in collaboration with International Liaison Committee on Resuscitation. Guidelines 2000 for Cardiopulmonary Resuscitation and Emergency Cardiovascular Care：International Consensus on Science，Part 5：New Guidelines for First Aid[J]. *Circulation*，2000，102(suppl Ⅰ)：77～85

7. White RD，Blackwell TH，Russell JK，et al. Transthoracic impedance does not affect defibrillation，resuscitation or survival in patients with out of hospital cardiac arrest treated with a non-scalating biphasic waveform defibrillator[J]. *Resuscitation*，2005，4：63～69

8. Morrison LJ，Dorian P，Long J，et al . Out of hospital cardiac arrest rectilinear biphasic to monophasic damped sine defibrillation waveforms with advanced life support intervention trial(ORBIT)[J]. *Resuscitation*，2005，66：149～157

9. White RD，Russell JK. Defibrillation，resuscitation and survival in out of hospital sudden cardiac arrest victims treated with biphasic automated external defibrillators[J]. *Resuscitation*，2002，55：17～23

10. Neumar RW，Shuster M，Callaway CW，et al. Part 1：executive summary：2015 American Heart Association guidelines update for cardiopulmonary resuscitation and emergency cardiovascular care[J]. *Circulation*，2015，132(18)：315～367

11. Hazinski MF，Nolan JP，Aicken R，et al. Part 1：executive summary：2015 intenational consensus on cardiopulmonary resuscitation and emergency cardiovascular care science with treatment recommendations[J]. *Circulation*，2015，132(16)：2～39

12. International Liaison Committee on Resuscitation. 2005 International Consensus on Cardiopulmonary Resuscitation and Emergency Cardiovascular Care Science with Treatment Recommendations[J]. *Circulation*，2005，112(Suppl)：1～136

13. Berthell E，Troiano P，Olson D，et al. Prehospital external cardiac pacing：a prospective，controlled clinical trial[J]. *Ann Emerg Med*，1988，17：1221～1226

14. Ornato JP，Peberdy MA. The mystery of bradyasystole during cardiac arrest[J]. *Ann Emerg Med*，1996，27：576～587

15. Dalsey WC，Syverud SA，Hedges JR. Emergency department use of transcutaneous pacing for cardiac arrests. *Crit Care Med*，1985，13：399～401

16. Bunch T J，Osborn J S，Day J D. Temporary Cardiac Pacing[M]// Cardiac Pacing and ICDs. Springer Berlin Heidelberg，2014

17. 佘守章. 临床监测学[M]. 广州：广东科学技术出版社，1997

18. Ermakov S，Hoyt JW. Pulmonary artery catheterization[J]. *Crit Care Clin*，1992，8：773～806

19. Jan IT，Poelaert JIT. Haemodynamic monitoring[J]. *Current Opinion in Anaesthesiology*，2001，14：27～32

20. Tintinalli JE，Kelen GD，Stapczynski JS. Emergency Medicine[M]. 5th ed. Philadelphia：McGraw Hill，2000：140～150

21. Forrester J S，Diamond G，Swan H J C. Pulmonary artery catheterization[M]// Monitoring Technologies in Acute Care Environments. New York：Springer，2014

22. Pandey A，Khera R，Kumar N，et al. Use of Pulmonary Artery Catheterization in US Patients With Heart Failure，2001—2012[J]. *Jama Internal Medicine*，2016；176(1)：129～132

23. 王一镗. 创伤并发心搏骤停病人的复苏[J]. 中国急救医学，1998，18(5)：56～57

24. 王一镗. 心肺复苏时积极正确地推行剖胸复苏术[J]. 中国急救医学，1989，9(1)：封二

25. 王一镗. 第10次世界急诊和灾难医学会议简介[J]. 急诊医学，1998，7(2)：138～139

26. Weil MH，Tang W. CPR-Resuscitation of the Arrested Heart[M]. Philadelphia：W. B. Saunders Co. ，1999：67～76

27. AHA. 2005 American Heart Association Guideline for CPR and ECC[J]. *Circulation*，2005，113(4)：1～84

28. Callaway C W，Soar J，Aibiki M，et al. Part 4：Advanced Life Support[J]. *Circulation*，2015，132(16 suppl 1)：S84～S145

29. 王一镗. 急诊外科学[M]. 第二版. 北京：学苑出版社，2003：185～191

30. Gluer R，Murdoch D，Haqqani H M，et al. Pericardiocentesis-How to do it[J]. *Heart，Lung and Circulation*，2015，24(6)：621～625

第六章
特殊情况下的心肺复苏

前面章节已说明了心搏呼吸骤停的标准复苏步骤。而在一些特殊情况下发生的心搏呼吸骤停，则需在标准步骤的基础上作一些修正，诸如创伤、低温、溺水、电击和雷击、妊娠期以及麻醉手术过程中的心搏呼吸骤停等。

第一节　创伤性心搏骤停

严重创伤是人们日常生活中最主要的杀手之一。严重创伤患者有时可合并心搏呼吸骤停，创伤性心搏骤停（Traumatic cardiac arrest，TCA）死亡率非常高，但是在自主循环恢复（return of spontaneous circulation，ROSC）后存活者的神经系统功能预后好于其他原因所致 TCA。对 TCA 的处理，时间是关键，抢救成功有赖于成熟的生存链，包括高级院前急救和综合创伤中心救治。在 TCA 迅速复苏时，强调同时处理可逆转的原因，这优先于胸部按压，如能及时、正确地处置危及生命的主要创伤，将能提高复苏救治成功的可能。

一、流行病学

创伤性心搏骤停作为一种特殊类型的心搏骤停，其发生率占所有心搏骤停患者的 10% 左右。成人 TCA 发生以中青年男性为主，初始心脏节律多为心脏停搏与无脉性电活动（pulseless electrical activity，PEA）、少见室颤，复苏成功率较低，预后差。2007 年一项法国的报道显示，成人 TCA 患者平均年龄 42 岁、男性占 78.3%，初始心律为心脏停搏 85.8%、PEA 10.4%、室颤 3.4%，复苏成功率为 34%，但出院存活率仅为 2.2%。2012 年澳大利亚 Deasy 等研究提示，成人 TCA 患者平均年龄 36 岁、男性占 77.5%，初始心律为心脏停搏 75.4%、PEA 13.4%、室颤 1.6%，复苏成功率 15.4%，出院存活率 5.1%。我国文献也曾报道，上海市 1998 年全年共有心搏骤停者 4 655 例，其中 TCA 仅为 91 例（占 1.99%）。

二、病因

正如 Harris 大夫指出的："Not all TCAs are TCAs（并不是所有 TCA 都是 TCA）。"有些看上去是 TCA 患者，其实是由内科疾病引起的创伤性事件，即由于患者发生心搏骤停而突然意识丧失，摔倒后造成外伤，形成了 TCA 的假象。内科疾病相关的 TCA 有 2 种形式：一类为内科病变，如恶性心律失常、脑血管意外等导致心搏骤停，然后发生坠落、跌倒、交通意外等创伤事件；另一类为轻微创伤诱发内科疾病的急性发作而导致的心搏骤停。针对这两种情况处理的基本原则与常规的心肺复苏相同。现场急救时应注意区分这些情况。

发生创伤性心搏骤停的常见病因如下。

（1）内科疾病导致的心搏骤停。

（2）心脏震荡：指胸壁受到钝性暴力撞击传递至心脏，导致心搏骤停或接近骤停的状态，在心脏易损期发生的撞击可诱发恶性心律失常如 R on T，常见于剧烈运动中的年轻男性。

（3）可逆性损伤：如窒息/缺氧、大出血和低血容量、张力性气胸、心包填塞等。

（4）不可逆的损伤：如颅脑、躯体的毁损伤等。

各种病因所致 TCA 的发生率分别为低血容量 48％、张力性气胸 13％、缺氧 13％、心包填塞 10％、肺栓塞 2％、心律失常 1％、不明原因 12％。TCA 通常表现为 PEA 与心脏停搏，其中假性 PEA 表现为外部生命体征消失，但心搏未完全停止、短时间内仍有心脑灌注，复苏效果与预后较好；而真性 PEA 与心脏停搏的预后差。

三、发病机制

TCA 患者的生存率与发生机制相关，而发生机制又与心肺复苏策略及方法的选择相关，正如《国际创伤生命支持教程》指出的："必须通过识别心搏骤停的原因来指导治疗，否则复苏永远不会成功。"因此，了解心搏骤停的发生机制十分重要。

TCA 是人体外源性高能量伤害造成的，其机制是重要脏器（脑、心脏、肺脏等）的机械性损伤、创伤性缺氧及严重失血，其中低血容量造成的前负荷降低是造成心搏骤停的最常见原因。由于失血，没有足够的回心血量，也就没有足够的心输出量，患者发生休克甚至死亡。这是 TCA 患者死亡的最常见的原因。美国陆军外科研究所、武装力量医学调查部及死亡调查局的一项大样本（4 596 例）战伤死亡分析显示，在可预防性战伤死亡中，大出血占比高达 90.9％。

由于导致心搏骤停的机制不同，将针对内科心搏骤停的常规复苏策略及方法用于 TCA 患者显然是不适当的。例如，对严重失血导致的心搏骤停患者复苏时，仅仅实施常规方法，试图通过基础心肺复苏（CPR）建立心搏是不行的。正如 Tim Harris 指出的："心脏可以搏动，但没有东西可以泵出（The heart may be beating but has nothing to pump）！"这样的复苏怎么可能成功？

四、诊断

与内科心搏骤停相较而言，TCA 的病因诊断比较困难，特别是在院前，由于缺乏医院才具备的各种检查设备和手段，有时做出正确的诊断非常困难。很多情况下现场急救时对 TCA 的原因做出的是"推断"而不是诊断。一般认为：创伤患者表现为濒死、没有自主呼吸或中心大动脉搏动消失，临床上即诊断为 TCA。而濒临 TCA 状态的特征是心血管不稳定、低血压、非创伤区域外周脉搏消失和无明显中枢神经系统原因者意识恶化。如果未及时处理，这种状态会很快发展为心脏停搏。

超声检查是一种可以在床边进行的检查，无创、操作简便、无须搬动患者。对 TCA 进行床旁超声评估，能发挥以下重要作用：①迅速诊断心包填塞；②观察 PEA 时的心脏活动，鉴别假性 PEA；③明确诊断气胸；④快速评估血容量；⑤指导快速输血。下面就超声对创伤性心搏骤停的诊断帮助，进行举例说明。

1. 创伤的重点超声评估流程(focused assessment with sonograph in trauma, FAST)

FAST 是用于检查创伤后腹腔内和心包内积血的超声流程。造成腹腔内出血的原因可能是腹腔内脏器受损、腹腔内血管破损、骨盆骨折等；造成心包积血的原因大多为心脏受损，因此 FAST 流程的结果对于是否急诊开腹或开胸探查手术有重要参考价值。FAST 流程的检查包括：①从剑突下检查心包腔；②从左侧腋中线检查脾肾间隙；③从右侧腋中线检查肝肾间隙；④从耻骨联合上方检查盆腔的直肠膀胱陷凹（男性）或子宫直肠陷凹（女性）。脾肾间隙、肝肾间隙和直肠膀胱陷凹（男性）或子宫直肠陷凹（女性）为腹盆腔的最低点，如腹盆腔内出血，这些部位最易观察到无回声的区域。但需要注意的是，超声对于区分液体性质的能力较差，往往不能准确的判断无回声区域是血、渗出液、漏出液或尿液。完成 FAST 后，可以结合患者的临床具体情况，作出进一步的决策（见图 6-1-1）。

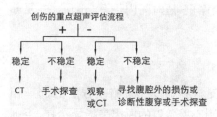

图 6-1-1　创伤的重点超声评估流程后临床处理流程图

为了囊括胸部创伤导致的胸腔出血和气胸等情况，故而由 FAST 流程衍生出了扩展 FAST 流程（extended FAST，eFAST）。eFAST 流程在 FAST 流程的基础上，要求额外检查胸部，明确是否有胸腔积液和气胸。完善 FAST 或 eFAST 流程后，可根据结果参考床边肺脏超声检查流程（Bedside lung ultrasound in Emergency，BLUE）给予处理。研究表明，FAST 流程对早期创伤出血的诊断敏感度极高，有 250 ml 腹腔出血即可被检出，在临床中的使用率明显上升，明显减少 CT 的使用率，减少了不必要的辐射暴露。FAST 的研究也表明，该流程对气胸的敏感度极高，达到了 59%，而对于需要处理的气胸敏感度达到了 81%。

2. 急诊床边肺脏超声检查流程(BLUE)

BLUE 是用于评估急性呼吸衰竭或低氧血症患者病因的超声流程，其对于呼吸衰竭原因判断的准确度高达 90%。BLUE 方案将胸部的检查位点标准化，包括左右两侧的上蓝点、下蓝点、后侧肺泡或胸膜综合征（PLAPS）点等六个部位。具体位置判断如下：双手（与患者的双手差不多大小）按照下面的描述放置：上面手的小指放在锁骨下面，指尖位于中线，下面的手在上面手的下方（不包括拇指）。上蓝点位于上面手的中央，下蓝点位于下面手掌的中央。PLAPS 点由下蓝点的水平延长线与腋后线共同构建。这两条线的交叉点严格地说就是 PLAPS 点。重点观察这六个部位是否存在胸膜滑动征、A 或 B 线、肺实变等征象，这些也是 BLUE 流程的特征之一。使用已明确的图像模式来区别病变，这些图像模式以字母简写而被人记忆，共包括以下九个特征。①A 特征：前胸壁区域可见 A 线和肺滑动。②B 特征：弥漫性双侧前胸部肺 B 线征阳性伴肺滑动，提示血流动力学肺水肿。③B' 特征：弥漫性双侧前胸部肺 B 线征阳性伴肺滑动消失。④A/B 特征或 C 特征：一侧胸部 A 线阳性，另一侧 B 线阳性。⑤A-no-V-PLAPS 特征：无深静脉血栓，但是伴有后外侧肺泡和（或）胸膜渗出的 A 特征，常代表肺炎。⑥伴深静脉血栓的 A 特征：提示肺栓塞。⑦A' 特征：提示气胸。⑧裸图像特征：即无阳性发现，提示慢性阻塞性肺疾病（COPD）/哮喘的可能。

依据观察的情况对呼吸衰竭或低氧血症的病因做出推断。由于肺实变和不张主要集中在重力依赖区域,所以患者可在变动体位的情况下检查肩胛间区,以提高对肺实变和肺不张的诊断率(见图6-1-2)。

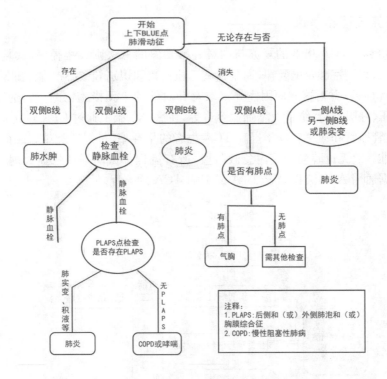

图6-1-2 床边肺脏超声检查流程图

3. 休克患者快速超声评估流程(Rapid ultrasound in shock,RUSH)

RUSH流程可分为三个部分,分别为:心泵功能、循环容量和血管。心泵功能的评估,主要是通过胸骨旁长轴、胸骨旁短轴、心尖四腔心、剑突下四腔心等4个切面对心脏展开评估。评估的重点集中在以下三个方面。①是否存在心包积液及心包填塞:如脏层和壁层心包内出现大量无回声区,导致右心房出现收缩期塌陷,较严重时出现右心室舒张期塌陷甚至是左心室舒张期塌陷,则可认为患者存在心包填塞,提示休克的类型为梗阻性休克。②评估左心室大小及收缩功能:如左心收缩明显减弱,提示心源性休克;如左心缩小,且收缩明显增强,提示循环容量不足,则首先考虑为分布性休克或失血性休克。③评估右心功能:如右心明显增大压迫左心,引起左心舒张障碍,则考虑右心流出道及肺动脉梗阻导致的梗阻性休克,如肺栓塞、右室流出道梗阻等疾病。

对循环容量的评估除了通过心腔大小以外,另一种常用的办法是通过观察下腔静脉。通常在剑突下下腔静脉切面显示下腔静脉后,在肝静脉与下腔静脉交汇处远端2 cm处测量下腔静脉的直径和变异率。自主呼吸时,下腔静脉直径<2.1 cm且塌陷率>50％时,中心静脉压为0～5 mmHg;下腔静脉直径>2.1 cm且塌陷率>50％时,中心静脉压为10～20 mmHg;其他情况时中心静脉压为5～10 mmHg。

对血管的评估主要包括以下两个方面:①评估主动脉是否存在动脉瘤;②评估下肢和上肢深静脉是否存在血栓,这些血栓脱落导致的肺栓塞,可能是梗阻性休克的原因。

除了上述四种常用流程以外,还有应用于心肺复苏患者的目标导向超声生命支持评估

(FELL)流程,应用于创伤患者的床旁心脏超声评估创伤流程(BEAT),应用于休克患者的目标导向的超声流程(GDE)等,因为篇幅有限不一一介绍。需要注意的是,快速创伤重点超声评估有助于诊断和处理,但不应干扰复苏的实施。

五、复苏流程和争议

1. 复苏流程　TCA患者的复苏与内科心搏骤停的方法则大相径庭,其复苏要点不是尽快心脏按压、识别室颤及电复律,而是强调迅速查找和识别导致心搏骤停的潜在可逆原因(reversible causes),并对这些原因优先采取有针对性的干预措施,如止血、通畅呼吸道、气胸及心包减压、呼吸支持、维持及增加血容量等,在这个基础上通过CPR建立有效的血液循环。其中,气管插管和通气有助于提高TCA患者的生存率,是对这类患者院前复苏时呼吸支持的金标准。故无论院前和院内急救阶段,所有流程都试图强调快速处理TCA可逆转的病因。依据通用ALS流程制定TCA或濒临TCA的流程(见图6-1-3)。

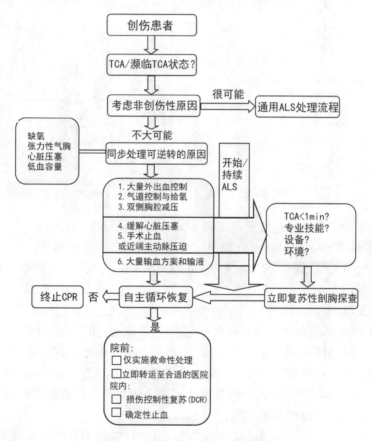

图6-1-3　创伤性TCA处理流程

2. 复苏的争议

（1）胸外按压:胸外按压仍然是无论什么原因导致心搏骤停患者急救的标准措施。由于低血容量、心脏压塞或张力性气胸所致的心搏骤停,胸外按压的效果不如正常血容量性心搏骤停。正因如此,胸外按压的优先级低于可逆转原因的立即处理,如剖胸探查、控制出血等。在院外情况下,现场仅进行基本的救命性处理,随即快速将患者转运至就近合适的医院。

（2）是就地高质量复苏，还是边复苏边送医院：对内科心搏骤停患者的抢救强调就地实施高质量心肺复苏，而不是急于送患者去医院。高质量心肺复苏在抢救内科心搏骤停患者时有重要作用。急于送患者去医院时，因搬运、途中的诸多不利因素势必影响这些内科患者复苏质量，进而降低患者的生存率。而抢救 TCA 则恰恰相反，患者需要的是手术止血、组织修复和输血，多数情况下这些在院前都无法完成，故强调争分夺秒送患者去医院（边送边救）。院前急救的时间与严重创伤及 TCA 患者的预后呈反比关系，对于严重创伤和 TCA 患者，院前时间越短，存活概率越高。创伤至手术止血的时间应尽量缩短，应立即将患者转运到创伤中心行损伤控制性复苏。对于这些患者，"拉上车就跑"理念更有可能拯救生命。

（3）肾上腺素和 AED：TCA 复苏不建议优先选择肾上腺素。虽然肾上腺素能增加复苏成功率，但可能加重脏器缺血，甚至恶化神经功能预后与存活。对于院外 TCA 患者，亦不提倡常规使用 AED。

六、复苏要点

1. 院前现场急救

（1）对确定创伤并发心搏骤停的患者，应迅即在现场施行 CPR，并一方面持续 CPR，一方面尽速转送至能做决定性处置的医院。

（2）如救护车上备有 AED，则要掌握时机，必要时再使用 AED 除颤。

（3）开放气道，最好做气管内插管。

（4）在 CPR 的同时，应对最紧急的伤情做必要的初步处理。如体表大出血的临时止血；对胸部创伤患者，需注意有无以下两种情况。①开放性气胸，这是一眼就可明确的诊断，应立即用无菌纱布或其他随手可得的物品设法暂时封闭胸部创口。②张力性气胸，立即用粗针头在第 2 肋间锁骨中线稍外侧作穿刺，既有助于明确诊断，又可暂时减压。

（5）创伤并发心搏骤停的患者，其心律大多为无脉搏心电活动或心脏停搏，当然亦可为心室纤颤。而无脉搏心电活动的诸多原因如低氧、高钾血症、低温、张力性气胸、心脏压塞，均可为创伤的后果，应及早诊断和处理。

（6）遇有多处严重创伤患者，若一时院前急救人手不足，应注意抢救的优先次序，严重创伤患者而无脉搏者，则应排在最后抢救。

2. 急诊室处置

创伤性心搏骤停患者的复苏，必须顾及 CPR 和创伤处置两个方面。

（1）继续 CPR：给患者做气管内插管，然后进行有效的人工辅助呼吸，必要时用 AED除颤，在进行 CPR 的同时，应迅速检查和明确引起心搏呼吸骤停的最主要伤情和原因。近年来，陆续有研究报道开胸心肺复苏能提高成人及儿童 TCA 的复苏效果、改善患者的预后。开胸复苏在院前及急诊室均能实施，而且可由急诊医师或麻醉医师完成，明显扩大了使用的场景、提高应用的时效性。目前，开胸复苏的适应证主要包括：①胸外心脏按压不能产生大动脉搏动者；②胸廓或脊椎畸形、严重肺气肿、胸部严重创伤、张力性气胸等不宜进行胸外按压者；③心脏贯通伤、挤压伤，疑有心包填塞或较大肺栓塞的患者；④低体温所致心搏骤停，需心脏直接加温的患者；⑤进行开胸手术的术中或术后患者。

对 TCA 患者进行开胸复苏，可能发挥如下重要作用：①为心脏破口的修补提供途径；②通过简单压迫阻断胸主动脉，减少膈下部位出血；③提供进入胸腔的途径，控制肺出血；④进行胸内心脏按压；⑤为心包穿刺效果不佳的心脏填塞患者进行心包切开。

（2）创伤急救治疗：对创伤性心搏骤停患者，必须根据其受伤史、体征和最简单的检查，尽速作出初步判断，并对危及生命的主要创伤，在 CPR 的同时，进行紧急的处置。

1）控制出血：在 TCA 原因中，未控制的大出血占48%。严重低血容量性休克的处理包括几个部分。主要原则是实现"毫不拖延地止血"，通常采取手术止血或放射介入止血。

临时出血控制可以挽救生命：①对于可压迫的外部出血采用直接加压止血（使用或不使用敷料），如果需要，使用止血带和局部止血制剂；②对于非压迫性出血的止血更困难。在搬运患者至手术室止血过程中使用夹板（骨盆夹板）固定，血液制品，静脉输液和氨甲环酸（TXA）。过去10年，对于未控制出血的创伤复苏，采用了损伤控制性复苏（damage control resuscitation，DCR）（见图6-1-4）。DCR 联合容许性低血压和损伤控制手术（damage control surgery，DCS）进行止血性复苏。有限的证据和普遍共识支持静脉输液的保守路径，直至手术止血前为容许性低血压。容许性低血压允许静脉输液容量到足以维持桡动脉搏动可及。止血性复苏是初期液体复苏时尽早使用血液制品以防止创伤性大出血诱发的消耗性凝血病。

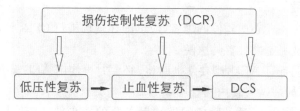

图6-1-4 创伤患者 DCR 原则

2）建立合适的呼吸交换：用适当的治疗解除气道阻塞，检查有无血胸、气胸、连枷胸等。

3）抽血做血型鉴定和交叉配合：以便必要时随即可以输血。

4）尽早开放两处以上静脉通道：以便快速补容和给药；对创伤性失血患者，宜用乳酸林格液补容，维持平均动脉压（MAP）至40 mmHg 为妥，复苏成功率较之将 MAP 提升至正常水平（80 mmHg）为高，因后者过多输入液体破坏了凝血机制和导致稀释性贫血，反而增加出血并可增加病死率。

5）插入导尿管：测定每小时尿量，检查有无胁腹部压痛、血尿或泌尿生殖道损伤的征象。

6）检查出血的隐蔽来源：如血胸、心脏压塞、腹腔内出血或骨折。

7）修补撕裂的组织和切除坏死的组织。

8）必要时进行动脉血气分析和酸碱度测定。

9）病情允许而又必要时，做床边超声、心电图及胸部 X 线摄片检查等。

在初期 CPR 成功后，即心搏和呼吸已经恢复，在处置创伤的过程中，应随时警惕心搏呼吸再次停止的可能。如经输入大量血容量扩张剂后才使血压维持正常，应考虑这只是暂时掩盖了一处引起严重低血容量的隐蔽而致命的创伤，而并非已经得到纠治。事实上，即使该患者刚进行过心搏呼吸骤停的复苏，此时仍为进行手术治疗的最佳时机，不能被误认为病变已自然恢复。此种情况常发生于肝脏、心脏及大血管损伤，由于压塞而获得暂时的低血压性止血。

3. 补容治疗

（1）紧急补容的原则：应尽快建立至少两条静脉通道，以便快速、大量输液。补容时应注意合理选用晶、胶、血的比例,创伤失血复苏时,并非按丧失全血即应补充全血和丧失多少即应补充多少。相反,紧急补容常以晶体扩容为主,且应补充足够的容量。因为,一定程度的血液稀释对改善创伤患者的微循环和组织供氧有利。而以血细胞比容为 0.27~0.33 时氧输送最好。血红蛋白>55 g/L 和血细胞比容>0.20 时,动脉氧输送可通过增加心排血量来代偿,但应注意创伤复苏患者的代偿能力较差,血液稀释不宜过度。

(2) 失血失液量的估计:这对决定复苏时输液和输血量有重要参考价值。因一般根据临床表现来判断失血失液量,在心搏呼吸骤停进行复苏的患者,较为困难,但仍可根据受伤情况和尿量作为参考。此外,应注意骨折时可有大量血液渗入软组织,例如股骨或髂骨骨折失血量为 500~1 000 ml,骨盆骨折为 1 500~2 000 ml。而创伤失血的同时,尚有大量细胞外液在体内隔离。包括创伤组织中水与电解质隔离成为非功能性细胞外液,大量血液淤滞于微循环,导致静脉回流减少和血管内血浆、水、电解质反向转移至组织间隙形成血管内外混合性体液隔离,可达总血容量的 25%~30%,在创伤复苏时往往需要输入超过估计失血量 4~5 倍的电解质溶液才能恢复有效循环血容量。

(3) 复苏溶液的选择:创伤性心搏骤停患者进行紧急补容复苏时,选用何种溶液亦至关重要。

1) 乳酸林格液:其电解质浓度、pH、渗透压和缓冲碱均与细胞外液相近,主要用于扩充细胞外液,对维持有效循环、降低血液黏滞度、增加血流速度、改善微循环和纠正酸中毒均具有重要作用。严重创伤常伴有大量细胞外液的丢失,成人可达 2.0 L。严重创伤伴有大量失血时,单纯输血而不补液,则病死率高。补入含钠溶液,仅 1/3 液体停留在血管内,2/3 进入细胞外间质,使间质液充盈,静脉压增高,血管内液体不再向外丢失,循环血容量得以维持。补液量应为出血量的 2.5~5 倍。若失血量达全身血容量的 75% 以上,补液量应为出血量的 8 倍。如此大量补液,一般会怀疑是否将对肺部造成不利的影响。故应了解血浆胶体渗透压(plasma colloid osmotic pressure, PCOP)的重要性。首先,必须了解 Starling 方程,它定量描述了毛细血管液体的动向,该方程式为:

$$Q_f = K_f[(PmV - PpmV) - Q(\pi mV - \pi pmV)]$$

式中 Q_f 为跨毛细血管膜的净液体流量;K_f 为毛细血管壁传导率(反映毛细血管膜对液体的通透性);PmV 为微血管和毛细血管内的静水压近似 PAWP;PpmV 为微血管周围和体腔的静水压,接近 0;PmV - PpmV 为静水压梯度;Q 为溶液反折系数,表示毛细血管膜对蛋白质的通透性,不透膜为 1,全透膜为 0,正常为 0.8;πmV 为血管内胶体渗透压,近似于 PCOP;πpmV 为间质内胶体渗透压(ICOP);$\pi mV - \pi pmV$ 为渗透压梯度(决定液体交换)。

ICOP 是漏入间质的蛋白质量的函数,肺毛细血管对蛋白质的渗透甚于体循环,因此肺的 ICOP 仅为 PCOP 的 70%,体循环毛细血管床 ICOP 仅为 PCOP 的 20%~30%。

体循环的 $\pi mV - \pi pmV$ 值大,意味着外周组织对血液稀释耐受性小(外周水肿,而肺间质并无液体蓄积)。

Tranbaugh 将 Starling 方程简化为:

$$Q_f = K_f[PAWP - 0.8(PCOP - 0.7PCOP)] = K_f(PAWP - 0.24PCOP)$$

因此,表明 PCOP 减低的重要性仅及 PAWP 增加的 1/4。大多数创伤危重患者其病情可发展为通透性肺水肿,此时使用胶体液并不能增加 PCOP,不仅耗费高,且常可加重肺水肿,而晶体复苏价格低廉,很少引起肺水肿。

此外,创伤休克时,Na^+滞留于体内胶原组织而导致大量缺 Na^+,恢复血容量的关键是 Na^+,而非血浆蛋白质,Na^+ 不足时即使补入血浆蛋白质也难以使血容量提升。同时,创伤休克时肺水肿的发生常是由于补液不及时或不足,使低血容量过久,造成缺氧,引起肺静脉痉挛、肺毛细血管内淤血、肺高压而招致肺间质及肺泡内水肿,甚至出血和透明膜形成。反之,及时补足含钠液、补足有效血容量,改善微循环和缺氧,正是防治创伤后肺水肿的有效措施。

2）生理盐水：0.9％氯化钠溶液,pH5.0,比细胞外液中钠高 10 mmol/L,氯高 40 mmol/L,并非"生理性"。创伤休克时大量输入生理盐水,可引起严重高氯血症和加重酸中毒,应限量使用,尤其是肾功能不全者。

3）葡萄糖液：输入葡萄糖液后,葡萄糖分子进入细胞内代谢生成 CO_2 和水,因而不能有效维持渗透压,反而多进入水分,同时可加重创伤后高糖血症。因而几种浓度的葡萄糖液均不宜用于创伤性心搏骤停复苏。

4）右旋糖酐：可增加胶体渗透压,静脉内每输入 1 g 可使 20～25ml 血管外水分渗入血管内。右旋糖酐 70 在血液内的半衰期为 12～24 h,是血浆代用品中良好的扩容剂,可使心排指数上升,并可降低血液黏滞度以及血小板的黏性和聚集性,使已趋凝集的红细胞解聚,降低外周阻力加速外周血流改善微循环。但使用时必须限量,不应超过 1 500 ml（每 24 h 用量不宜超过 15 g/kg）,否则易引起出血倾向,另外,应在输入大量晶体液之后应用,以防其引起的高渗尿液损伤肾小管甚至导致急性肾功能衰竭。

5）输血：对创伤伴有大量失血的患者,当然,全血还是最好的扩容胶体液,可以同时提供血红蛋白和血浆蛋白质等成分。由于创伤失血后常有血液淤积于小血管中而不参加有效循环,故若输入与失血量相等的血量常显不够,中等量失血者需输入估计失血量的 1.5 倍,严重失血者需输入估计失血量的 1.5～2.5 倍,才能维持生命体征。目前临床上多为成分输血。推荐的浓缩红细胞（red cell concentration,RBC）、新鲜冰冻血浆（Fresh frozen plasma,FFP）、血小板（PLT）比例为 1∶1∶1。有的机构已开始在院前急救阶段使用血液制品。

（4）高张高渗液的应用：严重创伤,无论平时或战时,在运送途中平均所能输给的晶体液量很少有临床效益。近年研究表明,高张盐液（7.5％氯化钠）或高张高渗液（7.5％氯化钠/12％右旋糖酐 70）有良好的效果。

其作用机制为高张盐液促使细胞内液进入细胞外间隙,而高渗溶液引起细胞外液进入血管腔内,其结果是增加血浆容量而致前负荷增加。此外其作用尚包括直接心肌刺激、神经反射机制加强交感发放、内分泌释放、改善血液的流态、重建小动脉自主活动和周围动脉扩张等。其最大优点是应用小剂量 4 ml/kg,较大剂量可用 6 ml/kg,最多总量不超过 400 ml,即可改善血流动力学如血压和心排血量增加、血管阻力下降、营养血流明显增加、再灌流损伤减轻、尿量增加,故适用于严重创伤的院前急救以及抢救时的应急措施。应急时一般用高张盐液即可,往往可以争取到 3～4 h 的时间,使患者生命体征得以保持相对稳定,以便在此时间内做一些必要的准备,然后进一步做决定性治疗,如手术等。此法亦称之为小剂量复苏。应用时需注意剂量不宜任意加大,浓度亦不能随便增加。

4. 纠酸

创伤性心搏骤停患者,在复苏过程所发生的酸中毒,有其特殊性,需要妥善处理。

5. 血管活性药和正性肌力药的应用

在创伤性休克时,适当应用血管解痉药物以扩张毛细血管前括约肌以利组织灌流的实用价值已予以肯定,应在充分补容的基础上应用。临床上常用的血管解痉药有多巴胺、苄胺唑啉、莨菪类药和硝普钠等。正性肌力药可选用多巴酚丁胺。抗创伤性休克时亦可以多巴胺和多巴酚丁胺合用。

(1) 多巴胺:静脉给药作用迅速而短暂,它能直接刺激肾上腺素能 α 和 β 受体,且能释放交感神经末梢储存的去甲肾上腺素,故能增强心肌收缩力、增加心排血量和提高收缩压。本药对心肌耗氧量和心率的影响较小,且不易引起心律失常。小剂量多巴胺每分钟 2 μg/kg,可降低心脏前负荷。中等剂量每分钟 6～15 μg/kg,可兴奋 α 和 β 受体,增加心肌收缩力,一般用多巴胺 20 mg 加入生理盐水 250 ml 中静脉滴注。应用时需密切观察血压、心率及尿量。

(2) 多巴酚丁胺:本品具有 β_1、β_2、α 肾上腺素能活性,具有相对选择性心脏 β_1 受体的兴奋作用,它能够增加心肌收缩力、降低肺毛细血管楔嵌压和减低全身动脉血管阻力、增加心排血量而对心率和血压的影响较小。静脉滴注后 1～9 min 见效,10 min 达高峰,作用时间短且产生耐药性和增加心肌耗氧量,静脉滴注可用 20 mg 加入生理盐水 250 ml 中,以每分钟 2.5～10 μg/kg 的速度滴注。

至于其他用药,详见"第八章　心肺复苏辅助用药"(本书第 163～189 页),此处不再赘述。

七、有关创伤治疗的其他问题

创伤性心搏骤停患者的救治,面临着 CPR 和严重创伤的处置一对矛盾,孰前孰后,抑或两者同时进行,需视患者的具体情况而定。对严重创伤的处置应取积极态度。

(秦海东)

第二节　低　体　温

低体温是机体长时间暴露于低温环境引起的体内热量大量丢失,此时全身新陈代谢功能降低,正常人体中心体温无法维持。意外低体温是指由于意外因素导致的人体中心温度低于 35℃。

一、概述

根据体温的下降幅度可将意外低体温划分为三度:轻度(身体核心温度为 32.2～35℃),中度(身体核心温度为 28～32.2℃),重度(身体核心温度为<28℃)。

二、病因

原发性的意外低体温多发生在气温突然降低、暴风雪袭击、海上或高空失事、堕入冰水等意外事件中。但继发性低体温并不少见,通常见于各种疾病(下页表 6-2-1),需要注意的是,即使在温暖的环境中,继发性体温过低患者的死亡通常由原发因素引起,而不是因为体温过低。

表 6 - 2 - 1　继发性低体温常见病因

	体温调节障碍					热损失增加	
	外周衰竭	内分泌失调	能量不足	神经肌肉损害	皮肤病	药物和毒素	其他相关的临床状态
中枢衰竭	急性脊髓横断	酒精性或糖尿病酮症酸中毒	极度体力劳动	早产	烧伤	紧急分娩	癌症
神经性厌食	热量产生减少	肾上腺功能减退	低血糖症	颤抖减少	药物和毒素	冷输液	心肺疾病
脑血管意外	神经疾病	垂体功能减退	营养不良			中暑治疗	感染
中枢神经系统损伤		乳酸中毒					多系统创伤
下丘脑功能障碍							休克
代谢衰竭							
肿瘤							
帕金森病							
药物作用							
蛛网膜下腔出血							
中毒							

三、低体温的发生机制

热能是机体组织代谢产生的,寒冷时肌肉不自主的收缩与舒张(寒战)即产生热能。热能散失方式有辐射、传导、对流与蒸发。人体热感受器有中枢热感受器与周围热感受器。周围热感受器位于皮肤,接受冷热刺激后将冲动传入下丘脑的中枢热感受器,中枢热感受器可接受机体中心温度的变化。当人体温度发生变化时机体会做出各种反应来调节。例如:寒战(增加热量产生)、外周皮肤血管收缩(限制热量丢失)以及一些行为反应(如增加衣服、寻求暖环境等)。在寒冷环境时,人体热效应调节系统发挥作用以维持体温稳定,但是当人体持续不能脱离寒冷环境,调节机制就会疲乏而不能产生足够热量,这时就会产生低体温。

严重意外低温(体温<30℃)伴有明显的脑血流和氧需减少,心排血量降低,动脉压下降。因脑和心血管功能明显抑制,患者可表现为临床死亡,但有可能完全复苏保持神经功能完好。患者的末梢脉搏和呼吸往往难以觉察但不应根据临床表现就停止救治。

四、低体温的治疗

1. 院前治疗原则 包括提供基本的生命支持,可以用一些被动和主动的外部支持手段回暖,并运输适当。需要注意的是:在低体温患者中检测脉搏可能很难,所以脉搏等征兆应该仔细检查60 s。院前治疗总体原则:如果没有发现生命体征,那么应立即开始心肺复苏(CPR)。只要不妨碍心肺复苏或延迟运输,可以为所有患者进行全身保温。

2. 院内的急救原则及措施

(1) 首先要稳定患者的情绪。

(2) 保证呼吸道通畅及氧气供应,最好吸入加温、加湿的氧气。

(3) 建立静脉输液通路。

(4) 有呼吸衰竭或气道不畅者要行气管插管及机械通气治疗。

(5) 评价水及电解质平衡,低体温患者常有脱水,要特别注意血容量不足的纠正。

(6) 插导尿管以监测尿量。

(7) 必要时置中心静脉导管以指导液体输入,防止液体输入过量。

3. 基础生命支持

如患者无呼吸,应开始人工呼吸,对无脉搏患者应立即开始CPR。可用60 s来确定无脉搏或严重缓脉。为防止热量进一步丢失,应除去湿的衣服,避风,用温湿氧气通气。对心搏未停而中心体温降为30～34℃的患者;可仅在其躯干部作外部加温(用热水袋置于颈部、臂弯和腹股沟),待情况稳定,将患者转送医院。

在现场处理严重低温,因许多急救者并无器材,且无时间来确切判定中心体温,也不可能用温湿氧气或温的液体来进行复温,假如可能,宜尽快建立心脏监测和静脉通道,最好在现场应用鼓膜温度传感器或直肠温度探头,但均不影响转送。应尽可能保持气道开放和平稳搬动转送,以免诱发室颤。搬动时患者取平卧位,以防发生直立性低血压。

如低温患者发生心搏骤停,则根据低温的治疗程序进行救治。如发现患者为室颤,则急救人员应即用120～200 J除颤一次,随后立即继续做CPR 5个周期,再继续除颤及CPR,直至复温达30℃以上。在最初除颤后应立即做CPR、复温和快速转送。若中心体温在30℃以下,则除颤往往不可能成功。

4. 复温措施

(1) 被动复温:多数轻度低体温患者用保暖的毛毯覆盖全身即可复温。

(2) 主动复温:对中、重度低体温患者可通过以下措施进行主动复温。

1) 强力空气加热毯:这一设备由加热器与方便可调温的特殊毯子组成,热空气可直接吹向患者皮肤。但复温过快要防治低血压(周围血管扩张所致)及体温"后降效应"(复温过程中由于外周血管扩张,温度低的外周血液流向中心使核心温度进一步下降所致)。

2) 输加温液体:应用加温设施对所输液体进行加温,输入液体温度最好为42~44℃。有研究表明,静脉输入加温液体对复温是安全有效的,但尚无随机对照研究资料。

3) 其他加温手段:根据情况可吸入加温、加湿的氧气,腹腔或胸腔温热液体灌注,严重低温心搏骤停者通过体外循环加温(ECMO 或 CPB)。

治疗时可采用瑞士分级系统进行评估,分为四级,以指导治疗(表6-2-2)。

表6-2-2 低体温瑞士分级系统

分 级	临床表现	核心体温	治疗策略
HT I	有意识、颤抖	32~35℃	提供温暖的环境和衣服,喝温暖的甜饮料,如果可能的话,可以积极运动
HT II	意识障碍、不颤抖	28~32℃	心电监护,谨慎运动,以避免心律失常,水平位置固定,全身主动复温技术(如温暖环境;提供毯子;强力空气加热;输注热的液体)
HT III	无意识、无颤抖、有生命体征	24~28℃	加强气道管理;循环不稳定患者可予以 ECMO 或 CPB
HT IV	没有生命体征	<24℃	及时 CPR 及电除颤,可经静脉或骨髓腔内予以注射肾上腺素,根据患者的临床反应调整剂量;提供主动复温技术(ECMO 或 CPB)

(秦海东)

<h1 align="center">第三节　高温中暑</h1>

日平均气温>30℃或相对湿度73%。当气温和湿度条件同时存在时,中暑发生率明显增加;日最高气温≥37℃时中暑人数急剧增加。热指数:是应用温度和湿度运算得出的数值,和热射病的发病率呈正相关性。当热指数>41,热射病发病率增高;当热指数>54,极易发生重症中暑。

循环系统功能障碍是高温中暑的主要临床表现和并发症,也是其死亡的主要原因。Austin 报道高温中暑患者死亡原因中80%以上是由于循环衰竭所致,其中以低血压、休克、急性心力衰竭和心律失常等最为常见,这些临床表现都有可能导致心搏骤停。

一、高温中暑并发心搏骤停的原因

机体因高热引起外周血管床扩张,但不伴有内脏血管收缩,流经皮肤、肌肉的血流量大大增加,大量出汗导致机体水盐大量丢失,血液浓缩、黏稠性增加;热损伤使毛细血管的通透性增加,血浆渗出;体力活动增加了肌糖原代谢产物,使细胞内形成高渗性,致水分进入细胞内,这些均使机体有效血容量明显减少。过热可直接影响循环中枢抑制心肌活动;而此时心肌代谢活跃,需氧增加而供氧不足,致心肌处于超负荷和缺血状态;机体代谢紊乱,尤其是低钾血症和内毒素血症引起许多血管活性物质释放,对心肌产生直接毒害作用;血液儿茶酚升高、肾上腺皮质功能衰竭和甲状腺功能低下,这些均可影响心血管功能。机体为了促进散热,心排血量大大增加,使心血管系统负荷加重继而散热效率降低,以致脑部供血不足和心血管功能不全,早期呈高排血量心力衰竭,继而可发生低排血量心力衰竭。

高温减少心搏骤停的耐受时间,减少主要脏器的血流灌注;高温对代谢产生与低温相反的效应,并产生严重低氧的有害影响。

二、院前生命支持

1. 现场 CPR 确定心搏骤停的患者,应迅速进行现场 CPR,在转运途中也应持续 CPR 操作。

2. 除颤 心电图显示室颤,应立即除颤或用 AED 除颤。

3. 气道管理 开放气道,气管插管,及时供氧。气管插管指征:①意识障碍;②气道分泌物多,且不能主动排痰;③误吸;④深镇静状态;⑤呼吸衰竭,$PaO_2 < 60$ mmHg,且氧合状况有进行性恶化趋势;⑥血流动力学不稳定,对液体复苏及血管活性药物反应欠佳。

4. 主动外部降温

(1) 现场降温:①迅速脱离高温高湿环境,转移至通风阴凉处,将患者平卧并去除全身衣物;②用凉水喷洒或用湿毛巾擦拭全身;③扇风,加快蒸发降温、对流散热;④持续监测体温。目前蒸发降温是一种较好的选择,简单易行。蒸发降温时将患者置于通风阴凉或有空调设备的室内,室温在20℃左右,全身用冷水浸透的毛巾抹擦,也可直接用自来水浸透的毛巾擦拭全身,不断摩擦四肢躯干皮肤以保持皮肤血管扩张而促进散热,同时可电扇吹风或置冰袋于患者头部、颈部两侧或腹股沟处。情况严重者还可做冷水浴,即将患者浸入冷水中,保持头部露出水面。

(2) 后送途中降温:①打开救护车内空调或开窗;②用凉水擦拭全身;③输液。持续监测体温。

5. 躁动 给予安定 10~20 mg,肌内注射。

三、院内生命支持

院内早期有效治疗是决定重症中暑预后的关键。有效治疗的关键点一是迅速降低核心温度,二是血液净化,三是防治 DIC。具体救治措施为“九早一禁”,即早降温、早扩容、早血液净化、早镇静、早气管插管、早纠正凝血功能紊乱、早抗感染、早肠内营养、早免疫调理,在凝血功能紊乱期禁止手术。

1. 降温 院内急救时快速降温仍是治疗的首要措施,病死率与体温过高及持续时间密切相关。如果降温延迟,死亡率明显增加。当患者脱离高温环境后立即开始降温,并持续监测体温。降温目标:使核心体温在 10~40 min 后迅速降至 39℃ 以下,2 h 降至 38.5℃ 以下。院内降温方式:①室温调节为 20~24℃;②快速静脉输液;③降温毯;④冰块置于散热较快的区域(双侧颈部、腹股沟和腋下);⑤用 4℃ 生理盐水 200~500 ml 进行胃灌洗或(和)

直肠灌肠；⑥血液净化；⑦联合使用冬眠合剂等；⑧有条件可用血管内降温仪或将患者浸入冷水中（水温为 15～20℃）。

2. 循环监测与液体复苏循环监测 连续监测血压、心率、呼吸频率、脉搏血氧饱和度（SPO_2）、血气，每小时尿量及尿液颜色，必要时监测中心静脉压（CVP）。液体复苏：①首选晶体液，如生理盐水、葡萄糖溶液、林格液，输液速度控制在使尿量保持 200～300 ml/h；②在尿量充足的情况下，第一个 24 h 输液总量可达 6～10 L，动态监测血压、脉搏和尿量，调整输液速度；③利尿：早期充分补液扩容后，如尿量仍不达标，可给予呋塞米 10～20 mg 静推，之后可根据尿量追加剂量。同时注意监测电解质，及时补钾；④碱化尿液：补充碳酸氢钠使尿pH>5.5。

3. 血液净化 具备以下一条可考虑行持续床旁血滤（CRRT），如有以下两条或两条以上者应立即行血滤治疗：①一般物理降温方法无效且体温持续高于40℃长于2 h；②血钾>5.5 mmol/L；③CK>5 000 U/L，或上升速度超过 1 倍/12 h；④少尿、无尿，或难以控制的容量超负荷；⑤Cr 每日递增值≥44.2 μmol/L；⑥难以纠正的电解质和酸碱平衡紊乱；⑦血流动力学不稳定；⑧严重感染、脓毒血症；⑨合并多脏器损伤或出现多器官功能不全综合征（MODS）。

停用 CRRT 指征：①生命体征和病情稳定；②CK<1 000 U/L；③水、电解质和酸碱平衡紊乱得以纠正；④尿量>1 500 ml/d 或肾功能恢复正常。如其他器官均恢复正常，仅肾功能不能恢复的患者，可考虑行血液透析或腹膜透析维持治疗。

4. 镇静镇痛 热射病患者会出现躁动、抽搐，选择作用快、效力强、不良反应少的镇静药，如丙泊酚、苯二氮䓬类药物。以下为分级处置措施。

（1）基层医院处置：①地西泮 10～20 mg，静脉注射，在 2～3 min 内推完，如静注困难也可立即肌注。首次用药后如抽搐不能控制，可在 20 min 后再静注 10 mg，24 h 总量不超过 40～50 mg；②氯丙嗪 12.5～25.0 mg，静脉滴注；③异丙嗪 12.5～25.0 mg 静脉滴注。

（2）中心医院处置：①丙泊酚：成人 0.3～0.6 mg/(kg·h)，注射泵泵入；②咪达唑仑（咪唑安定）：成人先静注 2～3 mg，继之以 0.05～0.10 mg/(kg·h)注射泵泵入；③镇痛：哌替啶，单次肌注 50～100 mg，每日最大剂量 200 mg；吗啡，单次肌注 5～10 mg，每日最大剂量 20 mg；芬太尼，以 0.66 μg/(kg·h)注射泵泵入，每日最大剂量 0.3 mg。使用时必须注意用药剂量、输注速度和患者反应，剂量过大时注意有无呼吸抑制和低血压发生。

5. 纠正凝血功能紊乱 主要包括先补充凝血因子和后抗凝治疗两个方面。

（1）补充凝血因子：应尽早补充凝血因子（如新鲜冰冻血浆、凝血酶原复合物、纤维蛋白原、冷沉淀等）。①新鲜冰冻血浆：首次剂量为 10～15 ml/kg，之后再根据监测的凝血指标追加 200～400 ml，将 PT，APTT 恢复至正常水平。②冷沉淀：用量 5～10 U/次。

（2）补充血小板：血小板<50×10^9/L，即可输注 1 个治疗量的机采血小板。1 个单位血小板理论上可提高血小板(10～20)×10^9/L，输注 1 h 后复查血小板计数，评价疗效。

（3）抗凝

1）抗凝时机：D-二聚体显著升高，在积极补充凝血因子后，早期给予抗凝治疗。注意监测凝血相关指标如 PT、APTT、国际标准化比值(INR)、Fib、D-二聚体等。

2）常用抗凝药物及用量：①低分子肝素，每日总量 100～200 U/kg，分 2 次皮下注射，1 次/12 h。②普通肝素，临床主张采用微量泵静脉泵入给药，每日总量为 1.5～3.0 mg/kg。如有活动性出血（如颅内出血、消化道大出血等），且出血量较大（每日输注 2 个单位红细胞才能维持患者 Hb）时停用或暂缓抗凝。③停药时机：治疗疗程一直持续到 PLT 维持在理想水平,D-二聚体等凝血指标全部正常且维持1周以上方可停药。停药后每周监测凝血功能变化,持续2～3周,个别患者在停药后 D-二聚体再次升高,需要重新抗凝。

6. 抗感染 早期预防性使用抗生素,如头孢二代抗生素。如有感染,及时留取相关标本行涂片及培养,提高抗生素级别,必要时加用抗真菌药物。

7. 肠内营养 如患者血流动力学及内环境稳定且无消化道出血和麻痹性肠梗阻,应尽早给予肠内营养。

(1) 使用原则:①不能经口进食者选择管饲途径(鼻胃/鼻空肠)建立肠内营养支持途径;②选用鼻胃/鼻空肠管者,管饲时患者头部需抬高 $30°\sim45°$,以减少吸入性肺炎的发生。

(2) 输注方式:为确保肠内营养制剂的安全输入,应根据病情、配方种类和输入途径,决定肠内营养的输注方式。肠内营养输注应遵守由少到多、由慢到快、由稀到浓循序渐进的原则,温度宜保持在 $37\sim40℃$。肠内营养用鼻饲泵连续输注,一般从 20 ml/h 开始,若能耐受,则逐渐增加速度。对不耐受者,可将速度减至能耐受的水平,以后再逐渐增加。

(3) 肠内营养制剂的选择:根据患者肝肾功能损伤的程度选择不同的肠内营养制剂。可分为短肽制剂和整蛋白型匀浆膳。胃肠道功能障碍者选择肠内营养制剂时需先从短肽制剂逐渐过渡到整蛋白型匀浆膳。病情危重时,允许性低热量摄入:$20\sim25$ kcal/(kg·d)。

(4) 注意事项:鼻饲肠内营养应注意定期回抽胃内容物,评价有无胃潴留,以便及时调整输注速度和总量,观察腹胀、腹泻和其他不良反应。如果患者出现腹胀、腹痛加重,特别是腹腔压力升高时,要停止肠内营养。

8. 抗炎及免疫调节

(1) 乌司他丁:具有显著的抗炎及免疫调节作用,能够减轻全身炎症反应,保护器官功能。推荐剂量为 40 万～80 万 U,2 次/d,疗程 7～10 d。

(2) 糖皮质激素:①符合下列之一者考虑应用糖皮质激素:a. 持续高热≥39℃,同时肺部影像学出现多发或大片实变和(或)阴影,短期内进展迅速;b. 有明显呼吸窘迫,达到重症急性呼吸窘迫综合征(ARDS)诊断标准。②用法:成人推荐剂量地塞米松 7.5 mg/d,或氢化可的松 200 mg/d,或甲泼尼龙 80～120 mg/d,静脉滴注,可根据病情及个体差异调整。③应同时给予制酸剂和胃黏膜保护剂;监测及控制血糖在 8～10 mmol/L;预防二重感染。

(3) 胸腺肽和丙种球蛋白:根据病情应用胸腺肽 1.6 mg,1 次/d 或隔日 1 次,疗程 7～10 d,或丙种球蛋白 10 g/d,疗程 7～10 d。

9. 禁止早期行手术及其他不必要的有创操作 由于热射病患者早期常合并有凝血功能紊乱,易发生 DIC,行手术及其他有创操作往往会加重出血,甚至危及生命。因此,除非一些必要操作,如血液净化置管、中心静脉置管等,应尽可能减少手术操作(如气管切开、筋膜腔切开减压术等)。

四、预后

影响重症中暑预后的因素包括:①高热持续时间。②降温速度。③机体损伤程度,包括严重凝血功能紊乱、急性肾衰竭、代谢性酸中毒、CK >10 000 U/L,肝酶升高>3 000 U/L。兼具上述 2 个或 2 个以上因素者病死率明显增加。④中枢神经系统:出现昏迷及昏迷持续时间。尽管给予快速降温治疗,仍有个别热射病痊愈患者留有永久性的神经精神后遗症。

(秦海东)

第四节　淹　　溺

据不完全统计,我国每年约有 57 000 人因淹溺死亡,而在青少年意外伤害致死的事故中,淹溺事故则成为头号杀手。长时间淹溺于水下而无呼吸的最严重后果是低氧血症。低氧时间长短是决定患者预后的关键因素。临床证明,第一目击者和专业急救人员迅速而有效的抢救可以改变预后。因此,抢救者必须尽速恢复其通气和血液灌注。

一、淹溺的概念和病理生理

1. 概念　国际复苏联盟(international liaison committee on resuscitation,ILCOR)将淹溺定义为一种于液态介质中而导致呼吸障碍的过程。其含义是气道入口形成一道液/气界面,它可阻止人进一步呼吸,在这一过程之后,无论患者存活或死亡都属于淹溺概念的范畴。淹溺(drowning)可分为淹没(submersion)和浸泡(immersion)。淹没指面部位于水平面以下或受到水的覆盖,此时数分钟后即可出现窒息与心搏骤停。浸泡是指头部露出于水平面之上,大多数情况下是借助于救生衣时的表现。尽管水花溅在脸上或者在失去意识状况下脸部下垂沉入水中会造成水的误吸,但大多数情况气道是开放的。两类患者都经常会出现低体温。

2. 病理生理　当患者被水淹没时之后,淹溺者起初会屏住呼吸,在这一过程中,淹溺者会反复吞水。随着屏气的进行,淹溺者会出现缺氧和高碳酸血症。喉痉挛反射可能会暂时地防止水进入到肺内。然而最终这些反射会逐渐减弱,水被吸入肺内。研究显示,无论肺内水量多少,亦或是吸入海水还是淡水,从临床的角度并没有实质性区别,这几种情况共同之处都是缺氧。此时逆转缺氧可以防止心搏骤停。很多淹溺患者在心搏骤停前可因低氧而出现的严重的心动过缓,此时通过给予有效的通气以纠正低氧血症至关重要。部分病例仅靠单纯通气便恢复了自主呼吸和循环。

二、淹溺的生存链

1. 概念　欧洲复苏协会提出了淹溺生存链的概念,它包括五个关键的环节:预防、识别、提供漂浮物、脱离水面、现场急救(图 6-4-1)。

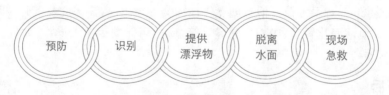

图 6-4-1　淹溺生存链

2. 淹溺的预防　有关部门应根据水源地情况制定有针对性的淹溺预防措施,包括安置醒目的安全标识或警告牌,救生员要经过专业培训。应对所有人群进行淹溺预防的宣传教育。过饱、空腹、酒后、药后、身体不适者避免下水或进行水上活动。儿童、老年人、伤残人士避免单独接近水源。游泳前应做好热身、适应水温,减少抽筋和心脏病发作的机会。远离激流,避免在自然环境下使用充气式游泳圈。不建议公众使用过度换气的方法进行水下闭气前的准备。如有可能,应从儿童期尽早开始进行游泳训练。在人群中普及心肺复苏术可大大提高淹溺抢救成功率。

3. 第一目击者救援　淹溺时,第一目击者在早期营救和复苏中发挥关键作用。但第一目击者也常常在尝试营救中受伤或死亡。非专业救生人员尽量不要实施下水营救。当发生淹溺事件,第一目击者应立刻启动现场救援程序。首先应呼叫周围群众的援助,有条件应尽快通知附近的专业水上救生人员或消防人员。同时应尽快拨打"120"急救电话。第一目击者在专业救援到来之前,可向遇溺者投递竹竿、衣物、绳索、漂浮物等。不推荐非专业救生人员下水救援;不推荐多人手拉手下水救援,不推荐跳水时将头扎进水中。在拨打急救电话时应注意言简意赅,特别要讲清楚具体地点。先说区县、再说街道及门牌号码,最好约定明显城市或野外标志物等候,一旦急救车到来可迅速引领医疗人员到现场。不要主动挂掉电话,并保持呼叫电话不被占线。呼叫者应服从于调度人员的询问程序,如有可能,可在调度指导下对患者进行生命体征的判断,如发现患者无意识、无呼吸或仅有濒死呼吸,可在"120"调度指导下进行徒手心肺复苏。此时,"120"调度人员应指导第一目击者清理患者口腔异物,开放气道,进行人工呼吸和胸外按压。淹溺患者出现心搏骤停不推荐单纯的胸外按压指导。

4. 专业人员水中救援　专业救生人员在进行水中救援时,通常会先评估淹溺者存活的可能性。根据临床研究,如果淹没时间少于 10 min,那么淹溺者预后良好的可能性非常高,而如果淹没时间超过 25 min 那么预后极差。现场营救应尽一切可能。一旦将患者救出,除非有明显的不可逆死亡证据(尸僵、腐烂、断头、尸斑等),均应立即复苏,并在能够保持按压质量的前提下尽量转送到急诊室进一步治疗。除非是浅水跳水、使用水滑道、滑水运动、风筝冲浪、赛舟等高风险情况,否则无须实施脊柱防范措施。不建议救生员在水中常规固定颈椎,应立即将淹溺者移离水中,特别是在淹溺者无脉搏、无呼吸时。一旦将患者救上岸,应在不影响心肺复苏的前提下,尽可能去除湿衣服,擦干身体,防止患者出现体温过低(低于 32℃)。

三、岸边基础生命支持

1. 开放气道　由于淹溺患者的核心病理是缺氧,尽早开放气道和人工呼吸优先于胸外按压。大多淡水和海水淹溺患者仅能从呼吸道吸出少量的水,因吸入的水很快从肺中吸收进入循环,且 10%~20% 患者由于喉痉挛或屏气而根本不吸入水分,故不必用除了吸引以外的任何其他方法来去除呼吸道水分,且有导致呕出胃内容物而误吸的危险。

一旦患者的气道得以开放,抢救者的安全得以保证,即应立即开始人工呼吸。基础生命支持应遵循 A—B—C—D 顺序,即开放气道、人工通气、胸外按压、早期除颤。上岸后立即清理患者口鼻的泥沙和水草,用常规手法开放气道。不应为患者实施各种方法的控水措施,包括倒置躯体或海姆立克手法(Heimlieh maneuver)。开放气道后应尽快进行人工呼吸和胸外按压。应将患者置于平卧位,跳水损伤者应考虑有颈部伤,患者颈部应保持在中性位(无屈曲和伸展),在将患者救出水区时,宜使患者漂浮并仰卧在木板上。如必须转动患者,则必须使患者的头、颈、胸和躯干保持在一直线上,并加以支持,然后将患者作为一个整体转动至水平、仰卧位。如患者存在自主有效呼吸,应置于稳定的侧卧位(恢复体位),口部朝下,以免发生气道窒息。

2. 人工呼吸　淹没后数分钟之内被营救离水的淹溺者很可能出现濒死样呼吸,这时不要将其与正常呼吸相混淆。循证研究证明,将最初的 2 次人工呼吸增加到 5 次人工呼吸,可以在第一时间为患者提供充足的氧合。欧洲复苏协会推荐首次给予 5 次人工呼吸,美国心脏协会和国际复苏指南仍为 2 次人工呼吸。

淹溺患者上岸后应首先开放气道,口鼻内的泥沙水草要及时清理。用 5~10 s 观察胸腹部是否有呼吸起伏,如没有呼吸或仅有濒死呼吸应尽快给予 2~5 次人工通气,每次吹气 1 s,确保能看到胸廓有效的起伏运动。有时由于肺的顺应性降低以及高的气道阻力,通常需要更长的时间通气。但通气压力越高则可能会造成胃的膨胀,增加反流,并降低心输出量,建议训练有素者可实施环状软骨压迫(cricoid pressure)以降低胃胀气并增强通气效力,不推荐未接受培训的人员常规使用此方法。在人工通气时,患者口鼻可涌出大量泡沫状物质,此时无须浪费时间去擦抹,应抓紧时间进行复苏。

3. 胸外按压　溺水患者因末梢血管收缩和心排血量低,故确定有无脉搏常很困难,如果淹溺者对初次通气无反应,接下来应置其于硬平面上开始胸外按压。不建议在水中实施胸外按压,不建议实施不做通气的单纯胸外按压。注意提高胸外按压的质量,如有可能,尽量让体力充沛的人员实施胸外按压。2015 年国际复苏指南推荐成人按压深度 5~6 cm,但需警惕目前没有中国人合理按压深度的可信数据,在初始按压时要根据胸骨弹性调节到胸壁可完全回弹的最大可接受深度,避免肋骨骨折。如果患者出现呕吐,应立即将其翻转至一侧,用手指、吸引器等清除呕吐物防止窒息。

4. 早期除颤　自动体外除颤器(automated external defibrillator,AED)是否常规地配备在水上活动的场所一直存在争论。少量的研究显示淹溺患者上岸后心搏骤停的心律大多数是心室静止(asystole)。但是一旦出现可电击心律,AED 仍然可以迅速逆转病情。在 CPR 开始后尽快使用 AED。将患者胸壁擦干,连上 AED 电极片,打开 AED,按照 AED 提示进行电击。如果患者在水中,使用 AED 时应将患者脱离水源。但当患者躺在雪中或冰上时,仍可以常规使用 AED。

基础生命支持流程:①判断意识,如果没有;②呼叫援助并启动 EMS;③判断呼吸、脉搏(仅限专业人员);④开放气道;⑤给予 2~5 次人工呼吸(如有可能连接氧气);⑥开始 30:2 的心肺复苏;⑦尽快连接 AED 依照提示操作。

四、高级心脏生命支持

1. 气道与呼吸　对尚有自主呼吸的淹溺者,最好采用带有储氧气囊的非再呼吸型面罩给予 10~15 L/min 高流量吸氧。如果氧疗无效,淹溺者出现意识水平下降或发生心搏骤停,则考虑早期气管插管并给予正压通气。由于常常需要较高的通气压力,高级气道与球囊面罩通气相比,在保护气道减少胃反流提高胸外按压比值等方面更具优势,有条件应尽快置入。气管插管与声门上气道相比可以提供更好的气道保护和呼吸管理。在尝试气管插管前应给予充分的预给氧。确认气管插管位置后,调节吸入氧浓度使 SpO_2 维持为 94%~99%。建议以血气分析结果确认氧合与通气是否足够。设置呼吸末正压(positive breath pressure PEEP)5~10 cm H_2O,如果严重缺氧则可能需要 15~20 cmH_2O 的 PEEP。如需要可进行胃管减压。

2. 循环　部分淹溺患者的大动脉搏动极其微弱,此时脉搏检查对于心搏骤停的判断通常不可靠。如有可能,一些监护设备如心电图、呼吸末二氧化碳分压(PetCO₂)、超声心动等辅助检查可帮助尽快明确心搏骤停的诊断。处于长时间浸泡的患者,由于水对人体的流体静水压(hydrostatic pressure)中断,大多数淹溺者会出现低血容量。此时需要快速开放静脉通道以静脉输液纠正低血容量。院前治疗首选外周大静脉(如肘正中、颈外静脉),紧急骨髓腔内注射(IO)可作为替代方法,此时不推荐气管内给药。不管是海水淹溺还是淡水淹溺,如果低血压不能被纠正,均应给予快速的生理盐水补液。无论是海水淹溺还是淡水淹溺,其对患者的电解质的影响很小,通常不需要进行特殊治疗。由于缺氧和低体温的影响,除了有限证据提出可对初始标准剂量无反应的患者提高剂量外,目前没有新的证据支持与反对给予淹溺患者高剂量肾上腺素的临床收益。故推荐给予标准剂量的肾上腺素(成人:1 mg,iv/io;儿童及婴儿:0.01 mg/kg,iv/io,每3~5 min重复)。对于在治疗过程中长时间处于低温状态的患者,需要警惕药物蓄积的问题。

3. 除颤　淹溺患者心搏骤停后的心律通常是心室静止或无脉性电活动(pulse-less electrical activity,PEA)。发生心室纤维性颤动很少报道。但如果既往有冠心病史、使用过去甲肾上腺素或肾上腺素、存在严重低体温的患者有可能出现室颤。故无论淹溺患者是否伴有严重的低体温(低于30℃),只要出现室颤就应立即除颤。

4. 复苏后生命支持

(1) 肺损伤:淹溺者肺部主要的病理生理进程是肺表面活性物质被冲洗且功能紊乱,导致肺泡塌陷、肺不张和肺内分流。多重的肺损伤机制导致难治性的低氧血症。淹溺患者发生急性呼吸窘迫综合征(acute respiratory distress syndrome,ARDS)的风险很高。无论病情轻重,所有经历过淹溺的患者均应常规到医院观察或治疗。危重患者一旦气管插管成功,应予妥善固定,及时吸引,维持气道通畅。根据临床情况给予保护性通气预防ARDS。放置胃管减压。常规检查胸片、心电图、血气分析等。大多数患者会发生代谢性酸中毒,此时应首先通过改变呼吸参数予以调节。不推荐常规使用碳酸氢钠。如果患者淹没于污水中则考虑预防性使用抗生素,如果明确有感染则应给予广谱抗生素治疗。

(2) 心功能不全:大多数淹溺患者的循环会在充分给氧、快速晶体注入、恢复正常体温之后变得稳定。早期发生的心功能障碍可加重肺水肿症状。当考虑伴有心功能不全时,液体复苏不能稳定循环时,超声心动结果可指导临床决定如何使用正性肌力药物和缩血管药物。

(3) 神经预后:神经预后主要取决于缺氧的时间。淹溺后有报道尝试使用巴比妥类、颅内压监测、类固醇激素等,但都没有被发现可改善患者预后。早期积极进行评估和治疗神经功能恶化。常规治疗的目标是实现正常的血糖值、动脉血氧饱和度、二氧化碳分压,避免任何情况下增加大脑新陈代谢的压力。处于严重低体温的淹溺患者在早期复苏时往往需要实施积极的复温措施。但自主呼吸和循环恢复后,为了改善神经预后则可能受益于主动性的诱导低温。推荐诱导体温的核心温度保持为32~36℃至少24 h;对于伴有脑水肿、抽搐的患者,首选较低温度;而对于伴有严重出血创伤的患者应首选较高温度;推荐检查临床症状、电生理、影像、血液标志物进行积极的神经学评测。淹溺复苏后患者要积极预防和处理系统性炎症反应综合征(systemic inflammatory response syndrome,SIRS)。

五、终止复苏

一些研究显示,被水淹没的时间与死亡概率直接相关。5 min死亡率为10%,10 min为56%,25 min为80%,>25 min接近100%死亡率。提示预后有利的因素如下:水温低于10℃、女性、3岁以上儿童、开始有效复苏的时间少于10 min、快速恢复自主心跳、核心温度低于35℃、格拉斯哥评分>6、瞳孔有反应。目前推荐对所有淹溺患者实施尽可能的医疗救治行为。不做复苏，应有如尸斑、腐烂、断头、尸僵等明确不可逆的依据。在持续高级心脏生命支持条件下 30 min 内未出现任何生命迹象可考虑终止复苏。医务人员亦可根据具体情况适当延长复苏时间。不建议进行没有意义的过度救治，这种行为浪费了急救医疗资源，降低城市总体抢救成功率。

（秦海东）

第五节　电击和雷击

一、电击

被电击包括小至由短时间接触低强电源引起短暂不舒服的感觉直至由意外电击引起的心脏停搏。电击的严重程度决定于电能强度、电流阻抗、电流类型和电源接触时间的长短以及电流的径路。强电压（1 000 V 以上）引起极严重的损伤，而低压（110～220 V）家用电流亦可引起致命的电击。骨和皮肤对电流通过时的阻力最大，而肌肉、血管和神经的阻力最小。皮肤阻力为阻止电流最重要的因素，阻力可因潮湿而明显减低，因此可使原为一小的低压损伤而致危及生命的电击。

交流电较同样能量的直流电危险性大，交流电的反复频率也有增加电流通过心脏易损伤的可能性，从而促发室颤，类似 R-on-T 现象。此外，接触交流电可引起痉挛性骨骼肌收缩。使患者不能脱离电源，经胸电流如手至手的径路比直立径路如手至足或跨立位足至足的径路危险性大。然而，直立位时心肌损伤率增加，可能是由于电流通过组织的时间长、电流扩散较广之故。

1. 心搏呼吸骤停　心搏呼吸骤停是电击后立即死亡的重要原因。电击后可引起室颤，而接触直流电后则多见心脏停搏。其他严重心律失常包括室速也可能变为室颤。

呼吸停止可继发于：①电流经过脑部，抑制延髓呼吸中枢功能。②接触电源时引起膈肌和胸壁肌痉挛性收缩。③呼吸肌麻痹，在电击后可持续数分钟。呼吸持续停止，则可发生缺氧性心搏骤停。

2. 基础生命支持　意外电击后，可引起呼吸或心脏停搏，或心搏呼吸骤停。患者可呈无呼吸、体表有瘀斑、神志不清，因室颤或心停搏而致循环停止。因当时并不知道电流的强度和接触时间，故难以预计预后，但因大多患者年轻且以往无心肺疾病，故有存活的可能，即使最初检查患者已貌似死亡，仍应予努力复苏。

有一点非常重要，即抢救者必须确定在抢救时其自身并无电击的危险。在切断电源和患者脱离电源后，抢救者迅速检查患者的呼吸和循环状态。若无自主呼吸和循环，应立即开始 CPR。按压频率 100 次，按压深度至少 5 cm。持续心肺复苏 30 min，若受伤者出现心跳反应，面色出现红润，呼吸恢复或可维持气管插管机械通气，瞳孔回缩，心电图表现出较规则的自主心律，则表明复苏成功。

一有可能，应先开放患者气道，给予人工通气和供氧，进行胸外按压，如疑有头颈部损伤，在搬动、开放气道和初期复苏时，应注意脊柱的保护和制动。

3. 高级心脏生命支持　电击患者如有室颤、心脏停搏或其他严重心律失常，应立即除颤、心脏复律和药物治疗。电烧伤面部、嘴或颈前区域的患者很快会出现广泛的软组织肿胀，使气道管理措施难以实施。因此有广泛烧伤证据的患者应尽早完成气管插管，尽管患者已开始自主呼吸。电击伤患者，尤其是伴有严重组织破坏或低血容量性休克者，需要快速静脉内补容以纠正进行性液体丢失、抗休克和维持利尿以避免由肌红蛋白引起肾功能衰竭，宜用生理盐水或乳酸林格液维持尿量至少达 50～100 ml/h。疑有肌红蛋白尿者，需使尿碱化和应用渗透性利尿剂以加速排出肌红蛋白并防止肾衰竭。可用生理盐水加入碳酸氢钠 50 mmol/L，维持尿量达 1.0～1.5 ml/(kg·h)，血 pH＞7.45。如有肌红蛋白尿，宜用甘露醇，首次剂量 25 g，以后为 12.5 g/h。

继续监测呼吸和血流动力学、心率、尿量，并充分检查发现伴发的各种并发症和损伤。电击伤时可妨碍复苏的急性并发症包括神经系统障碍如昏迷、严重焦虑不安和抽搐；电灼伤可引起低血容量和代谢性酸中毒以及广泛的组织破坏；继发于坠落或从电源处摔下的头部、脊椎、胸或腹部损伤；血管并发症包括动脉痉挛或血栓形成，故不易检查脉搏。周围静脉血栓形成妨碍静脉通道的使用。最后，电热烧伤和组织损伤可能需要外科手术处理。

二、雷击

雷击比其他自然灾害引起更多的死亡，病死率达 30％，而 70％存活者往往还伴有严重的伴发伤。即使一群人同时遭遇雷击，雷击伤的表现也各异。有些患者症状轻微很少需要医疗救护，而另一些人可发生致命性损伤。

雷击比电击的能量大得多，时间极短，电流的径路也不同。雷击的能量可为 1 亿～20 亿 V、200A，雷击瞬间，电流往往从患者体外闪过，因此，即使雷击有这样高的能量，其生存率仍高。然而一小部分电流可进入患者体内，破坏循环和呼吸中枢功能，立即引起心搏呼吸骤停。

1. 心搏呼吸骤停　雷击患者死亡的主要原因是心搏骤停，可以是心脏停搏或室颤。雷击作用类似巨大的直流电击，立即使整个心肌除极而产生停搏。许多病例心脏的自律性可恢复窦性心律，然而因胸部肌肉痉挛和延髓呼吸中枢抑制引起的呼吸停止，在心搏恢复后呼吸可仍不恢复。除非给予通气支持，否则将因通气障碍而发生继发性缺氧性心脏停搏。

雷击对心血管系统会产生广泛的效应，大量释放儿茶酚胺或自主兴奋。患者会出现高血压、心动过速、非特异性心电图改变（包括 Q-T 间期延长和短暂 T 波倒置），心肌坏死释放 CK-MB。雷击会产生广泛的外周和中枢神经系统损伤。电流可引起脑出血、水肿和小血管及神经元损伤。心搏骤停会造成缺氧性脑病。

雷击患者立即心脏停搏者大多死亡，而心脏未立即停搏者，则有很大存活机会。因此，当有多数患者同时被雷击，宜采用"反拣伤法"，即与正常的拣伤法相反，抢救者应给心搏或呼吸停止的患者予以最优先的关注，被雷击后临床貌似死亡的患者应比其他有生命征象者优先得到救治。

2. 基础生命支持　对心搏呼吸骤停患者，应立即给予 CPR，其目的为给心脏和脑足够的氧供，直至心搏恢复。呼吸停止的患者仅需通气和给氧，以避免继发缺氧性心脏停搏。雷击患者较其他原因引起的心脏停搏，复苏成功机会较多，即使在雷击至复苏的间隔较长，或复苏持续时间较长者。

3. 高级心脏生命支持　除颤的适应证和能量、药物的剂量和用法，和其他原因引起的心搏骤停相同。对雷击患者还需充分检查有无伴头、脊椎、胸、腹部损伤，骨折或脱位。然而和电击伤不同，雷击伤患者很少有严重的皮肤损伤、软组织伤或伴发肌红蛋白尿，很少需要大量补液。一旦自主循环和血压恢复，应立即限制输液以免加重脑水肿、颅内压升高以及加重伴发的颅内损伤。

（秦海东）

第六节　麻醉、手术过程中的心搏呼吸骤停

麻醉、手术过程中意外并发心搏呼吸骤停，目前仍屡见不鲜。若能及时发现，则因在手术室现场，既有医护人员近在咫尺，又有相应的急救药品和器材，理应得到较好的复苏效果。反之，如未能及时发现，后果将极为严重。

一、原因

1. 麻醉处理不当　术前用药过量或不足，技术操作错误，全身麻醉剂过量或麻醉过深，均可抑制循环或呼吸功能而致血压波动或呼吸抑制，甚至心搏呼吸骤停。局部麻醉药浓度过高或用量过多均可引起中毒反应，严重者可发生心搏骤停。硬脊膜外麻醉误入蛛网膜下腔或蛛网膜下腔神经阻滞范围过广亦可引起心搏呼吸骤停。低温麻醉中体温过低；控制性低血压术中血压降至过低，心肌缺血缺氧，均可导致心搏骤停。尤为严重的是气管内插管时，气管导管未能正确地插入气管内，而是将气管导管误插入食管或是原先正确插入气管内的导管，由于术中体位的变动，各种操作的影响，气管导管固定不妥等，均可使导管滑出或是直接移位至食管内，如不及时发现，则很快因严重缺氧而导致心搏骤停。也有因麻醉未完全复苏，过早拔除气管导管，导致呼吸衰竭而发生心搏骤停。

2. 缺氧和二氧化碳蓄积　缺氧和二氧化碳蓄积是麻醉时心搏骤停最常见的重要原因之一。麻醉时可同时发生缺氧与二氧化碳蓄积，亦可分别存在，而以前者更为危险。麻醉时，可能由于吸入气氧分压降低、呼吸抑制，致通气不足、呼吸道梗阻或肺泡弥散障碍等原因而缺氧，缺氧严重影响心肌收缩力，冠状动脉血流灌注不能满足心肌耗氧需要，可引起心肌细胞代谢、结构、功能和化学合成等明显变化，不能维持正常跨膜电位或心肌收缩力，引起心搏骤停。呼吸抑制通气不足、呼吸道梗阻、麻醉机死腔过大或阻力增加，以及紧闭式麻醉机二氧化碳吸收不全等，均可产生二氧化碳蓄积，引起高碳酸血症，血 pH 下降，强化迷走神经对心肌的作用，延长心脏传导时间，并可强化迷走反射作用。高碳酸血症不仅往往伴有血钾升高，且使心脏对儿茶酚胺的敏感性降低，从而降低心室颤动阈值促使心搏骤停。

3. 神经反射　在缺氧或二氧化碳蓄积时，手术操作刺激肺门、食管、气管内插管或反流误吸刺激气管、牵拉腹腔和盆腔脏器尤其是胆囊区的手术操作等，均可引起迷走神经反射；正常健康机体迷走神经反射并不致引起心搏骤停，而缺氧或高碳酸血症则可加重迷走反射对心脏的作用，导致心搏骤停。

4. 血流动力学急剧改变　椎管内麻醉后肌张力减低，妊娠子宫、腹腔内巨大肿块压迫腔静脉或术中使心脏移位、大血管扭曲而使血液回流受阻，大量腹水引流或腹腔肿块摘出，突然降低腹压可引起反射性内脏血管扩张、静脉回流减少，术中大出血、血容量突然减少导致任何原因引起的回心血量突然减少，血压急剧下降，冠状动脉血流灌注不足等均可造成心

搏骤停。而冠状动脉粥样硬化性心脏病、风湿性心脏病患者心脏本身已有病变者，则更易发生心搏骤停。故老年患者术前均应常规做心电图等检查，除外潜在的器质性心脏病，又要相应采取有效措施以防麻醉手术期间发生心搏骤停。

5. 电解质紊乱 严重高钾血症、低钾血症、高钙血症、低钠血症等，均可引起心搏骤停。

二、诊断

麻醉手术过程中突然心搏呼吸骤停，重要的是必须及时迅速作出正确的诊断。但是，由于医护人员在这一阶段往往将注意力集中在麻醉和手术的技术操作，而忽略了患者生命体征的观察，或是未能预见有发生这一严重危险的可能。一旦发现，往往为时已晚。故任何麻醉和手术，均应重视患者基本生命体征的监测，尤其是胸腹部的手术，患者全身均由无菌手术单覆盖，仅仅暴露手术区，麻醉师则仅能观察到患者的部分面部，故影响到心搏呼吸骤停的早期发现。诊断心搏呼吸骤停的要点如下。

1. 清醒患者神志突然消失。

2. 非全身麻醉控制呼吸的患者呼吸突然停止。

3. 颈动脉、股动脉搏动消失或术中发现胸腹腔内大动脉搏动消失。

4. 手术野肤色发绀、渗血停止。

5. 应用监护仪监测者，可发现动脉血氧饱和度、血压、心率、心律的改变。此时切忌反复测量血压、静听心音或等待心电图检查确诊等，这些均将耽误极为宝贵的抢救时间。

三、手术室现场复苏

一旦发现术中患者心搏呼吸骤停，应立即做 CPR。仰卧位进行胸外心脏按压，未作气管内插管的患者，应立即做口对口人工呼吸，并迅速气管内插管，同时进行胸外按压，一方面连接心电图，必要时及早除颤或用 AED 除颤。在剖胸手术时，若发生心搏骤停，则可直接做胸内心脏按压和除颤。除非经 CPR 后患者心搏呼吸很快恢复，否则，均应立即开始脑部保护，即及时设法将患者体温降至亚低温水平，并注意复苏后的其他一系列处理。

四、麻醉手术过程中心搏呼吸骤停的预防

麻醉手术过程中并发心搏呼吸骤停，重要的是在于预防。必须指出，在术中诸多可以引起心搏呼吸骤停的原因中，麻醉的技术操作不当为最重要的原因。因此，这是完全可以预防的。诸如硬脊膜外麻醉应尽量避免和及时发现穿刺注射针已误入蛛网膜下腔；蛛网膜下腔神经阻滞时应注意控制注入的麻醉药量和阻滞的平面；气管内麻醉时，应确定导管已插入气管内的适当位置，而后加以妥善的固定，术中还应随时警惕气管导管的脱离和移位。

凡麻醉手术，一般均宜应用监护仪监测患者的基本生命体征，以随时发现心搏骤停的先兆而加以及时的处理。

（曹　权）

第七节　妊娠期心搏骤停

妊娠期妇女发生心搏骤停的概率并不多，美国的统计表明，1987～1990 年与妊娠有关

的死亡率为每年每 10 万例分娩孕妇死亡 9.2 人，有逐年增加的趋势。

一、常见原因

孕妇心搏骤停的主要原因有肺栓塞、外伤、出血、脑血管意外等。详见下表 6-7-1。

表 6-7-1　孕妇心搏骤停的主要原因

1. 原有的基础疾病	①先天性心脏病。②后天性心瓣膜病。③心律失常。④心肌梗死。⑤外伤性心肌挫伤。⑥脑部病变(颅内出血、动脉瘤)。⑦肺部病变，哮喘。⑧恶性高热
2. 产科并发症	①出血(子宫无力、前置胎盘、胎盘粘连、植入胎盘、DIC)。②妊娠高血压综合征。③羊水栓塞。④围生期心肌病
3. 医源性事件	①气管内插管失败。②肺误吸。③静脉麻醉剂过量。④药物误用、过量、过敏。⑤高钾血症
4. 肺栓塞	①血栓。②空气。③脂肪
5. 外伤	①被杀。②自杀。③机动车事故。④电击伤

二、母体的生理改变

母体的心血管系统在怀孕期间发生了显著的变化。孕期第 12 周起心排血量增加 30%～45%，直至分娩。妊娠期前 6 个月平均动脉压(MAP)逐渐下降，至足月前恢复正常，这一变化是由于肺和子宫胎盘循环阻力下降之故。子宫胎盘组织不断增大，至足月时，约占全身血容量的 10%，而平时的基数仅为 2%。孕期一半时，子宫胎盘血管床为一被动的低阻力系统，血流由母体的灌注压所决定。因此，在心脏有病变时，子宫血流明显减少，加之血管收缩剂的 α 和 β 肾上腺素能作用，引起明显的血管收缩，进一步减少子宫血流。

至孕 20 周时，扩大的子宫机械性压迫盆腔大血管，尤其是孕妇平卧时。由于压迫下腔静脉肢静脉回流减少，自主循环时心排血量下降 10%～30%。经膈下平面的静脉内给药，如股静脉或大隐静脉，亦因静脉血流下降而用药作用亦受到影响，因此孕 20 周以上者，复苏时不宜选用这些静脉作静脉内输注的通道。主动脉亦受压使其远端血流减少，以致母体低血压和子宫收缩状态恶化，使子宫胎盘血流进一步下降。

妊娠也影响到呼吸系统，在孕初 3 月，因黄体酮刺激引起的过度通气而产生部分代偿性呼吸性酸中毒，结果使血清 HCO_3 和 PCO_2 下降，使孕妇不易缓冲因低血压或心搏骤停引起的酸中毒。此外，妊娠时功能残气量下降，母体氧耗和基础代谢增加，致呼吸停止时更快地引起缺氧。

呼吸骤停时孕妇动脉氧含量下降比常人快 3 倍，因此设法快速恢复呼吸，机械性的或自主性的，对减轻缺氧性损害极为重要。黄体酮亦增加胃的排空时间，并减低下段食管括约肌的张力，使孕妇容易发生误吸，这也是宜及早做气管内插管的原因之一。

三、CPR

孕妇发生心搏骤停，应按标准 CPR 进行复苏。做胸外按压和通气支持，并应注意减少妊娠子宫对静脉回流和心排血量的影响，在右胁腹部和颈部置一枕头，使孕妇略向左侧卧、子宫向左腹移位。药物治疗则和标准 CPR 相同。若有室颤，应即除颤。

如胎儿的存活可能性很大,应尽速在孕妇心搏停止后 4～5 min 做紧急剖宫产。这将使孕妇和婴儿有最大存活的机会。胎儿娩出后,可消除对主动脉和腔静脉的压迫,恢复静脉血回流至心脏。

孕妇 CPR 的要点如下。

1. 将孕妇略向左侧卧位,并在其右胁腹部和颈部垫一枕头。

2. 按标准 CPR 胸外按压和通气,并给以除颤、气管内插管和药物治疗。

3. 经 CPR 4～5 min 不能恢复脉搏,应迅速考虑紧急剖宫产,考虑作出决定的因素包括:①胎儿存活的可能性。②做紧急剖宫产医生的技术训练程度。③应能在剖宫产后对母体和婴儿做有效的生命支持。

（曹　权）

第八节　异物卡喉窒息（Heimlich 手法）

海姆利克（Heimlich）教授,他的名字在美国可谓家喻户晓,这是由于他发明了异物卡喉窒息的急救手法,后被命名为"海姆利克手法",并被誉为全世界抢救患者最多的医生。笔者于 1997 年的一段旅美期间,曾受到他热诚的邀请,并在他家小住一周（Ohio 州 Cincinnati 市）,他天天陪同笔者到处旅游,使笔者深深感受到该市群众对他的无比尊敬（图 6-8-1）。

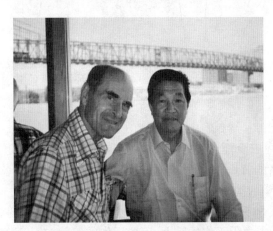

图 6-8-1　与 Heimlich 教授的合影（1997）

Heimlich 教授于 20 世纪 70 年代初,即注意到食物和异物卡喉窒息,在美国是第六位意外死因,每年因此致死约 4 000 人,其中 1/4 为儿童。他便开始致力研究减少这种意外死亡的方法,经过反复考虑,他提出最有效的方法是给膈肌下软组织以突然的向上压力,进而压迫两肺下部,驱使肺内残留空气的气流快速进入气管,便可逐出堵在气管口的食物块或其他异物。1974 年用犬实验,证明这是有效的。随后,有一位读过"Chicago Daily"有关介绍 Heimlich 手法和实验研究报道的 70 岁的西雅图居民,用这一方法救活了一位在晚餐时因食物卡喉而突然失去意识的邻居,从此 Heimlich 的名声大振。1975 年他的首篇论文刊于 JAMA 上,并由美国医学会急诊医学分会以他的名字命名了这一方法,即 Heimlich 手法。逐渐 Heimlich 教授的名字及其手法,在美国家喻户晓,估计在后来的 12 年中,在美国已救活了 10 000 人左右的生命，因此他被世界名人录誉为"世界上挽救生命最多的人"。

进食时因食物和异物卡喉窒息的患者，不能说话、不能呼吸，这时需要你的紧急帮助，但不要叩击患者的背部，这将使情况恶化，可立即采用 Heimlich 手法。

患者被食物和异物卡喉后，将会用一手放到喉部，此即 Heimlich 征象（图 6-8-2）。此时可以询问患者："你卡着了吗？"如患者点头表示确认，即可立即施行 Heimlich 手法抢救。但如无这一苦恼的征象，则应观察以下征象：①患者不能说话或呼吸困难。②面、唇发绀。③失去知觉。

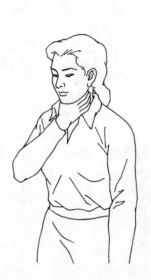 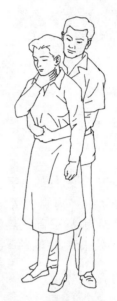

图 6-8-2　Heimlich 征象　　图 6-8-3　抢救者从患者背后用两臂环绕患者的腰部

一、成人

用以下四个步骤，可安全而迅速地解除异物卡喉引起的呼吸道阻塞。

1. 抢救者站在患者的背后，用两手臂环绕患者的腰部（图 6-8-3）。

2. 一手握拳，将你拳的拇指一侧放在患者胸廓下和脐上的腹部。

3. 另一手抓住你的拳头（图 6-8-4）快速向上冲击压迫患者的腹部，不能用拳击打和挤压，不要挤压胸廓，冲击力限于你的手上，不能用你的双臂加压，记住这句话："患者的生命在你的手上。"

4. 重复动作直到异物排出。

二、儿童

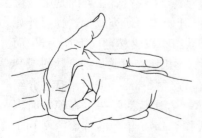

图 6-8-4　一手握拳，另一手抓住拳头

使患儿平卧、面向上，躺在坚硬的地面或床板上，抢救者跪下或立在其足侧（下页图 6-8-5），或你取坐位，并使患儿骑坐在你的两大腿上，背朝你，用你两手的中指和示指，放在患儿胸廓下和脐上的腹部，快速多次向上冲击压迫（下页图 6-8-6），但要很轻柔，重复做，直到异物排出。

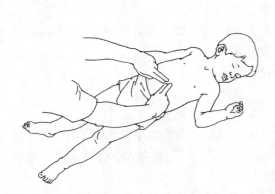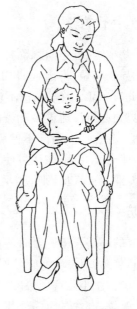

图6-8-5　患儿仰平卧,抢救者在足侧施救　　图6-8-6　患儿骑坐在抢救者的两大腿上

三、自救

可采用上述用于成人四个步骤中的 2、3、4,或稍弯下腰去,靠在一固定的水平物体上(如桌子边缘、椅背、扶手栏杆等),对着这边缘压迫你的上腹部(图6-8-7),快速向上冲击,重复之,直到异物排出。当你异物卡喉时,切勿离开有其他人在场的房间,可用手势表示Heimlich 征象,以求救援。

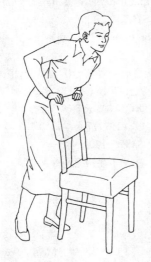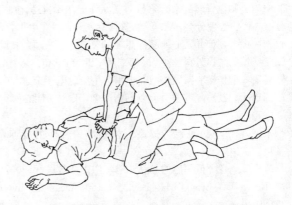

图6-8-7　患者将上腹部压在椅背　　图6-8-8　患者仰平卧,抢救者骑跨在患者的髋部

四、无意识的患者

使患者仰平卧,抢救者面对患者,骑跨在患者的髋部,用你的一手置于另一手上,将下面一手的掌根放在胸廓下脐上的腹部,用你身体的重量,快速冲击压迫患者腹部(图6-8-8),重复之,直到异物排出。

五、其他替代方法

成人因异物卡喉、气道阻塞而神志丧失者，单用胸部按压，同样可以使胸内压明显增高，足以使卡喉的异物移位、排出，可和 Heimlich 手法膈下冲击同样有效甚至更好，操作也更简单、易学。因此，在 BLS 教学中可不包括 Heimlich 手法，不但因为其较少需要应用，且操作有一定危险，可引起胃反流误吸和腹内器官损伤。

同时，还必须注意，因腹部不像胸部有肋骨的保护，故婴幼儿异物卡喉时，亦可将其倒立，头部朝下，叩击其背部，往往可使异物松动排出。

当然，对专业救护人员，则应学习应用 Heimlich 手法。

六、预防

当然，重要的还是在于进食时避免食物和异物卡喉，应注意以下几点。①将食物切成细块。②充分咀嚼。③口中含有食物时，应避免大笑、讲话、行走或跑步。④不允许任意将小的玩具放入口中。⑤小儿食用果冻时，父母应小心注意。

有下列情况者，进食时应格外注意：①有假牙者。②饮酒后进食者。

（王一镗）

参 考 文 献

1. Monica E，Chair K，Brennan E，et al. Adult Basic Life Support and Cardiopulmonary Resuscitation Quality：2015 American Heart Association Guidelines Update for Cardiopulmonary Resuscitation and Emergency Cardiovascular Care［J］. *Circulation*，2015，132（suppl 2）：S414～S415

2. Anatolij Tr，Charles D. Deakin C，et al. European Resuscitation Council Guidelines for Resuscitation Cardiac arrest in special circumstances［J］. *Resuscitation*，2015，95：14

3. 中国心胸血管麻醉学会急救与复苏分会，中国心胸血管麻醉学会心肺复苏全国委员会，中国医院协会急救中心（站）管理分会，等. 淹溺急救专家共识［J］. 中华急诊医学杂志，2016，25（12）：1230～1236

4. 王一镗. 创伤并发心搏骤停患者的复苏［J］. 中国急救医学，1998，18（5）：56～57

5. 王一镗. 急诊外科学［M］. 第二版. 北京：学苑出版社，2003：191～197，779～793

6. 冯庚. 创伤性心搏骤停［J］. 中华卫生应急电子杂志，2018，4（2）：117～120

7. 都定元. 欧洲复苏委员会复苏指南 2015：创伤性心搏骤停［J］. 中华卫生应急电子杂志，2016，2（1）：6～9

8. 张茂，徐杰丰. 重视与提高创伤性心搏骤停的复苏水平［J］. 中华急诊医学杂志，2018，27（5）：469～473

9. 范贵生. 意外低体温的新认识［J］. 中国急救医学，2007，27（1）：67～69

10. Brown DJ，Brugger H，Boyd J，et al. Accidental hypothermia.［J］. *N Engl J Med*. 2012 Nov 15，367（20）：1930～1938

11. 全军重症医学专业委员会. 热射病规范化诊断与治疗专家共识（草案）［J］. 解放军医学杂志，2015，40（1）：1～7

12. Jeejeebhoy FM，Zelop CM，Lipman S，et al. Cardiac Arrest in Pregnancy：A Scientific Statement From the American Heart Association［J］. *Circulation*，2015，132：1747～1773

13. Lavecchia M，Abenhaim HA. Cardiopulmonary resuscitation of pregnant women in the emergency department［J］. *Resuscitation*. 2015，91：104～107

第七章
人工循环的辅助装置和技术

第一节　体外心肺复苏机

体外机械心肺复苏装置可以始终保持一定的按压频率和按压幅度,从而消除了施救者疲劳或其他因素引起的操作变动,延长了高质量胸外按压的时间。然而所有机械复苏装置都有一个缺点,即在安装和启动仪器时需中断胸外按压。目前,尚无证据显示机械复苏在改善血流动力学指标和存活率方面比传统心肺复苏有更好的优势,因此不推荐常规使用,但在进行人工胸外按压困难时或危险时的特殊条件下(如转运途中在救护车内、野外环境、长时间的 CPR、人员不足或者在血管造影室内 CPR 等),机械复苏可以替代传统心肺复苏。美国心脏协会出版的《高级心脏生命支持手册》中这样描述机械心肺复苏,它可以:①对心肺复苏技术进行标准化;②产生能与徒手心肺复苏相同的血流动力,提供最理想的按压比率和按压深度;③消除使用者的疲劳;④当救护人员有限时,可以腾出受过培训的人员实施高级生命支持措施;⑤机械按压进行的同时还可以做心电图,人工除颤期间胸部按压可以继续;⑥确保在运送途中为患者提供所需的正确按压与呼吸。

目前,较成熟的机械复苏装置有活塞式机械复苏装置、主动式胸部按压-减压复苏装置、压力分布带式复苏装置和微型机械复苏装置。现介绍几种常见体外机械复苏装置。

一、萨勃心肺复苏机

萨勃(Thumper)心肺复苏机是由美国密歇根器械有限公司制造的机械心肺复苏装置,具有体积小、安装简单、便于携带、稍加培训就能掌握。萨勃机不需要电力驱动,而只需氧气作动力驱动,可同时完成自动胸外心脏按压及通气。

萨勃机由按压棒及通气系统组成,以氧气为动力。1007 型萨勃机按压棒最大按压深度可达 10 cm、频率为 100 次/min,胸部按压和放松时间各为 50%。心脏按压的力量大小以胸骨下陷的厘米(cm)计,常为 4~5 cm。通气系统可产生 400~1 200 ml 潮气量。按压/通气比为 5∶1,按压心脏 5 次正压通气 1 次。可单独使用按压棒进行胸外心脏按压,自主心率恢复后亦可单用正压机械通气,频率为 13 次/min。

萨勃机心肺复苏术的临床效果,辛传友等报道使用萨勃 1007 型复苏机 CPR210 例,最终心肺脑复苏成功 8 例。刘玉仁等使用萨勃机复苏 172 例，成功 6 例。原南京军区总医院急诊科自 1997 年开始使用萨勃机进行心肺复苏，至今已超过 1 000 例，但萨勃机的使用并未提高 CPR 的成功率。萨勃机的使用节省了人力，医生护士可集中精力进行高级心肺复苏。在某些需要长时间复苏的情况，萨勃机更具优势。

二、LUCAS 心肺复苏装置

LUCAS 心肺复苏装置由瑞典隆德大学研发的旨在消除人工胸外按压所出现问题的便携式工具，它是在主动加压-减压心肺复苏仪的基础上所进行的改良，LUCAS 心肺复苏装置根据气动原理提供自动胸外主动加压-减压 CPR，它由类似心泵的活塞装置驱动，活塞连接 2 个圆形气瓶并固定在硬钢板上，通过背板和负压吸杯附着在患者胸部，并以电力为动力。LUCAS 心肺复苏装置的优势在于其负压吸杯可使患者胸廓在每次按压后充分复位，并且在按压时允许急救人员触诊患者胸部或进行除颤，从而实现与其他复苏疗法的最大兼容。操作参数为：按压深度 4～5 cm；频率 100 次/min；按压周期为 50% 的胸腔按压期和 50% 的胸廓舒张期，新一代 LUCAS 心肺复苏装置可有两种按压模式可供选择：持续按压模式和 30∶2 模式。

三、AutoPulse 自动心肺复苏装置

AutoPulse 又称之为背心心肺复苏仪，是由英国 Zoll 公司研发的一款机械复苏装置。其荷载分布带装置像一个大的血压计环绕放置在患者的胸部，经电驱动胸带自动的充气放气，对胸部进行循环的压缩，胸腔内压力升高使胸腔内外血管之间形成压力梯度，从而使血液顺着压力梯度流向外周血液循环。Autopulse 复苏器以胸泵理论为基础，它备有带状气囊背心在胸部环绕，使按压力在胸腔上部均匀负荷分布，使整个胸部在主机控制下有节律性地进行充气加压及放松。胸外按压时胸腔内压力升高，使胸腔内外血管之间形成压力梯度，从而使血液顺着压力梯度流向外周血液循环。工作时，马达将带动束带按设计参数间断收缩和放松，挤压胸部，按压频率可达 100 次/min，按压深度为胸廓厚度的 20%，一个按压周期平均分配为 50% 的胸廓按压期和 50% 的胸廓舒张期。同济大学附属第十人民医院急诊中心在 2011 年 3 月至 2012 年 3 月这 1 年间对于 69 例院外心搏骤停患者实施 AutoPulse CPR，发现 AutoPulse 的使用提高了院前心搏骤停患者的 CPR 成功率和生存率。

第二节　紧急体外循环

1. 心肺复苏中应用紧急体外循环的概念　常规 CPR 随着心搏骤停或 CPR 时间的延长，心肌血流量和脑血流量均不断下降，因此不能维持稳定的血流动力学或提供足够的心和脑血流量。随着体外循环（extracorporeal circulation，ECC）技术的发展，使得迅速在病床旁建立紧急 ECC 成为可能。1983 年 Phillips 最早报道应用便携式经皮人工心肺装置，以后亦称为经皮心肺辅助法（percutaneous cardiopulmonary support，PCPS），是一种简化了的体外循环。国内徐径夫等用犬作窒息引起心搏骤停的模型，经闭胸式紧急 ECC 复苏后，8 只犬全部恢复自主循环，平均时间为 4.08±2.3 min，且循环状态相对平稳。

做 CPR 时，时间就是生命，故应用 ECC 做 CPR 或循环支持突出的关键问题是时间。

在有条件的医院建立一组对紧急 ECC 熟练的急诊医生、灌注医生和麻醉医生团队,招之即来,来之能战。其次,应有紧急 ECC 的专用设备,包括体外循环机及消耗品,如各种敷料、管道、动脉滤过器等,全部连接妥当,消毒备用,开包后即可预先运转。近年来,我国越来越多医院的急诊科在开展 ECC 相关研究并组建自己的 ECC 团队,但由于技术难度较高,这项技术尚未能广泛推广。

2. 适应证 紧急 ECC 主要是经皮 ECC,其主要适应证为:①在手术室、ICU、心导管检查室内心搏骤停。②冠状动脉突然闭塞,伴有血流动力学障碍。③高危患者冠状血管成形术。④急性心肌梗死心源性休克。⑤意外深低温、药物过量等所致心搏骤停。

3. 禁忌证 ①CPR 时间已超过 30 min;②心、肺、脑、肝、肾等重要脏器不可逆性病变末期;③多器官功能衰竭末期;④恶性肿瘤末期。

4. 紧急体外循环方法

(1) 体外循环插管:经皮 ECC 动脉灌注管部位主要应用股动脉,引流部位主要为经股静脉插入导管至右心房,即股股转流(图 7-2-1)。

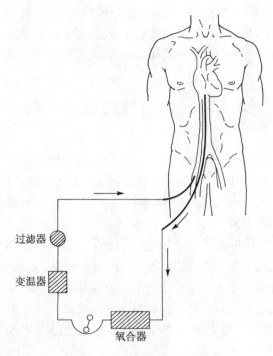

过滤器

变温器

氧合器

图 7-2-1　紧急体外循环的股股转流

(2) 转流方法:一般常用浅低温 ECC。

(3) 紧急体外循环装置:现有可移动的体外循环装置,体外循环机体积小,有消毒好的高质量动、静脉插管及穿刺用品,膜肺的质量较前也有很大提高,利于较长时间的转流。

5. 紧急体外循环在心肺复苏中的临床应用 美国 Safar 复苏研究中心已将紧急 ECC 应用于心搏骤停患者的复苏,并获得成功。如 Tisherman 等报道 8 例心搏骤停患者应用紧急 ECC,其条件为:①目击的非创伤性心搏骤停。②经 CPR ACLS 而在急诊室仍无脉搏。③15～60 岁。④CPR 时间<30 min。⑤无血流时间(心脏停搏而无 CPR)<6 min。⑥无脑出血或头部外伤的征象。仅 1 例未做立即的 CPR,总 CPR 时间(包括股动、静脉插管时间)53±7.5 min,体外循环持续 1.5～30 h。2 例分别于体外循环 15 h 及 3 h 后脱机,存活而无

神经后遗症状，但另 6 例未获心脏复苏。

程邦昌还应用体外循环抢救 10 例气管下段阻塞患者，结果治愈 6 例，好转 2 例，死于原发病变 2 例。刘建林则报道围术期心脏急症患者心搏骤停 4 例，均紧急剖胸建立体外循环，1 例心脏复苏后并发急性肾功能衰竭死亡，治愈 3 例。

孙得权等报道 20 例心肺复苏使用了紧急体外循环，均为心脏手术患者，心搏骤停均发生于手术室。患者发生心搏骤停后立即开始标准 CPR，同时快速建立体外循环，转流 5 min 后有 12 例患者心脏复跳并治愈出院。

Hill 综合 17 家医院利用紧急 ECC 装置 187 例的情况，其中为心搏骤停者 125 例。Mooney 报道 11 例发生心搏骤停后，立即做经皮股动、静脉插管，进行体外循环，全部患者临床和血流动力学状况得到改善，5 例在心导管室内发生心搏骤停，转流后行搭桥术者均存活，另 6 例中 3 例行搭桥术 2 例存活，全组 11 例中 7 例存活，存活率达 64%，随访 7 个月，均健在。

Farstad 等报道 26 例意外低温所致心搏骤停或严重循环衰竭患者应用体外循环进行复苏的情况。26 例患者中有 17 例为冷水淹溺，1 例为雪崩压砸，8 例为寒冷环境暴露。其中 22 例发生心搏骤停，另 4 例心跳存在。7 例于体外循环中死亡，其余 19 例成功撤除体外循环，但只有 8 例治愈出院，另 11 例于 1～3 d 死于低温性脑损伤、顽固性心肺功能衰竭、脑出血等。8 例出院患者中有 7 例为寒冷环境暴露所致，而淹溺者预后差。

第三节　主动脉内气囊反搏

主动脉内气囊反搏（intraaortic balloon pump，IABP）于 1968 年由 Kantrowitz 首次成功应用于临床，30 多年来，IABP 不仅由于其优良的血流动力学效应所具有的药物治疗所不能替代的优越性，也由于其能通过简便的操作技术在病房、ICU 和手术室紧急应用，已成为应用最为广泛的左心辅助循环。

一般认为 IABP 在 3 种情况下应用有其特殊价值。①急性冠状动脉供血不足。②冠状动脉临界狭窄。③左心功能部分失代偿。因此，在心脏外科应用 IABP 的病例，多为冠状动脉旁路移植手术和体外循环手术后左心功能不全的患者。而心脏内科绝大多数应用于急性心肌梗死心源性休克的患者。急诊科亦主要用于心源性休克的患者，包括心搏骤停经 CPR 初期复苏，自主循环恢复但不稳定，IABP 可暂时改善血流动力学，争取时间作出进一步的诊断和治疗。

IABP 的应用前提是心肌必须尚具备一定的收缩能力，因此强调要早期应用，决策迟疑等待过久必将影响其效果。

下述情况为 IABP 的禁忌证。①严重主动脉瓣关闭不全。②主动脉瘤。③主动脉或髂动脉严重钙化性病变。④周围血管疾病妨碍气囊导管插入。⑤心脏停搏、室颤、严重低血压、心泵完全衰竭。

一、主要组成部分

1. 气囊导管　气囊导管用高分子材料聚氨酯类制成，包括气囊和导管两部分，具有较好的抗血栓性能和生物组织相容性。气囊为梭形，壁薄而透明，具有极强的抗屈挠特性。导管从气囊中通过，一端与气囊顶端胶合，另一端与气囊密封后延出。气囊内的导管有多个小孔与气囊相通,供气体进出使气囊膨胀或收缩。

气囊导管有单囊、双囊、三囊之分(图 7-3-1),后两者系序贯式充气,远心端气囊先行充气膨胀,暂时阻断胸降主动脉远端,然后随着近心端气囊的充气膨胀,使升主动脉和主动脉弓的舒张压更为增高,以期提高冠状动脉的灌注流量。但其实际意义不大,故目前已被单囊式取代。气囊容积为 5～50 ml,标以不同的型号,供各种体重的儿童和成人选用。选择的标准以膨胀时能阻塞 90%～95% 的主动脉管腔为宜。

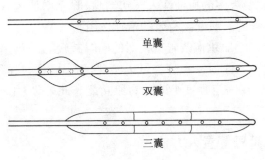

单囊

双囊

三囊

图 7-3-1　气囊导管

2. 反搏泵　反搏泵包括压力驱动系统,触发装置,压力强度、时间和频率调节系统、监测显示和报警系统,以及电源和气体储备筒等。

新型的反搏泵均带有微型电子计算机,其自动追踪及自动控制能力大为加强,反搏疗效显著提高,操作程序亦更为简化。以 Datascope System 97 型反搏泵为例,压力驱动系统为一真空驱动机。触发装置除常规的心电图 R 波、动脉压、机内频率触发外,还有两种使用起搏器时的特殊触发模式供选择,以保证正确地跟踪心室收缩。机内配有蓄电池,运送患者途中仍能继续工作。气体采用氦气,取其质轻而流动快速之长,但从生理和安全角度考虑,氦气不如二氧化碳,二氧化碳在万一泄漏后能很快被吸收。而 Arrow-Kontron KAAT Ⅱ PLUS 型反搏泵还具有房颤和峰波(PEAK)两种触发模式,能供快速房颤和心电图有两个高大波形(如除 R 波外还有一高大 T 波)的病例使用。

二、反搏原理

将气囊插入降主动脉起始部分,导管与反搏泵相接,使气囊在收缩期排空、舒张期充盈,从而降低心脏负荷、提高舒张压(图 7-3-2)。

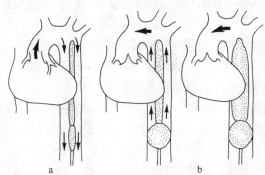

a

b

a. 左心室收缩期气囊排气,降低左心室后负荷

b. 左心室舒张期气囊充气,增加冠状动脉供血

图 7-3-2　IABP 反搏原理示意图

1. 降低左心室负荷　在心脏收缩前一瞬间,气囊迅速排气缩小,主动脉内压力骤降,降低了左心室射血阻力,使左心室后负荷减小,减轻心脏负担。IABP 可使左心室射血阻力降低 10%～20%,心排血量增加,减少后负荷和增加前向血流的结果使左心室舒张末压下降,前负荷也随之减轻。

2. 提高舒张压　当主动脉瓣关闭时,气囊又因突然充气而膨胀形成反搏,将主动脉的血液逆向挤压至主动脉根部,提高升主动脉的舒张压。由于冠状动脉内压在舒张期最小,此时提高升主动脉内压力,使更多的血液注入冠状动脉,明显增加冠状动脉灌注血量、改善心肌血供,进而对缺血、缺氧的心肌起到有效的治疗作用。

总之,IABP 能在增加心肌供血改善其代谢的同时减轻心脏负担增加心排出量,从而改善左心室功能。该效应尚无任何一种药物可以实现,为 IABP 的独到之处。心脏供血的增加和左心功能的改善,也在一定程度上改善右心功能。此外,应用 IABP,可使脑、肾、肝等重要脏器的血供增加。

三、主动脉内气囊导管置入方法

主动脉内气囊导管通常由股动脉置入。近年来由于导管设计、制造技术的改进,导管直径已很细。气囊导管的置入已由经皮股动脉穿刺法取代了切开股动脉插入法。

选择搏动较强侧股动脉插管。常规消毒、局麻下在距腹股沟 3 cm 处,即腹股沟韧带和股深动脉起始部之间穿刺入股动脉,这是因为腹股沟韧带以上的出血较难以压迫止血法控制。接着将导引钢丝经穿刺针插入腹主动脉,并取出穿刺针。再经导引钢丝插入股动脉扩张器和气囊导管鞘,最后取出扩张器,将气囊导管在导引钢丝引导下插入导管鞘,插入深度以气囊导管的顶端到达主动脉弓降部为准。拔出导引钢丝,气囊导管另一端的两个接头分别与反搏泵的压力驱动接口和动脉测压接口连接,并将气囊导管与大腿部皮肤缝合固定。

应用 IABP 时要用肝素抗凝,使部分凝血活酶时间(PTT)延至正常的 1.5～2 倍。也可使用右旋糖酐 40 预防血栓形成。

四、反搏时相的调节

IABP 临床应用所发挥功效的大小,受设备因素及相关的循环生理因素影响。设备因素主要包括球囊容积、球囊主动脉内径比例、驱动气体性质、泵的触发机制和敏感度等。而循环生理因素主要包括球囊导管的定位、循环容量、心率、心律及反搏时相的调控等,其中反搏时相的调节尤为重要。

反搏时相的调节主要是通过控制充气和排气的时间,使气囊的膨胀和收缩与心搏同步,并获得最大的反搏效应。其调节以动脉波形为依据(下页图 7-3-3)。通常先将机器设于1:2频率进行调节,待调节完成后再将反搏频率改为 1:1。

1. 充气　在主动脉瓣即将关闭时,即 DN(dicrotic notch,重搏波切迹)前 40 ms 充气。其目的是使主动脉内压迅速上升,产生一个最大的 PDP,从而增加冠状循环流量。其有效指标是 PDP(peak diastolic pressure,舒张峰压)＞PSP(peak systolic pressure,收缩峰压)。

过早充气会使主动脉瓣提前关闭,导致心排血量减少、左心室舒张末期容量增加。过迟充气时,动脉压波形中仍可见 DN,导致 PDP 未升至最高,冠状动脉灌注压和灌注血流量的增加未达最佳(下页图 7-3-4)。

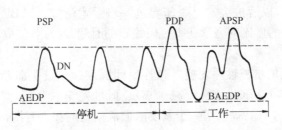

图 7-3-3　动脉压波形(2:1反搏)：充气后 PDP＞PSP；
排气后 BAEDP＜AEDP，APSP＜PSP

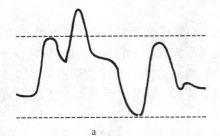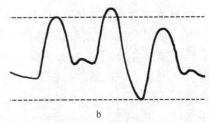

a. 充气过早　b. 充气过迟

图 7-3-4　不正确充气的动脉压波形(1:2反搏)

2. 排气　排气设定于主动脉瓣即将开放之前，即于 PSP 升支之前排气。其目的是减轻左心室后负荷，从而降低心肌氧耗、增加心排血量。其有效指标是 BAEDP(balloon aortic end diastolic pressure，辅助主动脉舒张末压)＜AEDP(aortic end diastolic pressure，主动脉舒张末压)，APSP(assisted peak systolic pressure，辅助收缩峰压)＜PSP。

过早排气使 BAEDP 呈"U"形，造成 PSP 无下降(即 APSP＝PSP)，阻碍了左心室后负荷的减轻。而排气过迟则反使 AEDP 升高(即 BAEDP＞AEDP)，导致左心室射血阻抗增加，心肌耗氧量增加、心排血量下降(图 7-3-5)。

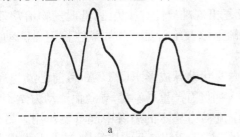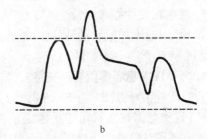

a. 排气过早　b. 排气过迟

图 7-3-5　不正确排气的动脉波形

五、IABP 的适应证和禁忌证

(一) IABP 的适应证

1. 急性心肌梗死心源性休克早期　IABP 多用于临床继发于急性心肌梗死(AMI)的顽固性休克患者，有 75% 以上此类患者获得血流动力方面的改善。但除非其致病病理能得以纠正，此类患者的生存率仍很低。当 IABP 用于血管重建或其他疾病时则其预后可以大为改善。因此，目前 IABP 均与其他疗法相辅应用。以 IABP 作为相辅应用的患者中其 2/3 的冠状血管解剖情况均允许进行手术纠正。在某些患者中溶栓法或冠状动脉成形术能即刻使冠状动脉获得灌注，以后再决定是否需要进一步手术治疗。IABP 还可以在进行紧急血管重建术之前使患者的血流动力学获得一段稳定的时间，此时若能成功地进行手术治疗，患者生存率会有明显的提高。

2. 急性心肌梗死的机械性并发症　急性室间隔破裂或乳头肌断裂患者单纯药物治疗效果极差，IABP 因其能降低收缩压而减少 VSD 时的左至右分流，同时还增强了舒张压以促进心肌灌注。此时 IABP 提供了一个紧要的血流动力的稳定时期，既可作为术前准备，又可减少心脏及末端器官进一步受损的危险。缺血性二尖瓣关闭不全时，IABP 同样能给予紧急的术前循环支持。应用 IABP 能明显改善对 AMI 后并发 MR 的治疗结果，内科治疗这种并发症极少有起色。

3. 心脏手术后心源性休克早期　IABP 主要用于心脏手术后无法脱离体外循环（CPB）或在手术后早期发生心力衰竭的患者。最常见的是由于先前存在的心肌功能障碍引起的手术后低排血量综合征、手术时心肌保护不足或围手术期的 AMI。技术失误及 CPB 时间过长也是重要因素之一。多数心脏手术后低心排量患者应用 IABP 后能脱离 CPB 装置，但死亡率仍接近 50%。

手术后应用 IABP 的一般准则：30 min 的多次处理仍无法脱离 CPB；应用足量的正性强心药物后血流动力仍嫌不足者，包括持续低血压（收缩压＜70 mmHg）、低心排血量指数＜2 L/(min·m²)、左心房压增高（＞20 mmHg）、周围血管阻力增加（＞2 500×10⁻⁵N·s·cm⁻⁵）；正性强心药物剂量已达有害水平；持续恶性室性心律不齐。

达到上述指标时，应尽早应用，延迟应用 IABP 能增加死亡率。但当 IABP 治疗无效时，应当考虑心室辅助装置。

4. 不稳定性心绞痛　由于 IABP 能促进心肌恢复功能，因此亦可用于其他情况如内科治疗无效的心绞痛（不稳定性心绞痛）。包括梗死后不稳定型心绞痛和梗死前不稳定型心绞痛。一般而言，在外科施行 CABG 手术之前，不稳定型心绞痛预后不佳。若患者有血流动力不稳定，IABP 对此类患者明显有利。

5. 缺血相关性心律失常　AMI 患者可反复出现难治性心律失常，此时药物治疗效果很差。IABP 通过增加冠状动脉灌注、减少心肌缺血以及维持足够外周灌注稳定血流动力学，并控制心律失常。

6. 为 PTCA 患者提供循环支持　经皮腔内冠状动脉成形术（PTCA）目前已成为冠状动脉疾病的常规治疗方法。有 3%～8% 的 PTCA 病例有严重并发症，导致血流动力学不稳定，IABP 在这类急需在血管重建手术之前获得血流动力稳定的患者中起重要作用。另外，对 PTCA 有高度危险性的患者用 IABP 作"预防性"支持，以提高手术成功率，减少并发症发生。

（二）IABP 的禁忌证

1. 绝对禁忌证　较重的主动脉瓣关闭不全；主动脉窦瘤破裂；主动脉动脉瘤；脑出血。以上疾病应用 IABP 会使病情加重，甚至危及生命。

2. 相对禁忌证　不可逆的脑损伤；心内畸形纠正不满意，有转移的肿瘤。

IABP 只考虑用作短期的辅助，一般不超过 2 周，如患者使用超过 2 周，心功能无明显改善迹象，或在使用期间血流动力学反而有恶化趋势，则应立即使用更有效的心脏辅助装置。

六、IABP 的撤除

当正性肌力药物减少[多巴胺或多巴酚丁胺＜5 μg/(kg·min)]，而心排血量仍能维持正常时,可考虑撤除 IABP。1:1改为 1:2,观察 4～6 h;再减至 1:3或 1:4,4～6 h。若血流动力学仍维持稳定,则可拔除气囊导管。

当心脏恢复到能减少或停止使用正性强心药物时,可考虑停止 IABP。最常用的方法是采用"频率脱离法",即将增强的频率逐步减低(1:2、1:3等),观察数小时后,病情平稳,可以拔管。下列情况,可以考虑停用 IABP:①多巴胺用量<5 μg/(kg·min),且依赖性小,减药后对血流动力学影响小;②心指数>2.5 L/(m²·min);③平均动脉压>80 mmHg;④尿量>1 ml/(kg·h);⑤手足暖,末梢循环好,意识清醒,问答正确;⑥已撤除呼吸机且血气正常;⑦减少反搏频率时,上述指标稳定。

七、IABP 的并发症

1. 动脉损伤　包括主动脉夹层剥离、血管穿破和股动脉假性动脉瘤形成,一般为动脉原有病变或插管操作不当所致。

2. 下肢缺血　多因血栓栓塞、气囊导管型号过大或股动脉细小引起。

3. 肾脏缺血　系气囊导管位置过低堵塞肾动脉造成。

4. 血小板减少。

5. 气囊破裂　发生气栓。

6. 血栓栓塞　由血栓或动脉粥样硬化斑块脱落而产生。

7. 感染。

第四节　体外膜肺氧合

一、概述

1976 年 Bartlett 等报告了对 1 例婴儿成功应用了心肺流转的病例。通过这例患者,一个利用床边心肺流转,称为"ECMO"的新时代开始了。近年来,随着医学技术的发展,体外膜肺氧合(Extracorporeal Membrane Oxygenation, ECMO)技术在心肺复苏的救治中越来越受到重视,ECMO 辅助下的心肺复苏(ECPR)已成为高级心脏生命支持的重要手段之一,与传统方式下的心肺复苏(CCPR)相比,ECPR 可以建立有效的人工循环,恢复组织的正常血供,对各种原因导致的心搏呼吸骤停,如心脏性猝死、重症心肌炎、急性肺栓塞、中毒等,提供及时有效的生命支撑。

二、主要组成部分

ECMO 的装置包括转运车、离心泵/滚压泵、氧合器、变温水箱、气源、便携氧气瓶、ACT 监测仪、氧饱和度仪、管道包、备用电源等。(图 7-4-1)

三、原理

动力泵(人工心脏)作用是形成动力驱使血液向管道的

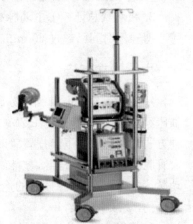

图 7-4-1　ECMO 装置

一方流动,类似心脏的功能。临床上主要有两种类型的动力泵:离心泵、滚压泵。由于滚压泵不易移动,管理困难。在急救时首选离心泵作为动力泵。其优势是安装移动方便,管理方便,血液破坏小;在合理的负压范围内有抽吸作用;新一代的离心泵对小儿低流量也易操控。

氧合器(人工肺)其功能是将非氧合血氧合成氧合血,又称人工肺。ECMO 氧合器有硅胶膜型与中空纤维型两种。硅胶膜型膜肺相容性好,少有血浆渗漏,血液成分破坏小,适合长时间辅助。其缺点是排气困难,价格昂贵。中空纤维型膜肺易排气,2～3 日可见血浆渗漏,血液成分破坏相对大,但由于安装简便仍首选为急救套包。

ECMO 运转时,血液从静脉引出,通过膜肺吸收氧,排出二氧化碳。经过气体交换的血,在泵的推动下可回到静脉(VV)或动脉(VA)系统。在心肺脑复苏中,一般选用静脉动脉(VA)模式。该模式血泵可以代替心脏的泵血功能,既可用于体外呼吸支持,又可用于心脏支持。

四、适应证

目前尚没有明确的 ECPR 的适应证,不同医疗机构实施 ECPR 的人选标准也不尽相同,但就目前认同度较高的 ECPR 的适应证包括:①年龄 18～75 岁;②心搏骤停发生时有目击者,并由旁观者进行 CCPR,从患者心搏骤停到开始持续不间断高质量 CCPR 时间间隔不超过 15 min;③导致心搏骤停的病因为心源性、肺栓塞、严重低温、药物中毒、外伤、急性呼吸窘迫综合征等可逆病因;④CCPR 进行 20 min 无法恢复自主循环(restoration of spontaneous circulation,ROSC)、血流动力学不稳定或出现 ROSC 但自主心律不能维持;⑤心搏骤停患者作为器官捐献的供体或即将接受心脏移植。由欧洲复苏委员会(European Resuscitation Council,ERC)和美国心脏协会(American Heart Association,AHA)专家组成的国际复苏联合委员会(International Liaison Committee On Resuscitation,ILCOR)的最新 CPR 指南也提出:针对 CPR 时间尚不长、极可能恢复循环的患者,可积极进行 ECPR。

五、禁忌证

1. ECPR 的禁忌证　①心搏骤停前意识状态严重受损;②多脏器功能障碍;③创伤性出血无法控制、消化道大出血、活动性颅内出血;④有明确的拒绝心肺复苏的意愿;⑤左心室血栓;⑥严重的主动脉瓣关闭不全。

2. 相对禁忌证　①主动脉夹层伴心包积液;②严重的周围动脉疾病;③严重脓毒血症;④心搏骤停时间已超过 60 min。

六、建立方法

1. 置管途径　心肺脑复苏患者在接受 ECMO 辅助时,需结合患者病情和 ECMO 中心临床经验等,采取合适的 ECMO 辅助形式和置管方式。置管方式有外科切开和经皮穿刺两种方式。紧急状态下经皮置管时,尽量在超声引导下进行,确保穿刺针和导丝在内径较大的血管腔内,并鉴别动静脉,才能继续下一步操作。①动脉插管的途径有:主动脉;股动脉;腋动脉;颈动脉。②静脉插管的途径有:右心房;股静脉;颈静脉。成人应尽量采用周围插管方式,可有效减少感染。

2. 管径选择　动脉插管:全流量状态下动脉插管阻力压力在 100 mmHg 以下;静脉插管:全流量状态下静脉插管阻力压力最好在 40 mmHg 以下。全流量指:成人 2.2～2.6 L/(m² · min),

儿童 80~120 ml/(kg·min),新生儿 120~200 ml/(kg·min)。

七、ECMO 的管理

1. 原发病的治疗 ECMO 仅能提供循环氧合支持,却不能治疗心搏呼吸骤停的病因,因此辅助治疗期间,应积极寻找发病原因,并对原发病进行治疗,促进自身心肺功能恢复。对于急性心肌梗死的心搏骤停患者,应尽快进行冠状动脉介入治疗。

2. ECMO 的辅助流量 ECMO 辅助治疗期间需注意选择合适的血流速度使组织达到充分灌注,根据平均动脉压(MAP)、尿量、混合静脉血氧饱和度(SvO$_2$)和乳酸水平调整血流速度。有研究显示,ECMO 辅助流量越大,左心室后负荷增加越明显。因此,ECMO 循环辅助的流量以既能保证氧供,又不明显增加左心室后负荷为标准。一般要求 SvO$_2$>60%,MAP 为 50~80 mmHg。ECMO 辅助期间会增加左心室后负荷,建议加强左心功能的监测,尽可能每日对患者进行超声心动检查,以观察和评估左心功能状态,也可放置肺动脉导管有助于评价左心功能。少部分患者需要行左心减压措施,主动脉球囊反搏术(IABP)可以减轻左心室后负荷,但联合使用 IABP 作用有限,临床有效性和安全性仍然存在一定争议。

3. ECMO 期间抗凝策略 ECMO 辅助治疗期间,血液属于高凝状态,尽管目前使用肝素涂层环路,但仍需抗凝,肝素为最常用抗凝剂。辅助期间需加强凝血功能监测,激活凝血时间(activated clotting time,ACT)因其实用、快捷、简便等优点为监测抗凝的最好手段,ACT 的生理值一般为 60~140 秒,ECMO 辅助治疗中,ACT 维持在 150~200 s。维持适当的 ACT 水平,并结合 APTT、FXa 水平、凝血功能测定结果以及患者病情等综合判断所需的抗凝强度。

4. 除 ECMO 外,根据情况,患者可能还需机械通气、主动脉球囊反搏等技术辅助体外生命支持。持续机械通气应采用同步间歇指令通气模式,采用保护性肺通气策略。ECPR 患者可联合使用亚低温治疗。理论上,亚低温治疗可降低脑代谢率,对脑有一定保护作用。但目前临床性和安全性尚存在一定争议。

5. 已实施 ECPR 治疗患者除凝血功能需监测外,还需监测常规血流动力学、心电图、胸片、血常规、肝肾功能、乳酸、肢体灌注情况、出入量及神经系统功能等。

八、ECMO 的撤除

ECPR 的撤机指征包括:

1. 小剂量血管活性药物即可维持血流动力学稳定。

2. 无致命性心律失常。

3. 无酸碱失衡及电解质紊乱。

4. 辅助流量减少到正常心排血量的 10%~20%。

5. 超声心动图显示左室射血时间大于 200 ms,左室射血分数>40%。

撤机时,使用额外肝素后,将循环管路夹闭 10 min,观察心律、血压、肺动脉压、氧饱和度以及是否出现致命性心律失常等重要指标。如上述参数在可接受范围内,且未出现致命性心律失常,则可断开体外循环支持。去除导管的方法取决于置管方法。一般先拔出静脉插管,再拔出动脉插管和下肢灌注插管。

九、ECMO 的并发症

1. 机械相关并发症 ①设备故障;②空气栓塞;③血栓形成;④管道故障;⑤插管意外。

2. 患者相关并发症 ①出血和血栓；②溶血；③其他脏器功能损伤；④末梢肢体缺血坏死；⑤感染；⑥动静脉瘘。

（陈旭锋　张劲松）

参 考 文 献

1. 刘玉仁,罗素琴,蒙钟宁,等."萨勃"心肺复苏器在院前急救中的应用[J].中华新医学,2004,5(5)：395～396

2. 辛传友,宁文龙,王雪艳.萨勃1007型心肺复苏器在心肺复苏中的应用[J].中国误诊学杂志,2004,4(10)：1632～1633

3. 孙得权,王联群,曾仪,等.紧急体外循环在心肺脑复苏中应用20例[J].中国危重病急救医学,2000,12(11)：687

4. 程邦昌.应用体外循环抢救气管下段阻塞患者的经验[J].急诊医学,1997,6(5)：260～261

5. 徐径夫,龙宏杰,尹聪堂,等.经股动静脉体外循环用于心肺复苏的实验研究[J].中国急救医学,1999,19(1)：16～17

6. Farstad M, Andersen KS, Koller ME, et al. Rewarming from accidental hypothermia by extracorporeal circulation, a retrospective study[J]. *Eur J Cardiothorac Surg*, 2001, 20(1)：58～64

7. AHA. AHA Guidelines for CPR and ECC 2005[J]. *Circ*, 2005, 112(4)：60

8. Kantrowitz A, Tjonnland S, Krekauer JS, et al. Mechanical intraaortic cardiac assistance in cardiogenic shock: hemodynamic effects[J]. *Ach Surg*, 1968, 97：1000

9. Baue AE, Geha AS, Laks H, et al. *Glenn's Thoracic and Cardiovascular Surgery*[M]. Stanford：Appleton and Lance, 1996

10. Kantrowitz. A. Percutaneous. Intraaortic balloon counterpulsation[J]. *Crit Care Clin*, 1992, 8：819

11. Bojar RM, Mathisen DJ, Warner KG. *Manual of Perioperative Care in Cardiac and Thoracic Surgery*[M]. Cambridge：Blackwell Science Inc, 1994：153

12. Lawler PR, Silver DA, Scirica BM, et al. Extracorporeal membrane oxygenation in adults with cardiogenic shock[J]. *Circulation*, 2015, 131(7)：676～680

13. 中华医学会急诊医学分会复苏学组,成人体外心肺复苏专家共识组.成人体外心肺复苏专家共识[J].中华急诊医学杂志,2018,27(1)：22～29

14. 中国医师协会体外生命支持专业委员会.成人体外膜氧合循环辅助专家共识[J].中华医学杂志,2018,98(12)：886～894

15. Brooks SC, Anderson ML, Bruder E, et al. Part 6：Alternative techniques and ancillary devices for cardiopulmonary resuscitation：2015 American Heart Association Guidelines Update for Cardiopulmonary Resuscitation and Emergency Cardiovascular Care [J]. *Circulation*, 2015, 132 (Suppl 2)：S436 ～ S443. DOI：10. 1161/CIR. 0000000000000260

16. Monsieurs KG, Nolan JP, Bossaert LL, et al. European Resuscitation Council Guidelines for Resuscitation 2015：Section 1. Executive summary [J]. *Resuscitation*, 2015 Oct；95：1 ～ 80. DOI：10. 1016/j. resuscitation. 2015. 07. 038. Epub 2015 Oct 15

17. Lomsso R. Are two crutches better than One? The ongoing dilemma on the effects and need for left ventricuiar unloading during veno-arterial extracorporeal membrane oxygenation[J]. *Eur J Heart Fail*, 2017, 19(3)：413～415. DOI：10. 1002/ ejhf. 695

第八章
心肺复苏辅助用药

药物治疗是心肺复苏的重要组成部分,在 CPR 和电复律同时合理使用药物,对于提高复苏的成功率是非常重要的。

第一节 肾 上 腺 素

肾上腺素(adrenaline)是肾上腺髓质的主要激素,为天然的儿茶酚胺和肾上腺能受体激动剂。其生物合成主要是在髓质铬细胞中首先形成去甲肾上腺素,然后进一步经苯乙胺-N-甲基转移酶的作用,使去甲肾上腺素甲基化形成肾上腺素。

一、药理作用

肾上腺素能受体可调节心脏、血管、支气管和胃肠平滑肌的张力。临床依其功能分为三类:α 肾上腺素能(α_1 和 α_2)、β 肾上腺素能(β_1 和 β_2)、多巴胺能(DA_1 和 DA_2)。α 肾上腺素能受体兴奋时引起外周血管收缩。β_1 肾上腺素能受体兴奋时可使心率增快,心肌收缩增强,冠状动脉扩张和传导速度加快。β_2 肾上腺素能受体兴奋时则外周动脉扩张。多巴胺能受体兴奋时则使肾和肠系膜等内脏血管扩张。心肺复苏时肾上腺素对心血管的主要效应是:增加全身循环阻力、升高收缩压和舒张压、增强心电活动、增加冠状动脉和脑血流、增加心肌收缩力、增加心肌耗氧量、增加自律性和室颤更易于被直流电转复。

1. 肾上腺素激动 α_1 和 α_2 受体作用　可提高动脉张力,促进外周小动脉收缩,提高主动脉收缩压和舒张压,从而提高脑和冠状动脉灌注压。使得外周血液向中央循环,肾上腺素的 β_2 受体激动作用扩张全身小动脉和冠状血管,则使脑和冠状动脉血流量增加,使得血容量重新分配,保证心脑等重要脏器的灌注。

2. 肾上腺素的 α_1 和 β_1 肾上腺素能作用　使心机收缩力增强、心率增快、传导加快、心排血量增加,同时也导致心内膜下心肌血流量减少和心肌耗氧量增加。

3. 肾上腺素激动肾小球旁器细胞的 β_1 受体　可促进肾素的分泌。此外,肾上腺素可激动支气管平滑肌的 β_2 受体,激动腺苷酸环化酶,使支气管平滑肌细胞内 cAMP 增多,从而扩张支气管使气道通畅。另外,肾上腺素的 α 肾上腺素能受体激动作用而使支气管黏膜收缩,可消除黏膜水肿,有利于改善通气。

4. 代谢 能提高机体代谢,治疗量下,可使耗氧量升高 20%~30%,在人体,由于 α 受体和 β_2 受体的激动都可能致肝糖原分解,而肾上腺素兼具 α、β 作用,故其升高血糖作用较去甲肾上腺素显著。此外,肾上腺素尚具降低外周组织对葡萄糖摄取的作用。肾上腺素还能激活甘油三酯酶加速脂肪分解,使血液中游离脂肪酸升高。

二、药代动力学

易在碱性肠液、肠黏膜、肝脏内被破坏,口服无效。皮下注射因收缩局部血管而吸收缓慢,作用可维持 1 h 左右。肌内注射因扩张骨骼肌血管而吸收较为迅速,作用可维持 10~30 min。静脉注射立即生效,但作用仅维持数分钟。在体内可迅速被去甲肾上腺素能神经末梢摄取,被组织中的儿茶酚氧位甲基转移酶(COMT)和单胺氧化酶(MAO)代谢,经肾排泄,作用短暂。

三、适应证

1. 心搏骤停 适用于因心搏骤停引起的心室颤动,以及无脉性心动过速、心搏停止、无脉性电活动(Ⅰ级)。

2. 症状性心动过缓 适用于病态窦房结综合征、高度或完全性房室传导阻滞因心率缓慢而引起脑或冠状动脉缺血症状者,并且在应用阿托品、多巴胺、经皮心脏起搏后应用(Ⅱb级)。

3. 过敏性休克或严重过敏反应 小剂量肾上腺素通过快速血管收缩、升高血压、增加心肌收缩力和松弛支气管平滑肌等作用,可迅速缓解过敏性休克的血管扩张和支气管痉挛,常与扩充血容量、肾上腺素皮质激素和抗组胺药物联合应用。

4. 与局麻药合用 有利局部止血和延长药效。

四、用法用量

1. 常用于抢救过敏性休克 如青霉素引起的过敏性休克。由于该品具有兴奋心肌、升高血压、松弛支气管平滑肌等作用,故可缓解过敏性休克的心跳微弱、血压下降、呼吸困难等症状。皮下注射或肌注 0.5~1 mg,也可用于 0.1~0.5 mg 缓慢静注(以等渗盐水稀释到10 ml),如疗效不好,可改用 4~8 mg 静滴(溶于 5% 葡萄糖液 500~1 000 ml)。

2. 抢救心搏骤停 可用于由麻醉和手术中的意外、药物中毒或心脏传导阻滞等原因引起的心搏骤停,以 0.25~0.5 mg 心内注射,同时作心脏按摩、人工呼吸和纠正酸血症。对电击引起的心搏骤停,亦可用该品配合电除颤器或利多卡因等进行抢救。

3. 治疗支气管哮喘 效果迅速但不持久。皮下注射 0.25~0.5 mg,3~5 min 即见效,但仅能维持 1 h。必要时可重复注射 1 次。

4. 与局麻药合用 加少量(1:20 万~1:50 万)于局麻药(如普鲁卡因)内,可减少局麻药的吸收而延长其药效,并减少其不良反应,亦可减少手术部位的出血。

5. 制止鼻黏膜和牙龈出血 将浸有(1:2万~1:1 000)溶液的纱布填塞出血处。

6. 治荨麻疹、枯草热、血清反应等 皮下注射 1:1 000 溶液 0.2~0.5 ml,必要时再以上述剂量注射 1 次。

五、药物相互作用

1. 洋地黄类药物或全麻药可增加心肌对肾上腺素的敏感性。该品与上述药物合用可致心律失常甚至出现心室颤动。

2. 与催产药如缩宫素、麦角新碱等合用,可增强血管收缩,导致高血压或外周组织缺血。

3. 与硝酸酯类药合用,可导致低血压,硝酸酯类药物的抗心绞痛作用减弱。

4. 与麻黄碱并用,对周围小动脉收缩作用呈协同作用,引起血压剧烈上升,对哮喘患者可引起心律失常。不宜合用。

5. 与降血糖药合用,降低后者的降血糖作用。

6. β_1 受体阻滞剂可拮抗该品的支气管扩张作用和增强其缩血管作用,合用须慎重。

7. 三环类抗抑郁药可加强该品对心血管的作用,导致心律失常、高血压或心动过速。

8. 与胍乙啶、利血平合用,该品效应增强,产生高血压及心动过速,而胍乙啶、利血平的降压作用减弱。

9. 禁与碱性药物配伍,药品性状发生改变,禁止使用。

10. 与 α 受体阻滞剂合用,可致严重低血压。速效扩血管药及 α 受体阻滞剂,可对抗大剂量该品所致的剧烈升压效应。

11. 普鲁卡因引起的休克,如用该品抢救,可引起室颤。

12. 用氯仿、氯乙烷及氟烷进行麻醉时,禁用该品。以免心肌应激性增高,引起严重的心律失常。

13. 与异丙肾上腺素、去甲肾上腺素(三联液)或加阿托品组成四联液,可用于心脏复苏,效果好。

14. 与美芬丁胺并用,呈协同的血管扩张效应,对心脏的兴奋作用也增强。

15. 与吩噻嗪类药物并用,可导致严重休克。

16. 与甲状腺激素并用,可使血压显著升高,诱发心血管意外。

17. 利尿药使血容量及血钠降低时,可减弱该品的升压作用。

六、注意事项

1. 肾上腺素与碱性药物(如碳酸氢钠)、卤素及氧化剂接触可引发自动氧化,故不可以与上述药物配伍,但在心肺复苏时单独静脉推注或快速静脉滴注上述药物时,则无重要临床意义。

2. 肾上腺素可引起或加剧室性异位搏动,特别是使用洋地黄或使用较大剂量肾上腺素的患者,如出现室性心动过速,可用利多卡因纠正。

3. 肾上腺素与硝酸酯类或血管扩张药物合用时,其升压作用被抵消,脑和冠状动脉血流量减少。

4. 肾上腺素的正性变力和变时作用可增加心肌做功和减低心内膜下血流灌注,引起或加剧心肌缺血,大剂量($>20\,\mu g/min$)时可以使非心搏骤停者血压急骤升高。

5. 肾上腺素的 β_1 肾上腺素能受体激动作用促进细胞外钾向细胞内(主要是红细胞)转移,可引起血钾浓度降低,诱发严重心律失常,增加复苏难度,故需要监测血钾浓度和及时纠正。

七、不良反应和中毒抢救

1. 全身反应 治疗量有时可见焦虑不安、面色苍白、失眠、恐惧、眩晕、头痛、呕吐、出汗、四肢发冷、震颤、无力、心悸、血压升高,尿潴留、支气管及肺水肿,短时的血乳酸或血糖升高等。大剂量兴奋中枢,引起激动、呕吐及肌强直甚至惊厥等。当用量过大或皮下注射误入静脉时,可引起血压骤升、心律失常,严重者可发展为脑溢血、心室颤动。

2. 眼用时反应 眼部有短暂的刺痛感或烧灼感、流泪、眉弓疼、头痛、变态反应、巩膜炎;长期应用可致眼睑、结合膜及角膜黑色素沉积、角膜水肿等。

药物过量时抢救主要是阻断肾上腺素能受体。

（1）苯苄胺 0.52 mg/kg 加生理盐水 250 ml,静脉滴注。

（2）氢化麦角碱 0.3～1 mg,肌内或静脉注射。

（3）派毕阿左(Piperoxan)10～20 mg 静脉注射。

（4）立即吸入亚硝酸异戊酯 0.2 ml,或硝酸甘油 0.6～1.2 mg 舌下含化,氯茶碱 0.25 g加入 25％葡萄糖溶液 20 ml 中静脉注射。

（5）吸氧。

（6）对症治疗。

八、制剂

注射剂:1 mg/1 ml, 0.5 mg/1 ml。

第二节 阿 托 品

阿托品(atropine)是从植物颠茄、洋金花或莨菪等提出的生物碱,也可人工合成。其硫酸盐为无色结晶或白色结晶性粉末,易溶于水。

一、药理作用

为选择性 M(毒蕈碱型)胆碱受体阻断药,能竞争性阻断乙酰胆碱与胆碱受体结合,从而拮抗乙酰胆碱对胆碱受体的激动作用。其药理作用广泛,主要表现为抑制汗腺、口腔和呼吸道腺体分泌,松弛膀胱和胃肠道平滑肌,扩瞳孔、调节麻痹和升高眼压。

阿托品对心血管系统的影响是对副交感神经的直接阻断作用,解除迷走神经对心脏的抑制,从而提高窦房结的自律性,促进心房和房室结的传导。阿托品对呼吸道平滑肌的松弛和抑制腺体分泌作用有助于改善通气。

阿托品静脉注射后立即发生药理作用,对心脏作用迅速,持续可达 2 h,并且可透过血脑屏障,也能通过胎盘进入胎儿循环。

二、药代动力学

该品易从胃肠道及其他黏膜吸收,也可从眼或少量从皮肤吸收。口服 1 h 后即达峰效应 $t_{1/2}$ 为 3.7～4.3 h。血浆蛋白结合率为 14％～22％,分布容积为 1.7 L/kg,可迅速分布于全身组织,可透过血脑屏障,也能通过胎盘。一次剂量的一半经肝代谢,其余半数以原形经肾排出。在包括乳汁在内的各种分泌物中都有微量出现。

三、适应证

1. 症状性心动过缓 用于心肌因副交感神经张力过高而引起的有症状的心动过缓、传导障碍或心搏骤停（Ⅱa级）。

2. 有症状的相对性心动过缓　用于心率虽然在生理范围,但相对较慢和出现心排血量不足症状,而较快的窦性心律可能更为适合的患者。如某些急性心肌梗死患者发病早期出现心排血量不足和有症状的低血压,心率<70 次/min。

3. 心脏停搏或过缓性无脉性电活动　用于首剂肾上腺素无效的心脏停搏或过缓性无脉性电活动（Ⅱb级）。阿托品可使Ⅰ度或Ⅱ度Ⅰ型房室传导阻滞及部分心脏停搏患者恢复房室传导或电活动,但对心脏停搏、无脉性电活动系由长期心肌缺血或机械损伤所致者效果较差。

4. 伴传导阻滞的急性下壁心肌梗死　急性下壁心肌梗死伴Ⅱ度或Ⅲ度房室传导阻滞,出现症状性低血压、缺血症状或室性心律失常（Ⅰ级）。

5. 缓解内脏绞痛　包括胃肠痉挛引起的疼痛、肾绞痛、胆绞痛、胃及十二指肠溃疡,每次皮下注射 0.5 mg。在治疗胆绞痛,肾绞痛时应与吗啡或哌替啶联用。

6. 用于麻醉前给药　皮下注射 0.5 mg,可减少麻醉过程中支气管黏液分泌,预防术后引起肺炎,并可消除吗啡对呼吸的抑制。

7. 用于眼科　可使瞳孔放大,调节功能麻痹,用于角膜炎、虹膜睫状体炎。用 1%～3% 眼药水滴眼或眼膏涂眼。滴时按住内眦部,以免流入鼻腔吸收中毒。

四、用法用量

1. 心脏停搏无脉性电活动　对此型心搏骤停,立即静脉推注阿托品 1 mg,如心脏停搏未恢复,可每隔 3～5 min 重复一次,直至最大剂量达 0.03～0.04 mg/kg。静脉注射阿托品 3 mg（0.04 mg/kg）可使绝大多数患者迷走神经作用完全阻断,故临床多主张心脏停搏型心搏骤停患者应用阿托品宜达这一剂量。

2. 症状性心动过缓　对非心搏骤停者,可用阿托品 0.5～1.0 mg 静脉推注,依临床需要可每间隔 3～5 min 重复一次,直至达到理想状态（心率增快,通常超过 60 次/min,或症状和体征改善）。通常总剂量不超过 0.03～0.04 mg/kg。如临床情况危急,阿托品可大剂量（0.04 mg/kg）和短期（3 min）重复使用。

3. 气管内应用　在静脉通路尚未建立的患者,可于气管内应用阿托品,与静脉注射一样迅速发挥作用,常用本品 1～2 mg 稀释于生理盐水 10 ml 中由气管插管内注入。

4. 解毒　①用于锑剂引起的阿-斯综合征,静脉注射 1～2 mg,15～30 min 后再注射 1 mg,如患者无发作,按需每 3～4 h 皮下或肌内注射 1 mg;②用于有机磷中毒时,肌注或静注 1～2 mg（严重有机磷中毒时可加大 5～10 倍）,每 10～20 min 重复,直到青紫消失,继续用药至病情稳定,然后用维持量,有时需 2～3 d。

5. 抗休克改善微循环　成人一般按体重 0.02～0.05 mg/kg,用 50% 葡萄糖注射液稀释后于 5～10 min 静注,每 10～20 min 一次,直到患者四肢温暖,收缩压在 10 kPa（75 mmHg）以上时,逐渐减量至停药。小儿按体重静注 0.03～0.05 mg/kg。

6. 麻醉前用药　成人术前 0.5～1 h 肌注 0.5 mg。小儿皮下注射用量为:体重 3 kg 以下者为 0.1 mg,7～9 kg 为 0.2 mg,12～16kg 为 0.3 mg,20～27 kg 为 0.4 mg,32 kg 以上为 0.5 mg。

五、药物相互作用

1. 与尿碱化药包括含镁或钙的制酸药、碳酸酐酶抑制药、碳酸氢钠、枸橼酸盐等配合用时，硫酸阿托品排泄延迟，作用时间和（或）毒性增加。

2. 与金刚烷胺、吩噻嗪类药、其他抗胆碱药、扑米酮、普鲁卡因胺、三环类抗抑郁药伍用，硫酸阿托品的不良反应可加剧。

3. 与单胺氧化酶抑制剂（包括呋喃唑酮、盐酸丙卡巴肼等）合用时，可加强抗 M 胆碱作用的不良反应。

4. 与甲氧氯普胺并用时，后者的促进胃肠运动作用可被拮抗。

六、注意事项

1. 阿托品不宜与碱性药物配伍使用。

2. 阿托品可引起心动过速、心肌耗氧量增加，对有心肌缺血或急性心肌梗死患者可诱发快速性心律失常，偶有引起心室颤动或室性心动过速，故无症状或无血流动力学障碍的心动过缓不需使用阿托品。

3. 缺血性心脏病患者如必须反复应用阿托品时，总剂量应限制为 2～3 mg，以免发生不良反应。

4. 解除迷走神经作用时，剂量为 3 mg 或 0.04 mg/kg，临床仅限于心脏停搏时应用。

5. 阿托品对希氏-浦肯野纤维水平的房室传导阻滞（Ⅱ度莫氏Ⅱ型或Ⅲ度房室传导阻滞）伴新出现宽大 QRS 波者可能有不利影响，如出现反常性心率减慢、诱发心室颤动等。

6. 脑损害，尤其是儿童。

7. 心脏病，特别是心律失常、充血性心力衰竭、冠心病、二尖瓣狭窄等。

8. 反流性食管炎、食管与胃的运动减弱、下食管括约肌松弛，可使胃排空延迟，从而促成胃潴留，并增加胃-食管的反流。

9. 青光眼患者禁用，20 岁以上患者存在潜隐性青光眼时，有诱发的危险。

10. 溃疡性结肠炎患者用量大时肠能动度降低，可导致麻痹性肠梗阻，并可诱发加重中毒性巨结肠症。

11. 前列腺肥大引起的尿路感染（膀胱张力减低）及尿路阻塞性疾病患者用时可导致完全性尿潴留。青光眼及前列腺肥大者禁用。

七、制剂

注射剂：1 mg/1 ml，0.5 mg/1 ml。

第三节　利多卡因

利多卡因是临床常用的局麻药，1963 年用于治疗心律失常，是目前防治急性心肌梗死及各种心脏病并发快速室性心律失常药物，是急性心肌梗死患者室性早搏、室性心动过速及室颤的首选药。

一、药理作用

利多卡因（lidocaine）为膜稳定剂，其主要电生理作用是阻断钠通道，抑制钠内流，增加细胞膜对钾的通透性,促进钾外流,从而减小动作电位 4 相舒张期除极坡度,降低心室肌和心肌传导纤维的自律性而抑制室性心律失常,提高心室纤颤阈值。利多卡因促进 3 相钾外流,缩短动作电位时间,相对延长有效不应期,缩小缺血区心肌和正常心肌复极弥散度差异,恢复动作电位的一致性,阻止界面电流的产生,故有助于终止折返性室性心律失常。利多卡因还可通过减少 0 相动作电位斜率而有助于消除室性异位节律。利多卡因一般不影响心肌收缩力,不降低血压,但可抑制病态窦房结综合征、左室功能不全或接受抗心律失常药物治疗患者的心脏传导和(或)收缩力。

二、药代动力学

口服生物利用度低,经肝脏首次通过效应即锐减。肌注后吸收完全。吸收后迅速分布入心、脑、肾及其他血运丰富的组织,然后分布至脂肪及肌肉组织。表观分布容积约 1 L/kg,心力衰竭时分布容积减低。蛋白结合率约 51%。吸烟者结合率可比不吸烟者高些。

肌注后 5～15 min 起效,一次肌注 200 mg 后 15～20 min 达治疗浓度,持续 60～90 min;静注后立即起效(45～90 s),持续 10～20 min。治疗血药浓度为 1.5～5 μg/ml,中毒血药浓度为 5 μg/ml 以上。持续静滴 3～4 h 达稳态血药浓度,急性心肌梗死者需 8～10 h。90% 经肝脏代谢,代谢物单乙基甘氨酰二甲苯胺(MEGX)及甘氨酰二甲苯胺(GX)具有药理活性,持续静滴 24 h 以上者,代谢产物可产生治疗及中毒作用。静注后半衰期 α 约 10 min,β 1～2 h。GX 半衰期较长约 10 h,MEGX 半衰期近似原药。心衰者、肝病患者、老年人及持续静滴 24～36 h 以上者,本品的清除减慢。由肾脏排泄,10% 为原药,58% 为代谢物(GX),不能被血液透析清除。

三、适应证

1. 由心室颤动或室性心动过速引起的心搏骤停对电复律和肾上腺素无效的无脉性室颤和室性心动过速,利多卡因可有助于恢复窦性心律和自主循环(Ⅱa 级)。

2. 持续室性心动过速、不能确定类型的宽 QRS 波形心动过速、宽 QRS 波形室上性心动过速(Ⅰ 级)。

3. 室性心动过速或心颤终止后,有恶性心律失常高危因素(如低钾血症、心肌缺血或严重左心室功能不全)的患者可使用利多卡因预防上述心律失常复发(Ⅱa 级)。

4. 急性心肌梗死患者不再推荐常规预防应用利多卡因,因其虽可以减少急性心肌梗死患者的原发性室颤的发生率,但是不减少其病死率。相反,有报道院内监护下无并发症的急性心肌梗死或非 Q 波急性心肌梗死患者预防应用利多卡因可增加病死率。

四、用法用量

1. 室颤或无脉性室性心动过速　首剂利多卡因 1.0～1.5 mg/kg 静脉推注,如需要可 3～5 min 后重复一次。一般单次剂量不超过 1.5 mg/kg,总量不超过 3 mg/kg。心搏骤停时利多卡因也可以经气管插管内注入,剂量为静脉剂量的 2～2.5 倍。

2. 持续性室速或不能确定类型的宽 QRS 波形心动过速　首剂 1.0～1.5 mg/kg(一般为 50～100 mg)静脉推注,继用 30～50 μg/(kg·min)或 2～4 mg/min 静脉滴注以达到治疗量,或依需要每 5～10 min 重复静脉推注 0.5～0.75 mg/kg,至总量达 3 mg/kg。

3. 维持治疗心搏骤停患者　因 CPR 时血液循环差,利多卡因清除率下降,故可较长时间维持有效血药浓度。在利多卡因取得疗效或自主循环恢复后,应持续静脉滴注本品维持治疗,通常滴速为 30～50 μg/(kg·min)或 2～4 mg/min。

4. 小儿常用量 随个体而异,一次给药最高总量不得超过 4.0～4.5 mg/kg,常用 0.25%～0.5%溶液,特殊情况才用 1.0%溶液。

五、药物相互作用

1. β 受体阻滞药可以减少肝血流量,故合用时可能减低肝脏对本品的清除,不良反应增多加剧。

2. 神经肌肉阻滞药合用较大剂量利多卡因(按体重 5 mg/kg 以上),可使这类药的阻滞作用增强。

3. 与抗惊厥药合用,可增加心肌抑制作用,产生心脏停搏。此外二者合用,中枢神经系统不良反应也增加。苯妥英钠及苯巴比妥也可以增快本品的肝脏代谢,从而降低静注后的血药浓度。曾有报道用本品静注再加戊巴比妥静注时,可产生窒息致死。

4. 与其他抗心律失常药如奎尼丁、普鲁卡因胺及心得安并用时,疗效及毒性均增加。与心得安合用可引起窦房停顿。与普鲁卡因胺合用,可产生一过性谵妄及幻觉,但不影响本品的血药浓度。

5. 与异丙肾上腺素合用时,因其可增加肝血流量,故本品的总清除率随之增高。

6. 与去甲肾上腺素合用时,因其可减低肝血流量,故本品的总清除率下降。

7. 与西咪替丁及与 β 受体阻滞剂合用,可减少本品的清除,增加不良反应。有报告普萘洛尔使利多卡因清除减少,而增大不良反应的发生率。利多卡因与 β 受体拮抗剂合用有良好的相互作用。

8. 与氯化琥珀胆碱及其他神经肌肉阻滞剂同用,加强并延长肌松作用。

六、注意事项

1. 对利多卡因过敏、严重心脏传导阻滞、双分支阻滞或严重窦房结功能不全者禁忌使用。

2. 利多卡因的抗心律失常作用与血钾浓度有关。低钾时,利多卡因抑制钠内流,促进钾外流的作用减低,疗效差;血钾浓度过高时,又可以发生传导阻滞,故应用利多卡因时要监测血钾。

3. 利多卡因在肝脏的代谢为血流依赖性。肝脏血流障碍时(如心肌梗死、充血性心力衰竭、休克),利多卡因清除率下降,维持量应减少;70 岁以上患者因分布容积减少,利多卡因维持量也相应减少。

4. 过量利多卡因可产生神经毒性,可致嗜睡、定向障碍、感觉异常、听力下降、肌肉震颤甚至抽搐、神志不清、呼吸停止,故应静脉缓注,一次剂量不超过 100 mg,1 h 内总量不超过 300 mg。

5. 左心室功能不全患者,利多卡因血浓度过高可产生严重心脏和循环抑制,可引起低血压、休克、严重心动过缓和传导阻滞甚至心脏停搏,故应减量慎用。

6. 孕妇、乳母慎用。

7. 用药期间应随时检查血压、心电图及血清电解质。长期用药时应监测血药浓度。

第四节　胺　碘　酮

胺碘酮(amiodarone)最初用于治疗心绞痛,近期对其抗心律失常作用有了新的认识,在心肺复苏抗心律失常过程中起到举足轻重的作用,甚至逐渐取代了利多卡因的地位。

一、药理作用

胺碘酮是一种广谱抗心律失常药,一般认为属于 Vaugham Williams 分类中的Ⅲ类抗心律失常药,但也有另外 3 类(Ⅰ类、Ⅱ类、Ⅳ类)抗心律失常药的电生理特性(第一类抗心律失常药物也称膜抑制剂。这种药物具有膜稳定作用,能够阻滞钠通道,如普罗帕酮等;第二类药物是 β 肾上腺素受体阻滞剂,如倍他乐克;第三类药物是指延长动作电位间期的药物,如胺碘酮;第四类药物是钙通道阻滞剂,如维拉帕米)。其基本电生理作用是抑制 K^+ 通道而延长心房、房室结和心室肌的动作电位时间和有效不应期。

胺碘酮的Ⅰ类抗心律失常药特性为抑制 Na^+ 通道,降低动作电位 0 相最大上升速率,减慢传导。其 Ca^{2+} 通道抑制作用则可降低窦房结和房室结自律性。同时还有延长附加传导束的有效不应期,减慢房室旁路传导和抑制迟发后除极作用,因此有利于消除折返激动和异位节律。

胺碘酮的Ⅱ类抗心律失常药作用表现为对 α 和 β 肾上腺素能受体的非竞争性阻滞作用,可选择性扩张冠状动脉,增加冠状动脉血流量,并因外周阻力和心率降低而降低心肌耗氧量。此外,本品还有抗纤颤作用,提高心室致颤阈值。

二、药代动力学

口服吸收迟缓。生物利用度约为 50%。表观分布容积大,主要分布于脂肪组织及含脂肪丰富的器官,其次为心、肾、肺、肝及淋巴结,最低的是脑、甲状腺及肌肉。在血浆中62.1%与白蛋白结合,33.5%可能与 β 脂蛋白结合。主要在肝内代谢消除。半衰期为 14～28 d,单次口服 800 mg 时为 4.6 h(组织中摄取),长期服药为 13～30 d。停药后半年仍可测出血药浓度。口服后 4～6 h 血药浓度达峰值。约 1 个月可达稳态血药浓度,稳态血药浓度为 0.92～3.75 $\mu g/ml$。4～5 d 作用开始,5～7 d 达最大作用,停药后作用可持续 8～10 d,偶可持续 45 d。静注后 5 min 起效,停药可持续 20 min～4 h。有效血药浓度为 1～2.5 $\mu g/ml$,中毒血药浓度 1.8～3.7 $\mu g/ml$ 以上。血液透析不能清除本品。极少部分原型药从尿液中代谢,大部分经过肝脏代谢后经肠道排出。

三、适应证

1. 难复性室颤和室性心动过速。
2. 血流动力学稳定的室性心动过速。
3. 急性心肌梗死伴有持续性单形性室性心动过速并排除由胸痛、肺充血和低血压等原因引起者。有报道胺碘酮治疗急性心肌梗死或合并室性心律失常,能降低总病死率、心脏性病死率和猝死率。
4. 心搏骤停伴室颤或室性心动过速者。

四、用法用量

口服成人常用量，治疗室上性心律失常，每日 0.4～0.6 g，分 3 次服，1～2 周后根据需要改为每日 0.2～0.4 g 维持。治疗室性心律失常，每日 0.6～1.2 g，分 3 次服，1～2 周后根据需要改为每日 0.2～0.6 g 维持。

盐酸胺碘酮片（0.1 g/0.2 g）口服：开始每次 0.2 g，3 次/d，逐渐改为 1～2 次/d，或一次 0.1 g，3 次/d，饭后服。

胺碘酮的药理作用有显著的个体差异，即使是较低的安全剂量也应在监测血压和心电图的条件下进行。如 Q-T 间期明显延长（>0.48 s）者停用。如心率小于 60 次/min 者停用。

五、药物相互作用

胺碘酮有加强双香豆素及华法林的抗凝作用，凝血酶原时间延长，早则发生在治疗后 3～4 d，迟则发生在治疗后 3 周，这种增效作用可持续数周或数月，因此在治疗开始后，双香豆素维持量可减少 1/3～1/2。此药还可影响肝素的活性。它使血浆地高辛浓度增大，在用胺碘酮后 24 h 内血中地高辛浓度开始升高，在 6～7 d 内直线上升，随后稳定在高水平。因为它使 Q-T 间期延长，则有加强第 1 类抗心律失常药的作用。它与奎尼丁、丙吡胺、美西律或普罗帕酮合用，可引起扭转性室性心动过速及室颤。它与 β 受体阻滞剂合用，可致窦房结受抑制及低血压。此药还可影响肝素的活性。

六、不良反应和注意事项

1. 不良反应　胺碘酮不良反应较其他抗心律失常药要少。主要包括：①窦性心动过缓（60 次/分以下）、一过性窦性停跳或窦房阻滞，阿托品不能对抗此反应；②房室传导阻滞；③偶有多形性室性心动过速，伴以 Q-T 间期延长；④静注时产生低血压。以上情况均应停药，可用升压药、异丙肾上腺素、碳酸氢钠（或乳酸钠）或起搏器治疗。注意纠正电解质紊乱。多形性室性心动过速发展成室颤时可用直流电转复律。由于本品半衰期长，故治疗不良反应需持续 5～10 d。

2. 注意事项

（1）消化系统可见恶心、呕吐、食欲不振、腹胀、口干，如在饭中或饭后服用可减轻反应。长期用药者，15%～40% 发生无症状性肝功能异常，氨基转移酶可升高 1.5～4 倍，不需停药，但需密切观察。

（2）此药所致的甲亢较常见于摄取碘低的地区，而甲状腺功能低下者常见于摄碘高的地区。偶尔可发生畏光、光晕、视物模糊或不适感。也有报告发生色觉不良、视乳头病变及视乳头水肿者。此药也可引起碘疹、暴露部位有暗蓝色色素沉着（蓝皮症）、结节性红斑、瘀斑、脱发及牛皮癣等。

（3）本品可以通过胎盘进入胎儿体内。新生儿血中原药及代谢物为母体血浓度的 25%。已知碘也可通过胎盘，故孕妇使用时应权衡利弊。本品及代谢物可从乳汁中分泌，服本品者不宜哺乳。

（4）对心脏显著增大，尤其是心肌病患者静脉注射属相对禁忌，因可导致心源性休克。

（5）下列情况应禁用：①甲状腺功能异常或有既往史者；②碘过敏者；③Ⅱ或Ⅲ度房室

传导阻滞,双束支传导阻滞(除非已有起搏器);④病态窦房结综合征;⑤白内障;⑥肺功能不全者。

(6) 下列情况应慎用:①窦性心动过缓;②Q-T 间期延长综合征;③低血压;④肝功能不全;⑤肺功能不全;⑥严重充血性心力衰竭;⑦心脏明显增大,尤以心肌病者;⑧肝肾功能不全、孕妇及哺乳期妇女;⑨对疑有潜在的窦房结病变出现室上性心动过速者。

七、制剂

注射液:150 mg/3 ml;片剂:200 mg/片。

第五节 硫 酸 镁

镁离子是人体细胞内主要阳离子,具有重要生理功能,广泛参与以 ATP 为作用的能量代谢、能量转换、离子转运,以及 DNA 和 RNA 的复制和转录等过程,在心肺复苏中亦有重要作用。

一、药理作用

镁离子是许多酶促反应的辅酶,能激活心肌细胞膜 Na^+-K^+-ATP 酶以保持细胞内高钾低钠生理平稳梯度,防止 K^+ 外逸和 Na^+ 内流。低镁血症时,细胞膜 Na^+-K^+-ATP 酶功能障碍,K^+ 不能按梯度差进入细胞内,并从细胞内逸出,则引起细胞内低钾而致膜电位降低,有效不应期缩短,心肌应激性增高,易于发生异位心律和折返性心律失常,还可妨碍细胞内钾的补充而引起难复性室颤。

镁直接作用于心肌,使动作电位时间和有效不应期延长,并使静息膜电位过度极化而提高致颤阈,抑制异位节律和折返激动。镁能阻止 Ca^{2+} 进入细胞内,其作用类似于生理性钙通道拮抗剂,可使细胞内[Ca^{2+}]下降,心肌自律性降低。镁能阻断神经肌肉间的化学传递和降低骨骼肌张力,并使冠状动脉和外周阻力血管张力降低,血管扩张。

二、药代动力学

硫酸镁易溶于水,内服不吸收。肌内注射后 20 min 起效,静脉注射几乎立即起作用。作用持续 30 min,治疗先兆子痫和子痫且有效血镁浓度为 2~3.5 mmol/L,治疗早产的有效血镁浓度为 2.1~2.9 mmol/L,个体差异较大。肌注和静脉注射,药物均由肾脏排出,排出的速度与血镁浓度和肾小球滤过率相关。

三、适应证

1. 伴尖端扭转性室性心动过速或考虑有低镁血症的心搏骤停(Ⅰ级)。

2. 利多卡因和溴苄胺治疗后难复性心搏骤停。

3. 尖端扭转性室性心动过速不论是否有脉搏或是否有严重的血流动力学障碍,镁是首选治疗药物(Ⅰ级)。

4. 洋地黄中毒或三环抗抑郁剂过量所致的致命性室性心律失常。

5. 急性心肌梗死伴缺镁或考虑有缺镁者,预防性给镁可减少急性心肌梗死、心搏骤停、室颤、室性心动过速等致命性室性心律失常的发生率。

四、用法用量

1. 心搏骤停、难复性心室纤颤 硫酸镁 1～2 g(25％硫酸镁 4～8 ml)稀释于 5％葡萄糖液 10 ml 中静脉推注。

2. 难复性室性心动过速 硫酸镁 1～2 g(25％硫酸镁 4～8 ml)稀释于 5％葡萄糖液 20～40 ml 中,缓慢静脉推注 2 min。

3. 尖端扭转性室性心动过速 先给予负荷量硫酸镁 1～2 g,稀释于 5％葡萄糖液100 ml 中缓慢静脉推注 5～60 min,随后以本品每小时 1～2 g 静脉滴注,直至尖端扭转性室性心动过速控制。

4. 急性心肌梗死 先予负荷剂量硫酸镁 1～2 g(25％硫酸镁 4～8 ml)稀释于 5％葡萄糖液 50～100 ml 中,5～60 min 内静脉注射,随后以本品每小时 0.5～1 g 静脉滴注 24 h。

五、药物相互作用

与硫酸镁配伍禁忌的药物有硫酸多黏菌素 B、硫酸链霉素、葡萄糖酸钙、盐酸多巴酚丁胺、盐酸普鲁卡因、四环素、青霉素和萘夫西林(乙氧萘青霉素)。

六、注意事项

1. 硫酸镁快速静脉注射易致血镁浓度骤升而达到中毒浓度,可引起呼吸抑制和心脏停搏,故本品应稀释后缓慢静脉注入。

2. 本品剂量过大,可致皮肤潮红、口渴、出汗、心动过缓、低血压,甚至呼吸抑制和心脏停搏。

3. 肾功能不全、重症肌无力和神经肌肉传递障碍性疾病禁用本品。

4. 膝腱反射可作为血镁浓度的临床监测指标,膝腱反射消失常为呼吸抑制的先兆,有高镁血症和镁中毒时,可用 10％葡萄糖酸钙 10～20 ml 静脉注射解救。

5. 低血压、呼吸衰竭、糖尿病等患者慎用。

6. 本品与巴比妥类药合用时,可增强中枢抑制作用,与吗啡等阿片类药物合用可加剧低血压和呼吸抑制。

七、制剂

注射液:2.5 g/10 ml,1 g/10 ml。

第六节　碳酸氢钠

碳酸氢钠($NaHCO_3$)为弱碱化合物,是临床上使用最广泛的缓冲剂。

一、药理作用

本品进入人体内后即离解为 Na^+ 和 HCO_3^-(与细胞外液中的 H^+ 化合为 H_2CO_3),从而使细胞外液中的[H^+]下降,酸中毒纠正。H_2CO_3 化学性质不稳定,极易再分解为 H_2O 和

CO_2。后者由肺排出体外(如反应式),Na^+留在体内或以钠盐的一定形式经尿排出。

尽管理论上碱剂可以改善酸中毒状态,但试验和临床研究表明:碱剂不能增加除颤的成功率和生存率;可以降低 CPP;导致细胞外碱中毒和细胞内酸中毒;可引起高渗血症和高钠血症,加重脑水肿;可使儿茶酚胺失活。

二、药代动力学

碳酸氢钠注射液经静脉滴注后直接进入血液循环。血中碳酸氢钠经肾小球滤过,进入尿液排出。部分碳酸氢根离子与尿液中氢离子结合生成碳酸,再分解成二氧化碳和水。前者可弥散进入肾小管细胞,与胞内水结合,生成碳酸,解离后的碳酸氢根离子被重吸收进入血循环。血中碳酸氢根离子与血中氢离子结合生成碳酸,进而分解成二氧化碳和水,前者经肺呼出。

三、适应证

1. 心脏停搏 本品在电除颤、心脏按压、有效人工通气及应用肾上腺素至少一次以后应用(Ⅱb级)。

2. 在长时间心脏停搏后恢复自主循环 碳酸氢钠有助于中和自主循环建立后所冲出的郁积于组织间的 H^+(Ⅱb级)。

3. 已知在心脏停搏前有酸中毒、三环抗抑郁药或苯巴比妥过量、阿司匹林或其他药物过量,需使尿液碱化(Ⅱa级)。

4. 高钾血症 应用碳酸氢钠可促使钾由细胞外转入细胞内,拮抗高钾对心肌的毒性作用(Ⅰ级)。

四、用法用量

静脉滴注,所需剂量按下式计算:补碱量(mmol)=(正常 BE 值-2.3 mmol/L-实际测得的 BE 值)×0.25×体重(kg),或补碱量(mmol)=[正常的 CO_2CP-实际测得的 CO_2CP(mmol)]×0.25×体重(kg)。除非体内丢失碳酸氢盐,一般先给计算剂量的 1/3~1/2,4~8 h 滴注完毕。心肺复苏抢救时,首次 1 mmol/kg,以后根据血气分析结果调整用量(每1 g 碳酸氢钠相当于 12 mmol 碳酸氢根)。以上测算出的患者所需碱液量,通常不需要全量一次补足,一般为先补预测的 1/4~1/2,然后在应用过程中监测血气,并依此调整随后补碱量。心肺复苏时,临床常用补碱原则是"宁酸勿碱",即补碱应适度,不应过碱。

五、药物相互作用

1. 合用肾上腺皮质激素(尤其是具有较强盐皮质激素作用者)、促肾上腺皮质激素、雄激素时,易发生高钠血症和水肿。

2. 与苯丙胺、奎尼丁合用,后两者经肾排泄减少,易出现毒性作用。

3. 与抗凝药如华法林和 M 胆碱酯酶药等合用,后者吸收减少。

4. 与含钙药物、乳及乳制品合用,可致乳-碱综合征。

5. 与西咪替丁、雷尼替丁等 H_2 受体拮抗剂合用,后者的吸收减少。

6. 与排钾利尿药合用,增加发生低氯性碱中毒的危险性。

7. 本品可使尿液碱化,影响肾对麻黄碱的排泄,故合用时麻黄碱剂量应减小。

8. 钠负荷增加使肾脏排泄锂增多,故与锂制剂合用时,锂制剂的用量应酌情调整。

9. 碱化尿液能抑制乌洛托品转化成甲醛,从而抑制后者治疗作用,故不主张两药合用。

10. 本品碱化尿液可增加肾脏对水杨酸制剂的排泄。

六、不良反应和注意事项

1. 不良反应

(1)大量注射时可出现心律失常、肌肉痉挛、疼痛、异常疲倦、虚弱等,主要由于代谢性碱中毒引起低钾血症所致。

(2)剂量偏大或存在肾功能不全时,可出现水肿、精神症状、肌肉疼痛或抽搐、呼吸减慢、口内异味、异常疲倦虚弱等,主要由代谢性碱中毒所致。

(3)长期应用时,可引起尿频、尿急、持续性头痛、食欲减退、恶心呕吐、异常疲倦、虚弱等。

2. 注意事项

(1)低氧性乳酸性酸中毒或高碳酸性酸中毒(如心搏骤停、心肺复苏而未行气管内插管和有效人工通气时)应用碳酸氢钠可增加复苏的危险性(Ⅲ级)。

(2)心搏骤停和心肺复苏初期不提倡常规使用碳酸氢钠:心搏骤停和心肺复苏初期的组织酸中毒和酸血症是由于低组织灌注和不充分通气所致。充足的通气和有效的胸外按压可限制二氧化碳的蓄积,增加重要器官的供氧。因此,通过增加二氧化碳的排出,足以纠正短暂心搏骤停患者的组织乳酸堆积和酸血症。良好的心肺复苏术是最好的"缓冲治疗"。

(3)过早、过量应用碳酸氢钠对心脏自主循环恢复和脑复苏有危害作用;其主要原因如下。①引起反常细胞内酸中毒,碳酸氢钠离解的 HCO_3^- 为水溶性,不易透过细胞膜和血脑屏障,HCO_3^- 在细胞内外的平衡时间较慢,而分解产生的 CO_2 则具有良好的脂溶性。可自由弥散通过细胞膜和血脑屏障,且细胞内外的平衡时间极快,结果大量 CO_2 进入细胞内而致细胞内酸中毒,抑制细胞功能。CO_2 引起的细胞内酸中毒的速度与 CO_2 的弥散入细胞内的速度直接相关,故若短期内大量应用,则其毒性作用尤为明显;②氧离曲线左移,碳酸氢钠可增加血红蛋白对氧的亲和力,致氧合血红蛋白的离解曲线左移,抑制氧的释放和组织对氧的摄取。从而加重组织缺氧;③抑制心肌,缺血心肌的做功与组织 CO_2 压力密切相关,碳酸氢钠迅速产生的 CO_2 具有直接的负性肌力作用,可降低心肌的收缩性和复苏成功率。动脉血 pH 升高则加重心肌的抑制作用;④抑制儿茶酚胺活性和复苏时应用儿茶酚胺类药物(如肾上腺素)的效应,从而影响复苏成功率;⑤增加血[Na^+],过量碳酸氢钠离解出的 Na^+ 可引起高钠血症和血浆渗透压增高,并引起高黏血症,从而易导致微循环障碍、血栓形成和细胞坏死。

(4)应用碳酸氢钠时应监测血钾浓度:随碳酸氢钠纠正酸中毒或使血液碱化,细胞外 K^+ 可迅速转入细胞内,引起低钾血症而诱发严重心律失常。如原先有低钾血症者,则不宜立即使用碳酸氢钠,否则可加重低钾血症严重的并发症。

七、制剂

注射液:0.5 g/10 ml;5 g/100 ml;12.5 g/250 ml。

第七节　去甲肾上腺素

去甲肾上腺素(INN,缩写 NE 或 NA),旧称"正肾上腺素",学名 1-(3,4-二羟苯基)-2-

氨基乙醇,是肾上腺素去掉 N-甲基后形成的物质,在化学结构上也属于儿茶酚胺。它既是一种神经递质,主要由交感节后神经元和脑内肾上腺素能神经末梢合成和分泌,是后者释放的主要递质,也是一种激素,由肾上腺髓质合成和分泌,但含量较少。循环血液中的去甲肾上腺素主要来自肾上腺髓质。

一、药理作用

本品为儿茶酚胺类药,是强烈的 α 受体激动药,同时也激动 β 受体。通过 α 受体的激动,可引起血管极度收缩,使血压升高,冠状动脉血流增加;通过 β 受体的激动,使心肌收缩加强,心排出量增加。用量为 $0.4\ \mu g/(kg\cdot min)$ 时,β 受体激动为主;用较大剂量时,以 α 受体激动为主。α 受体激动所致的血管收缩的范围很广,以皮肤、黏膜血管、肾小球为最明显,其次为脑、肝、肠系膜、骨骼肌等,继心脏兴奋后心肌代谢产物腺苷增多,腺苷能促使冠状动脉扩张。α 受体激动的心脏方面表现主要是心肌收缩力增强,心率加快,心排血量增高;升压过高可引起反射性心率减慢,同时外周总阻力增加,因而心排血量反可有所下降。逾量或持久使用,可使毛细血管收缩,体液外漏而致血容量减少。

二、药代动力学

口服后在胃肠道内全部被破坏,皮下注射后吸收差,且易发生局部组织坏死;临床上一般采用静脉滴注。静脉给药后起效迅速,停止滴注后作用时效维持 $1\sim2\ min$。主要在肝内代谢,一部分在各组织内,依靠儿茶酚氧位甲基转换酶(COMT)和单胺氧化酶作用,转为无活性的代谢产物。经肾排泄,极大部分为代谢产物,仅微量以原形排泄。

三、适应证

1. 急性心肌梗死、体外循环等引起的低血压。
2. 对血容量不足所致的休克、低血压或嗜铬细胞瘤切除术后的低血压。
3. 本品作为急救时补充血容量的辅助治疗,以使血压回升,暂时维持脑与冠状动脉灌注,直到补充血容量治疗发生作用。
4. 用于椎管内阻滞时的低血压及心跳骤停复苏后血压维持。

四、用法用量

用 5% 葡萄糖注射液或葡萄糖氯化钠注射液稀释后静滴。

1. 成人常用量 开始以 $8\sim12\ \mu g/min$ 速度滴注,调整滴速以达到血压升到理想水平;维持量为 $2\sim4\ \mu g/min$。在必要时可按医嘱超越上述剂量,但需注意保持或补足血容量。

2. 小儿常用量 开始按体重以 $0.02\sim0.1\ \mu g/(kg\cdot min)$ 速度滴注,按需要调节滴速。

五、药物相互作用

1. 与全麻药如氯仿、环丙烷、氟烷等同用,可使心肌对拟交感胺类药反应更敏感,容易发生室性心律失常,不宜同用,必须同用时减量给药。
2. 与 β 受体阻滞药同用,各自的疗效降低,β 受体阻滞后 α 受体作用突出,可发生高血压、心动过缓。
3. 与降压药同用,降压效应被抵消或减弱,与甲基多巴同用还使本品升压作用增强。

4. 与洋地黄类同用，易致心律失常，须严密注意心电监测。

5. 与其他拟交感胺类同用时，心血管作用增强。

6. 与麦角制剂如麦角胺、麦角新碱或缩宫素同用，促使血管收缩作用加强，引起严重高血压，外周血管的血容量锐减。

7. 与三环类抗抑郁药合用，由于抑制组织吸收本品或增强肾上腺素受体的敏感性，可加强本品的心血管作用，引起心律失常、心动过速、高血压或高热，如必须合用，则开始本品用量须小，并监测心血管作用。

8. 与甲状腺激素同用，使二者作用均增强。

9. 与妥拉唑林同用，可引起血压下降，继以血压过度反跳上升，故妥拉唑林逾量时不宜用本品。

六、不良反应和注意事项

1. 不良反应

（1）药液外漏可引起局部组织坏死。

（2）本品强烈的血管收缩足以使生命器官血流减少，肾血流锐减后尿量减少，组织血供不足导致缺氧和酸中毒；持久或大量使用时，可使回心血流量减少，外周血管阻力增高，心排血量减少，后果严重。

（3）应重视的反应包括静脉输注时沿静脉径路皮肤变白，注射局部皮肤脱落，皮肤发绀，皮肤发红，严重眩晕，上列反应虽属少见，但后果严重。

（4）个别患者因过敏而有皮疹、面部水肿。

（5）在缺氧、电解质平衡失调、器质性心脏病中或逾量时，可出现心律失常；血压升高后可出现反射性心率减慢。

（6）以下反应如持续出现须加注意：焦虑不安、眩晕、头痛、苍白、心悸、失眠等。

（7）逾量时可出现严重头痛及高血压、心率缓慢、呕吐甚至抽搐。

2. 注意事项

（1）抢救时长时间持续使用本品或其他血管收缩药，重要器官如心、肾等将因毛细血管灌注不良而受不良影响，甚至导致不可逆性休克，须注意。

（2）高血压、动脉硬化、无尿患者忌用。

（3）本品遇光即渐变色，应避光贮存，如注射液呈棕色或有沉淀，即不宜再用。

（4）不宜与偏碱性药物如磺胺嘧啶钠、氨茶碱等配伍注射，以免失效；在碱性溶液中如与含铁离子杂质的药物（如谷氨酸钠、乳酸钠等）相遇，则变紫色，并降低升压作用。

（5）浓度高时，注射局部和周围发生反应性血管痉挛、局部皮肤苍白，时久可引起缺血性坏死，故滴注时严防药液外漏。滴注以前应对受压部位（如臀部）采取措施，减轻压迫（如垫棉垫）。如一旦发现坏死，除使用血管扩张剂外，并应尽快热敷并给予普鲁卡因大剂量封闭。小儿应选粗大静脉注射并须更换注射部位。静脉给药时必须防止药液漏出血管外。

（6）用药当中须随时测量血压，调整给药速度，使血压保持在正常范围内。

七、制剂

注射液：1 ml/2 mg。

第八节 多 巴 胺

多巴胺(dopamine)为既具有正性肌力作用,又有外周血管作用的儿茶酚胺类药物,为体内去甲肾上腺素生物合成的前体,能广泛激动三类肾上腺素能受体,还可以促进去甲肾上腺素的释放。

一、药理作用

激动交感神经系统肾上腺素受体和位于肾、肠系膜、冠状动脉、脑动脉的多巴胺受体其效应为剂量依赖性。

1. 小剂量时[0.5~2 ug/(kg·min)] 主要作用于多巴胺受体,使肾及肠系膜血管扩张,肾血流量及肾小球滤过率增加,尿量及钠排泄量增加。

2. 小到中等剂量[2~10 ug/(kg·min)] 能直接激动 β_1 受体及间接促使去甲肾上腺素自储藏部位释放,对心肌产生正性应力作用,使心肌收缩力及心搏量增加,最终使心排血量增加、收缩压升高、脉压可能增大,舒张压无变化或有轻度升高,外周总阻力常无改变,冠脉血流及耗氧改善。

3. 大剂量时[>10 ug/(kg·min)] 激动 α 受体,导致周围血管阻力增加,肾血管收缩,肾血流量及尿量反而减少。由于心排血量及周围血管阻力增加,致使收缩压及舒张压均增高。①激动心脏 β_1 受体,增加心肌收缩力;②由于增加肾和肠系膜的血流量,可防止由这些器官缺血所致的休克恶性发展。在相同的增加心肌收缩力情况下,致心律失常和增加心肌耗氧的作用较弱。总之,多巴胺对伴有心肌收缩力减弱、尿量减少而血容量已补足的休克患者尤为适用。

二、药代动力学

口服无效,静脉滴入后在体内分布广泛,不易通过血-脑脊液屏障。静注 5 min 内起效,持续 5~10 min,作用时间的长短与用量不相关。在体内很快通过单胺氧化酶及儿茶酚-氧位-甲基转移酶(COMT)的作用,在肝、肾及血浆中降解成无活性的化合物。一次用量的 25% 左右,在肾上腺神经末梢代谢成去甲基肾上腺素。半衰期为 2 min 左右。经肾排泄,约 80% 在 24 h 内排出,尿液内以代谢物为主,极少部分为原形。

三、适应证

1. 多巴胺主要用于无血容量不足的严重低血压。严重低血压指收缩压<90 mmHg,并伴有组织灌注不足的临床表现(如少尿和精神改变等)。

2. 心搏骤停患者自主循环恢复后的低血压,但应避免单独使用,因对内脏灌注有害,可和多巴酚丁胺合用。

3. 症状性心动过缓者,若在应用阿托品后症状未改善时,多巴胺可作为次选药物。

4. 本品可增加心排血量,也用于洋地黄和利尿剂无效的心功能不全。

四、用法用量

1. 成人常用量 静脉注射,开始时 1~5 $\mu g/(kg·min)$,10 min 内以 1~4 $\mu g/(kg·min)$

速度递增，以达到最大疗效。慢性顽固性心力衰竭，静滴开始时，0.5～2 μg/(kg·min)逐渐递增。多数患者按 1～3 μg/(kg·min)给予即可生效。闭塞性血管病变患者，静滴开始时按 1 μg/(kg·min)，逐增至 5～10 μg/(kg·min)，直到 20 μg/(kg·min)，以达到最满意效应。如危重病例，先按 5 μg/(kg·min)滴注，然后以 5～10 μg/(kg·min)递增至 20～50 μg/(kg·min)，以达到满意效应。或本品 20 mg 加入 5％葡萄糖注射液 200～300 ml 中静滴，开始时按 75～100 μg/min 滴入，以后根据血压情况，可加快速度和加大浓度，但最大剂量不超过 500 μg/min。

2. 抢救休克时常用剂量

（1）小剂量：肾反应性剂量，即以多巴胺 1～5 μg/(kg·min)静脉滴注，可增加重要脏器的灌注，增加肾血流和改善微循环。

（2）中等剂量：心脏反应性剂量，即以多巴胺 5～10 μg/(kg·min)静脉滴注，以升高血压增加心排血量，改善组织灌注，纠正休克。

（3）大剂量：血管加压剂量，多巴胺静脉滴注剂量常达到 10～20 μg/(kg·min)，用以升高血压，纠正休克或改善复苏后脑灌注。

五、药物相互作用

1. 与硝普钠、异丙肾上腺素、多巴酚丁胺合用，注意心排血量的改变，比单用本品时反应不同。

2. 大剂量多巴胺与 α 受体阻滞剂如酚苄明、酚妥拉明、妥拉唑林(Tolazoline)等同用，后者的扩血管效应可被本品的外周血管的收缩作用拮抗。

3. 与全麻药（尤其是环丙烷或卤代碳氢化合物）合用由于后者可使心肌对多巴胺异常敏感，引起室性心律失常。

4. β 受体阻滞剂可拮抗多巴胺对 β_1 受体作用。

5. 与硝酸酯类同用，可减弱硝酸酯的抗心绞痛及多巴胺的升压效应。

6. 与利尿药同用，一方面由于本品作用于多巴胺受体扩张肾血管，使肾血流量增加，可增加利尿作用；另一方面本品自身还有直接的利尿作用。

7. 与胍乙啶同用时，可加强多巴胺的加压效应，使胍乙啶的降压作用减弱，导致高血压及心律失常。

8. 与三环类抗抑郁药同时应用，可能增加多巴胺的心血管作用，引起心律失常、心动过速、高血压。

9. 与单胺氧化酶抑制剂同用，可延长及加强多巴胺的效应；已知本品是通过单胺氧化酶代谢，在给予多巴胺前 2～3 周曾接受单胺氧化酶抑制剂的患者，初量至少减到常用剂量的 1/10。

10. 与苯妥英钠同时静注可产生低血压与心动过缓。在用多巴胺时，如必须用苯妥英钠抗惊厥治疗时，则须考虑两药交替使用。

六、不良反应和注意事项

1. 不良反应　常见的有胸痛、呼吸困难、心悸、心律失常（尤其用大剂量）、全身软弱无力感；心跳缓慢、头痛、恶心呕吐者少见。长期应用大剂量或小剂量用于外周血管病患者，出现的反应有手足疼痛或手足发凉；外周血管长时期收缩，可能导致局部坏死或坏疽；过量时可出现血压升高,此时应停药,必要时给予 α 受体阻滞剂。

2. 注意事项

(1) 交叉过敏反应:对其他拟交感胺类药高度敏感的患者,可能对本品也异常敏感。

(2) 多巴胺有明显的剂量依赖效应:剂量不同,反应迥异,临床应用时需监测血压、心率和心律、尿量、肺动脉和微循环灌注等,从小剂量开始,依临床反应调整滴注剂量,以求最小的剂量达到预期的临床效果。在停药时,应有逐渐减量的过程,如突然停药,则可能会发生严重的低血压。

(3) 多巴胺的 α 肾上腺素能效应:虽可增加心排血量,但即使在小剂量时也能提高肺动脉楔嵌压,可引起或加剧肺充血、诱发室性心律失常,尤其在缺血性心脏病或心功能不全患者中更易发生。较大剂量的多巴胺虽可改善血流动力学,但心肌耗氧量和心肌乳酸产生增加,如冠状动脉的血供不能代偿心脏做功的增加,则可引起或加剧心肌缺血。

(4) 多巴胺如外渗至组织间隙,可引起皮肤组织坏死。一旦发生,应立即应用酚妥拉明 5~10 mg 以生理盐水 10 ml 稀释局部浸润注射解救。

(5) 本品禁用于嗜铬细胞瘤患者发生的高血压危象。

(6) 多巴胺在碱性液中会缓慢失活,故本品不可加入碳酸氢钠或其他碱性液中静脉滴注。

(7) 在滴注本品时须进行血压、心排血量、心电图及尿量的监测。

七、制剂

注射液:每支 20 mg(2 ml)。

第九节　多巴酚丁胺

多巴酚丁胺(dobutamine)为合成的拟交感胺,为相对选择性心脏 β_1 肾上腺素能受体激动剂。

一、药理作用

能增强心肌收缩力,降低肺动脉楔嵌压和外周血管阻力,增加心排血量,而对心率影响比较小。与多巴胺不同,本品对多巴胺受体无作用,对 α 和 β_2 肾上腺素能受体作用相对较小,也无选择性肾血管扩张作用。但随心功能改善和输出量增加,尿量也随之增多。

多巴酚丁胺有益的血流动力学作用并不促进内源性去甲肾上腺素的释放,对心肌耗氧量影响较小,其正性肌力作用与冠状动脉血流的增加相一致,不影响心肌氧的供需平衡。因此,其治疗量较少促发心律失常和心肌梗死面积。

二、药代动力学

多巴酚丁胺静脉滴注后 1~2 min 即起作用,8~10 min 达作用高峰,半衰期短,为 2~3 min。本品在肝脏代谢,代谢产物主要从尿排出,少量由肠道排出。

三、适应证

1. 严重左心衰竭、肺充血和低心排血量患者,以及肺充血和左心功能不全伴低血压不能耐受血管扩张剂治疗者。

2. 心肌严重病变不宜使用洋地黄的急性心力衰竭，如急性心肌梗死伴心力衰竭。

3. 右心室梗死伴明显血流动力学障碍，本品可与中等度扩血容量治疗同时应用。

4. 感染性休克伴左心功能不全者，本品可纠正休克，改善左心室功能。

四、用法用量

多巴酚丁胺小剂量[0.5 μg/(kg·min)]时即可有效，临床常用本品 20～40 mg 加入 5％葡萄糖液或生理盐水 250 ml 中，以 2～10 μg/(kg·min)的速度静脉滴注，或以输液泵精确注入，并依临床反应调整剂量。需注意过大剂量仍然有可能加速心率并产生心律失常。

五、药物相互作用

1. 与地高辛合用治疗心力衰竭有协同作用，但两药合用后易引起心律失常，故合用时应酌减剂量。

2. 与多巴胺合用治疗心力衰竭和心源性休克，可取长补短获得良好治疗作用。两药合用可加速房室传导，故应慎用于心房纤颤和心房扑动的患者。

3. 与硝普钠合用治疗心力衰竭有协同作用，有时多巴酚丁胺与硝普钠、多巴胺合用治疗顽固性心力衰竭效果更好。

4. 与硝酸甘油合用改善心功能。

5. 与依诺西蒙合用，具有协同扩张血管作用。

6. 与三氯二烯合用于有潜在性心功能不全者，可避免在麻醉过程中发生心力衰竭。

7. 与全麻药尤其环丙烷、氟烷等同用，室性心律失常发生的可能性增加。

8. 与 β 受体阻滞剂同用，可拮抗本品对 β_1 受体的作用，导致 α 受体作用占优势，外周血管的总阻力加大。

9. 本品不得与碳酸氢钠等碱性药物混合使用。

六、不良反应和注意事项

1. 不良反应　可有心悸、恶心、头痛、胸痛、气短等。如出现收缩压增加[多数增高 1.33～2.67 kPa(10～20 mmHg)，少数升高 6.67 kPa(50 mmHg)或更多]，心率增快(多数在原来基础上每分钟增加 5～10 次，少数可增加 30 次以上)者，与剂量有关，应减量或暂停用药。

2. 注意事项

(1) 交叉过敏反应：对其他拟交感药过敏，可能对本品也敏感。

(2) 梗阻性肥厚型心肌病：不宜使用，以免加重梗阻。

(3) 下列情况应慎用：①心房颤动，多巴酚丁胺能加快房室传导，心室率加速，如需用本品，应先给予洋地黄类药；②高血压可能加重；③严重的机械梗阻，如重度主动脉瓣狭窄，多巴酚丁胺可能无效；④低血容量时应用本品可加重，故用前需先加以纠正；⑤室性心律失常可能加重；⑥心肌梗死后，使用大量本品可能使心肌耗氧量增加而加重缺血；⑦用药期间应定时或连续监测心电图、血压、心排血量，必要或可能时监测肺楔嵌压。

七、制剂

注射液：每支 20 mg(2 ml)。

第十节　异丙肾上腺素

异丙肾上腺素(isoprenaline)也是人工合成拟交感胺,几乎是纯 β 肾上腺素能受体非选择性激动剂。

一、药理作用

异丙肾上腺素对 β_1 和 β_2 受体均有很强的激动作用,而对 α 肾上腺素能受体几无作用。其激动心肌 β_1 受体可产生显著的正性肌力和正性变时作用,心肌收缩力增强,心排血量增加,房室传导速度加快,房室结不应期缩短,窦房结自律性增高,心率增快。同时也致心肌耗氧量增加,可引起或加剧心肌缺血,增加异位起搏点兴奋性,诱发或加剧心律失常。

异丙肾上腺素的 β_2 肾上腺素能受体的激动作用可使外周血管扩张和静脉储血增多,心脏负荷减轻。异丙肾上腺素对支气管平滑肌 β_2 肾上腺素能受体的激动作用可使支气管松弛,可有利于改善通气,但对支气管黏膜血管无收缩作用。因此,消除支气管黏膜水肿不如肾上腺素。

异丙肾上腺素促进糖原和脂肪分解,增加组织耗氧量。

二、药代动力学

雾化吸入吸收完全,吸入 $2\sim5$ min 即起效,气雾吸入迅速吸收,其生物利用度为80%～100%。有效血浓度为 $0.5\sim2.5$ mg/ml,V_d 为 0.7 L/kg。作用可维持 $0.5\sim2$ h。静注作用维持不到 1h;舌下给药 $15\sim30$ min 起效,作用维持 $1\sim2$ h。静注后作用于 β_1 肾上腺素受体,半衰期仅 1 min。主要在肝内代谢,与硫酸结合,在其他组织被儿茶酚氧位甲基转移酶甲基化代谢灭活。通过肾脏排泄。雾化吸入后 5%～10%以原形排出;静注后 40%～50%以原形排出,尿中排泄物全部为甲基化代谢产物。

三、适应证

1. 支气管哮喘　适用于控制哮喘急性发作,常雾化吸入给药,作用快而强,但持续时间短。

2. 心搏骤停　用于治疗各种原因如溺水、电击、手术意外和药物中毒等引起的心搏骤停。必要时可与肾上腺素和去甲肾上腺素伍用。

3. 房室传导阻滞。

4. 抗休克　可用于心源性休克和感染性休克。对中心静脉压高、心输出量低者,应在补足血容量的基础上再用本品。

5. 尖端扭转性室性心动过速　特别是对硫酸镁治疗效果不显著的难复性尖端扭转性室性心动过速。

6. 症状性心动过缓　在应用阿托品、多巴胺、肾上腺素后可选用异丙肾上腺素(Ⅱb 级)。

7. 暂时控制去神经调控的心脏移植患者的心动过缓。

四、用法用量

1. 支气管哮喘　舌下含服,成人,常用量,10～15 mg/次,3 次/d;极量,20 mg/次,

60 mg/d。小儿，5 岁以上，2.5～10 mg/次，2 或 3 次/d。气雾剂吸入，常用量，0.1～0.4 mg/次；极量，0.4 mg/次，2.4 mg/d。重复使用的间隔时间不应少于 2 h。

2. 心搏骤停　心腔内注射 0.5～1 mg。

3. 房室传导阻滞　Ⅱ度者采用舌下含片，10 mg/次，1 次/4h。Ⅲ度者、心率低于 40 次/min，可用 0.5～1 mg 溶于 5% 葡萄糖溶液 200～300 ml 缓慢静滴。

4. 抗休克　以 0.5～1 mg 加于 5% 葡萄糖溶液 200 ml 中，静滴，滴速 0.5～2 μg/min，根据心率调整滴速，使收缩压维持在 12 kPa(90 mmHg)，脉压在 2.7 kPa(20 mmHg)以上，心率 120 次/min 以下。

五、药物相互作用

1. 与其他拟交感胺类药有交叉过敏现象。

2. 与全麻药合用，可增加发生室性心律失常的可能性。

3. β 受体阻滞剂可拮抗本品对岛受体的作用，而使 α 受体作用占优势，外周血管总阻力加大。

4. 与硝普钠同用，可使心排血量微增，肺楔压略降。

5. 与去氧肾上腺素合用，对控制哮喘有协同作用，可进一步改善通气功能。

6. 禁与环丙烷、氟烷等卤烷类麻醉药同用，否则可致严重心律失常。

7. 氯化钾及各种可导致血钾过高或过低的药物均可增加本品对心脏的兴奋性，易引起心律失常。

8. 不能与 pH 6.0 以上的药物配伍，如钙制剂、氨茶碱、利多卡因、磺胺嘧啶钠等配伍。

9. 与口服抗凝血药合用，可增加抗凝作用。

10. 与其他拟肾上腺素药物合用可增效，但不良反应也增多。

11. 并用普萘洛尔时，本品的作用受到拮抗。

12. 与拟肾上腺素药物、茶碱、甲状腺制剂同时应用，将增加此药的毒性作用。

六、不良反应和注意事项

1. 不良反应

常见的不良反应有：口咽发干、心悸不安；少见的不良反应有：头晕、目眩、面潮红、恶心、心率增速、震颤、多汗、乏力等。有心律失常、心肌损害、心悸、诱发心绞痛、头痛、震颤、头晕、虚脱、个别病例支气管收缩(痉挛)；舌下给药可引起口腔溃疡、牙齿损坏；反复用气雾剂过多易产生耐受性，使支气管痉挛加重，疗效降低甚至增加死亡率。

2. 注意事项

(1) 本品静脉滴注时应做血压、尿量、心电图或血流动力学监测，根据监测参数和临床反应随时调整，以达最低有效量。

(2) 异丙肾上腺素能增加心肌耗氧量，引起或加重心肌缺血，特别是剂量过大或有低氧血症、酸中毒时易诱发室性心动过速，甚至室颤。

(3) 本品不宜与肾上腺素合用，以免引起致命性心律失常，必要时可两药交替使用，但需要等前一种药物的作用消失后再用另一种药，或两药间隔 4 h 以上。

(4) 异丙肾上腺素的血管扩张作用可降低冠状动脉灌注压，故本品不作心搏骤停的首选药物，也不作为心肺复苏时的常规推荐药物。

(5) 本品不可与碱性药物混合使用。

七、制剂

注射液:1 mg/1 ml;片剂:10 mg/片。

第十一节　血管加压素

血管加压素(vasopressin)又称加压素、抗利尿激素(antidiuretic hormone,ADH),是神经垂体激素。

一、药理作用

血管加压素通过与血管加压素受体结合产生作用。一般说来,血管加压素受体有 V_1 受体和 V_2 受体两种,晚近也有将血管加压素受体分为 V_{1a}、V_{1b}、V_2 受体或 V_1、V_2、V_3 受体三种者。V_1 受体主要分布在血管平滑肌细胞、肝细胞和血小板。血管加压素与 V_1 受体结合主要引起血管收缩,其中以毛细血管和小动脉的收缩最为显著。V_2 受体主要分布于肾远曲小管和集合管内皮细胞。血管加压素与 V_2 受体结合则增加肾远曲小管和集合管对水的通透性,水分因渗透压差被动地由肾小管液进入高渗的组织间隙,水分回吸收增加,尿液浓缩,尿量减少,从而引起抗利尿的作用。

血管加压素在心肺复苏时的作用,主要是通过兴奋 V_1 受体和(或)加强内源性儿茶酚胺的血管收缩作用而增加外周血管张力,使皮肤、骨骼肌、胃肠道、脂肪组织的血管收缩,血流量减少,而使脑和冠状动脉血流量增加。动物实验显示,血管加压素能显著增加冠状动脉灌注压(CPP)、心肌血流量和脑血流量,而不降低肾血流量。血管加压素还能增加室颤频率,提高电除颤成功率。临床研究也与动物实验有相似的结果,顽固性室颤者,在常规处理失败后使用血管加压素仍能升高血压,并使部分患者恢复自主循环。肾上腺素联合血管加压素相对于单独使用肾上腺素或血管加压素,在窒息动物模型的 CPR 期间更能维持一个较高CPP,导致在动物模型中其复苏成功率更高,而在早期的无脉心电活动 CPR 中,肾上腺素联合血管加压素并不优于单独使用肾上腺素的效果。研究认为心脏停搏导致的病理生理变化可能会对血管加压素的药理作用产生影响,如上述结果延伸至人类的复苏,在心肺复苏早期无 ROSC,联合使用肾上腺素和血管加压素是明智的。血管加压素目前被认为是在 CPR 期间可替代肾上腺素的一种药物,被建议在 CPR 中应用。

二、药代动力学

血管加压素可经口腔和鼻黏膜吸收,可皮下、肌内、静脉注射。心肺复苏时,其半衰期为 $5\sim10$ min,作用持续半小时左右。本品在肝脏代谢,由肾脏排出。

三、适应证

1. 心搏骤停　适用于心脏停搏、无脉性电活动和电除颤无效的顽固性室颤(Ⅱb级)。对于使用肾上腺素以后仍心脏停搏者加压素可能有效(class indeterminate,不推荐,但不禁止)。

2. 血管扩张性休克　由于其显著和广泛的血管收缩作用,可迅速恢复血管张力和纠正休克,常与肾上腺素联合应用。

3. 肺咯血和食管静脉破裂出血 由于本品的血管收缩作用使肺和内脏毛细血管、小动脉收缩,致肺和门静脉血流减少,静脉压降低,从而起止血作用。

四、用法用量

1. 心搏骤停 首剂血管加压素 40 U 或 0.8U/kg 静脉注射,如未恢复自主循环,5 min 后可重复一次,心搏骤停时,血管加压素亦可气管内滴入,剂量为静脉用量的 2 倍。

2. 肺咯血 常用血管加压素 10～20 U 加入 5% 葡萄糖液 500 ml 中缓慢滴注。大咯血时,也可以血管加压素 5～10 U 加入 5% 葡萄糖液 40 ml 中缓慢静脉推注(10～15 min)。

3. 食管静脉破裂出血 血管加压素能使门静脉高压患者的门静脉血流量降低 35%～57%,门静脉压降低 23%～36%,故有助于止血。

五、药物相互作用

1. 与六甲溴胺、喷托铵合用,可增强本品的升压作用。

2. 与氯贝特、卡马西平、肝素等合用,可增强本品的利尿作用。

3. 乙醇可使利尿作用减弱。

六、不良反应和注意事项

1. 不良反应

剂量过大可出现脸色苍白、恶心、头晕、支气管哮喘、肠绞痛和便意,有冠状动脉粥样硬化病史者,可诱发心绞痛、心肌梗死。个别患者可有过敏反应如发热、皮疹、血管神经性水肿、支气管痉挛等。长期鼻黏膜给药可引起鼻黏膜炎症。

2. 注意事项

(1) 非心搏骤停者禁用高浓度血管加压素快速静脉推注,以防发生心脏停搏、心肌梗死、高血压危象等严重不良反应。

(2) 对本品过敏、慢性肾功能不全或冠状血管疾病者禁用本品。

(3) 血管加压素连续静脉滴注易诱发冠状动脉不良反应,同时滴注硝酸甘油或间断(每隔 30 min)舌下含服硝酸甘油片可防止或减轻冠状动脉不良反应。动物实验显示血管加压素与硝酸甘油合用可提高心内膜下心肌灌注。

(4) 血管加压素的抗利尿作用:临床用于治疗尿崩症,可用本品 5～10 U 皮下注射或以棉花纱布浸湿本品后塞入鼻腔给药。

(5) 本品慎用于癫痫、偏头痛、支气管哮喘、器质性心脏病者。

七、制剂

针剂:10 U/0.5 ml;20 U/1 ml。

第十二节 纳 洛 酮

纳洛酮(naloxone)为特异性吗啡受体拮抗剂。由美国 Endo 实验室于 1960 年创制,1971 年上市并初步应用于临床。近 30 多年来,已较广泛地应用,特别对于麻醉剂等过量、休克、缺血性脑卒中、脊髓损伤、呼吸抑制等效果显著。

一、药理作用

中枢神经系统现已知有 μ、θ、κ、λ、δ、ε 等几种阿片受体。这些受体能与不同的内源性阿片样物质（opium like substances，OLS）亲和，其中最强有力的是 β 内啡肽。机体应激时，下丘脑释放因子促使垂体前叶释放 ACTH 和 β 内啡肽增加。β 内啡肽受体不仅存在于中枢神经系统，最近也发现存在于心脏、肝、肾、小肠。由于它作用的部位广泛，故它对器官功能的影响也较广泛。研究表明，β 内啡肽在痛觉的感知、镇痛、食欲的调节、垂体激素分泌、心血管活动、睡眠与觉醒、呼吸与温度的调节等均起一定作用。β 内啡肽抑制前列腺素和儿茶酚胺的心血管效应，构成了休克病理生理的重要环节。麻醉药过量、乙醇中毒、脑卒中等应激情况，亦伴有 β 内啡肽的释放增加，这就为纳洛酮的临床应用提供了理论基础。

纳洛酮是纯吗啡受体拮抗剂。它与以前使用的烯丙吗啡（纳洛芬）等不同，无吗啡受体促效剂的作用，对中枢神经系统的几种吗啡受体均拮抗，而不产生呼吸抑制。本品为纯粹的阿片受体拮抗药，本身无内在活性，但能竞争性拮抗各类阿片受体，对阿片受体有很强的亲和力。纳洛酮生效迅速，拮抗作用强。纳洛酮同时逆转阿片激动剂所有作用，包括镇痛。另外，其还具有与拮抗阿片受体不相关的回苏作用，可迅速逆转阿片镇痛药引起的呼吸抑制，可引起高度兴奋，使心血管功能亢进。本品尚有抗休克作用，不产生吗啡样的依赖性、戒断症状和呼吸抑制。

二、药代动力学

本品口服无效，均须注射给药。静注后 $1\sim3$ min 即产生最大效应，持续 45 min；肌注后 $5\sim10$ min 产生最大效应，持续 $2.5\sim3$ h。本品吸收迅速，易透过血脑屏障，代谢很快。纳洛酮的脑与血清比值为 4.6，吗啡为 0.1。在同期内，纳洛酮越过血脑屏障的速度为吗啡的 12 倍，其首先与边缘系统的吗啡受体结合，亲和力远远超过绝大多数麻醉止痛剂。故其作用发挥迅速、持续时间短，而吗啡则可在脑中维持 1 h。推测可能与纳洛酮比吗啡代谢快，纳洛酮有与血浆蛋白结合的特征，受体部位的 $[Na^+]$ 高，可增加纳洛酮与受体的亲和性、减少吗啡的亲和性等有关。此外尚有假说认为，脑内吗啡峰值的维持同时伴有纳洛酮浓度的减少。吗啡的血清浓度超过脑浓度，纳洛酮则相反。因此，吗啡由血清向脑扩散的同时，纳洛酮则从脑内向血清扩散。总之，无论怎样解释纳洛酮的短促作用，均说明应重复用药才能持续发挥作用。

纳洛酮由静脉注射后 $1\sim2$ min 产生效果，持续 $45\sim90$ min；肌内和皮下注射 15 min 后见效，低血压患者因外周循环的障碍而延迟。人血浆 $t_{1/2}$ 为 $30\sim78$ min，主要在肝内生物转化，产物随尿排出。

三、适应证

1. 解救麻醉性镇痛药急性中毒　拮抗这类药的呼吸抑制，并使患者苏醒。

2. 拮抗麻醉性镇痛药的残余作用　新生儿受其母体中麻醉性镇痛药影响而致呼吸抑制，可用本品拮抗。

3. 解救急性乙醇中毒　静注纳洛酮 $0.4\sim0.6$ mg，可使患者清醒。

4. 对疑为麻醉性镇痛药成瘾者　静注 $0.2\sim0.4$ mg，可激发戒断症状，有诊断价值。

5. 促醒作用　可能通过胆碱能作用而激活生理性觉醒系统使患者清醒，用于全麻催醒及抗休克和某些昏迷患者。

四、用法用量

纳洛酮一般可经静脉、肌内及皮下 3 种径路给药。拮抗麻醉剂过量，成人用 0.4～0.8 mg 或 10 μg/kg，首先静脉注射，必要时每隔 2～3 min 重复，直至达到预期效果。由于纳洛酮比它所拮抗的任何麻醉剂的作用时间都短，往往需要持续用药。试验已证明，较大剂量（儿童用至 20 mg）亦无不良反应。治疗休克，用药剂量和方法同上，但应强调持续给药，以防止心血管和呼吸抑制现象的复发。

连续给药也可将 4 mg 纳洛酮稀释于 1 000 ml 5％葡萄糖液或 0.45％盐水中，原来健康的成人可按 100 ml/h（0.4 mg/h）的速度滴入。输液速度和浓度必须调整至预期的拮抗效果，避免液体过载。当患者处于低灌流状态或不易建立适当的静脉通路时，可经肌内或皮下给药（以无低血压存在为前提）。而严重低血压可使上述一般径路不能发挥作用，此时，应考虑经舌下或气管内给药。

五、药物相互作用

1. 丁丙诺啡与阿片受体的结合率低、分离速度慢决定了其作用时间长，因此在拮抗丁丙诺啡的作用时应使用大剂量纳洛酮，对丁丙诺啡的拮抗作用需要逐渐增强逆转效果，缩短呼吸抑制时间。

2. 甲己炔巴比妥可阻断纳洛酮诱发阿片成瘾者出现的急性戒断症状。

3. 不应把本品与含有硫酸氢钠、亚硫酸氢钠、长链高分子阴离子或任何碱性的制剂混合。在把药物或化学试剂加入本品溶液中以前，应首先确定其对溶液的化学和物理稳定性的影响。

六、不良反应和注意事项

1. 不良反应

低血压、高血压、室性心动过速和室颤、呼吸困难、肺水肿和心脏停搏，报道其后遗症有死亡、昏迷和脑病，术后患者使用本品过量可能逆转痛觉缺失并引起患者激动。逆转阿片类抑制突然逆转阿片类抑制可能会引起恶心、呕吐、出汗、心悸、血压升高、发抖、癫痫发作、室性心动过速和室颤、肺水肿以及心脏停搏甚至可能导致死亡。类阿片依赖性对阿片类药物产生躯体依赖的患者突然逆转其阿片作用可能会引起急性戒断综合征，包括但不局限于下述症状和体征：躯体疼痛、发热、出汗、流鼻涕、喷嚏、竖毛、打呵欠、无力、寒颤或发抖、神经过敏、不安或易激惹、恶心或呕吐、腹部痛性痉挛、血压升高、心悸。对新生儿，阿片戒断症状可能有：惊厥；过度哭泣；反射性活动过多。术后使用本品和减药时引起的不良反应按器官系统分类如下。①心脏：肺水肿、心脏停搏或衰竭、心悸、室颤和室性心动过速。据报道由此引起的后遗症有死亡、昏迷和脑病。②胃肠道：呕吐、恶心。③神经系统：惊厥、感觉异常、癫痫大发作、惊厥。④精神系统：激动、幻觉、发抖。⑤呼吸道、胸和膈：呼吸困难、呼吸抑制、低氧症。⑥皮肤和皮下注射：非特异性注射点反应、出汗。⑦血管病症：高血压、低血压、热潮红或发红。

2. 注意事项

（1）应用纳洛酮拮抗大剂量麻醉镇痛药后，由于痛觉恢复，可产生高度兴奋。表现为血压升高,心率增快,心律失常,甚至肺水肿和室颤。

（2）由于此药作用持续时间短,用药起作用后,一旦其作用消失,可使患者再度陷入昏睡和呼吸抑制。用药需注意维持药效。

（3）心功能不全和高血压患者慎用。

（4）对本品过敏的患者禁用。

七、制剂

4 种规格:1 ml 安瓿含药 0.4 mg、1.0 mg;2 ml 含 2.0 mg;10 ml 含 4.0 mg。

（王　瑛）

参 考 文 献

黄峻,黄祖湖.临床药物手册[M].第五版.上海:上海科学技术出版社,2015

第九章
心肺复苏给药方法和
用药途径

第一节　给药方法和途径

心肺复苏药物多以静脉推注方式或"弹丸式"方法给予。①静脉内给药：起效最快，为复苏首选给药方法，优先选择上腔静脉系统静脉通道。②经气管给药：通过气管、支气管黏膜可快速吸收，在不具备开放静脉条件或来不及开放静脉的情况下，可经气管给药。给药剂量应为静脉剂量的 2～2.5 倍，以生理盐水稀释至 10 ml 注入。③骨髓腔内给药：适用于婴幼儿，多作为暂时性应急措施。不主张心内给药，因心内注射增加心肌及冠状动脉损伤、心脏压塞和气胸的风险，同时也影响胸外按压和人工呼吸的实施。

建立静脉通道的目的：①给药和输液；②获取静脉血进行实验室检查；③将导管插入中心循环，包括右心和肺动脉，进行血流动力学监测和电起搏。

很多药物可经肌内或皮下注射，但能否快速从注射部位吸收进入毛细血管，取决于组织血供情况。在心肺复苏状态下，心排血量明显减低，流经皮肤和肌肉的血流减少，因而明显影响药物的吸收和分布。

常用经皮静脉通道建立技术有以下两类：①外周静脉穿刺：上肢静脉、下肢静脉和颈外静脉；②中心静脉穿刺：股静脉、颈内静脉和锁骨下静脉。

高级生命支持的实施者必须熟练掌握直接进入静脉循环的技术，并应熟知选择进入途径的一般原则、可用的针头套管及导管、静脉输液的一般原则，以及这些技术所涉及的特殊解剖、应用指征、操作标准和常见并发症的诊断和处置。

一、外周静脉通道

外周静脉途径的建立具有快速、简便、安全的优点，为 CPR 时首选的静脉通道。CPR 期间应选择一条粗大易进入的静脉，如：头静脉、股静脉或颈外浅静脉。此外，外周部位易于压迫，对需要溶栓治疗的患者而言尤为重要。

建立外周静脉途径的主要缺点是 CPR 时血管塌陷，穿刺置管难度大；此外，心脏停搏期间经外周给药到达中心循环的时间较长。因此，心脏停搏时进行外周静脉穿刺，宜选取上肢静脉，保持穿刺部位抬高并在给药后给予静脉输液冲注。

二、深静脉通道

当无法建立外周静脉通道或需要放置中心静脉导管、右心导管或经静脉起搏电极时需建立深静脉通道。深静脉通道具有以下几个优点。①解剖定位清晰,CPR 时,寻找外周静脉穿刺部位可能会丧失宝贵的时间,而通过容易辨别的解剖定位可较快地进入中心静脉循环。②可快速大量补液。③中心循环血流量大,可避免因使用高浓度液体对外周血管造成刺激。

相比于外周静脉,中心静脉置管的主要缺点是并发症较多。锁骨下静脉和颈内静脉靠近颈动脉、锁骨下动脉、肺顶胸膜、气管和许多神经,非熟练者操作时容易损伤这些结构。此外,中心静脉置管有气体栓塞、导管栓塞等风险,且出血后难以压迫止血,这对于接受溶栓治疗的患者而言非常棘手。

是否采用中心静脉置管以及采用何种方式建立深静脉通道,主要取决于外周静脉通道的可及性、CPR 不同阶段的需求以及操作者的经验。并发症发生率与操作者经验有关,操作者选择自己最为熟练的穿刺置管技术非常重要。锁骨下静脉置管的锁骨上径路和颈内静脉置管的中间径路都相对容易操作,且气胸发生率相对较低。相比于锁骨下静脉置管的锁骨下径路,从锁骨上置入导管出现导管尖端错位发生率显著降低。而且,在心脏停搏期间,锁骨上径路对胸外按压干扰较小。锁骨上径路允许操作者置管时位于患者头侧,较颈内静脉置管对处理气道的干扰更小。

第二节 静脉穿刺装置及静脉输液的一般原则

一、静脉穿刺装置

一般有 3 种类型:①中空的穿刺针,包括可连接注射器和有蝴蝶样护翼的;②带腔的塑料导管,插入时套于中空穿刺针之外;③有内芯的导管,插入时通过中空的穿刺针或先通过穿刺针置入金属导丝,再经导丝置入导管。

紧急静脉输液治疗时,应选用塑料导管而非中空的穿刺针,因前者方便固定,且不影响搬动患者肢体。需要快速扩充容量时,应使用长度较短且内径尽可能大的导管。14 号(标准型号)5 cm 长的导管通过液体的流速可达 125 ml/min,为 16 号 20 cm 长导管的 2 倍,为 20 号 5 cm 长导管的 3 倍。导管长度依据穿刺部位而定,外周静脉以 5 cm 长的穿刺针和导管为宜。如为中心静脉置管,如颈内静脉或锁骨下静脉,血管距离穿刺点 5 cm 以上,穿刺针至少需 6～7 cm,导管长度可通过测量预定穿刺点至导管尖端应到达的中心静脉位置在前胸壁相应投影距离而定。

1. 针外导管装置 行静脉穿刺后,导管沿穿刺针进入静脉同时拔除穿刺针,静脉输液装置直接与塑料导管尾端相接。导管的长度由所需穿刺针长度决定,而静脉穿刺口的大小正好是塑料导管的外径,从而减少了穿刺部位周围渗血的发生。由于长度限制,针外导管装置不适用于中心静脉置管(下页图 9-2-1)。

2. 针内导管装置 行静脉穿刺后,导管通过穿刺针进入静脉,穿刺针缩回至导管尾端并保留于此,静脉输液装置与导管尾端相接。需特别注意,导管不能自穿刺针回退,因为针头锐利面会割断导管前端，损伤导管甚至形成导管残端栓子（图9-2-2）。

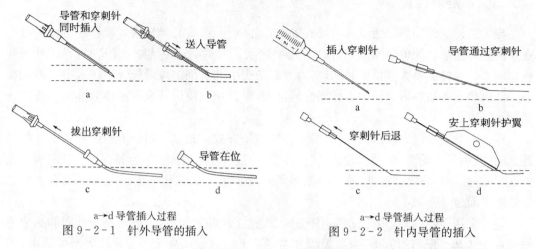

图9-2-1 针外导管的插入

图9-2-2 针内导管的插入

3. 运用金属导丝（Seldinger 技术） 在临床工作中应用最为广泛，采用薄壁18号空芯穿刺针，理论上这种穿刺针与14号穿刺针（常用于针内导管装置）相比，对组织损伤更小（图9-2-3）。

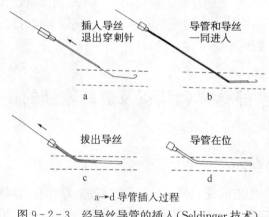

图9-2-3 经导丝导管的插入（Seldinger 技术）

操作者应接受规范化培训后方可进行操作。导丝必须长于将置入的导管，而且其直径需能通过穿刺针和导管。在导管置入过程中，导丝尾端必须长于导管尾部并保留于患者体外，以防止导丝滑入导管进入血液循环。导丝前端必须富有弹性，J形端头可使导丝通过弯曲的血管汇合处。用穿刺针成功进行静脉穿刺后，导丝通过穿刺针插入，注意通过穿刺针斜面和导丝末端J型开口共同控制导丝走行方向。如导丝不能顺畅进入静脉，应将其退回，再将穿刺针接注射器，调整穿刺针深度，直至其顺畅进入静脉腔内。

导丝成功通过穿刺针进入静脉后，移除穿刺针，将静脉扩张器或导管在导丝引导下进入血管。扩张器质地较导管坚硬，在穿刺点皮肤上做一小切口有助于扩张器通过，轻轻旋转扩皮器以扩张皮肤及皮下组织。在扩张器通过期间，须确保导丝尾端暴露于外。扩张后，将导管通过导丝置入静脉，拔除导丝，回抽到暗红色静脉血后连接输液装置。

二、静脉输液的一般原则

在心肺复苏时，静脉通道建立的速度最为重要，特别是在院外进行心肺复苏时，无菌技术并非硬性要求。但静脉通道建立时如未严格遵循无菌技术，应在成功复苏后拔除导管，按照严格的无菌要求更换部位重新建立静脉通道。

如果患者清醒,在置入大内径导管之前最好应用1%利多卡因进行局部皮肤麻醉。可用手术刀将皮肤切一小口以便于置管。置入导管后,接无菌输液器,输液器另一端接无菌生理盐水容器,这类容器最好是不易破损的塑料瓶或塑料袋。如果采用塑料袋,在转运过程中可将输液袋置于患者肩下,依靠患者自身重力挤压作用保持适宜的滴速。此外,使用前应挤压输液袋检查是否有破口,还需要注意可被塑料吸收的药物不应加入其中。

盐水帽导管系统是一种常用的输液系统,特别适用于需注射药物而又不需要静脉输液者,CPR期间静脉推注药物较为方便。如需输液,可去除盐水帽接上标准的静脉输液器。盐水帽的优点在于简便,并且由于不用静脉输液器和输液袋而减少了费用。它的缺点在于冲洗导管较为复杂,需用单独的针头和注射器。也有的装置采用无针头帽,可进行药物和液体输入而不会因疏忽大意造成针头刺伤。在心脏停搏期间所有的药物注射后都应该快速冲入至少20 ml液体以确保药物进入中心循环。

第三节　外周静脉通道的建立

静脉输液治疗常用区域为手部和臂部,其中手背腕部和肘窝处最为常用。腿部隐静脉也是常用部位之一。CPR时静脉给药首选肘静脉。

上肢最大的浅静脉位于肘窝,循环衰竭或心脏停搏的患者宜先选此处。生命体征趋于稳定者应选择上肢更远端一些的静脉。同样,内踝处的大隐静脉亦可选择,在其走向上的任何一点均可。两支静脉连接点之间静脉较稳定、穿刺成功率高,是常用穿刺点。

一、上、下肢静脉穿刺步骤

步骤如下(图9-3-1、图9-3-2):

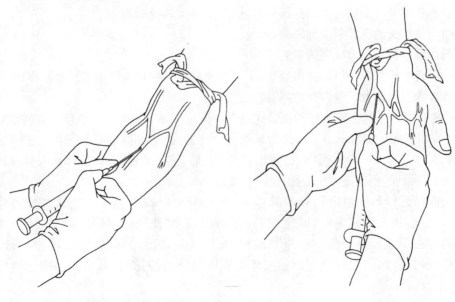

图9-3-1　肘前静脉穿刺　　　　图9-3-2　手臂静脉穿刺

1. 近端绑扎止血带。

2. 确定所穿刺静脉,以乙醇或碘伏局部皮肤消毒。如清醒患者置入大内径导管,应在穿刺部位做局部麻醉。

3. 于穿刺点远端绷紧皮肤,固定静脉。

4. 针头斜面向上,距离静脉 0.5~1.0 cm 处穿入皮肤,在静脉侧面或上面进入静脉。

5. 有回血后将导管顺穿刺针向前送入静脉,去除止血带。

6. 拔除穿刺针并连接输液装置。

7. 予碘伏油膏涂于穿刺部位并敷以无菌纱布,固定敷料。

二、颈外静脉穿刺步骤

步骤如下(图 9-3-3、图 9-3-4):

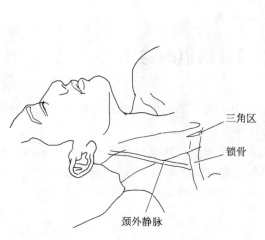

三角区

锁骨

颈外静脉

图 9-3-3 颈外静脉的解剖

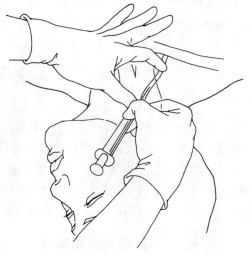

图 9-3-4 颈外静脉穿刺

1. 将患者置于平卧头低位以充盈颈外静脉,将患者头转向对侧。

2. 穿刺部位皮肤消毒并做局部麻醉,如前述。

3. 穿刺针沿静脉走向对准同侧肩膀。

4. 用一手指在锁骨上轻压以充盈静脉,于下颌角和锁骨中点连线中段行静脉穿刺。

5. 其余步骤同上述上、下肢静脉穿刺技术。

经外周静脉进行静脉输液治疗的主要优点在于该技术易于掌握。心脏停搏时肘部静脉穿刺成功可提供有效的静脉通道。在进行基础生命支持时,肘部脉置管不干扰人工呼吸和胸外心脏按压。CPR 期间给予药物注射后,应抬高上肢并予 20 ml 静脉液体冲入静脉以确保药物进入中心循环,药物进入中心循环需 1~2 min。

经外周静脉进行静脉输液治疗的缺点为:循环衰竭时很难或不可能通过外周建立静脉通道。此外,相关研究显示,即使在有效的胸外心脏按压时,经外周静脉注射药物到达心脏的时间明显延迟。与中心静脉相比,通过外周静脉给药,其峰值浓度较低,到达中心循环的时间较长,高张或刺激性液体也不应经外周静脉给药,因容易引起疼痛和静脉炎。

第四节　深静脉通道的建立

建立深静脉通道多采用静脉穿刺置管术,常用途径有股静脉、颈内静脉、锁骨下静脉以及经颈外静脉锁骨下静脉置管。

一、股静脉置管

股静脉在腹股沟下股鞘内,位于股动脉内侧,股动脉走向和髂前上棘与耻骨联合连线相交于其中点(图9-4-1)。该点内侧为股静脉。触及股动脉搏动,以手指确定股动脉位置,则股静脉紧靠搏动内侧(图9-4-2)。

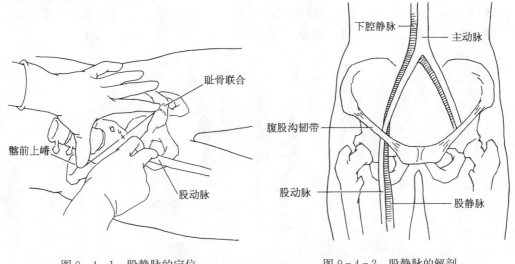

图9-4-1　股静脉的定位　　　　图9-4-2　股静脉的解剖

CPR 期间触及的搏动可能是股静脉搏动,因此如果在搏动内侧未找到静脉,应在搏动区域穿刺(同时需注意:如心脏按压时不能感觉到搏动,应通知 CPR 小组)。股静脉由腿部的深浅静脉组成,向上延伸至腹股沟韧带成为髂外静脉,与髂内静脉汇合后成为髂总静脉,双侧髂总静脉汇合进入下腔静脉。

1. 股静脉穿刺置管术操作步骤

(1) 如时间允许,预备皮(宜快速剪去毛发而非仔细刮除)、消毒、铺巾。

(2) 通过搏动、超声或髂前上棘与耻骨联合连线中点确定股动脉位置。

(3) 如果患者清醒,予利多卡因局部麻醉。

(4) 穿刺针连接 5 ml 或 10 ml 注射器,在腹股沟韧带下两指股动脉内侧,与皮肤或冠状面夹角 45°(或 90°)进行穿刺,直至穿刺针不能再前进为止。

(5) 穿刺针边退边回抽直到注射器抽到血液。

(6) 降低穿刺针与冠状面平行并保持固定,将导管送入(针外套管装置)或除去注射器置入导管(针内导管装置)。

(7) 导管宜缝扎固定。

2. 经股静脉输液治疗的优缺点

(1) 优点:股静脉置管不干扰基础生命支持。CPR 外周静脉塌陷时,经股静脉置管成功率较高。一旦股静脉置管成功,可将一长导管置入达横膈进入中央循环。除非导管在横膈之上,否则 CPR 期间不应经股静脉给药。

（2）缺点:股静脉定位有赖于股动脉搏动,CPR 期间如动脉搏动消失则置管较为困难。心肺复苏时静脉回流可产生股静脉搏动,如在搏动内侧行静脉置管不成功应尝试略靠外侧部位。心搏骤停时横膈下静脉回流减少,经横膈下静脉置管给药与股静脉和外周途径相比,到达中心循环的时间相似。因此,CPR 期间置管应将导管送达胸腔,并在给药后予大量液体冲入。

二、颈内静脉和锁骨下静脉置管

颈内静脉出自颅底,进入颈血管鞘内,位于颈内动脉后方,沿颈内动脉和颈总动脉后外侧下行。最后近其终点处,位于颈总动脉外侧稍前方。

颈内静脉上段行走于胸锁乳突肌内侧,中段位于胸锁乳突肌两下头组成的三角之后,下段在该肌肉锁骨头之后,在锁骨内侧段上缘与锁骨下静脉汇合(图 9-4-3)。

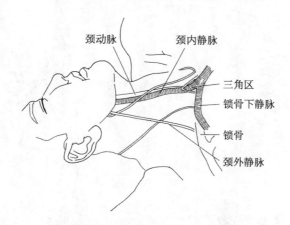

图 9-4-3 颈内静脉的解剖

锁骨下静脉为腋静脉的延续,起于第 1 肋外缘,横于第 1 肋,行于前斜角肌之前。成人长 3～4 cm,直径 1～2 cm。前斜角肌厚为 1.0～1.5 cm,将锁骨下静脉和锁骨下动脉分开,后者行于前斜角肌之后。锁骨下静脉在锁骨内 1/3 之后延伸,并被第 1 肋和锁骨的附着物固定。在前斜角肌内缘和胸肋锁关节后,锁骨下静脉与颈内静脉相连形成无名静脉(头臂静脉),左侧较大的胸导管和右侧较小的锁骨下静脉淋巴管在邻近与颈内静脉连接处进入锁骨下锁骨下动脉静脉上缘。右侧头臂静脉在胸骨右缘外侧下行,与左侧头臂静脉汇合,后者在胸骨柄之后横跨至右侧。在右侧近胸骨体柄连接处,左右头臂静脉汇合形成上腔静脉(下页图 9-4-4)。

在前斜角肌内侧、膈神经、胸廓内动脉和胸膜顶与锁骨内 1/3 处的矢状面上,可见胸膜顶和锁骨下动脉直接位于锁骨下静脉之后(下页图 9-4-5)。

1. 颈内静脉和锁骨下静脉穿刺指征 通常在外周静脉塌陷时方使用颈内和锁骨下静脉穿刺置管。此处置管也可用于输注高张或刺激性溶液,并可放置导管至心脏和肺循环进行血流动力学监测。

2. 操作技术的一般原则

（1）选用至少 6 cm 长的 34 号穿刺针和置于针内的至少 15 cm 长的 16 号导管。如果

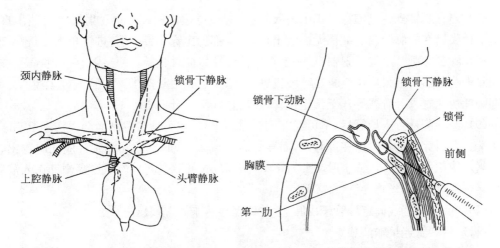

<table>
<tr><td>图 9-4-4 锁骨下静脉的解剖</td><td>图 9-4-5 锁骨下静脉及胸膜顶矢状观</td></tr>
</table>

采用 Seldinger 技术,则选用一次性穿刺中心静脉穿刺包。

（2）通过测量预定穿刺点与下述胸壁体表标志：胸锁关节—锁骨下静脉、胸骨柄中部—头臂静脉、胸骨柄体连接处—上腔静脉、胸骨柄体连接下 5 cm—右心房,来确定导管置入长度（图 9-4-6）。

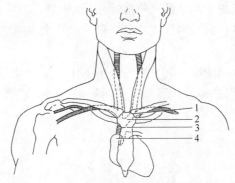

1.胸锁关节—锁骨下静脉；2.胸骨柄中部—
头臂静脉；3.胸骨柄体连接处—上腔静脉；
4.胸骨柄体连接处下 5 cm—右心房

图 9-4-6 确定导管位置的胸壁表面标志

成功置管后导管尖端应位于上腔静脉内而非右心房。如导管尖端进入右心房,则有心律失常和心肌穿孔的风险。

（3）患者平卧,头低位 15°以减少空气栓塞风险。血容量正常的患者,采用该体位时不扩张锁骨下静脉。将患者头转向对侧以充分暴露穿刺部位。旋转应避免超过 45°,以降低导管位置不当的风险。

（4）常规清洁局部皮肤、消毒、铺巾,戴无菌手套,戴口罩。

（5）如患者清醒,予利多卡因局部麻醉。用 5 ml 或 10 ml 带针头注射器,内含 0.5～1.0 ml 生理盐水或利多卡因,针头斜面向上穿透皮肤。

（6）保持注射器内负压缓慢进针,进入静脉后可见回血,再略向前进针,保持回血通畅。如出现注射器针栓快速后退,提示进入动脉,应完全拔出针头,并在穿刺部位压迫至少 10 min。

（7）当穿刺针到达足够深度仍未进入静脉，应边退边回抽。如果注射器内突然出现回血提示针尖已在静脉腔内。如仍无血液出现，则全部退出穿刺针，调整进针角度再行穿刺。

（8）除去穿刺针上的注射器，以一手指堵住针尾以防气栓。如果患者有自主呼吸，在呼气期除去注射器。如果应用气囊或呼吸机做人工通气，应在吸气期（正压）除去注射器。通过穿刺针快速置入导管或导丝至预定位置，然后拔除穿刺针。

（9）经穿刺针置入导管后，不可经穿刺针退回导管，因为针尖锐利面会损伤甚至割断导管尖端。有时穿刺针针尖已在静脉内，而导管难以置入，这时导管和穿刺针应同时退出，重新穿刺。使用柔软的直形或 J 形端头的导丝可解决这一问题，将导丝通过穿刺针送入静脉，拔出穿刺针，再沿导丝将导管置入静脉。

（10）最好用缝线固定导管于皮肤上，并确保导管未受缝线压迫。

（11）将导管连接输液装置。

（12）穿刺部位以无菌贴膜覆盖、固定。

3. 颈内静脉置管　多选择右侧颈内静脉，其原因为：右肺和胸膜顶较左侧低；右颈内静脉至上腔静脉走向相对较直；不会损伤胸导管。

颈内静脉置管有 3 条径路：前侧、中间和后侧径路。中间径路和后侧径路较为常用。中间径路最易掌握，而前侧径路较难操作且容易穿刺到颈总动脉。

（1）前侧径路：穿刺点位于胸锁乳突肌前缘中点（锁骨上方 5 cm 处），右手示指和中指触及颈动脉搏动并将其向内侧推开，穿刺针与皮肤呈 30°，针尖指向锁骨中内 1/3 交界处或同侧乳头。

（2）后侧径路：穿刺点位于胸锁乳突肌外缘中下 1/3 交界处（颈外静脉与胸锁骨乳突肌相交点之上），对准胸骨上切迹与矢状面和水平面呈 45°穿刺，进针 5～7 cm 应进入静脉（图9‐4‐7）。

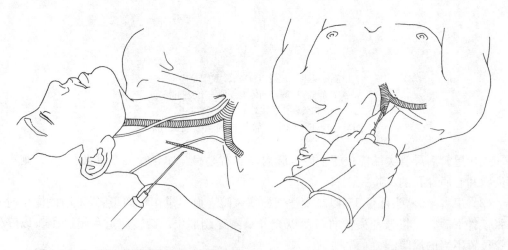

图 9‐4‐7　颈内静脉穿刺的后侧径路　　　图 9‐4‐8　颈内静脉穿刺的中间径路

（3）中间径路（图 9‐4‐8）：通过观察和触诊明确由锁骨和胸锁乳突肌组成的颈部三角。肥胖患者先触及胸骨上切迹，再向外侧移动可确定胸锁乳突肌胸骨头、锁骨及胸锁乳突肌锁骨头，即可确定颈部三角。如患者无心脏停搏，可在三角区触及颈动脉搏动。用三个手指确定动脉走向，颈内静脉在其外侧。可用细小针头试穿，如时间允许，可采用超声多普勒仪确定静脉位置。在颈部三角顶部进行穿刺，穿刺针与额状面呈 45°。如触及动脉搏动，穿刺针需在动脉外侧并与之平行。如未触及搏动，穿刺针与胸锁乳突肌锁骨头内侧缘平行。正常情况下，进针不超过 2 cm 即可进入颈内静脉，如达 4 cm 仍未抽到回血，应缓慢退出，边退边回抽。如仍未进入静脉应将穿刺针退至皮下，稍变换角度再次穿刺。穿刺针不能偏向内侧越过矢状面，否则会穿至颈内动脉。

4. 锁骨下静脉置管

(1) 锁骨下径路(图 9-4-9)：①患者平卧，头低位 15°，穿刺点位于锁骨中外 1/3 交界点下 1～2 cm 处；②操作者以一指尖压于胸骨上切迹作为指示点，穿刺针指向指尖后上方(紧靠指尖)，即胸骨上切迹的头后侧；③尽可能将穿刺针和注射器与额面平行，如患者较胖或胸肌发达，穿刺针须向后与额面呈 10°～20°；④调整针头斜面使之向下，导管可顺利进入头臂静脉；⑤通常深度达 3～4 cm 即可穿到血管，如达 5 cm 仍未见回血，将穿刺针缓慢退出，边退边回抽。如仍不能进入静脉，应将穿刺针退至皮下，稍向头侧调整方向再行穿刺。

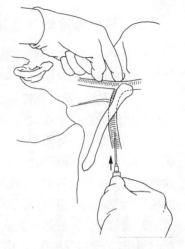

图 9-4-9　锁骨下静脉

(2) 锁骨上径路：①确定锁骨与胸锁乳突肌锁骨头的连接点，穿刺点位于锁骨头外侧缘外 1 cm、锁骨后 1 cm 处；②穿刺针与额面呈 10°，指向对侧乳头，穿刺针和注射器形成的轴线应平分锁骨和胸锁乳突肌锁骨头形成的夹角；③穿刺针针头斜面对向内侧可使导管或导丝顺利进入头臂静脉；④通常进针 1～2 cm 即可进入血管。如深达 3 cm 仍未见回血应缓慢退出穿刺针，边退边回抽，如仍未成功进入静脉，应将针头退至皮下向头侧调整角度再行穿刺。

5. 用 J 形导丝经颈外静脉行锁骨下静脉置管　当其他途径无法置管或有禁忌证时，经颈外静脉行锁骨下静脉间接置管可供选择，但操作较困难且费时。步骤如下。

(1) 患者体位及颈外静脉穿刺方法如前述。

(2) 经穿刺针置入导丝使其进入颈外静脉和锁骨下静脉。轻柔操作使之通过静脉瓣和弯曲的血管。任何时候都不应强行置入导丝。

(3) 拔除穿刺针。注意拔除过程中保持导丝深度不变。

(4) 在穿刺点皮肤做一小切口慢慢将导管沿导丝送入静脉，确保导丝尾端暴露在导管尾端数厘米，导管放置到预定深度后拔除导丝。

(5) 固定导管并在穿刺部位加盖敷料，如前述。

6. 颈内及锁骨下静脉穿刺的优缺点

(1) 优点：即使外周静脉塌陷也可快速进入循环。选用颈内静脉多于锁骨下静脉，因为该静脉较少穿破胸膜，而且即使发生局部血肿也易看见，并易于局部压迫。CPR 期间颈内静脉较易操作，因颈内静脉穿刺点与右心房成一直线，通过该途径较易置入漂浮导管。

(2) 缺点：静脉近端有颈内动脉、锁骨下动脉、胸膜顶、淋巴管和许多神经，缺乏经验的操作者容易损伤这些组织。进行颈内静脉和锁骨下静脉穿刺比外周静脉穿刺需要更多的培训，且并发症发生率较外周静脉穿刺明显增高。需接受抗凝治疗的患者要慎重选择此类路径。正在进行基础生命支持时，行静脉穿刺置管会使头胸部有限的抢救空间更加拥挤，影响人工呼吸和胸外心脏按压操作，同时静脉置管本身实施难度也随之增加。

7. 经颈外静脉行锁骨下静脉置管的优缺点

（1）优点：易于掌握和操作。静脉穿刺与其他外周静脉穿刺相似，经过规范化培训和实践，易于掌握应用导丝导引技术施行中心静脉穿刺置管。

（2）缺点：导丝和导管可能造成静脉穿孔。在实施 CPR 时，其缺点与颈内静脉和锁骨下静脉穿刺相同。此外，可能出现导丝或导管置入困难，以及导丝不能顺利拔出的情况。

三、深静脉置管常见并发症及处理

1. 血肿　经皮作静脉穿刺可因静脉壁撕裂而发生不同程度的血肿。一般部位的小血肿只需拔出穿刺针后压迫片刻即可。而深静脉（锁骨下静脉或股静脉）撕裂，开始时往往不能发现，故其实际发生率较高。股静脉撕裂者，当血肿发展到相当大而明显时，可见局部表浅的软组织肿胀或出现大的血肿以及局部瘀斑，拔出导管并局部加压后血肿会慢慢吸收，血管再通。锁骨下静脉撕裂如延伸到纵隔或颈部，可出现胸痛疼痛放射至颈部，以及颈静脉扩张，一般用保守治疗即可。锁骨下静脉下壁损伤并伴壁层胸膜穿破，可引起同侧血胸，根据血胸的程度可出现胸痛、呼吸困难，并可能出现发绀。少量血胸可进行胸腔穿刺治疗，必要时需行胸腔闭式引流，通常无须行手术修补。

2. 输液外渗　静脉撕裂或导管误插入血管鞘或血管周围组织中，使输注液体进入血管外的软组织，局部出现肿胀、疼痛。如输注局部覆有纱布敷料，或复苏后神志不清者，开始时不易发现。如输注的是血液、等渗盐水或葡萄糖液，在停止输注后可逐渐吸收。如输注大量液体后才发现，则局部可有较高张力而致局部缺血和组织损伤，尤其是表面皮肤。如输注液体含有高渗溶液，则使细胞外液迅速渗入该处，如输入含有刺激性的化学物质如氯化钾及某些抗生素，可引起局部组织缺血、坏死。如输液中含有血管收缩药物，则可发生局部严重的组织缺血、坏死。局部反应与输注时间关系密切，如迅速输入量<100 ml 通常不会引起严重后果，但如持续输注 1 h 以上，几乎均将发生局部组织坏死。局部缺血性坏死开始时出现局部疼痛，为血管痉挛所致，此种疼痛与软组织内积液不成比例。局部表面皮肤苍白，后出现不同程度的感觉丧失、皮内水肿。在后续 24～48 h 局部软组织变硬，随着皮内水肿的吸收，局部皮肤较周围皮肤下陷邻近坏死区的境界十分清楚，并很快发展到局部变色，最后皮肤变黑，表面皮肤及部分组织坏死脱落。一旦坏死区境界清楚后，即应手术切除无活力的皮肤及皮下组织，但皮下组织的坏死境界不很清楚，故切除后应湿敷为进一步有效的清创、植皮做准备。

如输注到血管外的液体中含有高浓度的拟肾上腺素药，可局部注射对抗剂苄胺唑啉以对抗血管痉挛。

3. 静脉炎　静脉炎是补液静脉最常见的并发症。表现为局部疼痛，沿静脉径路发生硬结，偶尔表面可有红斑等。静脉炎在下肢较上肢多见，可能因足和下肢较多有原先存在的感染，以及上肢静脉壁较下肢含有较多的纤维蛋白溶酶。体表静脉炎容易诊断，深部静脉炎往往不能及时诊断，直至炎症进展引起静脉阻塞以及末梢静脉分支发生扩张方易被发现。

化学性静脉炎常由于刺激性溶液输入小静脉，如各种抗生素、氯化钾及高渗葡萄糖等，此类液体由小静脉输入速度应缓，或经由较大的静脉快速输液使药液被有效稀释。除非局部有感染，否则拔除静脉内导管后，局部炎症可很快消失。

4. 化脓性静脉炎　化脓性静脉炎均伴有感染，除非及时诊断，否则后果不良。化脓性静脉炎可发生在拔除静脉内导管或静脉切开处已痊愈后 2～3 周，故凡以往行静脉内插管输液发生脓毒血症而无其他明显原因者，应考虑到这一诊断，如血培养生长大量细菌更应高度怀疑本病。一旦怀疑有化脓性静脉炎，必须充分探查以前行静脉切开或经皮穿刺的部位。需注意，有时上述部位并无红斑、硬结或化脓征象，在切开或穿刺处无感染征象并不能排除化脓性静脉炎的可能，此时，必须于该处静脉近端做一处或数处探查。如确诊浅静脉的化脓性静脉炎，应切除一整段病变静脉。深静脉化脓性静脉炎，虽有用长时间大剂量抗生素治疗成功的报道，一般均不易及时作出诊断，治疗往往失败。如保留静脉内插管则无法控制感染，一旦确诊应立即拔除导管。

5. 局部感染　静脉切开处或经皮穿刺处感染，是指临床上有局部或全身感染征象，只从局部分离出致病菌。感染细菌中，革兰阳性菌多为葡萄球菌，革兰阴性菌多为肠道菌属。近年来插管处念珠菌感染尤应引起重视，尤其在使用静脉高营养治疗时，氨基酸、葡萄糖混合液为念珠菌属的良好培养基，静脉内置管 4 d 以上，局部念珠菌感染率显著增加。可考虑应用两性霉素 B 作预防性局部应用，即注入每毫升含 1.0 mg 两性霉素 B 的药液 0.6 ml，片刻后再重复一次，每周 2～3 次。

凡有静脉内插管输注的患者，出现临床感染征象而无其他明显原因时，应即怀疑为插管处感染。血培养有大量细菌生长表示脓毒症来源于血管内，更应高度怀疑这一诊断。如导管为感染的来源，则从静脉导管中抽出血培养亦发现大量细菌，而感染的局部征象可有可无。

大多数患者拔除静脉内插管及清洗局部创口后，可使症状迅速消除，偶有感染的全身症状明显，则宜用适当的抗生素治疗。

6. 导管栓塞　塑胶管偶在静脉腔内断裂成为栓子，有的可无不良后果，有的可引起血栓形成和（或）毒血症的严重后果，应立即手术取出。如导管碎片遗留在浅静脉内，可以触及或因其不透 X 线而能证实定位。在栓子近端位置上加一止血带，可防止手术操作过程中导管碎片移位。有报告导管残端/碎片进入肺动脉、颈内静脉、下腔静脉、锁骨下静脉、上肢及下肢静脉以及会阴部静脉，甚至有进入右肾动脉以及右心室者，如经 X 线或静脉或动脉造影可以定位导管碎片，应设法手术取出。

为减少此类并发症，应避免在肢体屈曲部位置管，躁动患者尤其需要关注，固定好置管附近关节以避免导管移位。操作时严格采用无菌技术，测定导管长度，将导管妥善固定于皮肤。经穿刺针置入导管时，应注意避免针尖端的锐利面损伤导管。

7. 心脏穿孔　经上腔静脉系统属支进行深静脉插管，进行输液或血流动力学监测时，如导管置入过深，导管尖端可进入或靠近右心房，引发心脏穿孔，是一个极其严重的并发症。导致这一并发症的常见原因是未进行置管深度测量或测量有误导。此外，导管进入静脉处和右心房之间的距离可能因体位变化而变化，当患者变更体位时，导管可穿透右房壁造成心脏穿孔。此外，导管可向心脏移行进入右心房或右心室，穿破心壁引起心包填塞。此种类型的心包填塞系由经导管输注入液体所致，故抽吸导管时，可抽出较多的输入液体而非血液；CT 检查可见导管尖端位于心包腔内。再根据心脏压塞的典型征象如低血压、颈静脉扩张、心音低弱等，可明确诊断。如经导管抽吸出心包腔内液体而心包填塞症状不能解除者，需拔除深静脉导管行心包穿刺。

8. 气胸　经锁骨下静脉置入静脉导管，无论由锁骨上或锁骨下径路，均有并发气胸的可能。其症状根据气胸的程度及有无张力而定，一般患者主诉呼吸短促及胸痛，听诊时呼吸音减低，纵隔可有移位。锁骨下静脉插管后应常规作胸部摄片，以确定有无临床不能发现的小量气胸以及确定导管尖端位置。如为小量气胸，可自行吸收，必要时可行胸腔穿刺抽出空气即可。如为复发性气胸，或肺组织压缩明显以及出现张力性气胸，则必须行胸腔闭式引流。如静脉导管进入了胸膜腔则需拔除。气胸偶可合并明显的皮下气肿，应行皮下气肿切开引流。

9. 空气栓塞　静脉导管有小的破口，或经穿刺针在置入导管时，或经中心静脉导管进行血流动力学监测时均可进入空气而发生空气栓塞。加压输血时可意外输入致死量的空气。管腔较大的中心静脉压导管未加正压有时亦可引起空气栓塞。1911 年 Nysten 的实验指出，犬可耐受每 3 min 注入 20 ml 空气，但 30～40 ml 则致死。1953 年 Oppenheimer 指出大的致死量为 5.0～7.0 ml/kg，注入速度为 1～5 s。快速注入空气 1 ml/kg，犬即有症状，人体每秒 20 ml，则有症状，致死量为 70～105 ml/s。有报道指出快速注入 200 ml 空气即可致死。国外有学者报道 1 例锁骨下静脉留置导管 14 d，拔除导管后，沿皮下窦道进入空气而发生空气栓塞，后又发生右侧血胸致死，故建议在拔管时局部用凡士林纱布覆盖以预防空气进入。

早期诊断非常重要，患者中心静脉穿刺置管后突然出现右心功能障碍症状，如颈静脉怒张、中心静脉压明显升高、发绀、血压下降、脉搏快速而弱而至无呼吸，以及脑缺血征象，听诊时肺内有弥漫性哮鸣音心前区可闻搅拌液体的声响，即应考虑空气栓塞。

治疗时患者取头低足高左侧卧位，使空气停留在右心而逐渐排出，可经中心静脉压导管吸引，如尚不足以迅速解除症状，则应立即剖胸，用针直接穿刺右心房抽出空气，在准备剖胸时亦可试用心导管抽吸空气。

有效预防的方法是在穿刺置管时采用头低足高位，使插管部位处于最低位，并宜用长而内径小的导管。

10. 动脉或静脉撕裂　采用经皮穿刺将导管插入静脉时，动脉的刺破或撕裂并不少见。然而，穿刺导致的动脉壁破裂很少引起严重的问题。动脉的弹性和收缩力以及局部迅速的血液凝固作用，均可有效避免血液外渗。静脉撕裂则可引起较大的血肿，尤其是大静脉，如股静脉或锁骨下静脉。后者还可合并顶部胸膜的撕裂，引起较大量的血胸。如血液不进入胸膜腔，则血液进入上纵隔并伴有胸颈部疼痛以及不同程度的颈静脉怒张，X 线检查可见上纵隔增宽或血胸。如血胸量较大，宜作胸腔闭式引流治疗，如少量积血，可穿刺抽吸。纵隔积血一般均可自行吸收。

此外，临床上也见有锁骨下静脉导管穿破静脉壁或经静脉破口进入胸膜腔的报道，进行输液治疗后液体进入胸膜腔，引发类似血胸的症状，此时应经导管进行引流或抽吸，必要时行胸腔穿刺引流。

11. 胸导管损伤　锁骨下静脉及颈内静脉穿刺置管均可引起胸导管损伤。穿刺后观察到颈部轻度肿胀，有左侧胸腔积液时应考虑胸导管损伤。胸腔穿刺抽出混浊至乳酪样黄色液体，镜检富于淋巴细胞，乙醚试验或苏丹Ⅲ染色可见脂肪颗粒，可确诊胸导管损伤。

治疗：拔除颈静脉插管，卧床休息，低脂饮食，反复胸腔穿刺抽液。如 3～4 d 后胸腔内的乳糜量减少并不明显，则应剖胸结扎胸导管远、近端。如结扎完全，胸腔乳糜引流可随即停止。

第五节　骨髓腔穿刺及给药

心肺复苏时为婴幼儿建立静脉通道较为困难，而静脉通道建立延迟则显著影响复苏效果。早在 20 世纪 40 年代就有关于骨髓腔窦内注射通道的报道，为儿童复苏时，它可提供快速、安全、可靠的通道,主要适用于 6 岁以下的儿童。操作熟练者可在 30～60 s 内完成。一般而言,任何复苏用药和液体,均可应用骨髓腔窦径路。心肺复苏时应用这一径路给药的作用起始时间及药物浓度和静脉内给药是相同的。

一、器械

有两种骨髓腔窦内针可用于婴儿和儿童,即特殊设计的骨髓腔窦内穿刺针和 Jamshidi 型骨髓吸引针,不宜用短而大口径有内芯的脊髓穿刺针,其壁薄,容易折弯。标准的皮下注射针很容易被骨皮质和骨髓阻塞,不宜在骨髓腔输液中应用。经骨髓腔窦内径路给药,应随后注入至少 5 ml 生理盐水,以保证药物进入中心循环。输注液体时必须适当加压。

二、解剖和生理

长骨有大量的骨髓窦丛,血液由骨髓窦丛流向静脉腔道,并通过后者进入单个纵向的中央静脉窦,来自骨中央静脉窦的血液快速进入滋养血管和导血管静脉,后者穿出骨皮质与体循环静脉系统相连。与成人相比,儿童骨皮质(外层)很软且较少钙化,很容易被针头穿破。通过针头在骨髓腔中的液体流速与 20 G 针头在静脉中的流速相同,药物经骨髓腔可很快到达中央静脉循环,其循环时间较远端肢体静脉更短。

三、部位

婴儿及 6 岁以下的儿童可选用胫骨上端前内侧平面,胫骨粗隆下 1～3 cm,因此处骨髓腔很大,且很少伤及附近组织。

四、方法

1. 确定穿刺位置,用触诊确定胫骨粗隆,在其内侧面下 1～3 cm 处,约在胫骨粗隆内下方一横指,此处胫骨适在皮下。

2. 术者洗手,心肺复苏时情况紧急,需要尽速建立输注通道,可省略这一步。

3. 戴无菌手套。

4. 穿刺部位局部消毒。

5. 检查穿刺针,保持外套管斜截面与内芯一致。

6. 患儿腿部放于一坚实的床/桌平面上,用一手掌握住穿刺部位上方的大腿和膝部,用拇指及其余手指抓住膝部以固定近侧胫骨。

7. 在已确定的穿刺部位将穿刺针经皮刺入。垂直并稍向趾部穿入胫骨近端的骨皮质,以免伤及骨骺面。用轻而捻转或钻孔的动作进针,当感觉到穿刺针前进阻力突然减低时,表示已进入骨髓腔,停止进针(图 9-5-1)。

8. 拔去穿刺针针芯将穿刺针固定,进行注射试验。经穿刺针缓慢注入生理盐水 10 ml,注意有无注射阻力增大征象,如:小腿软组织周径增大,组织坚硬度增加。如注射试验成功,除去注射器,排尽连接管中的残留空气,将

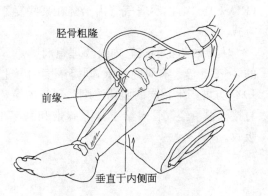

图 9-5-1 骨髓腔内置管部位

输液装置连接至穿刺针,妥善固定。如注射试验失败,则应拔出穿刺针,更换另一侧腿重新穿刺。

五、禁忌证

穿刺部位感染;同一肢体长骨骨折或怀疑骨折;多次骨穿后;骨生成不良(骨质过脆易骨折、无法插管)。

六、可经骨髓腔窦内输入的药物

1. 所有高级生命支持的药物 肾上腺素、阿托品、利多卡因、普鲁卡因酰胺、维拉帕米(异搏定)、腺苷、溴苄胺、地高辛。

2. 高张药物 碳酸氢钠、氯化钙、25％或50％葡萄糖液。

3. 抗惊厥药 地西泮、劳拉西泮、苯妥英钠(大仑丁)、苯巴比妥。

4. 连续滴注药物 异丙肾上腺素、多巴胺、多巴酚丁胺、去甲肾上腺素、硝普钠、硝酸甘油。

5. 抗生素。

6. 其他药物 普萘洛尔(心得安)、呋塞米(速尿)、吗啡。

7. 容量液体 生理盐水、林格液、血液、血浆制品、血清蛋白等。

七、并发症

骨髓腔窦内输注并发症的发生率<1％,主要包括:胫骨骨折、腔隙综合征、皮肤坏死和骨髓炎。这类并发症虽少见,但均较严重,因此,这一径路仅作为极危重婴幼儿和儿童在建立静脉通道前的临时输液通道。

第六节 气管内给药

某些复苏药物可经气管给予。多项临床和动物实验研究表明,利多卡因、肾上腺素、阿托品、纳洛酮和血管加压素经气管给药后可以吸收。但需要注意,同样剂量的复苏药物,气管内给药比静脉给药血浓度更低。有动物实验研究表明,气管内给药产生的低浓度肾上腺素,可能产生β肾上腺素能作用,导致低血压、低冠状动脉灌注压和血流,影响自主循环恢复(ROSC)。因此,尽管气管内给药在某些复苏时是有效的,静脉给药仍然是复苏给药的首选方式。

大多数药物的气管内给药理想剂量并不明确,通常,气管内给药剂量应为静脉给药剂量的2～2.5倍。有研究显示,同等浓度的肾上腺素,经气管内给药为静脉内给药剂量的3～10倍方可产生相同的血药浓度。气管内给药应用注射用水或生理盐水稀释至5～10 ml后直接注射。经气管内给予肾上腺素和利多卡因时,使用注射用水比生理盐水稀释更易于吸收。

(李百强)

参 考 文 献

1. 王一镗. 王一镗急诊医学[M]. 第二版. 北京:清华大学出版社,2015

2. Yannopoulos D, Bartos JA, Aufderheide TP, et al. The Evolving Role of the Cardiac Catheterization Laboratory in the Management of Patients With Out-of-Hospital Cardiac Arrest: A Scientific Statement From the American Heart Association[J]. *Circulation*,2019,134(12):e1~e19

3. Latsios G, Mpompotis G, Tsioufis K, et al. Advanced cardiopulmonary resuscitation(CPR)in the Catheterization Laboratory:Consensus document of the Working Groups of 1)Cardiopulmonary Resuscitation/Acute Cardiac Care and 2)Hemodynamic and Interventional Cardiology, Hellenic Cardiological Society[J]. *Hellenic J Cardiol*, 2017, 58:396~400

4. Jarineshin H, Sharifi M. Comparing the conventional 15 cm and the C-length approaches for central venous catheter placement[J]. *J Cardiovasc Thorac Res*, 2018,10:221~226

第十章
心搏呼吸骤停与心律失常

第一节 基本概念

心搏骤停(sudden cardiac arrest,SCA)和心脏性猝死(sudden cardiac death,SCD)是指心脏活动突然停止,造成全身血液循环中断、呼吸停止和意识丧失,心律失常则是导致心搏骤停和心脏性猝死的重要原因。因此,了解心律失常导致的心搏骤停机制,掌握心律失常的诊断、评估、治疗和预防方法,是摆在临床医生面前的重要课题。

一、心律失常的基本概念及病因

心律失常(arrhythmia)是指心脏搏动的频率、节律、起源部位、传导速度或激动次序的异常,其可见于生理情况,更多见于病理性状态,包括心脏本身病变和非心脏疾病。

心律失常的病因可分为遗传性和后天获得性。

遗传性心律失常多为基因突变导致的离子通道病,使得心肌细胞离子流发生异常。目前已经明确的遗传性心律失常包括长 Q-T 间期综合征、短 Q-T 间期综合征、Brugada 综合征、儿茶酚胺敏感性室性心动过速、早期复极综合征等,部分心房颤动和预激综合征患者也具有基因突变位点。此外,进行性心脏传导疾病、肥厚性心肌病、致心律失常型心肌病和左室致密化不全等心肌病,以及特发性室颤、心律失常猝死综合征和婴儿不明原因猝死等,也与遗传因素有关。

后天获得性心律失常中,生理性因素如运动、情绪变化等可引起交感神经兴奋而产生快速型心律失常,或失眠等迷走神经兴奋而发生缓慢型心律失常。病理性因素又可分为心脏本身、全身性和其他器官障碍的因素。心脏本身的因素主要为各种器质性心脏病,包括冠心病、高血压性心脏病、风湿性心脏病、瓣膜病、心肌病、心肌炎和先天性心脏病等。全身性因素包括药物、电解质、神经与体液调节功能失调。心脏以外的其他器官在发生功能性或结构性改变时也可诱发心律失常,如甲状腺功能亢进、贫血、重度感染、脑卒中等。此外,胸部手术(尤其是心脏手术)、麻醉过程、心导管检查、各种心脏介入性治疗及药物与毒素(河豚毒素)等,均可诱发心律失常。

二、心搏骤停与心律失常

心脏性猝死主要为致命性快速型心律失常所致,通常是由持续性心动过速(ventricu-lartachycardia,VT)/心室颤动(ventricular fibrillation,VF),在大约 80% 的 VT/VF 患者中,持续性室性心律失常之前会出现室性异位搏动增加及反复性室性心律失常,特别是发生在多次非持续性 VT,这些自发性心律失常在发生 VT/VF 前的持续时间不一。它的发生是冠状动脉血管事件、心肌损伤、心肌代谢异常和(或)自主神经张力改变等因素相互作用引起的一系列病理生理异常的结果。

严重缓慢型心律失常和心脏停搏是心脏性猝死的另一重要原因。其电生理机制是窦房结和(或)房室结功能异常时,次级自律细胞不能承担起心脏起搏的功能,常见于病变累及心内膜下的浦肯野纤维的严重心脏疾病。缓慢性心律失常更常与非缺血性心肌病相关。

无脉性电活动(pulseless electrical activity,PEA),过去称电-机械分离(electromechani-cal dissociation,EMD),是引起心脏性猝死的相对少见原因,是肺栓塞时最常见的心律。

非心律失常性心脏性猝死所占比例较少,常由心脏破裂、心脏流入和流出道的急性阻塞、急性心脏压塞导致。

三、心搏骤停的常见病因

(一)冠状动脉性心脏病(coronary heart disease,CHD)

多达 70% 的 SCA 归因于 CHD,可发生于急性冠脉综合征(acute coronary syndrome,ACS)期间和其他方面稳定的慢性 CHD 中(通常这类患者既往有心肌损伤和可能诱发 SCA 的疤痕)。一项 2014 年的研究采用了来自欧洲和北亚 49 个国家的世界卫生组织数据,每年有超过 400 万例死亡归因于心血管疾病。ACS 造成致命性心律失常是多因素共同作用的结果,在不同的时间有不同的致病机制,在 ACS 急性期的心律失常主要是损伤心肌和交感神经及内分泌激活以及局部心肌电解质紊乱所致,也与交感神经支配有关。ACS 慢性期的心律失常则主要是心肌结构发生病理改变的基础上心室肌的电重构和神经重构所致。

(二)其他器质性心脏病

1. 心力衰竭(heart failure,HF) HF 患者可伴有多种室性心律失常,包括最常见的室性早搏(ventricular premature beat,VPB)和非持续性心动过速(nonsustained ventricular tachycardia,NSVT),以及加速性室性自主心律(accelerated idioventricular rhythm,AIVR)、持续性室性心动过速(ventricular tachycardia,VT)或室颤(ventricular fibrillation,VF)。HF 患者通过增强交感神经系统和肾素血管紧张素醛固酮系统,使得心室动作电位时程节律变异性增加,可能诱发室性心律失常;同时 HF 患者血中存在多种自身抗体,有学者发现抗 β_1 肾上腺素受体自身抗体可以延长动作电位时程,增加 L 型 Ca^{2+} 的电流,导致致命性心律失常;HF 时心肌细胞受牵拉张力增大,细胞内发生钙超载,而钙超载可通过触发等机制引起心律失常,同时,不同张力心肌所致的不应期离散,为折返的发生创造了条件。HF 患者心脏病理性重构造成心肌细胞间连接变化、离子通道及其所产生的电流异常、交感神经重新分布等,从而致心肌细胞件稳定性降低,易导致心律失常的发生。

2. 由高血压或其他原因导致的左心室肥厚 与血压正常或有高血压但无左室肥厚的患者相比,左室肥厚患者更可能出现室性异位起搏、室性快速性心律失常和心搏骤停。左室肥厚患者发生室上性心律失常的风险也增加,其中以房颤(AF)为主。一篇纳入 10 项研究、27 141 例患者的 meta 分析发现,左室肥厚者的室性心动过速(VT)或室颤(VF)发生率显著高于无左室肥厚者(OR 2.8,95% CI 1.8~4.5),同时该研究也发现室上性心律失常发生率显著更高(OR 3.4,95% CI 1.6~7.3)。

3. 心肌炎　心肌炎是一种累及心肌细胞、间质组织、血管和(或)心包的炎症性心肌病。该病可分为感染性和非感染性两大类,患者的心电图检查可能正常,或显示非特异性异常,检查结果可能包括:ST 段非特异性改变、单个房性或室性异位搏动、复杂室性心律失常(二联律或非持续性室性心动过速),或罕见情况下可见房性心动过速或心房颤动。

4. 肥厚型心肌病(hypertrophic cardiomyopathy,HCM)　肥厚型心肌病是一种遗传性心肌病,由编码心脏收缩器的几个肌节基因中某个突变引起。其病理特征心肌肥厚、心肌细胞排列紊乱、心肌纤维化、心肌缺血和自主神经功能紊乱,在此基础上发生诸多异常情况,主要有心肌缺血、舒张功能减低和左心室流出道梗阻,从而导致充血性心力衰竭和室性快速性心律失常,甚至发生猝死。其心电图表现变化多端,主要表现为 QRS 波左心室高电压、倒置 T 波和异常 Q 波。左心室高电压多在左胸导联。ST 压低和 T 波倒置多见于 I、aVL、V_4~V_6 导联。少数患者可有深而不宽的病理性 Q 波,见于导联 I、aVL 或 II、III、aVF 和某些胸导联。此外患者同时可伴有室内传导阻滞和其他各种心律失常。

5. 致心律失常性右室心肌病(arrhythmogenic right ventricular cardiomyopathy,ARVC)

致心律失常性右室心肌病也称致心律失常性右室发育不良(arrhythmogenic right ventricular dysplasia,ARVD),是一种尚且认识不足的临床疾病,有家族史,常导致心脏除极、传导、复极的异常。青少年发病,临床上以室性心动过速、右心室扩大和右心衰竭等为特点。ARVC 肉眼可见的特征为右心室心肌被纤维脂肪组织取代,最初引起节段性室壁运动异常,随后进展为整个右心室,并导致右心室扩张。左心室某些区域的心肌组织也可被纤维脂肪组织取代,但间隔通常相对正常。5 个明确致 ARVC 的基因编码了桥粒蛋白,在常染色体显性遗传性 ARVC 中是桥粒斑珠蛋白、桥粒斑蛋白、桥粒斑菲素蛋白-2(plakophilin-2,PKP2)、桥粒芯糖蛋白(desmoglein,DSG)和桥粒芯胶蛋白(desmocollin,DSC),在常染色体隐性遗传性 ARVC 中是桥粒斑珠蛋白和桥粒斑蛋白;这些基因支持新的 ARVC 发病机制模型。若遭受机械应力,桥粒功能障碍导致心肌细胞分离和死亡。心肌损伤可能伴有炎症反应,这是修复过程的初期,其最终结果是受损的心肌细胞被纤维脂肪组织取代。

6. 先天性冠状动脉异常　在胎儿发育早期,原始的松散排列的心肌通过与心腔联通的血窦来获得营养。这些血窦的持续存在可导致冠状动脉心腔窦。随着心肌变得更致密,这些血窦逐渐小时,转变为一个由动脉、静脉和毛细血管组成的网(约发生在妊娠 32 日时),这个网可能与其他纵隔血管连接。这些连接的持续存在可导致冠状动脉瘘。随着冠状动脉网的发育,内皮芽自动脉干基底部出现。是最初就只有 2 个芽,还是每一个潜在的主动脉窦和肺动脉瓣尖都有芽生(6 个芽)但除 2 个芽外其余都退化,这点仍未知。随着这些芽生长并加入由血窦发育来的冠状动脉网,形成最终的冠状动脉血系统。芽的退化(在 6 个初始芽的情况下)、芽的位置或动脉干的分隔异常可使冠状动脉起源异常。鉴于这种复杂的胚胎学,预计发育中的多种偏差都可能导致冠状动脉从正常的主动脉 Valsalva 窦或从肺动脉的多种("异常")起源。一些变异可能没有临床意义,而其他的变异则明确是病理性的。这些变异可能与潜在的先天性心脏缺陷有关。

7. 二尖瓣脱垂(mitral valve prolapse,MVP)　二尖瓣脱垂自然病程一般是良性的,但也会发生严重的并发症,包括:感染性心内膜炎、脑血管意外、需要二尖瓣手术。表明这些风险增加的发现包括:中至重度二尖瓣关闭不全(MR)、左室射血分数(LVEF)<50%、收缩末期直径增加、左心房增大、心房颤动(AF)、连枷样瓣叶和年龄≥50岁。

8. 扩张型心肌病(dilated cardiomyopathy,DCM)　扩张型心肌病是一类以左心室或双心室扩大伴收缩功能障碍为特征的心肌病,该病在我国较为常见,发病率为(13~84)/10万人年。该病起病隐匿,早期可无症状,临床主要表现为活动时呼吸困难和活动耐量下降。心电图诊断缺乏特异性,可为R波递增不良、室内传导阻滞及左束支传导阻滞。QRS波增宽常提示预后不良。严重的左心室纤维化还可出现病理性Q波,需除外心肌梗死。常见ST段压低和T波倒置。可见于各类期前收缩、非持续性室速、房颤、传导阻滞等多种心律失常的存在,超声心动图是其重要的检查手段。

(三) 无器质性心脏病

1. Brugada综合征　Brugada综合征由西班牙Brugada兄弟于1992年首先报道。该病多见于东南亚地区无心脏结构异常的年轻男性,与基因缺陷所致心肌钠通道异常有关,其发病机制多为患者心脏表达钠通道的*SCN5A*基因突变。室性快速性心律失常导致的SCA和晕厥是Brugada综合征最重要的临床表现。心电图典型表现:在1型Brugada心电图模式中,抬高(≥2 mm)的ST段在下降过程中向上凸起并与倒置T波相连;2型Brugada心电图模式中,ST段呈鞍背样ST-T波结构,抬高的ST段朝基线下降,然后再次升高延续为直立或双向T波。2013年,三大专业协会,即美国心律协会(Heart Rhythm Society,HRS),欧洲心律协会(European Heart Rhythm Association,EHRA)和亚太心律协会(Asia Pacific Heart Rhythm Society,APHRS),更新了Brugada综合征诊断标准。①明确诊断Brugada综合征要求有症状且至少一个右胸导联(指V_1或V_2)出现1型Brugada模式心电图改变,这些表现可以是自发的或是钠通道阻滞药物激发的,心电图导联可以放置在标准位置或是上移。②对于其他方面无症状的1型Brugada模式心电图表现患者,支持Brugada综合征诊断的临床表现包括:a. 心电图显示一度房室传导阻滞和电轴左偏;b. 房颤;c. 信号平均心电图(signal-averaged ECG,SAECG)中观察到晚电位;d. 碎裂QRS波;e. 在长程心电图记录中观察到左束支传导阻滞模式下ST-T波交替伴自发性室性早搏;f. 有创性电生理检查显示心室不应期小于200 ms,H-V间期大于60 ms;g. 无结构性心脏病,包括心肌缺血。

2. Q-T间期相关的综合征　Q-T间期是心电图QRS波起始至T波终点时间,是提示心室复极的电生理学指标,它与致命性心律失常的发生密切相关。很多因素可使Q-T间期改变,除先天及遗传因素外(长Q-T综合征,long Q-T syndrome,LQTS),LQTS是一种心肌复极异常的遗传性疾病,特征为ECG上Q-T间期延长以及发生与危及生命的室性心律失常风险增加有关的心脏性猝死(SCD)风险增加,最常见的是尖端扭转型室性心动过速恶化为室颤。Q-T间期延长的主要因素有心率减慢、缺氧、药物(喹诺酮类抗生素、Ⅰa类及Ⅲ类抗心律失常药物等)、电解质紊乱(低血钾、低血钙、低血镁)、心脏病(冠心病、心肌炎、心力衰竭、缓慢心律失常)、中枢神经系统疾病(出血及缺血性脑血管病、脑外伤、手术)。Q-T间期缩短的因素有心率增加、高热、高血钾、高血钙、酸中毒、自主节律改变等。

3. 儿茶酚胺敏感型多形性室速(Catecholaminergic polymorphic VT, CPVT)　儿茶酚胺敏感型多形性室速,又称家族性CPVT,发生在无结构性心脏病和已知相关综合征的情况下,这种疾病通常起于儿童期或者青春期,但也有在三十多岁才出现首发症状的病例报道,受累患者可能有青少年猝死或应激诱发晕厥的家族史。CPVT 偶尔也会发生在无家族史的个体中，为新发突变。受累患者通常在情绪或者身体应激时发生致命的 VT 或 VF，晕厥可能是该病的首发症状，游泳时发生的心律失常事件以前被认为是 1 型 LQTS 特有的表现，现在也被报道发生于该病。VT 的形态可能会随着心脏搏动不断变化，或者呈双向 VT，类似于洋地黄中毒相关的心律失常，表现为 VF 的情况较少见。该病可能涉及多种机制，已有研究注意到与以下情况相关的趋势：窦性心动过缓，U 波出现，短 P－R 间期，或者与锻炼、情绪或儿茶酚胺输注有关的窦性心动过速所诱发的心律失常。这些模式提示该心律失常的机制可能是钙超载或者自主神经张力改变诱发的折返和延迟后除极。电生理检查时通常不能诱发出这种心律失常。心电图表现：窦性心律时的 ECG 通常是正常的，已有两种多形性心动过速被描述：a."典型的"多形性 VT 的 QRS 形态持续变化，类似于急性缺血性或者非缺血性心肌病患者的心电图；b. 双向性心动过速会显示 QRS 波群方向不断交替。

4. 预激综合征(Wolff-Parkinson-White，WPW) 从心房到心室的传导正常情况下通过房室(atrioventricular，AV)结-希普系发生。预激综合征患者有额外的通路(称为旁路)，其绕过房室结直接连接心房和心室。通过房室结的正常传导比经过旁路传导慢。因此，当存在经旁路的传导时，会比兴奋房室结的传导更早兴奋心室。这种提前兴奋被称为预激，可导致典型心电图(electrocardiography，ECG)表现，即 P－R 间期缩短并在大多数患者中出现 δ 波。症状从轻度心悸到晕厥、甚至极少情况下可出现心脏性猝死(sudden cardiac death，SCD)，这是心动过速的结果，通常是由房室结、心室旁路和心房构成的一个大折返环。

还有一些原因不明性家族性 SCD，除了基础病变外，还有一些叠加触发因素在这些机制起着重要作用，这些因素包括缺血、电解质紊乱(尤其是低钾血症和低镁血症)、一些药物的致心律失常作用、自主神经系统激活，以及社会心理因素。

第二节　临床诊断与治疗

一、心房颤动

心房颤动(atrial fibrillation，AF)简称房颤，是最常见心律失常之一，是指规则有序的心房活动丧失，代之以快速无序的颤动波，是严重的心房电活动紊乱。心房无序的颤动即失去了有效的收缩与舒张，心房泵血功能恶化或丧失，加之房室结对快速心房激动的递减传导，引起心室不规则的反应。因此，心室律(率)紊乱、心功能受损和心房附壁血栓形成是房颤患者的主要病理生理特点。

1. 病因以及发病机制 房颤常发生于器质性心脏病患者，多见于高血压性心脏病、冠心病、风湿性心脏病二尖瓣狭窄、心肌病以及甲状腺功能亢进，其次缩窄性心包炎、慢性肺源性心脏病、预激综合征和高龄。部分房颤原因不明，可见于正常人，可在情绪激动、外科手术、运动或大量饮酒时发生。心房颤动的机制是触发因子和基质间相互作用所导致的。目前已充分确定触发 AF 的心房快速放电最常见部位是肺静脉。房颤导管消融主要依赖于肺静脉与剩余心房的电隔离。病程的早期，心房相对健康，因此窦性心律自行恢复。由于基质逐渐进一步重构，房颤不再自行转复并变为持续性。随着心房重构更为广泛，维持窦性心律日益困难。

2. 分类　过去曾用"急性"和"慢性"来描述患者的房颤时间性质,2014 年美国心脏协会/美国心脏病学会/美国心律协会的 AF 治疗指南中用下面的分类方法取代了这两种说法。

（1）阵发性 AF(即自发性终止或间断发作):阵发性 AF 定义为在发作 7 d 内自行或经干预终止的 AF。发作的频率可能不同。

（2）持续性 AF:持续性 AF 定义为不能在 7 d 内自行终止的 AF。发作时常需要药物复律或电复律来转复窦性心律。虽然发生过持续性 AF 的患者可能会在未来出现阵发性AF 发作,但是 AF 一般属于进展性疾病。

（3）长期持续性 AF:指持续超过 12 个月的 AF。

（4）永久性 AF:"永久性 AF"是指 AF 持续,且患者和医生已共同决定不再继续控制心律治疗。

3. 临床表现　AF 典型症状包括心悸、疲劳、乏力、头晕、运动能力下降、排尿增多或轻度呼吸困难。更严重的症状包括静息时呼吸困难、心绞痛、晕厥。另外一些患者会发生栓塞事件或起病隐匿的心力衰竭(heart failure,HF,表现为肺水肿、外周性水肿、体重增加和腹水)。AF 症状的轻重主要受心室率快慢的影响。

房颤并发血栓栓塞的危险性甚大,尤以脑栓塞危害最大,栓子多来自左心房,多在左心耳部,因心房失去收缩力、血流淤滞所致。二尖瓣狭窄或二尖瓣脱垂合并房颤时,脑栓塞发生率更高。

心脏听诊第一心音强度变化不定,心律极不规则,当心室率过快时可发生脉搏短绌。

4. 心电图特征

（1）P 波消失,代之以小而不规则的基线波动,形态与振幅均变化不定,成为 f 波,f 波的频率通常为 350～600 次/min。

（2）心室反应不遵循重复模式,QRS 波群之间间隔的变异性通常称为"绝对不规则"(irregularly irregular)。

（3）心室率通常为 90～170 次/min,未经治疗的年轻房颤患者心室率通常为 160～200次/min,这反映了房室结可以传导的最大频率,该频率取决于房室结的不应期,而不是隐匿性传导。少数情况下,由于存在完全性房室结传导阻滞,继而出现交界性逸搏心律(窄 QRS波)或室性逸搏心律(宽 QRS 波),故房颤时心室率规则。此外,在传导频率非常快时,也可能呈现规则的心室率。在某些情况下,心室率规则是由于房颤转为房扑而按固定比率传导。削弱房室结传导的药物(如地高辛、β 受体阻滞剂或钙通道阻滞剂)或房室结疾病可导致心室率减慢并变得规则。房颤合并预激综合征(即,有顺向传导旁路),心室率可非常快,通常超过 280～300 次/min,冲动绕过房室结传导、即心房的冲动经旁路或结内通路传到心室,若该通路的不应期很短,则冲动的传导可能非常快,旁路传导通常表现为 QRS 波升支顿挫δ 波,经旁路的传导越多,异常的 QRS 波群就越多,房颤伴预激的鉴别特征是心率与 QRS时限之间的关系:心率越快,QRS 波群越宽。

（4）QRS 波群往往保持正常窄波,但有些情况下 QRS 波群也会增宽(下页图 10-2-1)。例如:既有传导障碍(左束支或右束支阻滞);结下传导系统的一部分发生功能性(一般为频率相关性)阻滞,导致不同步或差异性激动和诸如右束支阻滞(right bundle branchblock,RBBB)的特征;预激通过能够顺向传导的房室旁路,在这种情况下,QRS 波群是经快反应旁路预激区与经房室结正常顺序激动之间融合波。

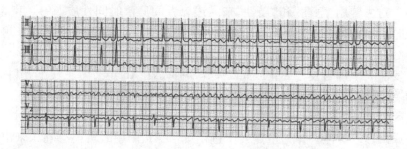

图 10-2-1　有些情况下 QRS 波群也会增宽

5. 治疗　心房颤动治疗强调长期综合管理，即在治疗原发疾病和诱发因素基础上，积极预防血栓栓塞，转复并维持窦性心律及控制心室率，这是房颤治疗基本原则。新发 AF 的早期管理包括评估复律、降低心率治疗和必要的抗凝治疗。

（1）紧急处理：以下 3 种情况可能需要尽快或紧急复律：①活动性缺血，即有症状（心绞痛）或有心电图证据；②有器官灌注不足的证据，如皮肤湿冷、意识模糊、急性肾损伤；③有心力衰竭（heart failure，HF）的严重表现，如肺水肿。

请注意，在房颤病因没有得到部分或完全纠正的情况下，一律复律而不是紧急控制心率的做法可能是无用的，甚至后果更可怕。例如，对肺水肿患者，不给予利尿、吸氧、控制血压和其他措施，复律可能无效。同样需要注意的是，对于持续了至少 48 h 或持续时间不详的房颤，复律会增加脑卒中风险，应在行经食管超声心动图（transesophageal echocardiography，TEE）筛查血栓后，或至少给予 3 周抗凝治疗后，再行复律，除非患者病情危重而除复律以外没有其他选择。

（2）控制心率：房颤心律的新发房颤患者，在尝试转复窦律之前应先尝试控制心率，主要的例外情况是患者血流动力学不稳定。对于有症状的患者，应尝试将静息心率控制为 80～100 次/min，在此心率下仍有严重症状患者，可以尝试继续降低心室率。对于无症状永久性房颤患者，最初控制心率的目标可以更宽松，设为<110 次/min。

1）如果没有心衰，则 β 受体阻滞剂、维拉帕米、地尔硫草优于地高辛。

2）如果其他药物均无效或不能使用，则口服或静脉用胺碘酮可能有助于控制心律，使用该药有可能复律，带来血栓栓塞风险，故应慎用。

3）地高辛只在射血分数下降的心力衰竭伴房颤患者中优先使用。地高辛也可用于不能使用 β 受体阻滞剂或钙通道阻滞剂的患者，或使用这些药物后效果不佳的患者。以上两种药物与地高辛联用均可产生加性效应。

4）预激患者必须避免使用房室结阻滞剂，如地高辛、β 受体阻滞剂和维拉帕米。这些药物会优先阻断房室结，导致冲动沿旁路更快地传导，增加快速预激性房颤导致室颤的风险。

对于运动期间心室率过度增加的患者、急性心梗后的患者合并运动相关心绞痛的患者，β 受体阻滞剂格外有用，如果担心患者不能耐受 β 受体阻滞剂，可以选择半衰期更短的 β 受体阻滞剂。另一方面，在慢性阻塞性肺疾病和哮喘患者中，钙通道阻滞剂是首选药物。β 受体阻滞剂和非二氢吡啶类钙通道阻滞剂对于快速心室率引起的心衰或低血压也有效，如果心率超过 140 次/min，或者患者不能耐受病情但又不需要紧急复律，静脉给予这类药物，需要注意的是不确定心衰病因的情况下起始剂量要低。

（3）转复窦律：导管消融和抗心律失常药物是转复窦律的两种主要干预措施。近期发作的房颤患者如果血流动力学稳定（只有轻至中度症状）且心室率已得到控制（如上文所述),则应就转复窦律作出决定。

以下情况中,新发房颤患者可以不复律:①患者完全无症状,尤其是有多种合并症的高龄老人(>80岁),因为复律和(或)药物控制节律的风险可能超过了复律的好处;②患者无症状,且有明确证据表明其房颤已经持续超过3~5年。这些证据包括左心房明显扩张(>5.5 cm),回顾既往心电图发现多年来反复行心电图检查始终未见窦律。

除了不稳定的患者以外,其余患者的复律时机很大程度上取决于房颤发作的持续时间。如果房颤持续不超过24~48 h,经胸壁超声心动图未见心脏异常,尤其是未见二尖瓣疾病和心肌病引起的左心室明显增大,则患者发生体循环栓塞的风险很低。对于新发房颤持续超过48 h的患者,大多数应该在接受3周的有效抗凝之后或TEE显示无左心耳附血栓之后,再行复律。首次房颤发作更适合行电复律,如果阵发性房颤患者可能需要在以后长期使用抗心律失常药来维持窦律,则优先选择药物治疗,氟卡尼、普罗帕酮、伊布利特、多非利特和(效果较差的)胺碘酮都可有效进行房颤的药物复律。在这些药物中,如果房颤持续不超过7 d,我们优选氟卡尼或普罗帕酮,如果超过7 d,多非利特或(效果较差的)胺碘酮或伊布利特对药物复律具有一定作用。所有这些药物都不及直流电复律有效。

(4) 抗凝:房颤患者的栓塞发生率较高,因此抗凝治疗是房颤治疗的重要内容,华法林是房颤抗凝治疗的有效药物,使凝血酶原时间国际标准化比值(INR)维持在2.0~3.0,能安全有效的预防脑卒中的发生,新型口服抗凝药物(NOACs)如达比加群酯、利伐沙班等目前主要用于非瓣膜性房颤的抗凝治疗,NOACs特点是不需要常规凝血指标监测,较少受食物影响,安全性好。对于非瓣膜房颤患者,需使用CHA2DS2-VASc评分(见表10-2-1)判定的风险给予抗凝,评分≥2分者需抗凝治疗。抗凝的同时需要对出血风险进行评估,常用HAS-BLED评分系统(见表10-2-2),评分≥3分为高出血风险,对于高出血风险患者应积极纠正可逆的出血因素,不应该将HAS-BLED评分增高视为抗凝治疗的禁忌证。如果房颤持续超过48 h或持续时间不详,我们推荐至少给予3周口服抗凝后再行复律,然后在复律后至少给予4周抗凝。如果患者因种种原因需要紧急转复窦律,例如因血流动力学紊乱的症状、心率控制不佳或为方便患者,则替代方案是先行TEE排除左心房血栓再行复律,然后在复律后至少抗凝4周。对于房颤持续不足48 h的患者,我们的评议专家有不同做法。部分专家会对所有患者在复律前使用普通肝素、低分子量肝素或新型口服抗凝药,而另一部分专家则对房颤持续时间非常短而脑卒中风险很低的患者不予抗凝而直接复律。

表10-2-1　房颤血栓危险度
(CHA2DS2-VASc)评分

危险因素	评分	得分
心力衰竭/LVEF<40%(C)	1	
高血压(H)	1	
年龄65~74岁/75岁以上(A)	1/2	
糖尿病(D)	1	
卒中/血栓形成(S)	2	
血管性疾病(V)	1	
女性(Sc)	1	
总分	9	

表10-2-2　出血风险
(HAS-BLED)评分

危险因素	评分	得分
高血压(H)	1	
肝肾功能不全	各1分	
卒中(S)	1	
出血(B)	1	
异常INR值	1	
年龄>65岁(A)	1	
药物或饮酒	各1分	
总分	9	

对于 CHA2DS2-VASc 评分≥2 分的非瓣膜性房颤,且不适合长期抗凝治疗或长期规范化抗凝治疗基础上仍发生脑卒中或栓塞事件、HAS-BLED 评分≥3 分的患者,可考虑行左心耳封堵术。

阵发性、持续性、长期持续性或永久性 AF 患者需要定期治疗,需要常规监测抗血栓治疗的有效性和安全性。用华法林治疗的患者应该监测国际标准化比值;接受抗心律失常治疗或其他新型抗凝药患者应该监测肌酐清除率。抗心律失常药物治疗的效果和安全性,评估方法包括心电图、肝肾功能评估以及其他必要检测。心率控制的效果,评估方法包括病史、心电图以及按需实施延长 Holter 监测。

二、阵发性室上性心动过速

阵发性室上性心动过速(paroxysmal supraventricular tachycardia, PSVT),简称是室上速,大多数心电图表现为 QRS 波群形态正常、R-R 间期规则的快速心律。广义室上性心动过速包含所有起源和传导途径不局限于心室内的心动过速,也涉及希氏束和心室。包括窦性快速型心律失常、房性心动过速、房室结折返性心动过速、房室折返性心动过速、自律性交界性心动过速和非阵发性交界性心动过速。

狭义的阵发性室上性心动过速主要包括房室结折返性心动过速(atrioventricular nodal reentrant tachycardia,AVNRT)和房室折返性心动过速(atrioventricular reentranttachycardia,AVRT)两大类,其共同发生机制为折返,自动节律性增强和触发活动比较少见,但前者的折返环路位于房室结内,后者由房室交界区、旁道与心房、心室共同组成折返环路。AVNRT 是最常见的阵发性室上性心动过速(paroxysmal supraventricular tachycardia,PSVT)类型。

1. 病因 患者通常无器质性心脏病表现,不同性别与年龄均可发生。大多数情况下,AVNRT 的发作无明显诱因。但对于部分患者,尼古丁、酒精、兴奋剂或运动可引起发作。

2. 临床表现 心动过速发作突然起始与终止,持续时间长短不一。症状主要包括心悸、胸闷、不安,少见有晕厥、心绞痛、心力衰竭、心搏骤停患者。症状的轻重取决于发作时心室率快速程度以及持续时间,亦与原发病的严重程度有关。典型 AVNRT 时,由于心房激动与心室激动同步发生,所以心房收缩时三尖瓣处于关闭状态,导致静脉压呈现节律性骤升,可以引起颈部重击感。一些 AVNRT 患者有多尿的感觉,在 AVNRT 发作时或发作后尿量增多,其机制可能与心律失常时右房平均压和血浆心房钠尿肽水平升高有关。

3. 心电图特征

(1) 心室率:通常介于 120~220 次/min。

(2) 起始突然:通常由一个房性期前收缩触发,其下传的 P-R 间期显著延长,随之引起心动过速发作。

(3) QRS 波与 P 波的关系:根据 QRS 波与下一 P 波之间的关系,典型 AVNRT 被称为"短 RP 心动过速",而非典型 AVNRT 则是"长 RP 心动过速"。典型 AVNRT 时,逆向的心房激动和前向的心室激动几乎同时发生(下页图 10-2-2)。因此,P 波通常隐藏在 QRS 波中或与 QRS 波融合。非典型 AVNRT 时,逆向的心房激动落后于心室激动很久,导致 P 波落后于 QRS 波很久,以至于看起来像发生于下一个 QRS 波之前不久,这种波形类似于房性心动过速的波形,有时需要行电生理检查来明确心律失常的发生机制。

(4) P 波逆行性,Ⅱ、Ⅲ和 aVF 导联上 P 波倒置。

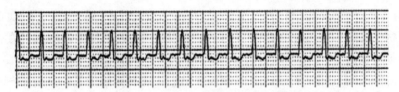

图 10-2-2 典型 AVNRT 时,逆向的心房激动和
前向的心室激动几乎同时发生

(5) ST 段压低,大多数患者的 ST 段压低不代表心肌缺血,而是代表复极异常,但在有严重基础冠心病患者中可能代表心肌缺血。

(6) 终止后 T 波倒置。

4. 治疗

(1) 患者有心率过快引发的血流动力学不稳定的症状和体征,如低血压、呼吸急促、提示冠脉缺血的胸痛、休克和/或意识水平下降,需紧急行心脏电复律。

(2) 终止 AVNRT 方案

1) 迷走神经刺激:包括 Valsalva 动作或颈动脉窦,对血流动力学稳定且能有效实施迷走神经刺激的 AVNRT 患者,我们推荐的初始治疗是至少进行 1 或 2 次标准 Valsalva 动作,如 AVNRT 仍持续,再进行至少 1 或 2 次改良 Valsalva 动作。

2) 腺苷:对于不能充分实施迷走神经刺激的患者和实施迷走神经刺激后 AVNRT 仍持续的患者,我们推荐静脉给予腺苷,而不用钙通道阻滞剂和 β 受体阻滞剂。

3) 其他阻断房室结的药物:如果迷走神经刺激和腺苷均无效,可静脉给予非二氢吡啶类钙通道阻滞剂(如维拉帕米和地尔硫䓬)或静脉给予 β 受体阻滞剂(如美托洛尔、艾司洛尔)来终止 AVNRT。

4) 导管消融:若患者 AVNRT 发作频繁、药物治疗无效或不能耐受(如,伴有晕厥/近乎晕厥、心绞痛或重度呼吸困难),或因此住院,我们推荐的初始长期治疗策略是导管消融,而非长期药物治疗。导管消融根治术 AVNRT 的成功率>95%,对典型和非典型 AVNRT 的成功率都很高。

5) 如果患者使用地尔硫䓬、维拉帕米和 β 受体阻滞剂均失败,也不愿意接受消融,可考虑以下抗心律失常药物:氟卡尼(Ic 类)、普罗帕酮(Ic 类)、索他洛尔(Ⅲ类)、多非利特(Ⅲ类)、胺碘酮(Ⅲ类)。

三、房室折返性心动过速与预激综合征

预激综合征(pre-excitation syndrome)是指心房部分激动由正常房室传导系统以外先天性附加通道(旁道下传),使心室某一部分心肌预先激动(预激),导致以异常心电生理和(或)伴发多种快速型心律失常为特征的一种综合征。正常心脏中,心房和心室电传导上是独立的,从心房到心室的电脉冲传导正常情况下是经房室结-希普系发生。而预激综合征患者存在一条额外路径,即旁道,由胎儿发育时期房室瓣纤维环的心肌合胞体再吸收失败所致。最常见的是连接心房与心室之间的旁道,称为房室旁道,又称 Kent 束。少见的房室旁道包括心房-希氏束、房室结-心室纤维和分支-室纤维。旁道具有前向(房-室传导)或逆向(室-房传导)的电生理特性。仅能逆向传导称为隐匿性旁道,而能前向传导的旁道,因在心电图上可显示心室预激(表现为 δ 波)则称为显性旁道。由 Kent 束引起的心室预激并伴有快速型心律失常者称为典型预激综合征,又称为 Wolf-Parkinson-White 综合征(WPW 综合

征）。根据有无心律失常，可以将具有旁路的患者分为两类：WPW 型适用于 ECG 呈预激表现但不伴症状性心律失常的患者；WPW 综合征适用于 ECG 呈预激表现且存在涉及旁路的症状性心律失常的患者。

房室折返性心动过速是预激综合征最常伴发的快速型心律失常。

1. 流行病学　在普通人群中，体表 ECG 显示 WPW 型患病率为 $0.13\%\sim0.25\%$。根据旁路传导的性质，ECG 显示 WPW 型可能呈间歇性，甚至还可能随时间的推移永久地消失。WPW 综合征（WPW 型合并快速性心律失常）的患病率显著低于单纯 WPW 型患病率，可能低至体表 ECG 显示 WPW 型患者的 2%。

2. 临床表现　大多数心电图显示 WPW 型的患者无症状，然而，作为 WPW 综合征的一部分，WPW 综合征患者可发生不同类型的室上性心律失常。多达 80% 的心律失常患者存在 AVRT，$15\%\sim30\%$ 存在心房颤动，5% 存在心房扑动。心脏性猝死（SCD）发病率相当低；一项纳入 20 项研究（共 1 868 例患者）的 meta 分析估计每年发生 SCD 的风险为 0.13%。大多数报道尚未在无症状患者中发现猝死病例，然而，一项报道对 162 例初始无症状的患者随访 5 年发现 3 例猝死，这 3 例患者在猝死前均发生过症状性 AF。

3. 心电图表现

（1）通过旁路并绕过房室结的快速房室传导使 P-R 间期缩短（<0.12 s）。

（2）由于心肌纤维之间的传导较慢，心室激动的起始部分缓慢，QRS 波群的上升也变得平钝，这称为 δ 波。沿旁路传导的速度越快，则经旁路去极化心肌越多，从而导致 δ 波更明显或更宽，也使得 QRS 波群持续时间增加。

（3）QRS 波群增宽，由预激引起的早期心室激动与经房室结和结下传导系统传至心室所引起的晚期心室激动融合组成。

（4）经旁路电传导时发生激动顺序异常可引起复极顺序的异常，从而导致 ST-T 波异常。继发性 ST-T 波改变，与 QRS 波群主波方向相反。

根据胸导联 QRS 波群的形态，以往将预激综合征分为两型，A 型为胸导联 QRS 波群主波均向上，预激发生在左室或右室后底部；B 型为 QRS 波群在 V_1 导联主波向下，V_5、V_6 导联主波向上，预激发生在右室前侧壁。

预激综合征并发房室折返性心动过速时，根据折返方向不同，将其分为顺向型房室折返性心动过速（又称正向型房室折返性心动过速）和逆向型房室折返性心动过速。顺向型房室折返性心动过速系冲动经房室结前传激动心室，经房室旁路逆传激动心房，QRS 波群形态正常，心室率可达 $150\sim250$ 次/min。逆向型 AVRT 系冲动经房室旁路前传激动心室，经房室结逆传激动心房，QRS 波群宽大畸形，极易与室性心动过速混淆（下页图 10-2-3）。

预激综合征患者亦可发生心房颤动与心房扑动，若冲动沿旁路下传，由于其不应期短，会产生极快的心室率，甚至演变为室颤。

4. 治疗　预激综合征与表现为症状性快速性心律失常的所有患者一样，对于怀疑为涉及旁路的心动过速患者，应当对血流动力学状态进行初始评估。对于血流动力学稳定，且存在旁路、预激且有症状性心律失常患者的长期治疗方法优选导管射频消融术。然而，对于与持续性心动过速有关的血液动力学不稳定或受损的患者，应当进行紧急心脏电复律。

顺向型 AVRT 患者的治疗方法与其他类型的阵发性室上性心动过速患者相似，初始治疗采用一种或多种迷走神经操作法，这些可能足以使超过 75% 的患者房室结阻滞及心动过速终止。如果迷走神经操作无效，应该开始给予房室结阻滞剂（即腺苷、维拉帕米和 β 受体

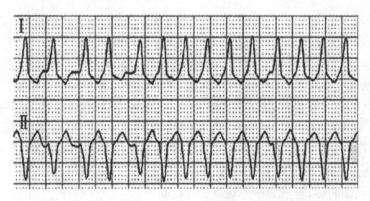

图 10-2-3　房室折返性心动过速与预激综合征

阻滞剂)进行药物治疗,基于腺苷的有效性和半衰期短,我们建议将静脉给予腺苷(而非静脉给予维拉帕米)作为初始选择。如果腺苷无效,我们再静脉给予维拉帕米作为二线药物。三者均无效时,二线治疗选择包括静脉给予普鲁卡因胺和已被批准用于静脉给药的 β 受体阻滞剂(普萘洛尔、美托洛尔和艾司洛尔)。

逆向型 AVRT 患者,通过旁路顺向传导而通过房室结进行逆向传导。虽然房室结逆向传导通常在逆向型 AVRT 中是薄弱环节,但应当避免静脉给予房室结特异性阻滞药物(如腺苷、维拉帕米和 β 受体阻滞剂),除非心动过速确定为逆向型 AVRT。如果诊断不确定,应考虑患者为未诊断的宽 QRS 心动过速。值得注意的是室性心动过速,上述药物会导致血流动力学不稳定,对不能确定的心动过速机制,应按照室性心动过速进行相应治疗。对于终止已知逆向性 AVRT 的急性治疗的静脉用药首选普鲁卡因胺。

心房颤动伴预激的治疗,对于血流动力学不稳定的患者,我们推荐紧急心脏电复律;对于血流动力学稳定的患者,相比控制心率,我们建议初始药物治疗控制节律,这是基于窦性心律的心室率更容易控制,虽然没有明确的控制节律的一线用药,但可选择伊布利特和普鲁卡因胺;对于所有的房颤伴预激的患者,我们推荐不要使用常规的阻断房室结传导的药物,即 β 受体阻滞剂、非二氢吡啶类钙通道阻滞剂(即维拉帕米和地尔硫草)、地高辛、腺苷和胺碘酮。阻断房室结传导可能增加心房冲动经旁路到心室的传导,加快心室率并可能导致血流动力学不稳定。

对于有预激和症状性心律失常或心房颤动或心房扑动的旁路导管消融术失败的患者,我们通常再次尝试导管消融或考虑进行手术切除。

四、室性期前收缩

室性期前收缩(ventricular premature beat,VPB)是一种最常见的心律失常,是希氏束分叉以下部位过早发生的,提前使心肌除极的心搏。VPB 常见,发生于广泛的人群中,包括无结构性心脏病和任何有类似心脏病的患者,与疾病严重程度无关。

1. 病因及发病机制　VAP 发生的机制主要包括:折返、正常自律性增加或异常自律性、后除极触发活动。正常人发生室性期前收缩的机会随年龄的增长而增加。心肌炎、缺血、缺氧、麻醉和手术均可使心肌受到机械、电、化学性刺激而发生室性期前收缩。洋地黄、奎尼丁、三环类抗抑郁药中毒发生严重心律失常之前常先有室性期前收缩出现。电解质紊乱(低钾、低镁等)、精神不安、过量烟、酒、咖啡都亦能诱发室性期前收缩。虽然普遍认为咖啡因,尤其高剂量时,与心悸和一些心律失常有关,但尚无证据表明其可致心律失常。室性期前收缩常见于高血压、冠心病、心肌病、心力衰竭、心肌炎、先天性心脏病患者。

2. 临床表现 绝大多数 VPB 患者基本无症状,且是否有症状或症状的轻重程度与期前收缩的频发程度无直接相关。患者一般表现为心悸、心跳或停跳感、类似电梯快速升降的失重感或代偿间歇后有力的心脏搏动,可伴有头晕、乏力、胸闷等症状。严重器质性心脏病患者,长时间频发室性期前收缩可产生心绞痛、心力衰竭。最典型的体格检查表现是在检查期间因 VPB 导致的脉搏不规则。房室分离(如果出现)将导致第一心音强弱不等(继发于P-R 间期改变),以及大炮样 A 波(由几乎同时的心房逆行激动和心室顺行激动所致)。第二心音(S_2)分裂也会存在差异,具体取决于 VPB 是左束支传导阻滞形态还是右束支传导阻滞形态;如果发生右束支传导阻滞型 VPB,可能会有 P_2 延迟引起的 S_2 宽分裂。大部分 VPB可听诊到完全代偿间歇,表现为早搏后有延长的间歇。

3. 心电图特征

(1) 提前发生的 QRS 波群,时限常超过 0.12 秒、宽大畸形(图 10 - 2 - 4)。

(2) ST 段与 T 波方向与 QRS 主波方向相反。

(3) 室性期前收缩与其前面的窦性搏动之间期(称为配对间期)恒定,后可出现完全性代偿间歇。

除了这些特征性表现,还存在一些值得注意的例外情况,包括:①既有束支传导阻滞的患者出现对侧心室起源的 PVB,可导致不太宽大的 QRS 波。②既往有心肌梗死的患者 T波假性正常化。③重新设定窦房结并产生非代偿间歇的 VPB。④无法逆行传导通过房室结、不影响基础的心房率或心室率的插入性 VPB。

室性期前收缩的类型:室性期前收缩可孤立或规律出现。每个窦性搏动后跟随一个室性期前收缩称为二联律;每两个窦性搏动后出现一个室性期前收缩为三联律,以此类推。连续发生两个室性期前收缩称为成对室性期前收缩,连续三个或以上室性期前收缩称室性心动过速。同一导联内,室性期前收缩形态相同者,为单形性室性期前收缩;形态不同者称多形性或多源性室性期前收缩。室性并行心律是一种与窦性心律竞争的独立性异位室性心律。其在ECG 上表现为联律间期不固定(即,早搏与前一个窦性心搏的间期不固定)的单灶性 VPB。

4. 治疗 VPB 患者的处理方法取决于有无症状和基础结构性心脏病。没有确凿的证据支持抗心律失常药物抑制 VPB 可改善总体生存情况,所以不应对无 VPB 相关症状且未发生过重大心律失常事件的患者应用抗心律失常药;症状性 VPB 患者的初始治疗应着重于让患

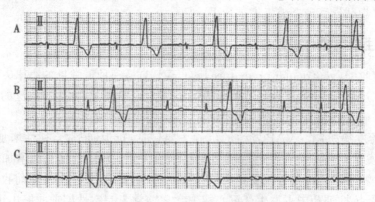

A:每个窦性搏动后跟随一个室性期前收缩,为二联律;B:每两个
窦性搏动后跟随一个室性期前收缩,为三联律;C:第 3、4 个
QRS 波群连续出现,为成对室性期前收缩

图 10 - 2 - 4 室性期前收缩心电图

者戒除已知的兴奋物质或 VPB 触发物质或原发病的治疗；对于避免了已知触发因素后仍有症状的 VPB 患者，β 受体阻滞剂或钙通道阻滞剂（较少的情况下）作为一线治疗的药物。

对于 β 受体阻滞剂和/或钙通道阻滞剂治疗后症状未改善的症状性 VPB 患者，其他治疗方案包括抗心律失常药物或射频消融术。

首选的抗心律失常药不是固定的，取决于有无基础结构性心脏病，特别是冠状动脉性心脏病（CHD）。氟卡尼和普罗帕酮这两种 Ic 类抗心律失常药物能非常有效的抑制 VPB。然而，两者都禁用于既有 CHD 的患者，因为可能致心律失常并增加死亡率。对于无法使用 Ic 类药物的患者，胺碘酮和索他洛尔是有效的替代药物，特别是对不愿进行导管消融术和（或）消融失败的患者。

对于频发 VPB 伴左室功能障碍的患者，我们建议射频导管消融术。另外，如果症状性 VPB 患者采用 β 受体阻滞剂、钙通道阻滞剂和抗心律失常药进行内科治疗无效，也应考虑射频导管消融术。

五、室性心动过速

室性心动过速（ventricular tachycardia，VT）简称室速，是起源于希氏束分支以下的特殊传导系统或者心室肌的连续 3 个或 3 个以上的异位心搏。

1. 病因　室速通常发生于各种器质性心脏病患者。最常见的为冠心病，其次是心肌病、心力衰竭、二尖瓣脱垂、心瓣膜病等，其他病因包括代谢障碍、电解质紊乱、长 Q-Td 间期综合征等。室速偶可发生在无器质性心脏病者。称为特发性室速。其多起源于右心室流出道梗阻（右室特发性室速）、左心室间隔部（左室特发性室速）和主动脉窦部。少部分室速与遗传因素有关，如长 Q-T 间期综合征、Brugada 综合征。

2. 临床表现　室速的临床症状视发作时心室率、持续时间、基础心脏病、心功能状况不同而异。常见临床表现包括心悸、胸痛、气促、胸痛、晕厥、低血压、少尿等，部分可演变为室颤，导致心源性晕厥、心搏骤停和猝死。

3. 心电图特征　典型表现：①3 个或以上的室性期前收缩连续出现；②心室率常为 100～250 次/min；③节律规则或略不规则；④心房独立活动与 QRS 波无固定关系，形成房室分离；⑤偶可见心室激动逆传夺获心房；⑥心室夺获与室性融合波。

按室速发作时 QRS 波的形态，可将室速区分为单形性室速（图 10-2-5）和多形性室速（图 10-2-6），QRS 主波方向呈交替变换者称为双向性室速。按照室速持续时间分为持续性室性心动过速和非持续性心动过速。还有一些特殊类型室性心动过速，尖端扭转性室速（torsade de pointes，TDP）、加速性室性自主心律（accelerated idioventricular rhythm）。

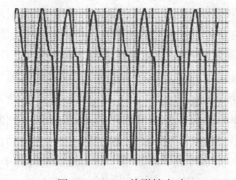
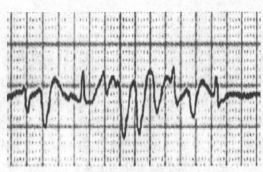

图 10-2-5　单形性室速　　　　　图 10-2-6　多形性室速

4. 治疗

(1) 对于血流动力学不稳定、低血压、休克、心绞痛、充血性心力衰竭,应立即实施电复律/除颤。

(2) 对于血流动力学稳定的患者,首先倾向静脉给予抗心律失常药,可以尝试给予胺碘酮、普鲁卡因胺、利多卡因或索他洛尔。对难治或变得不稳定患者使用电复律。

(3) 长期治疗

1) β受体阻滞剂:对于症状性 VT 患者的初始治疗,大量间接证据显示了β受体阻滞剂可以减少其他心脏疾病时心室异位搏动和快速性心律失常的发生,同时使用β受体阻滞剂可以治疗其他心脏病,具有良好的安全性和耐受性。

2) 非二氢吡啶类钙通道阻滞剂:对于使用β受体阻滞剂后仍有症状或者因副作用而不能耐受β受体阻滞剂的 VT 患者,加用非二氢吡啶类钙通道阻滞剂,而非抗心律失常药。大多数患者对非二氢吡啶类钙通道阻滞剂的耐受性比对抗心律失常药的耐受性更好,并且非二氢吡啶类钙通道阻滞剂的毒性更小。然而,非二氢吡啶类钙通道阻滞剂不应该用于有结构性心脏病或未得到控制的心力衰竭患者。

3) 抗心律失常药:对于症状显著且应用β受体阻滞剂或钙通道阻滞剂仍无法充分抑制的部分频发 VT 患者,加用抗心律失常药可能有所帮助。由于胺碘酮是有效的,因此作为初始选择,而非其他抗心律失常药。在特定的病例中,可使用Ⅰa 类药物(普鲁卡因胺)和Ⅰb 类药物(美西律)抑制 VT。

4) 射频导管消融术:对于不能或不愿使用药物或者药物不能控制非常频发且有症状的单形性 VT 的患者,使用导管消融可有效减少或消除 VT 及其相关症状。该策略一般仅用于特发性、触发性心律失常患者,该心律失常往往起源于流出道、间隔或乳头肌。这类患者中,导管消融术是消除心律失常症状成功率非常高的操作。

5) 埋藏式心脏转复除颤器:用于持续性室性快速性心律失常相关性 SCD 的一级预防。一般不用于非持续性室性心动过速,然而一些被发现有心肌病的非持续性室性心动过速患者可能适合植入 ICD。

六、心室扑动与心室颤动

心室扑动(ventricular flutter)与心室颤动(ventricular fibrillation),简称室扑和室颤,为致死性心律失常。常见于缺血性心脏病。此外,抗心律失常药物,特别是引起 Q-T 间期延长与尖端扭转的药物,严重缺氧、缺血、预激综合征合并房颤与极快的心室率、电击伤等亦可引起。

1. 发病机制 VF 是由多个局部微折返区所致,无任何有序的电活动。旋转的螺旋波是其最可能机制,几乎总是发生于通常呈弥漫性的基础心肌病变(或复极异常,如长 Q-T 综合征中的那样),从而导致除极的异质性及复极的离散趋势。触发事件通常是诱发易损心脏发生心律失常的必要条件。随着 VF 持续时间的延长,患者可出现进行性细胞缺血和酸中毒,从而导致电生理状态恶化,表现为颤动周期延长和颤动动作电位之间的心脏舒张期延长,随后颤动波会迅速变得更细,振幅、持续时间和周期长度变得更加不规则;尚未观察到此类情况的自发缓解。几分钟期间,颤动波会变得非常细小,以至于看起来没有任何电活动。

2. 心电图特征 心室扑动呈正弦图形,波幅大而不规则,QRS 波呈单形性,频率 150~300 次/min(通常在 200 次/min 以上),有时难与室速鉴别。心室颤动的波形、振幅与频率极不规则,无法辨认 QRS 波群、ST 段与 T 波,持续时间较短,一般心电活动在数分钟内迅速消失,见图 10－2－7。

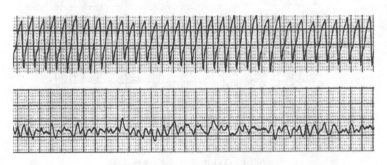

图 10－2－7　心室扑动和心房扑动

3. 临床表现　临床症状包括意识丧失、抽搐、呼吸停顿甚至死亡、听诊呼吸音消失、脉搏触不到、血压无法测量。

4. 治疗　VF 的 ROSC 取决于早期除颤和高质量 CPR。尽管 ACLS 指南提倡合理使用高级气道管理并采用特定药物治疗,但是这些干预措施并未显示可改善 SCA 患者的生存。因此,执行这些干预措施不能以牺牲高质量 CPR 和早期除颤作为代价。

七、Ⅲ度房室传导阻滞

Ⅲ度房室传导阻滞是指由于房室交界区的绝对不应期极度延长,或其他原因导致所有的室上性冲动均无法下传至心室的情况,此时心房和心室分别由两个起搏点控制,两者相互无关,形成完全性房室分离,患者的基本心律为逸搏心律。

1. 病因　常见的可能原因包括心肌缺血(急性或慢性)累及传导系统、心肌病(如,淀粉样变性和结节病)、心肌炎(如,莱姆病)、有脓肿形成的心内膜炎、高钾血症,以及迷走神经兴奋过度、药物相关性(房室结阻滞药物)、心脏手术后、导管消融术后,以及经导管主动脉瓣植入术后等。

2. 临床表现　Ⅲ度房室传导阻滞的临床表现不一,大部分患者会出现某种程度的乏力、呼吸困难、胸痛,逸搏心律较慢的患者更可能出现晕厥,不存在任何逸搏心律可能极少导致心脏性猝死。

3. 心电图表现(下页图 10－2－8)

(1) P 波与 QRS 波群各自成节律、互不相关。

(2) 心房率快于心室率,心房冲动来自窦房结或异位心房节律(房性心动过速、扑动或颤动)。

(3) 心室起搏点通常在阻滞部位稍下方。如位于希氏束及其近邻,心室率为 40～60 次/min,QRS 波群正常;如位于室内传导的远端,心室率可低至 40 次/min,QRS 波群增宽,心室律亦常不稳定。

4. 治疗

(1) 不稳定患者:需要立即行药物治疗,在大多数情况下,患者还需要接受临时起搏治疗,以增加心率及心输出量。如有静脉通路,应立即给予阿托品(初始剂量 0.5 mg,静脉给药),但不能因阿托品治疗而延误经皮起搏或心脏变时性药物治疗,应提供临时心脏起搏治疗。

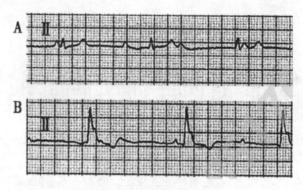

A：QRS 波群形态及时限正常，起搏点在希氏束
分叉以上；B：QRS 波群增宽，起搏点在
希氏束分叉以下。

图 10-2-8　Ⅲ度房室传导阻滞

　　（2）稳定患者：不需要采用阿托品或临时心脏起搏治疗，排除导致Ⅲ度房室传导阻滞的可逆性原因，如心肌缺血、迷走神经张力增高、甲状腺功能减退症、高钾血症以及抑制传导的药物，一旦排除了心脏传导阻滞的可逆性病因，通常需要永久性起搏治疗。

（王　军）

参 考 文 献

1. Nichols M，Townsend N，Scarborough P，et al. Cardiovascular disease in Europe：epidemiological update[J]. *European Heart Journal*，2013，34(39)：3028～3034

2. Porter B，Bishop M，Claridge S，et al. Autonomic Modulation in Patients with Heart Failure Increases Beat-to-Beat Variability of Ventricular Action Potential Duration[J]. *Frontiers in Physiology*，2017，8：459

3. Wang Y-y，Ma Z-Y，Li X-D，et al. Serum Positive for the Autoantibody against the β_1-Adrenoceptor from Chinese Patients with Congestive Heart Failure Decreases Iss in Mouse Cardiac Myocytes[J]. *Clinical and Developmental Immunology*，2011，(2011)：143517

4. DL J，KM H，D L，et al. Right ventricular arrhythmogenesis in failing human heart：the role of conduction and repolarization remodeling[J]. *American journal of physiology Heart and circulatory physiology*，2012，303(12)：H1426～H1434

5. C B，P S，V A，et al. Meta-analysis of left ventricular hypertrophy and sustained arrhythmias. ％A Chatterjee S[J]. *The American journal of cardiology*，2014，114(7)：1049～1052

6. Maron BJ，Maron MS. Contemporary strategies for risk stratification and prevention of sudden death with the implantable defibrillator in hypertrophic cardiomyopathy[J]. *Heart Rhythm the Official Journal of the Heart Rhythm Society*，2016，13(5)：1155～1165

7. Que D，Yang P，Song X，Liu L. Traditional vs. genetic pathogenesis of arrhythmogenic right ventricular cardiomyopathy[J]. *Europace*，2015，17(12)：1770～1776

8. Hussein AA，Gottdiener JS，Bartz TM，et al. Inflammation and sudden cardiac death in a community-based population of older adults：The Cardiovascular Health Study[J]. *Heart Rhythm the Official Journal of the Heart Rhythm Society*，2013，10(10)：1425～1432

9. Goldenberg I，Moss AJ. Long QT syndrome[J]. *Journal of the American College of Cardiology*，2008，51(24)：2291～2300

10. Priori SG, Carlo N, Mirella M, et al. Clinical and molecular characterization of patients with cate-cholaminergic polymorphic ventricular tachycardia[J]. *Circulation*, 2002, 106(1):69~74

11. Richter S, Gebauer R, Hindricks G, Brugada P. A classic electrocardiographic manifestation of cate-cholaminergic polymorphic ventricular tachycardia[J]. *J Cardiovasc Electrophysiol*, 2012, 23(5):560

12. S V, P K, A G. Pathophysiological mechanisms of atrial fibrillation:a translational appraisal[J]. *Physiological reviews*, 2011, 91(1):265~325

13. P K, S B, D K, et al. 2016 ESC Guidelines for the management of atrial fibrillation developed in collaboration with EACTS[J]. *Kardiologia Polska*, 2010, 31(19):2369

14. A John C, Lip GYH, Raffaele DC, et al. 2012 focused update of the ESC Guidelines for the management of atrial fibrillation:an update of the 2010 ESC Guidelines for the management of atrial fibrillation. Developed with the special contribution of the European Heart Rhythm Association[J]. *Europace*, 2012, 33(10):1385~1413

15. Badhwar V, Rankin JS, Jr RJD, et al. The Society of Thoracic Surgeons 2017 Clinical Practice Guidelines for the Surgical Treatment of Atrial Fibrillation[J]. *Annals of Thoracic Surgery*, 2017, 103(1):329~341

16. Heidenreich PA, Solis P, Iii NAME, et al. 2016 ACC/AHA Clinical Performance and Quality Measures for Adults With Atrial Fibrillation or Atrial Flutter:A Report of the American College of Cardiology/American Heart Association Task Force on Performance Measures[J]. *Journal of the American College of Cardiology*, 2016, 68(5):525~568

17. Page RL, Joglar JA, Halperin JL, et al. 2015 ACC/AHA/HRS Guideline for the Management of Adult Patients With Supraventricular Tachycardia[J]. *Journal of the American College of Cardiology*, 2016, 67(13):e27~e115

18. Appelboam A, Reuben A, Mann C, et al. Postural modification to the standard Valsalva manoeuvre for emergency treatment of supraventricular tachycardias(REVERT):a randomised controlled trial[J]. *Lancet*, 2015, 386(10005):1747~1753

19. Chrispin J, Misra S, Marine JE, et al. Current management and clinical outcomes for catheter ablation of atrioventricular nodal re-entrant tachycardia[J]. *Europace*, 2017, (eux110):1~9

20. Katritsis DG, Marine JE, Contreras FM, et al. Catheter Ablation of Atypical Atrioventricular Nodal Reentrant Tachycardia[J]. *Circulation*, 2016, 134(21):1655

21. Cohen MI, Triedman JK, Cannon BC, et al. PACES/HRS Expert Consensus Statement on the Management of the Asymptomatic Young Patient with a Wolff-Parkinson-White(WPW, Ventricular Pre-excitation) Electrocardiographic Pattern:Developed in partnership between the Pediatric and Congenital Electrophysi[J]. *Heart Rhythm*, 2012, 9(6):1006~1024

22. Mah DY, Sherwin ED, Alexander ME, et al. The electrophysiological characteristics of accessory pathways in pediatric patients with intermittent preexcitation[J]. *Pacing & Clinical Electrophysiology*, 2013, 36(9):1117~1122

23. Kiger ME, Mccanta AC, Tong S, et al. Intermittent versus Persistent Wolff-Parkinson-White Syndrome in Children:Electrophysiologic Properties and Clinical Outcomes[J]. *Pacing & Clinical Electrophysiology*, 2016, 39(1):14~20

24. Obeyesekere MN, Leong-Sit P, Massel D, et al. Risk of arrhythmia and sudden death in patients with asymptomatic preexcitation:a meta-analysis[J]. *Circulation*, 2012, 125(19):2308~2315

25. Carlo P, Vincenzo S, Salvatore R, et al. Usefulness of invasive electrophysiologic testing to stratify the risk of arrhythmic events in asymptomatic patients with Wolff-Parkinson-White pattern:results from a large prospective long-term follow-up study[J]. *Journal of the American College of Cardiology*, 2003, 41(2):239~244

26. Pappone C，Vicedomini G，Manguso F，et al. Wolff-Parkinson-White Syndrome in the Era of Catheter Ablation[J]. *Circulation*,2014,130(10):811~819

27. Philippe C，France C，Alina S，et al. Prophylactic radiofrequency ablation in asymptomatic patients with Wolff-Parkinson-White is not yet a good strategy：a decision analysis[J]. *Circulation：Arrhythmia and Electrophysiology*,2013,6(1):185~190

28. Moss JD，Cifu AS. Management of Anticoagulation in Patients With Atrial Fibrillation[J]. *Jama*,2015,314(3):291~292

29. Zuchinali P，Ribeiro PA，Pimentel M，et al. Effect of caffeine on ventricular arrhythmia：a systematic review and meta-analysis of experimental and clinical studies[J]. *Europace*，2016，18(2):257~266

30. Enriquez A，Frankel DS. Arrhythmogenic effects of energy drinks[J]. *J Cardiovasc Electrophysiol*，2017，28(6):711~717

31. Agarwal V，Vittinghoff E，Whitman IR，et al. Relation Between Ventricular Premature Complexes and Incident Heart Failure[J]. *American Journal of Cardiology*，2017，119(8):1238~1242

32. Jeserich M，Merkely B，Olschewski M，et al. Patients with exercise-associated ventricular ectopy present evidence of myocarditis[J]. *Journal of Cardiovascular Magnetic Resonance*，2015，17(1):1~7

33. Jasmine L，Redfearn DP，Michael KA，et al. Radiofrequency catheter ablation for the treatment of idiopathic premature ventricular contractions originating from the right ventricular outflow tract：a systematic review and meta-analysis[J]. *Pacing & Clinical Electrophysiology*，2014，37(1):73~78

34. Lip GY，Heinzel FR，Gaita F，et al. European Heart Rhythm Association/Heart Failure Association joint consensus document on arrhythmias in heart failure，endorsed by the Heart Rhythm Society and the Asia Pacific Heart Rhythm Society[J]. *Europace*，2015，17(9):848~874

35. Santangeli P，Muser D，Maeda S，et al. Comparative Effectiveness of Antiarrhythmic Drugs and Catheter Ablation for the Prevention of Recurrent Ventricular Tachycardia in Patients With Implantable Cardioverter Defibrillators：A Systematic Review and Meta-Analysis of Randomized Controlled Trials[J]. *Heart Rhythm the Official Journal of the Heart Rhythm Society*，2016，13(7):1552~1559

36. Tsu-Juey W，Shien-Fong L，Weiss JN，et al. Two types of ventricular fibrillation in isolated rabbit hearts：importance of excitability and action potential duration restitution[J]. *Circulation*，2002，106(14):1859

37. Neumar RW，Otto CW，Link MS，et al. Part 8：adult advanced cardiovascular life support：2010 American Heart Association Guidelines for Cardiopulmonary Resuscitation and Emergency Cardiovascular Care[J]. *Circulation*，2010，122(3):665~675

38. Curtis AB，Worley SJ，Adamson PB，et al. Biventricular pacing for atrioventricular block and systolic dysfunction[J]. *N Engl J Med*，2013，368(17):1585~1593

39. Vlay SC. The ACC/AHA/HRS 2008 guidelines for device-based therapy of cardiac rhythm abnormalities：their relevance to the cardiologist，internist and family physician[J]. *Journal of Invasive Cardiology*，2009，21(5):234~237

40. 王一镗. 王一镗急诊医学[M]. 第二版. 北京:清华大学出版社,2015,672~683

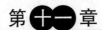

第十一章
急性冠脉综合征

急性冠脉综合征（acute coronary syndrome，ACS）是一组由急性心肌缺血引起的临床综合征，主要包括不稳定型心绞痛（unstable angina，UA）、非 ST 段抬高型心肌梗死（non-ST-segment elevation myocardial infarction，NSTEMI）以及 ST 段抬高型心肌梗死（ST-segment elevation myocardial infraction，STEMI）。动脉粥样硬化不稳定斑块破裂或糜烂导致冠状动脉内急性血栓形成，被认为是大多数 ACS 发病的主要病理基础。血小板激活在其发病过程中起着非常重要作用。

第一节　发病机制及诱发因素

大多数 ACS 患者发病前可能无任何症状，甚至仅在发病后短时间内发生心脏性猝死。因此，对 ACS 的认识不能仅局限于临床和病理表现，而应对整个临床病理过程有清晰的了解。

一、病理过程

低密度脂蛋白胆固醇（LDL-C）通过受损的内皮进入血管壁内膜，并氧化修饰成氧化型低密度脂蛋白胆固醇（oxidized LDL-C，ox LDL-C），加重内皮损伤；单核细胞和淋巴细胞表面特性发生变化，黏附因子表达增加，黏附在内皮细胞上的数量增多，并从内皮细胞之间移入内膜下成为巨噬细胞，通过清道夫受体吞噬 ox LDL-C，转变为泡沫细胞，形成最早的粥样硬化脂质条纹。巨噬细胞能氧化 LDL-C，形成过氧化物和超氧化离子，充满氧化修饰脂蛋白的巨噬细胞合成分泌很多生长因子和促炎介质，包括血小板源生长因子（platelet derived growth，PDGF）、成纤维细胞生长因子（fibroblast growth factor，FGF）、肿瘤坏死因子（tumor necrosis factor，TNF）-α 和白介素（interleukin，IL）-1，促进斑块的生长和炎症反应。进入内膜的 T 细胞识别巨噬细胞和树突状细胞提呈的抗原（如修饰的脂蛋白）同时被激活，产生具有强烈致动脉粥样硬化的细胞因子，如干扰素 γ、TNF 和淋巴毒素等。在 PDGF 和 FGF 的作用下，平滑肌细胞从中膜迁移至内膜并增殖，亦可吞噬脂质成为泡沫细胞的另一重要来源。在某些情况下，平滑肌细胞在凝血酶等强力作用下发生显著增殖，并合成和分泌胶原、蛋白多糖和弹性蛋白等，构成斑块基质。在上述各种机制作用下，脂质条纹演变为纤维脂肪病变及纤维斑块。

二、不稳定斑块

不稳定型斑块又称易损型斑块，其纤维帽较薄，脂质池较大易于破裂。动脉粥样硬化斑块不稳定反映其纤维帽的机械强度和损伤强度的失平衡。斑块破裂释放组织因子和血小板活化因子，使血小板迅速聚集形成白色血栓；同时，斑块破裂导致大量的炎症因子释放，上调促凝物质的表达，并促进纤溶酶原激活剂抑制物-1（plasminogen activator inhibitor，PAI-1）的合成，从而加重血栓的形成，并演变为红色血栓。血栓形成使血管急性闭塞而导致严重持续性心肌缺血。

三、C 反应蛋白

目前，已经充分确定，炎症细胞和炎症介质参与了动脉粥样硬化血栓的形成。

C 反应蛋白（C-reactive protein，CRP），是一种急性期蛋白，主要由肝细胞在 IL-6 和 TNF-α 等细胞因子的作用下合成。早期认为 CRP 可能直接参与动脉粥样硬化的发生，其根据包括：动脉粥样硬化病灶中发现了 CRP；CRP 和 LDL 结合，从而使 LDL 无须修饰即可被巨噬细胞摄取；输注 CRP 有促炎症反应。越来越多的证据显示 CRP 不是病因，ACS 与 CRP 浓度升高之间存在相关性，这提示冠状动脉血管壁的慢性炎症在斑块不稳定性和 ACS 中发挥了重要作用。然而，CRP 水平及其他炎症标志物升高不一定仅由斑块破裂引起，其他原因下也会出现。因此，不应该将 CRP 水平作为诊断性试验来诊断或排除 ACS。

四、诱发因素

少数 ACS 患者发作有明显的诱发因素。①心肌氧耗增加：感染、甲状腺功能亢进或心律失常；②冠状动脉血流减少：低血压；③血液携氧能力下降：贫血和低氧血症。还有一种特殊的类型，冠状动脉痉挛诱发的 ACS。

第二节　危　险　评　估

ACS 患者临床表现严重程度不一，主要是由于基础的冠状动脉粥样病变的严重程度和病变累及范围不同，同时形成急性血栓的危险性不同。为选择个体化治疗方案，必须尽早进行危险分层。

一、非 ST 段抬高型急性冠脉综合征后的危险评估

所有非 ST 段抬高型急性冠脉综合征（non-ST-elevation acute coronary syndromes，NSTEACS）患者，包括不稳定型心绞痛（unstable angina，UA）和非 ST 段抬高型心肌梗死（non-ST elevation myocardial infraction，NSTEMI）患者，均应进行早期和晚期风险分层。

1. 极高危患者　具有以下临床特征之一的个体被认为有很高的风险，没有必要进行正式的早期风险分层。这些患者通常需要行紧急冠状动脉造影。

（1）心源性休克。

（2）显性心力衰竭（heart failure，HF）或重度左心室功能不全。

（3）尽管给予了强化的内科治疗但静息性心绞痛仍反复发作或持续。

（4）机械性并发症（如急性二尖瓣关闭不全、室间隔缺损）引起的血流动力学不稳定。

（5）不稳定的室性心律失常。

2. 早期风险分层工具 UA/NSTEMI　患者如果没有提示需要立即干预的特征，在诊断明确后应尽快行早期风险分层以确定是否应早期侵入性处理。我们推荐对所有 NSTEACS 患者，特别是心电图 ST 段压低或心脏标志物升高的患者，使用经验验证的风险预测工具进行风险分层，优选 GRACE 或 TIMI 工具，这些工具来源于较大规模的人群并在这类情况中得到了充分验证。

（1）TIMI 风险评分：关于 TIMI ⅡB 和 ESSENCE 试验证据分析发现，有 7 个变量可独立预测 UA 或 NSTEMI 患者的结局，为了计算评分，对于每一个变量，存在时计 1 分，不存在时计 0 分。①年龄≥65 岁；②存在至少 3 个冠状动脉性心脏病（coronary heart disease，CHD）的危险因素；③既往冠状动脉狭窄≥50%；④入院心电图检查有 ST 段偏移；⑤在先前 24 h 内至少有 2 次心绞痛发作；⑥血清心脏生物标志物升高；⑦先前 7 d 内使用过阿司匹林。

较高的 TIMI 风险评分与 14 d 时不良事件（全因死亡，新发或复发 MI，或需要血运重建的严重反复缺血）数目增加显著相关。①0/1 分为 4.7%；②2 分为 8.3%；③3 分为 13.2%；④4 分为 19.9%；⑤5 分为 26.2%；⑥6/7 分为 40.9%。

IMI 风险指数（TIMI risk index，TRI）是一个更简单的模型，源于对 STEMI 采用纤溶疗法的 InTIME-Ⅱ试验。它可以和 TIMI 风险评分同时使用。

$$TRI=[心率×（年龄/10）-2]/收缩压$$

当应用于美国国家心肌梗死登记表（National Registry of Myocardial Infarction，NR-MI）中超过 337 000 例 NSTEMI 患者时，发现 TRI 与院内死亡率存在一种等级关系，从最低分（0 到<10）到最高分（≥80），死亡率从 1.0% 到 34.4%。TRI<30 的患者风险较低。

（2）GRACE 风险模型：全球性 GRACE 登记（登记了来自 14 个国家 94 家医院的 ACS 患者）研发出模型，用以评估所有 ACS 患者的院内死亡和 6 个月死亡的风险。这一终点与 TIMI 风险评分的复合终点不同，后者包括全因死亡率、新发或复发性 MI 或需要血运重建的严重反复缺血。①年龄。②Killip 分级。③收缩压。④存在 ST 段偏移。⑤就诊期间心搏骤停。⑥血清肌酐浓度。⑦存在血清心脏生物标志物升高。⑧心率。

虽然 GRACE 风险模型是设计用于评估院内死亡风险的，但也能预测 6 个月时和 1 年时的死亡或 MI 复发。其 1 年时的预测值稍高于 TIMI 风险评分的预测值。为便于使用该评分模型，GRACE 的研究人员开发出 GRACE 风险评分 2.0 系统和电子工具来帮助计算（https://www.outcomes-umassmed.org/risk_models_grace_orig.aspx）。

风险分层的结果可用于帮助选择是立即冠状动脉造影、早期侵入性处理策略还是保守治疗。

（3）晚期风险分层：在事件发生后 3～7 d 进行晚期风险分层有助于确定长期处理和预后。下述观察结果阐释了出院前进行风险分层的重要性：在最初的 6 周发生的所有主要心脏事件中，约 1/4 发生在出院后。主要内容是测量左心室射血分数（left ventricular ejection fraction，LVEF）及负荷试验（主要是在内科治疗的患者中）以检测可能的残余缺血。持续 ST 段监测的可能应用。

二、急性 ST 段抬高型心肌梗死

所有 ST 段抬高型心肌梗死（ST-elevation myocardial infarction，STEMI）的患者都应该在就诊后迅速进行早期及晚期的风险分层。大部分 STEMI 患者接受再灌注治疗，因此早期风险分层可以给患者及其家属提供未来病情发展的一些信息。晚期风险分层试图识别晚期心律失常性或非心律失常性死亡风险增加的患者。

1. 早期风险分层 对于早期风险分层，倾向于使用 TIMI 风险评分或者 GRACR 风险模型。这种倾向性是基于这些模型的使用经验丰富并且经过广泛的外部验证。详见上文"一、非 ST 段抬高型急性冠脉综合征的危险评估"（本书第 226～227 页）。

（1）PAMI 风险评分：心肌梗死直接血管成形术（primary angioplasty in myocardial Infarction，PAMI）评分和 TIMI 密切相关，包括下列因素：年龄＞75 岁（7 分）、年龄 65～75 岁（3 分）、Killip 分级＞1 级（2 分）、心率＞100 次/min（2 分）、糖尿病史（2 分）、前壁 STEMI 或左束支阻滞（2 分）。

（2）CHADS2 评分：虽然 GRACE 预测模型已得到充分验证并且被多个指南组织推荐使用，但其复杂性使其在一些临床环境中的使用有点困难。CHADS2 评分是一个已经充分验证的预测心房颤动（atrial fibrillation，AF）患者脑卒中风险的工具，在一项纳入 1995～2001 年接受治疗的超过 2 300 例 ACS 患者（37％存在 STEMI，19％存在 AF）的研究中对其进行了评估。无论有或无心房颤动的患者，10 年全因死亡率均与 CHADS2 评分密切相关。如预期一样，更复杂的 GRACE 评分对短期和长期死亡率提供了更好的预测。

（3）直接 PCI 评分：上述风险模型的开发基于主要行纤溶疗法的研究人群。其可能不适用于接受直接 PCI 的患者，接受直接 PCI 患者的 2 个多变量模型：Zwolle 直接 PCI 风险指数和 CADILLAC 风险评分。

1）Zwolle 直接 PCI 指数：整合了 30 d 死亡率的显著独立危险因素，包括 Killip 分级、PCI 术后 TIMI 血流分级、年龄、病变血管数目、梗死部位以及再灌注时间。

2）CADILLAC 风险评分：直接 PCI 风险模型来自包含 2 082 例患者的 CADILLAC 试验，该试验在直接 PCI 中应用阿昔单抗或安慰剂和支架置入术或血管成形术；然后使用来自 Stent-PAMI 试验的 900 例患者的数据进行了验证。①LVEF＜40％为 4 分；②Killip 分级为 2/3 级为 3 分；③肾功能不全（估计肌酐清除率＜60 mL/min）为 3 分；④PCI 后 TIMI 血流分级为 0～2 级为 2 分；⑤年龄＞65 岁为 2 分；⑥贫血（血细胞比容男性＜39％、女性＜36％）为 2 分；⑦三支血管病变为 2 分。

在推导和验证模型时，患者都可以分为预测 30 d 及 1 年死亡率的 3 个风险组。①低危（0～2 分）：30 d 死亡率为 0.1％～0.2％，1 年死亡率为 0.8％～0.9％；②中危（3～5 分）：30 d 死亡率为 1.3％～1.9％，1 年死亡率为 4.0％～4.5％；③高危（≥6 分）：30 d 死亡率为 6.6％～8.1％，1 年死亡率为 12.4％～13.2％。

（4）风险评分比较：TIMI、PAMI、CADILLAC 及 GRACE 风险评分的预后价值在 855 例接受直接 PCI 的 STEMI 不伴心源性休克注册患者中进行了直接比较。TIMI、PAMI 以及 CADILLAC 评分有相对较高且相近的预测 30 d 及 1 年死亡率的准确度，GRACE 模型相对稍差。

2. 晚期风险分层 晚期风险分层在出院之前或有时在出院之后进行（一般是心肌梗死之后 3～7 d），可以用来评估并发症风险低的患者的早期出院，并帮助患者了解他们的长期预后。

（1）左室射血分数：评估静息左心室功能是急性心肌梗死患者风险分层的一个重要部分，被 2013 年美国心脏病学会基金会（American College of Cardiology Foundation，ACCF）/美国心脏协会（American Heart Association，AHA）和 2012 年欧洲心脏病学会的 STEMI 指南所推荐。存在左心室收缩功能障碍的患者 6 个月和 1 年死亡率增加。少数 LVEF≤30%的患者的死亡率增加最为明显。此外，LVEF≤35%的患者在心肌梗死后发生心脏性猝死的风险增加，应当考虑应用埋藏式心脏转复除颤器。

（2）右室射血分数：心肌梗死后右心室收缩功能长期受损与预后较差相关。

（3）负荷试验：STEMI 后常常会进行一种无创的负荷试验（通常为运动负荷试验），以检测未接受冠状动脉造影患者的残余缺血或评估冠状动脉残余狭窄的功能意义。已行 PCI 或冠状动脉旁路移植（coronary artery bypass graft，CABG）术并且血运已完全重建（如单支血管疾病且成功进行 PCI）的患者，一般不行出院前负荷试验检测残余缺血。这类患者常在出院后数周或更久进行运动试验，作为心脏康复计划的一部分或以便进行活动咨询。

（4）对比增强磁共振现象：心脏磁共振（cardiac magnetic resonance，CMR）成像可很好地提供心肌梗死后心肌功能和瘢痕范围的特征。

第三节 院前处理

急性冠脉综合征是临床上一种主要以心肌缺血为表现的急症，其发病较急，严重者常合并心衰或心律失常等，威胁患者的生命。积极有效的治疗，包括院前处理，将起着极其重要的作用。

一、院前评估

在美国，通常会告知患者如果出现 ACS 的症状就拨打急救电话，由救护车送至医院，这些症状包括胸部不适伴或不伴放射、呼吸急促、无力、出汗、恶心或头晕目眩。由紧急医疗服务团队评估和转运患者可以精简分诊流程，有助于更迅速、更有重点地评估患者。院前评估的主要内容包括 12 导联心电图和连续心电图监测。院前心电图发现诊断性改变后应尽早开始再灌注治疗，如果心电图显示有急性 ST 段抬高型心肌梗死的证据，则应将患者送至最适宜的医院。

二、急救"生存链"与 EMS 体系

1. 急救"生存链" 为预防 ACS 患者发生猝死，所有社区都应建立完善的急救"生存链"，包括：早期识别、求救，早期 CPR，早期除颤和早期 ACLS。

（1）所有急诊医疗服务（EMS）体系中对出现胸痛和（或）可疑心搏骤停患者行现场急救的人员，应当掌握早期除颤技术及携带急救设备。

（2）所有公共治安体系中对出现胸痛和（或）可疑心搏骤停患者行现场急救的人员应当能够使用 AED 进行早期除颤。

（3）急救中心人员应接受治疗演练培训，能够应用标准化治疗方案，具有质量控制体系，从而使标准统一。

2. EMS 体系　EMS 包括急救医疗信息传送、现场急救和急救车救护。

（1）急救医疗信息：传送急救中心提供求救者地点。

（2）现场急救：为缩短实施对心搏呼吸骤停患者救治的时间，许多社区允许志愿者、消防人员以及其他救助人员行现场急救，即行 CPR、应用 AED 早期除颤。由训练有素的现场急救人员使用 AED 行早期除颤是安全和有效的。

（3）急救车救护：一般的急救车都能够完成现场急救和早期除颤，有些配有输液、插管等设备。一些救护车还能提供高级心脏生命支持。

三、院前纤溶疗法

在到达医院前（如在救护车内）就对急性 STEMI 患者进行纤溶治疗是许多地区的惯例。其原理是缩短症状发作到闭塞冠状动脉恢复血流的时间。一篇 2000 年的 meta 分析纳入了 6 项对比院前和院内纤溶疗法的随机试验（共 6 434 例患者），结果发现：①发病到开始纤溶治疗的时间缩短（104 min vs 162 min）。②院内全因死亡率降低（OR 0.83，95% CI 0.70～0.98）。一项 2014 年的 meta 分析发现了类似的结果。

第四节　急诊处理

美国心脏病学会（American College of Cardiology，ACC）和美国心脏协会（American Heart Association，AHA）推荐：所有医院都应建立多学科综合小组，以制定基于指南的、针对具体机构的书面规程，用于指导具备心肌缺血提示性症状患者的分诊与治疗。对任何有显著 ACS 风险的患者，对疑诊急性冠状动脉缺血患者的初步评估（包括 ECG）和初始治疗的理想时间是就诊 10 min 内。在初始阶段都要完成以下内容的评估。

一、初始病史采集和检查

采集简要的病史并进行有侧重点的体格检查。病史的重要内容包括：确认主诉症状、疼痛的特点和重要的相关症状、心血管疾病的既往史或危险因素（年龄、性别、糖尿病、高血压、高脂血症和吸烟），以及溶栓治疗的可能禁忌证。

缺血性疼痛有许多特征可能将其与非心脏性疼痛区分开。

1. 发作　缺血性疼痛的发作通常为渐进性，但其不适程度可增强和减弱。

2. 激发和缓解　缺血性疼痛一般由可增加心脏需氧量的活动激发，例如运动。缺血性疼痛不随呼吸或体位而改变。硝酸甘油不一定可以改善疼痛，即使症状改善，可能也只是暂时性。实施治疗性干预措施后疼痛缓解并不能可靠地鉴别非缺血性与缺血性胸痛。

3. 性质　缺血性疼痛的特点常常更多地表现为不适而非疼痛，并可能让患者难以描述。患者经常使用的词语有压榨感、发紧、压迫、缩窄、压碎、压抑、烧灼、烧心、胸闷、束缚感、胸部正中紧缩感、喉咙哽咽、疼痛、重物压胸、牙疼（放射至下颌）。一般不会描述成锐痛、短暂、刀割样、刺痛或"针扎"感。疼痛加重似乎与急性心肌梗死（MI）的可能性增加无关。在部分病例中，患者不能形容不适的性质，只是握拳置于胸部中央，这称为"Levine 征"。

4. 放射　缺血性疼痛常放射到身体的其他部位，包括上腹（上腹正中）、双肩、手臂（上臂和前臂）、手腕、手指、颈部和咽喉、下颌和牙齿（不包含上颌），放射至背部（特别是肩胛间区)也并不少见。过去的权威意见"鼻子以上和肚脐以下的疼痛很少来源于心脏"依然成立。放射到上肢的疼痛高度提示缺血性疼痛。

5. 部位(Site)　缺血性疼痛不会出现在特定的某个点,而是一种可能难以定位的弥散性不适。患者往往会表示为整个胸部疼痛,而不是单用一个手指将其限定在某个特定区域。

6. 持续时间(Time course)　心绞痛通常短暂(2～5 min),通过休息或服用硝酸甘油可以缓解。相比之下,ACS患者在静息时也可感到胸痛且持续时间不定,但普遍都会超过30 min。典型的心绞痛持续超过20 min可提示ACS。

部分ACS患者表现为非典型症状而不是胸痛,这些患者常表现为单纯呼吸困难、无力、恶心和(或)呕吐、上腹疼痛或不适、心悸、晕厥或心搏骤停等症状。缺血性疼痛经常伴随其他症状。最常见的症状是呼吸急促,可能反映了缺血导致舒张期功能障碍引起的轻度肺循环淤血。其他症状包括嗳气、恶心、消化不良、呕吐、出汗、头晕、头晕目眩、湿冷和乏力。

初始体格检查应当重视能帮助快速分诊、有助于立即诊断和治疗的表现,应包括以下内容:反应性、气道、呼吸和循环;有无全身灌注不足的证据(低血压、心动过速、认知损害、皮肤冰凉、湿冷、苍白、晦暗),有无心力衰竭的证据(颈静脉怒张、新发或加重的肺湿啰音、低血压、心动过速、新发第三心音奔马律、新发或加重的二尖瓣关闭不全杂音),有重点的神经系统检查,以评估有无可能影响安全应用溶栓治疗的局灶性病变或认知缺陷。

二、12 导联 ECG

所有疑诊为冠状动脉缺血患者均应行12导联ECG,12导联ECG可为初始诊断和治疗提供依据,初始ECG通常无法诊断ACS。若初始检查不能诊断,而患者仍有症状且临床上仍高度怀疑ACS,应每15～30 min复查ECG。一个研究小组提议按以下规则来确定行ECG的STEMI高风险患者:所有30岁以上胸痛的患者;所有50岁以上具有以下任何症状的患者,包括呼吸困难、精神状态改变、上肢疼痛、晕厥或乏力;所有80岁以上存在腹痛、恶心或者呕吐症状的患者。

1. 急性心肌缺血心电图表现

(1) 与STEMI相符的表现:两个连续导联的J点新出现ST段抬高的诊断阈值如下:①除了V_2-V_3导联,在所有导联上≥0.1 mV(1 mm);②在V_2-V_3导联:≥40岁男性为≥0.2 mV(2 mm),<40岁男性为≥0.25 mV(2.5 mm),女性为≥0.15 mV(1.5 mm)。

(2) 与NSTEMI或UA相符的表现:在两个连续导联新出现的水平型或下斜型ST段压低≥0.05 mV(0.5 mm),和(或)R波为主或R/S>1的两个相邻导联T波倒置≥0.1 mV(1 mm)。

2. ECG 缺血的定位

(1) 前壁缺血:2个或2个以上的胸导联(V_1-V_6)。

(2) 前间壁缺血:V_1-V_3导联。

(3) 心尖部或侧壁缺血:aVL和Ⅰ导联,以及V_4-V_6导联。

(4) 下壁缺血:Ⅱ、Ⅲ和aVF导联。

(5) 右心室缺血:右胸导联。

(6) 后壁缺血:室间隔导联(V_1-V_2)(波形5)和后壁胸导联。

如果有Ⅱ、Ⅲ和aVF导联ST段抬高所证实的下壁缺血证据,应行V_3R、V_4R和V_5R右胸导联ECG检查。若V_1和V_2导联有高大R波和ST段压低,提示后壁缺血,那么后胸

导联 V_7、V_8 和 V_9 也可帮助诊断。

三、血液学检查

抽取血样进行初步实验室检查,包括心肌坏死标志物、电解质、凝血和肾功能及血脂等指标。

起病 24~48 h 后白细胞可增至 $(10~20)×10^{-9}$/L,中性粒细胞增多,嗜酸性粒细胞减少或消失;红细胞沉降率增快;C 反应蛋白(CRP)增高,可持续 1~3 周。起病数小时至 2 d 内血中游离脂肪酸增高。

心肌损伤标志物增高水平与心肌坏死范围及预后明显相关。肌红蛋白起病后 2 h 内升高,12 h 内达高峰;24~48 h 恢复正常。肌钙蛋白 I(cTnI)或(cTnT)起病 3~4 h 后升高,cTnI 于 11~24 h 达高峰,7~10 d 降至正常;cTnT 于 24~48 h 达高峰,10~14 d 降至正常。肌酸激酶同工酶 CK-MB 升高,在起病后 4 h 内增高,16~24 h 达高峰,3~4 d 恢复正常,其增高的程度能较准确地反映梗死范围,其高峰出现时间是否提前有助于判断溶栓治疗是否成功。

对心肌坏死标志物的测定进行综合评价,如肌红蛋白在 AMI 后出现最早,也十分敏感,但特异性不强。cTnT 和 cTnI 出现稍迟,而特异性很高,在症状出现后 6 h 内测定为阴性则 6 h 后应再复查,其缺点是持续时间可长达 10~14 d,对在此期间判断是否有新的梗死不利。CK-MB 虽不如 cTnT、cTnI 敏感,但对早期(4 h 以内)诊断具有较重要的价值。

第五节 早期一般治疗

对胸痛的患者,立即开始心电监护并建立静脉通路,在无禁忌证的情况下,止痛、吸氧、硝酸甘油、阿司匹林、β 受体阻滞剂、他汀类药物。快速确立诊断,及早给予再灌注治疗以及必需的辅助治疗。

一、心电监测

应当为患者连接上心脏监护仪,并在旁边准备好紧急复苏设备(包括除颤器和气道装置)。对于严重心力衰竭者还需监测肺毛细血管压和静脉压。密切观察心律、心率、血压和心功能的变化,为适时治疗采取治疗措施。

二、吸氧

对于动脉血氧饱和度低于 90% 的心肌梗死患者、呼吸窘迫(包括心力衰竭)或有其他缺氧高危特征的患者,建议吸氧。尚未证实对未缺氧患者供氧有益或有害,对于大多数可能存在 ACS 但氧含量正常患者,不建议给予吸氧。氧含量正常的心力衰竭患者可能例外。2018 年的一篇 meta 分析纳入了 7 项研究($n=7\ 702$),其中大多数患者来自 DETO2X-AMI 研究,发现常规供氧并未降低全因死亡、复发性缺血或心肌梗死、心力衰竭和心律失常事件发生的单独风险。

三、建立静脉通道

保持给药途径通畅。

四、阿司匹林

所有疑似 ACS 的患者应嚼服 300 mg 阿司匹林,除非有严重禁忌证(如全身性过敏性反应史)或就诊前已服用。阿司匹林的疗效得到了充分的证实,但它在 ACS 患者中仍未充分利用。

五、舌下含服硝酸盐类

含服硝酸甘油在多数情况下应按 0.4 mg/5 min 的剂量给药,一共给 3 剂,此后可以根据血压和疼痛缓解情况来指导静脉硝酸甘油的用法用量。需要注意的是,进行这一步骤之前,应询问所有患者是否服用了磷酸二酯酶 V 型抑制剂如西地那非,因为这样有可能导致严重的低血压。若下壁心肌梗死可能累及右心室,给予硝酸盐类药物也应特别谨慎。在这种情况下,患者依赖前负荷来维持心排血量,硝酸盐类药物可造成重度低血压。

紧急治疗情况下使用硝酸甘油后疼痛缓解,对于区分心脏性和非心脏性胸痛没有帮助。

六、吗啡

急性心肌梗死应尽可能避免使用吗啡,该药仅用于严重疼痛不可接受的患者,CRU-SADE 行动是一项非随机、回顾性、观察性 NSTEACS 患者注册研究,一项研究分析了其中 57 039 例患者后发现,使用吗啡的患者比未使用者的调整死亡风险更高(OR 1.48,95% CI 1.33~1.64)。使用了吗啡的患者的基线风险可能更高,但 CRUSADE 研究提示应谨慎使用。

七、β 受体阻滞剂

对所有急性 STEMI 患者,只要没有禁忌证,一般都给予口服 β 受体阻滞剂。禁忌证包括:心力衰竭、有心输出量低的证据、心源性休克风险高、心动过缓、心脏传导阻滞或反应性气道疾病。

八、他汀类药物治疗

对所有 ACS 患者,无论其基线低密度脂蛋白胆固醇水平如何,都使用高强度的他汀类药物治疗(阿托伐他汀 80 mg/d,或瑞舒伐他汀 20 mg/d 或 40 mg/d)。

九、心律失常的预防和处理

所有 ACS 患者在急性期和急性期后,均可见房性和室性心律失常,包括心房颤动或心房扑动,以及危及生命的室性心动过速或室颤。不推荐预防性静脉或肌内注射利多卡因来预防急性心肌梗死患者的室速或室颤。推荐的预防措施包括早期使用 β 受体阻滞剂和纠正低钾血症和低镁血症。

十、其他

除阿司匹林以外的非甾体抗炎药会增加心血管事件的风险,所以应立即停用;不推荐对疑似或确诊急性冠脉综合征的患者静脉使用葡萄糖-胰岛素-钾;没有临床试验证明补充电解质对急性心肌梗死患者有益,推荐将血清钾浓度维持在 4.0 mEq/L 以上,将血清镁浓度维持在 2.0 mEq/L。

第六节　急性 ST 段抬高心肌梗死治疗

急性 ST 段抬高型心肌梗死(ST elevation myocardial infraction,STEMI)患者处理的第一步是迅速识别,因为再灌注治疗在就诊后尽快进行时获益最大。

一、再灌注

迅速恢复心肌血流对最大程度地挽救心肌和降低死亡率至关重要。必须尽快决定是采用溶栓还是直接 PCI 实现再灌注。

1. 经皮冠状动脉介入术　2013 年 ACCF/AHA 的 STEMI 处理指南推荐,对所有可及时接受直接 PCI 的急性 STEMI 患者,由熟练该手术操作的人员施行直接 PCI。及时是指直接送至可进行 PCI 医院的患者,首次医疗接触至 PCI 的理想时间不超过 90 min;对最初就诊于或被送至不能进行 PCI 的医院,但随后转至能行 PCI 医院的患者,首次医疗接触至 PCI 的理想时间不超过 120 min。存在确定或可能新发的左束支传导阻滞时,具有典型、持续症状的患者也适合 PCI。对症状发生后 12~24 h 就诊的患者,如有重度心力衰竭、血流动力学或心电不稳定或持续性缺血症状,也适合直接 PCI,PCI 可改善左心室功能,但不能改善最终结局。

如果所在医院无法实施直接 PCI,只要首次医疗接触至球囊扩张时间(门诊时间,包括医院间运送时间)小于 90 min,那么转运到 PCI 中心进行直接 PCI 比纤维蛋白溶解治疗的结局更好。对症状发作 2 h 内就诊者,假定当地 PCI 中心,无法在少于 90 min 的时间内进行直接 PCI,建议全剂量溶栓治疗并转送至 PCI 中心;对症状发作超过 2~3 h 就诊患者,我们建议转送以进行直接 PCI。但是,有时患者在症状发作 2 h 后就诊且 PCI 无法在少于 120 min 的时间完成,在这种情况下,需要进行临床判断。

所有接受直接 PCI 的患者应在诊断时予抗凝和抗血小板治疗。

2. 纤维蛋白溶解　2013 年 ACCF/AHA 的 STEMI 处理指南推荐,对于症状发作 12 h 内、首次医疗接触后 120 min 内无法接受直接 PCI 的患者,使用纤维蛋白溶解治疗。从到达医院至开始输注纤溶药物的时间应短于 30 min。在症状发作≥12 h 就诊的患者中,纤维蛋白溶解治疗一般不能改善结局,因此不适用于稳定和无症状患者。但如果患者出现持续性或间断性胸痛且无法进行 PCI,则在症状发作后不超过 24 h 可考虑纤维蛋白溶解治疗。接受纤维蛋白溶解的患者可从氯吡格雷预处理中获益,但无法从糖蛋白(GP)Ⅱb/Ⅲa 抑制剂预处理中获益。

目前使用的纤溶药物为静脉输注的纤溶酶原激活剂,其能激活血液纤维蛋白溶解系统。这些药物对其底物纤溶酶原具有高特异性,通过水解一个肽键生成具有活性的纤溶酶。游离的纤溶酶迅速被丝氨酸蛋白酶抑制剂 α 抗纤溶酶中和,而纤维蛋白结合的纤溶酶不会被迅速抑制,从而可促进血凝块溶解。

链激酶是一种来源于乙型溶血性链球菌培养液的单链多肽。它与纤溶酶原结合后形成具有酶活性的复合物,这种物质能裂解其他纤溶酶原分子上的肽键,导致纤溶酶激活。链激酶是全世界使用最广泛的纤溶药物,价格低廉且有效性与安全性比较合理,虽其疗效不如阿替普酶,但颅内出血的风险更低,对于急性心肌梗死,链激酶的给药剂量为 150 万

U,持续给药 60 min。所有使用链激酶治疗 AMI 的患者还应使用阿司匹林(300 mg/d)。尽管有证据支持使用纤维蛋白特异性药物时常规给予静脉用肝素,但链激酶联合静脉或皮下肝素或低分子量肝素的必要性还不太明确。链激酶的不良反应主要包括变态反应、低血压及出血。

阿替普酶[重组组织型纤溶酶原激活剂(tissue-type plasminogen activator,tPA)]是由一些组织(包括内皮细胞)天然产生的酶(丝氨酸蛋白酶)。与链激酶不同的是,tPA 具有纤维蛋白特异性,并且与纤维蛋白结合的 tPA 对纤溶酶原的亲和力升高。阿替普酶的半衰期较短(3~4 min),与链激酶不同,阿替普酶对纤维蛋白原的消耗较少,并且不会引起变态反应和血压降低。通常需要同时静脉给予肝素(持续至少 24 h),以维持血管通畅并预防再闭塞。目前最常用的是加速给药方案或"前负荷"法,GUSTO-I 试验显示这种给药方案似乎优于链激酶。具体方法为:静脉单次快速给药 15 mg,随后给予 0.75 mg/kg(最大剂量为 50 mg)持续 30 min,最后给予 0.5 mg/kg(最大剂量为 35 mg)持续 60 min。对于标准体型的患者,总剂量为 100 mg,持续给药 90 min。

瑞替普酶[重组纤溶酶原激活剂(recombinant plasminogen activator,rPA)]是野生型重组 tPA 的非糖基化缺失突变体。其存在 tPA 中的环状结构域-2 和蛋白酶结构域,但缺乏 tPA 中的环状结构域-1、指状结构域和生长因子结构域。相比于阿替普酶,瑞替普酶的纤维蛋白选择性更低,半衰期更长。临床试验已普遍证实瑞替普酶和阿替普酶的治疗结局类似,具体给药方案瑞替普酶快速给予 10 MU 后 30 min 再快速给予 10 MU。INJECT 试验表明,瑞替普酶组和链激酶组相比,心力衰竭、心源性休克和低血压发生率明显更低。

替奈普酶(TNK-tPA)是重组 tPA 的多位点突变基因工程产物,其半衰期更长,因此可单次静脉快速注射。与标准 tPA 相比,替奈普酶对纤维蛋白的特异性高达 14 倍,对纤溶酶原激活物抑制因子 1(plasminogen activator inhibitor 1,PAI-1)抑制的抵抗力高达 80 倍。上述试验表明,替奈普酶与阿替普酶同样有效,并且替奈普酶的非脑血管出血并发症发生率轻度但有统计学意义地降低。替奈普酶的给药方式为 5~10 s 单次快速给予 5~50 mg,使用更加方便快捷,这些优点使得替奈普酶在美国许多医院中成为首选的纤溶药物。

3. 纤维蛋白溶解后血管造影 对所有接受纤溶治疗的患者行诊断性冠状动脉造影并在可能 PCI,大多数此类患者的 PCI 在 3~24 h 内开展。对于有纤溶治疗失败或先兆再闭塞证据(包括持续性或复发性胸痛、ST 段抬高,以及血流动力学或心电不稳定)的患者,包括心脏性休克者,我们推荐即刻 PCI。不推荐易化 PCI,即拟行直接 PCI 前立即给予纤溶治疗,因为其可显著增加死亡率、非致命性再梗死、紧急靶病变血运重建和脑卒中,并且有增加严重出血发生率的趋势。

尽管再灌注治疗对 STEMI 有益,但偶尔也需要不采用再灌注治疗,如有严重共存疾病或临终的状态;发病 12 h 后就诊;没有条件行 PCI 且存在纤溶治疗的绝对禁忌证。

4. 旁路手术 STEMI 患者较少进行冠状动脉旁路移植术,急诊或紧急冠状动脉移植术的主要适应证是纤维蛋白溶解或 PCI 失败,或有血流动力学重要影响的机械并发症。

二、药物治疗

1. 抗血小板治疗

(1) 所有 STEMI 患者:推荐在患者就诊后,及早给予阿司匹林联合血小板 P2Y12 受体阻滞剂(Grade 1A)。第 1 剂阿司匹林剂量为 162～325 mg,嚼服。阿司匹林的推荐维持剂量为 75～100 mg/d。

（2）纤溶治疗:除阿司匹林以外,我们还推荐所有使用纤溶药物的 STEMI 患者,无论是否计划在溶栓后行 PCI,都要持续使用 1 年的 P2Y12 受体阻滞剂。对于所有拟行纤溶治疗的 STEMI 患者,就诊后开始用氯吡格雷。建议在纤溶治疗后 12～24 h 将氯吡格雷改为替格瑞洛(给予负荷量),而不是继续用氯吡格雷。对于接受 PCI 的患者,可以用普拉格雷替代替格瑞洛;但对于在纤溶治疗后接受药物治疗的患者不宜这样做。

对于小于 75 岁的患者,建议使用氯吡格雷负荷量为 300 mg。对于 75 岁及以上的患者,使用氯吡格雷负荷量应为 75 mg。替格瑞洛的负荷量为 180 mg。所有的患者都要接受 12 个月的双联抗血小板治疗。

（3）直接 PCI:对于拟行直接 PCI 的患者,相对于氯吡格雷,我们建议优选替格瑞洛或普拉格雷。替格瑞洛负荷量为 180 mg,普拉格雷的负荷量为 60 mg。既往脑卒中或短暂性脑缺血发作的患者禁用普拉格雷;活动性病理性出血的患者禁用普拉格雷和替格瑞洛。对于选择氯吡格雷的患者,推荐负荷剂量为 600 mg,而非 300 mg,随后我们使用 75 mg/d 进行维持治疗。

对于植入药物洗脱支架或裸金属支架的患者,若患者出血风险不高且在 1 年内没有计划行非心脏外科手术,我们推荐给予双抗至少 12 个月,而不是更短的治疗时间。12 个月的双抗后,临床医生应对患者进行评估,以确保未发生与双抗相关的大出血及其他重大问题。对于已发生双抗治疗并发症的患者,可能不适合在治疗 12 个月后继续治疗。如果患者在 12 个月的双抗中没有发生重要并发症,我们建议再继续治疗 36 个月。

对于行直接 PCI 并使用阿司匹林＋P2Y12 抑制剂进行早期抗血小板治疗的患者,我们不推荐常规使用 GPⅡb/Ⅲa 受体抑制剂。对于尚未接受替格瑞洛或普拉格雷治疗,或 P2Y12 抑制剂给药和 PCI 间隔时间较短(＜30 min)的 STEMI 患者,我们考虑给予静脉用 GPⅡb/Ⅲa 受体抑制剂。

（4）不进行再灌注治疗:对于既未进行纤溶治疗又未行直接 PCI 的患者,相对于氯吡格雷或普拉格雷,我们建议优选替格瑞洛。

2. 抗凝　所有 ST 段抬高型心肌梗死(STEMI)患者都应该进行抗凝治疗,并且应该在诊断后尽快抗凝。

对采用 PCI 治疗的患者,若口服替格瑞洛或普拉格雷,推荐普通肝素。若口服氯吡格雷,出血风险较高的患者包括女性、肾功能障碍者,以及经股动脉插管的患者,肝素或比伐卢定都是合理的治疗选择。此外,高出血风险的患者适合比伐卢定治疗。

对于接受纤溶疗法的患者,对于不存在出血高风险的患者,推荐应用依诺肝素或普通肝素,而不是采用磺达肝癸或比伐卢定。对于纤溶疗法后可能或有希望进行 PCI 的患者,普通肝素是一种合理的选择。对于存在出血并发症高风险且不太可能实施 PCI 的患者,我们建议使用磺达肝癸而不是依诺肝素或普通肝素。

对于不行再灌注治疗的患者,我们建议就诊后尽快使用依诺肝素或普通肝素进行抗凝治疗,而不是不给予抗凝治疗。在这种情况下,我们不使用磺达肝癸和比伐卢定。

3. 其他　急性冠脉综合征的一般治疗,包括吸氧、硝酸甘油、β受体阻滞剂、他汀类药物治疗。

第七节　非 ST 段抬高心肌梗死和高危不稳定型心绞痛

不稳定型心绞痛（unstable angina，UA）和非 ST 段抬高型心肌梗死（non-ST-segment elevation myocardial infarction，NSTEMI）是具有潜在危险的严重疾病，其治疗主要有两个目的：即刻缓解缺血和预防严重不良反应后果（即死亡或心肌梗死或再梗死）。其治疗包括抗缺血治疗、抗血栓治疗和根据危险度分层进行有创治疗。

一、一般治疗

患者应卧床休息，消除紧张情绪和顾虑，保持环境安静。对有发绀、呼吸困难或其他高危表现的患者，给予吸氧，监测血氧饱和度，维持血氧饱和度在 90％以上。同时积极处理可能引起心肌耗氧量增加的疾病，如感染、发热、甲状腺功能亢进、贫血、低血压、心力衰竭、低氧血症、肺部感染和快速型心律失常和缓慢型心律失常。

二、抗血栓治疗

1. 抗血小板治疗　如果没有绝对禁忌证，应对所有 NSTEACS 患者使用阿司匹林和血小板 P2Y12 受体阻滞剂进行抗血小板治疗，最短疗程为 1 年。

首剂阿司匹林应嚼碎，剂量为 162～325 mg，出院后，阿司匹林剂量应为 75～100 mg/d；如果血小板 P2Y12 受体阻滞剂为替格瑞洛，阿司匹林的出院剂量不应超过 100 mg/d。替格瑞洛的负荷剂量为 180 mg，普拉格雷为 60 mg，氯吡格雷为 300～600 mg（对于接受有创性治疗的患者优先选择 600 mg），然后采用维持剂量 75 mg/d。

（1）有创性治疗

1）对于计划接受有创性治疗的患者，我们建议在诊断时立即给予 P2Y12 受体阻滞剂，而非冠状动脉造影后。

2）对于计划接受有创性治疗，并且在了解冠状动脉解剖之前将暂缓使用 P2Y12 受体阻滞剂的患者，我们推荐选择替格瑞洛或普拉格雷，但不推荐氯吡格雷。成本和当地偏好等问题均可一定程度地影响在这两者间的选择。对接受有创性治疗并将在诊断性血管造影之前接受 P2Y12 受体阻断剂的患者，我们推荐选择替格瑞洛，而非氯吡格雷。我们建议不要给予这些患者普拉格雷。如果在诊断性血管造影之前选用普拉格雷，仅应对低出血风险患者进行给药。

3）对于接受药物洗脱支架或裸金属支架治疗且不具有出血高风险且在 1 年内无非心脏手术计划的患者，我们推荐双联抗血小板疗法（DAPT）持续至少 12 个月而非较短疗程。医生应在首次 12 个月 DAPT 治疗后进行评估，以确定患者没有 DAPT 相关的大出血或其他重要问题。对于已有 DAPT 并发症的患者，此 12 个月后继续治疗可能不合适。在首 12 个月治疗期间没有 DAPT 明显并发症的患者，我们建议继续再行 36 个月的该疗法。

4）对于接受经皮冠状动脉介入治疗（PCI）的非 ST 段抬高型急性冠状动脉综合征（ACS）患者，我们优先选择比伐卢定而非肝素（抗凝治疗）。对于使用比伐卢定（从肝素换用或作为初始抗凝剂）作为抗凝剂的患者，我们推荐其抗血小板方案不应加用糖蛋白（GP）Ⅱb/Ⅲa抑制剂（Grade 1B）。对于肌钙蛋白阳性，并且选择肝素作为抗凝剂、氯吡格雷作为

P2Y12 受体阻滞剂的患者，我们建议加用一种糖蛋白（GP）Ⅱb/Ⅲa 抑制剂。对于接受肝素治疗，且 P2Y12 受体阻滞剂为替格瑞洛或普拉格雷的患者，我们建议加用一种糖蛋白（GP）Ⅱb/Ⅲa 抑制剂。大多数患者应在诊断性血管造影后启用糖蛋白（GP）Ⅱb/Ⅲa 抑制剂治疗。对于接受有创性治疗的极高风险患者（例如，肌钙蛋白显著升高、复发性缺血性不适、动态心电图变化或血流动力学不稳定），我们建议早期（血管造影前）加用一种糖蛋白（GP）Ⅱb/Ⅲa 抑制剂。

5）对于血管造影前启用糖蛋白（GP）Ⅱb/Ⅲa 抑制剂的患者，我们建议优先选择依替巴肽，而非阿昔单抗或替罗非班。对于诊断性血管造影后开始使用糖蛋白（GP）Ⅱb/Ⅲa 抑制剂的患者，我们建议优先选择阿昔单抗或依替巴肽，而非替罗非班。成本和当地惯例可能会影响药物选择。

（2）保守性治疗

1）对于接受非有创性治疗的患者（即采用保守性治疗），我们建议替格瑞洛，而非氯吡格雷。对于无法接受替格瑞洛治疗的患者，我们建议选择氯吡格雷，而非普拉格雷。

2）对于将要接受保守性治疗的极高风险组患者（例如，肌钙蛋白升高、复发性缺血性不适、动态心电图变化或血流动力学不稳定），我们建议加用一种糖蛋白（GP）Ⅱb/Ⅲa 抑制剂。对于这些患者，我们建议用依替巴肽或替罗非班，而非阿昔单抗。应在就诊时开始糖蛋白（GP）Ⅱb/Ⅲa 抑制剂输注给药，并持续 48～72 h。当存在慢性肾脏疾病时，可能需要对剂量进行调整。

2. 抗凝治疗

（1）我们推荐对所有患者进行抗凝治疗。

（2）如果患者在早期接受侵入性治疗，即在 4～48 h 内行血管造影，我们建议用比伐卢定或普通肝素，而不是依诺肝素或磺达肝癸。如果使用磺达肝癸，应在行经皮冠状动脉介入术（PCI）之前给予普通肝素或比伐卢定。

（3）如患者需要在 4 h 内转到心导管室，我们推荐用普通肝素或比伐卢定，而不是磺达肝癸或依诺肝素。这种情况往往见于某些原因引起的临床情况不稳定，例如难治性心绞痛、心力衰竭、心律失常或血流动力学不稳。我们建议优先用普通肝素，而不是比伐卢定。这一推荐的前提是患者会使用强效口服抗血小板药（替格瑞洛或普拉格雷），我们认为这两种药物优于氯吡格雷。对于使用氯吡格雷的患者，选择普通肝素或比伐卢定均可。此外，出血风险高的患者宜用比伐卢定。

（4）如果拟行保守（非侵入性）治疗，我们推荐优先用磺达肝癸或依诺肝素，而不是普通肝素或比伐卢定。至于选择磺达肝癸还是依诺肝素，应根据费用和当地临床实践来决定。对于出血风险高的患者，我们建议用磺达肝癸。

三、早期再灌注治疗和血运重建

1. 避免纤溶治疗 前瞻性试验表明纤溶治疗对 NSTEACS 患者无益，不推荐对 NSTEACS 患者常规应用纤溶药物。

2. 立即行血管造影和血运重建 有以下 1 种或多种特征的 NSTEACS 患者短期发生不良心血管事件的风险极高。

（1）血流动力学不稳定或心源性休克。

（2）重度左心室功能不全或心力衰竭。

（3）给予强化内科治疗后静息心绞痛仍复发或持续。

（4）新发或加重的二尖瓣关闭不全，或新发室间隔缺损。

（5）持续性室性心律失常。

推荐对具备以上 5 种特征中任意一种的患者立即行冠脉造影和血运重建。对于不具备以上任意一项极高危特征的患者，随机试验表明，早期侵入性方法对高危 ACS 虽然最佳时机不详，但大多数患者会在早期（即 24 h 内）接受冠脉血运重建。TIMACS 试验显示，早期处理对高危患者明显有益；主要试验的亚组分析表明，老年患者和年轻患者采取这一方法有益。

第八节　复杂急性心肌梗死

一、急性冠脉综合征患者急性失代偿性心力衰竭

急性失代偿性心力衰竭（acute decompensated heart failure，ADHF）患者常有冠状动脉性疾病，伴或不伴急性冠脉综合征（acute coronary syndrome，ACS）；严重心肌缺血的急性发作可骤然损害心脏收缩和舒张功能，引起心输出量减少、充盈压升高和肺水肿。无论是否发生心肌梗死（myocardial infarction，MI），心肌缺血都可引起速发性肺水肿。

（一）血运重建

尽早行血运重建是 ST 段抬高型心肌梗死（ST elevation myocardial infarction，STEMI）患者的主要治疗措施，对于伴有心力衰竭的患者尤为重要。存在不稳定型心绞痛/非 ST 段抬高型心肌梗死（unstable angina/non-ST elevation myocardial infarction，UA/NSTEMI）的心力衰竭患者需要早期血运重建。

（二）内科治疗

1. 利尿剂　如果患者伴发容量超负荷，则应给予利尿剂治疗肺循环淤血。然而，部分患者的血容量正常，尤其是既往没有左室功能障碍的患者和尚未给予液体的患者，因此建议谨慎使用该治疗，以免产生不必要或过度的利尿作用。

2. 辅助供氧　在治疗急性失代偿心力衰竭时，通常应对伴有心肌梗死和动脉血氧饱和度低的患者给予辅助供氧，并应按需给予辅助通气。所有心肌梗死患者在入院后 6 h 期间给予辅助供氧是合理的。

3. 血管扩张治疗　推荐使用硝酸甘油治疗心肌梗死患者的缺血性疼痛、高血压或肺循环淤血，除非收缩压低于 100 mmHg 或至少较基线降低 30 mmHg。

4. β 受体阻滞剂治疗　通常推荐心肌梗死患者在最初 24 h 内开始 β 受体阻滞剂治疗，但该治疗在患者存在以下情况时应禁用：有心力衰竭征象；有低心输出量状态的证据；心脏性休克风险增高；或存在心脏传导阻滞或反应性气道疾病等其他禁忌证。

5. ACE 抑制剂和 ARB 治疗　对于存在心力衰竭或收缩功能障碍（LVEF≤40%）的急性心肌梗死患者，推荐开始口服一种血管紧张素转化酶（angiotensin converting enzyme，ACE）抑制剂，除非收缩压小于 100 mmHg 或较基线降低 30 mmHg 以上或有其他禁

忌证。

6. 醛固酮拮抗剂 对于同时满足以下条件的心肌梗死后患者，推荐住院期间就开始长期醛固酮阻滞治疗（螺内酯或依普利酮）：LVEF≤40%，合并有症状的心力衰竭和（或）糖尿病，无显著肾功能不全［男性血清肌酐≤2.5 mg/dL（221 μmol/L），女性≤2.0 mg/dL（177 μmol/L）］和高血钾症，并且已在接受治疗剂量的 ACE 抑制剂。

7. 正性肌力药物 存在心肌梗死、肺循环瘀血及临界血压或低血压的患者，常需要通过正性肌力药物（多巴胺和多巴酚丁胺）和血管加压药和（或）主动脉内球囊反搏来进行循环支持，以减轻肺循环瘀血并维持足够的灌注。

二、急性心肌梗死并发心源性休克

心源性休克（cardiogenic shock，CS）是指心功能不全引起的组织（终末器官）灌注不足。其定义包括以下血流动力学参数：持续性低血压［收缩压（systolic blood pressure，SBP）<80 mmHg，或平均动脉压（mean arterial pressure，MAP）较基线值下降 30 mmHg］，伴心脏指数明显降低［无支持：<1.8 L/(min·m²)；有支持：<2 L/(min·m²)］，充盈压适当或升高。短期预后与血流动力学障碍的严重程度直接相关，而患者最常死于器官持续灌注不足导致的多器官功能障碍。

CS 的最常见病因是急性心肌梗死［（myocardial infarction，MI），通常为 ST 段抬高型 MI(ST elevation myocardial infarction，STEMI)］伴左心室衰竭，但亦可由机械并发症引起，如急性二尖瓣关闭不全（mitral regurgitation，MR）、室间隔破裂或游离壁破裂。

1. 抗血小板 详见急性 ST 段抬高心肌梗死治疗和非 ST 段抬高心肌梗死和高危不稳定心绞痛的治疗。对于计划行血运重建的 CS 患者，我们推荐在行诊断性冠状动脉血管造影（且行 PCI）之后再给予噻吩并吡啶类药物，并在诊断后尽早在肝素的基础上加用一种血小板糖蛋白(GP)Ⅱb/Ⅲa 抑制剂。此推荐意见是根据以下情况而制定的：与没有并发 CS 的 MI 患者相比，MI 并发 CS 的患者中需要 CABG 的比例较高；以及 GPⅡb/Ⅲa 抑制剂联合 PCI 对风险最高的患者亚组可能有益。

2. β受体阻滞剂 对于急性心肌梗死并发心源性休克的患者，推荐不给予β受体阻滞剂和钙通道阻滞剂。

3. 血管加压药和正性肌力药物 推荐采用血管加压药对 CS 合并严重低血压（收缩压<80 mmHg）的患者进行初始治疗。

4. 主动脉内球囊反搏 在试图或已行直接 PCI，或是接受纤溶疗法的大多数急性 MI 并发 CS 患者，现有证据并不支持常规使用主动脉内球囊反搏。然而，对于合并机械缺损（如 MR 或室间隔缺损）的患者和其他病情迅速恶化患者，使用 IABP 可能有益。

5. 对所有 MI 并发 CS 患者均应尝试进行再灌注

（1）对于 ST 段抬高型 MI(STEMI)患者，我们推荐行血运重建而不是纤溶疗法。此推荐要求在患者初次就诊的 90 分钟内进行诊断性冠状动脉血管造影。对于不能及时行冠状动脉血管造影的患者，我们推荐采用纤溶疗法，而不是不立即进行再灌注治疗。

（2）对于单支或双支血管病变且无机械性并发症的患者，我们推荐对梗死相关动脉行 PCI，而不是 CABG。

（3）对于存在三支病变或左主干病变且无机械性并发症（如急性 MR、室间隔破裂或游离壁破裂）的患者，我们建议立即行 PCI 而不是 CABG。很多患者可能适合优选 CABG，依据多种因素,包括通过 PCI 成功血运重建的可能性、病变范围、PCI 团队的技术水平/经验、或立即行 CABG 的可行性。

（4）对于存在机械性并发症的患者,我们推荐立即行 CABG 并尝试修复机械性缺陷,而不是选择 PCI。

（5）对于非 ST 段抬高型心肌梗死（NSTEMI）患者,我们推荐尽早实施血运重建,而不是采用纤溶疗法或不进行再灌注治疗。

三、右心室心肌梗死

仅累及右心室的急性心肌梗死（myocardial infarction，MI）十分少见。更多情况下,右心室心肌梗死（right ventricular myocardial infarction，RVMI）伴有左心室下壁急性 ST 段抬高型心肌梗死,占这类情况的 30%～50% 与梗死范围类似但未累及右心室的左心室梗死患者相比,RVMI 患者的院内并发症发生率及死亡率更高。预后差通常与严重的血流动力学并发症和电生理并发症相关,这些并发症发生于约 50% 的受累个体中。但事件后存活患者的远期预后通常良好。

一般而言,RVMI 患者的治疗方式与急性 ST 段抬高型 MI 患者相似,包括早期应用双联口服抗血小板药物（阿司匹林加血小板 P2Y12 受体阻滞剂）、他汀类治疗及抗凝药。但是,降低前负荷（如硝酸酯类、利尿剂）、减慢心率（如 β 受体阻滞剂）或降低心肌收缩力（如钙通道阻滞剂）的药物需慎用。应尽早开始再灌注,尤其是直接经皮冠状动脉介入术。

第九节 与缺血、梗死及再灌注相关的心律失常

一、心肌梗死后室上性心律失常

除了心房颤动和心房扑动,围梗死期的其他室上性心律失常相对少见。其发生常提示心肌功能不全,其本身也可导致充血性心力衰竭或加重当下的心肌缺血。

1. 窦性心动过缓 急性梗死 15%～25% 的患者会发生窦性心动过缓,定义心率<50次/min,常见于下壁心肌梗死,大部分的人窦房结由右冠状动脉供血;大多为短暂性,尤其是梗死 6 h 内发生,通常在 24 h 内缓解;常由迷走神经张力增高所致;部分患者由于药物治疗所致,比如 β 受体阻滞剂、钙通道阻滞剂或地高辛。

急性 MI 后的窦性心动过缓引起血流动力学受损或缺血而需要治疗,则静脉用阿托品通常效果明显。如果静脉用阿托品后,患者仍持续存在心动过缓伴血流动力学受损,则需考虑临时心脏起搏。MI 后的窦性心动过缓大多是暂时的,所以一般不需要永久起搏。务必观察几日之后,再决定是否植入永久心脏起搏器。

2. 窦性心动过速 窦性心动过速见于 30%～40% 的急性心肌梗死,尽管这出现在患者送入冠心病监护病房后不久,但心率通常会逐渐降低,降低的程度可以反映交感神经系统激活的程度。持续窦性心动过速患者通常梗死面积更大,多位于前壁,左心室功能明显受损,提示并发症发生率高、早期死亡率高,30 d 死亡率也升高。此外,窦性心动过速可能增大缺血性损伤和梗死的面积,至少部分原因是耗氧增加。部分窦性心动过速病例可能是并发心

包炎所致。

治疗策略以找到并纠正基础病因为主。但大多数患者无论有无心动过速,都会接受 β 受体阻滞剂治疗,因为早期使用 β 受体阻滞剂是急性心肌梗死的常规治疗之一。在梗死早期,尤其是有大面积前壁梗死、低血压或肺循环淤血时,应慎用 β 受体阻滞剂。

3. 心房颤动　急性心肌梗死住院期间和出院后,房颤都常见,合并心力衰竭、肾病、高血压、糖尿病和肺病的患者发病风险更高,常提示预后不佳。

急性心肌梗死期间房颤患病率增加归因于以下 1 项或多项因素:心功能不全、交感神经刺激、心包炎、窦房结、房室结、左心房的供血动脉粥样硬化性心脏病,以及医源性因素。心力衰竭引起左心房压力升高而牵拉心房(最常见的原因)。治疗详见第十章第二节(本书第210～214 页)。

还有一些少见的室上性心律失常,阵发性室上性心动过速在急性心肌梗死后发生率低于 10%,心室率过快时,需要干预处理;非阵发性交界性心动过速通常是暂时的,发生于梗死后 48 h 内,逐渐发生,也逐渐终止,无须特殊治疗。

二、心肌梗死后室性心律失常

室性心律失常在梗死后早期常见,从单发的室性早搏到室颤多种多样,一般不予特殊治疗。根据 2006 年美国心脏病学会(ACC)/美国心脏协会(AHA)/欧洲心脏病学会(ESC)的指南,持续性、血流动力学不稳的室性心律失常患者,如有心肌缺血应予积极治疗,还应行冠脉血运重建来降低 SCD 风险。

(王　军)

参 考 文 献

1. Libby P. Inflammation in atherosclerosis[J]. *Nature*,2002,420(6917):868～874

2. Biasucci LM, Wolfgang K, Johannes M, et al. How to use C-reactive protein in acute coronary care[J]. *European Heart Journal*, 2013,34(48):3687～3690

3. Damman P, Hof AWVT, Berg JMT, et al. 2015 ESC guidelines for the management of acute coronary syndromes in patients presenting without persistent ST-segment elevation: comments from the Dutch ACS working group[J]. *Netherlands Heart Journal*, 2017,25(3):181～185

4. Antman EM, Cohen M. , Bernink PJ, et al. The TIMI risk score for unstable angina/non-ST elevation MI: A method for prognostication and therapeutic decision making[J]. *Jama*, 2001,10(1):17

5. Soiza RL, Leslie SJ, Williamson P, et al. Risk stratification in acute coronary syndromes-does the TIMI risk score work in unselected cases[J]. *Qjm*, 2006,99(2):81～87

6. Wiviott SD, Morrow DA, Frederick PD, et al. Application of the Thrombolysis in Myocardial Infarction risk index in non-ST-segment elevation myocardial infarction: evaluation of patients in the National Registry of Myocardial Infarction[J]. *Journal of the American College of Cardiology*, 2006,47(8):1553～1558

7. Aragam KG, Tamhane UU, Eva KR, et al. Does simplicity compromise accuracy in ACS risk prediction? A retrospective analysis of the TIMI and GRACE risk scores[J]. *PLos One*, 2009,4(11):e7947

8. Fox KAA, Gordon F, Etienne P, et al. Should patients with acute coronary disease be stratified for management according to their risk? Derivation, external validation and outcomes using the updated GRACE risk score[J]. *Bmj Open*, 2014,4(2):e004425

9. Addala S, Grines CL, Dixon SR, et al. Predicting mortality in patients with ST-elevation myocardial infarction treated with primary percutaneous coronary intervention(PAMI risk score)[J]. *American Journal of Cardiology*, 2004, 93(5):629~632

10. Poçi D, Hartford M, Karlsson T, et al. Role of the CHADS 2 Score in Acute Coronary Syndromes: Risk of Subsequent Death or Stroke in Patients With and Without Atrial Fibrillation[J]. *Chest*, 2012, 141(6): 1431~1440

11. Amir H, Mandeep S, Eugenia N, et al. Prediction of mortality after primary percutaneous coronary intervention for acute myocardial infarction: the CADILLAC risk score[J]. *Journal of the American College of Cardiology*, 2005, 45(9):1397~1405

12. O'Gara PT, Kushner FG, Ascheim DD, et al. 2013 ACCF/AHA guideline for the management of ST-elevation myocardial infarction: executive summary: a report of the American College of Cardiology Foundation/American Heart Association Task Force on Practice Guidelines[J]. *Journal of American College of Cardiology*, 2013, 127(4):529~555

13. Diercks DB, Peacock WF, Hiestand BC. Frequency and Consequences of Recording an Electrocardiogram >10 Minutes After Arrival in an Emergency Room in Non-ST-Segment Elevation Acute Coronary Syndromes(from the CRUSADE Initiative)[J]. *American Journal of Cardiology*, 2006, 97(4):437~442

14. Kosowsky JM. Is the Initial Diagnostic Impression of "Noncardiac Chest Pain" Adequate to Exclude Cardiac Disease[J]. *Annals of Emergency Medicine*, 2004, 44(6):565~574

15. Swap CJ, Nagurney JT. Value and limitations of chest pain history in the evaluation of patients with suspected acute coronary syndromes[J]. *The Journal of the American Medical Association*, 2005, 294(20): 2623~2629

16. Edwards M, Chang AM, Matsuura AC. Relationship Between Pain Severity and Outcomes in Patients Presenting With Potential Acute Coronary Syndromes[J]. *Annals of Emergency Medicine*, 2011, 58(6): 501~507

17. Sharif S, Upadhye S. Does This Patient With Chest Pain Have Acute Coronary Syndrome[J]. *Jama*, 2015, 314(18):1955~1965

18. Glickman SW, Shofer FS, Wu MC. Development and validation of a prioritization rule for obtaining an immediate 12-lead electrocardiogram in the emergency department to identify ST-elevation myocardial infarction [J]. *American Heart Journal*, 2012, 163(3):372~382

19. Henrickson CA, Howell EE, Bush DE. Chest pain relief by nitroglycerin doesn't predict active coronary artery disease[J]. *Annals of Internal Medicine*, 2003, 13(4):7

20. Goodman SG, Venu M, Cannon CP. Acute ST-segment elevation myocardial infarction: American College of Chest Physicians Evidence-Based Clinical Practice Guidelines[J]. 8th Edition. *Chest*, 2008, 133(6): S708~S775

21. Mehta SR, Bassand JP, Chrolavicius S, et al. Dose comparisons of clopidogrel and aspirin in acute coronary syndromes[J]. *N Engl J Med*, 2010, 363(10):930~942

22. Xian Y, Wang TY, McCoy LA. Association of Discharge Aspirin Dose With Outcomes After Acute Myocardial Infarction: Insights From the Treatment with ADP Receptor Inhibitors: Longitudinal Assessment of Treatment Patterns and Events after Acute Coronary Syndrome(TRANSLATE-ACS) Study[J]. *Circulation*, 2015, 132(3):174~181

23. Wiviott SD, Braunwald E, McCabe CH, et al. Prasugrel versus clopidogrel in patients with acute coronary syndromes[J]. *N Engl J Med*, 2007, 357(20):2001~2015

24. Steinhubl SR, Berger PB, Brennan DM, et al. Optimal timing for the initiation of pre-treatment with 300 mg clopidogrel before percutaneous coronary intervention[J]. *J Am Coll Cardiol*, 2006, 47(5):939~943

25. Steg PG, James S, Harrington RA, et al. Ticagrelor versus clopidogrel in patients with ST-elevation

acute coronary syndromes intended for reperfusion with primary percutaneous coronary intervention: A Platelet Inhibition and Patient Outcomes (PLATO) trial subgroup analysis [J]. *Circulation*, 2010, 122 (21): 2131~2141

26. Cavender MA, Faxon DP. Can BRIGHT restore the glow of bivalirudin[J]. *Jama*, 2015, 313(13): 1323~1324

27. ED P, L W, DJ M, et al. Incidence of death and acute myocardial infarction associated with stopping clopidogrel after acute coronary syndrome[J]. *PM. JAMA*, 2008, 299(5):532~539

28. Cuisset T, Frere C, Quilici J, et al. Benefit of a 600 mg loading dose of clopidogrel on platelet reactivity and clinical outcomes in patients with non-ST-segment elevation acute coronary syndrome undergoing coronary stenting[J]. *J Am Coll Cardiol*, 2006, 48(7):1339~1345

29. PB B, JT M, ET F, et al. Early and sustained dual oral antiplatelet therapy following percutaneous coronary intervention: a randomized controlled trial[J]. *JAMA*, 2002, 288(19):2411~2420

30. Steinhubl SR, Berger PB, Mann JT, et al. Early and sustained dual oral antiplatelet therapy following percutaneous coronary intervention: a randomized controlled trial[J]. *JAMA*, 2002, 288(19):2411~2420

31. PB B, DM B, EJ T. Optimal timing for the initiation of pre-treatment with 300 mg clopidogrel before percutaneous coronary intervention [J]. *Journal of the American College of Cardiology*, 2006, 47 (5): 939~943

32. Kastrati A, Mehilli J, Neumann FJ, et al. Abciximab in patients with acute coronary syndromes undergoing percutaneous coronary intervention after clopidogrel pretreatment: the ISAR-REACT 2 randomized trial[J]. *JAMA*, 2006, 295(13):1531~1538

33. Amsterdam EA, Wenger NK, Brindis RG, et al. 2014 AHA/ACC guideline for the management of patients with non-ST-elevation acute coronary syndromes: executive summary: a report of the American College of Cardiology/American Heart Association Task Force on Practice Guidelines[J]. *Circulation*, 2014, 130(25): 2354~2394

34. Alexander KP, Newby LK, Cannon CP, et al. Acute coronary care in the elderly, part I: Non-ST-segment-elevation acute coronary syndromes: a scientific statement for healthcare professionals from the American Heart Association Council on Clinical Cardiology: in collaboration with the Society of Geriatric Cardiology[J]. *Circulation*, 2007, 115(19):2549~2569

35. Flaherty JD, Bax JJ, De Luca L, et al. Acute heart failure syndromes in patients with coronary artery disease early assessment and treatment[J]. *J Am Coll Cardiol*, 2009, 53(3):254~263

36. Hunt SA, Abraham WT, Chin MH, et al. 2009 Focused update incorporated into the ACC/AHA 2005 Guidelines for the Diagnosis and Management of Heart Failure in Adults A Report of the American College of Cardiology Foundation/American Heart Association Task Force on Practice Guidelines Developed in Collaboration With the International Society for Heart and Lung Transplantation[J]. *J Am Coll Cardiol*, 2009, 53(15): e1~e90

37. Reynolds HR, Hochman JS. Cardiogenic shock: current concepts and improving outcomes[J]. *Circulation*, 2008, 117(5):686~697

38. Hasdai D, Harrington RA, Hochman JS, et al. Platelet glycoprotein IIb/IIIa blockade and outcome of cardiogenic shock complicating acute coronary syndromes without persistent ST-segment elevation[J]. *J Am Coll Cardiol*, 2000, 36(3):685~692

39. Goldstein JA. Pathophysiology and management of right heart ischemia[J]. *J Am Coll Cardiol*, 2002, 40(5):841~853

40. Van de Werf F, Bax J, Betriu A, et al. Management of acute myocardial infarction in patients presenting with persistent ST-segment elevation: the Task Force on the Management of ST-Segment Elevation Acute Myocardial Infarction of the European Society of Cardiology[J]. *Eur Heart J*, 2008, 29(23):2909~2945

41. Braunwald E, Antman EM, Beasley JW, et al. ACC/AHA guidelines for the management of patients with unstable angina and non-ST-segment elevation myocardial infarction: A report of the American College of Cardiology/American Heart Association Task Force on Practice Guidelines(Committee on the Management of Patients with Unstable Angina) [J]. *Journal of the American College of Cardiology*, 2000, 36（3）: 970~1062

第十二章
心搏呼吸骤停与
呼吸系统急症

除心源性原因如心肌梗死、急性冠状动脉综合征及严重心律失常导致的心搏骤停外,很多原因可造成心搏呼吸骤停,包括溺水、脑卒中、气道异物阻塞、吸入烟雾、会厌炎、药物过量、电击伤、窒息、创伤,以及各种原因引起的昏迷、严重哮喘、可卡因中毒、COPD、酒精滥用、肺动脉栓塞,也可以致心搏呼吸骤停。

在诸多原因中,呼吸系统急症是诱发心脏停搏的常见原因之一。原发性呼吸停止后,心脏仍可在数分钟内得到已氧合的血液供应,大脑及其他脏器也同样可得到数分钟的血供。对于缺氧,心、肺、脑的敏感性最强,其耐受缺氧的时间仅为 $4 \sim 5$ min。儿童、婴儿心搏骤停的原因多为呼吸系统急症。当呼吸骤停或自主呼吸不足时,尽快保证气道通畅,进行急救人工通气非常重要,以防止心脏发生停搏、保证重要脏器功能。

第一节　气道异物梗阻

气道异物梗阻(FBAO)是一种急症,是指喉或气管的被异物梗阻,造成吸气性呼吸困难,如抢救不及时,发生低氧高碳酸血症和脑损伤,数分钟内就会导致心动过缓,心搏骤停而死亡。

气道异物梗阻造成的心搏呼吸骤停并不常见,是可预防的,与其他原因造成的死亡相比,FBAO造成的死亡相对较少,每 10 万人中有 1.2 人因窒息死亡,1.7 人因溺水而亡,16.5 人因交通事故死亡,198 人因冠心病死亡。

一、病因

上呼吸道梗阻最常见的原因是意识丧失和心搏呼吸骤停时发生的舌后坠,无反应的患者可因内在因素(舌、会厌)或外在因素(异物)导致气道梗阻,舌向后坠,堵塞气道开口,会厌也可阻塞气道开口,都会造成气道梗阻。头面部损伤的患者,呕吐物反流,特别是意识丧失患者,血流和呕吐物都可堵塞气道,发生气道梗阻。

任何患者突然呼吸骤停都应考虑到 FBAO,尤其是年轻患者,呼吸突然停止,出现发绀,无任何原因的意识丧失。成人、儿童通常在进食时发生 FBAO。窒息的主要原因是异物所致,例如:突然将糖豆、果冻、果核、蛋糕等异物不慎呛入气管。对于老年人,特别是一些身患脑血管病意识不清的患者可能被食物、黏痰或呕吐物堵塞气管。对于一些溺水者可能是污水和泥沙堵塞气道。发生窒息的诱因有试图吞咽大块难以咀嚼的食物；饮酒后，血中乙醇浓度升高；有假牙和吞咽困难的老年患者，也易发生 FBAO。

二、临床症状

异物可造成呼吸道部分或完全梗阻。

1. 部分梗阻　患者尚能有气体交换，如果气体交换良好，患者能够用力咳嗽，咳嗽停止时，出现喘息声。只要气体交换良好，就应鼓励患者继续咳嗽并自主呼吸。急救人员不宜干扰患者自行排除异物的努力，但应守护在患者身旁，并监护患者的情况，如果气道部分梗阻持续不能解除，就应启动 EMS 系统。

2. 完全气道梗阻　患者会出现不能讲话、用双手指抓住颈部、乏力、无效咳嗽，气体交换消失，吸气性呼吸困难，咳嗽似犬吠状，眼结膜点状出血，烦躁不安，失音，声嘶哑，水肿，三凹征阳性。气道完全梗阻时，由于气体不能进入肺内，患者的血氧饱和度很快下降，如果不能很快解除梗阻，患者将丧失意识，心脏跳动由快至慢，心律失常，直至心搏、呼吸停止甚至很快死亡。

三、判断要点

识别气道梗阻是抢救成功的关键。鉴别以下急症非常重要。这些急症有：虚脱、脑卒中、心脏病发作、惊厥或抽搐，药物过量以及其他可能引起呼吸衰竭的急症，但治疗原则不同。常见导致窒息梗阻的情况如下。

1. 外伤　闭合或开放性喉部损伤，包括气管插管损伤导致气道塌陷或破坏，无法正常呼吸。常有明确的外伤史和手术史。

2. 异物　花生米、纽扣等误入呼吸道，或呕吐物、咯血块、脓性黏痰以及溺水后的泥沙等堵住气管。

3. 炎症　急性喉部损伤、急性喉炎、会厌炎、喉头水肿等。

4. 狭窄　化学物质腐蚀伤，气管内插管伤，气管切开不当愈后有瘢痕，外伤、炎症、放射性损伤等形成的瘢痕组织引起狭窄。

5. 挤压　喉及气管周围组织的外伤，颈部的肿瘤、脓肿，皮下气肿、水肿、血肿、甲状腺肿大、纵隔疾患以及气胸、血胸、肋骨骨折等。

四、治疗

急救原则是实行对症和病因紧急抢救。对于异物梗阻，目前国内外文献介绍的徒手抢救法较多，主要有：体位排出法、手拳冲击法等。其机制是利用患者体位，以手法增加胸内压，利用气流冲击异物，使之排出气道。

（一）体位排出法

有主张清醒患者取站立位或坐位，昏迷患者取平卧位；有主张一律采取平卧位；还有主张采取倒卧位，等等。异物坠入气道，主要是因为其本身重量或误吸等因素所致。欲使之排出，患者体位是至关重要的。其各种体位的优劣顺序是：头低臀高位、平卧位、头高臀低位。抢救者可根据患者特点和现场情况选择体位，婴幼儿可俯卧于抢救者手臂上等。

（二）手拳冲击法

可分为腹部冲击法和胸部冲击法。具体操作如下。

1. 腹部冲击法[海姆立克(Heimlich)法]

（1）立位或坐位患者：抢救者站于患者背后，用双臂环抱患者腰部，使患者身体前倾，一手握拳顶住患者上腹部（剑突与脐之间的腹中线位），向内、向上数次施力冲击，使气道产生气体冲击，以排出异物。要注意防止腹内脏器损伤。

（2）卧位患者：患者仰卧，头偏向一侧，解开领扣，保持气道通畅。抢救者在患者一侧或骑跨式，双手掌重叠，掌根置于患者上腹部，向内、向上施力冲击数次。

（3）自行腹部冲击法：自身发生完全性 FBAO 时，患者可一手握拳，用拳头拇指侧抵住腹部剑突下脐上腹中线部位，另一只手抓紧拳头，用力快速将拳头向上、向内冲击膈肌，如果不成功，患者应快速将上腹部抵压在一块坚硬的平面上，如椅背、桌缘、走廊栏杆，然后用力冲击腹部，直到把气道内异物松动、排出为止。

急救人员实施腹部冲击法时，必须位于患者身后，单腿放置于患者双腿之间，把一只手掌根部顶在患者腹部，位置在剑突与脐上之间，腹中线的位置，另一只手压在前只手背上，双手快速用力向内、向上冲击，如果位置正确，身体正好处于腹中部正上方，那么冲击到的部位也不会发生偏差。操作时，应注意患者有无意识丧失，如发生意识丧失，应立即放倒患者于坚硬地板上，行 30∶2 心肺复苏。每次打开气道后，应观察气道内异物有无松动排出，如有把握可以使用 Kelly 钳和 Magill 镊去除。只有在直视下才能用钳子夹取异物，咽喉镜或电筒都可用作照明工具。而环甲膜切开术只有专业医生才能完成。

2. 对有意识孕妇或肥胖者采用胸部冲击法

（1）立位或坐位患者：抢救者站于患者背后，用双臂经患者腋下环抱患者胸部。在患者胸骨中下部，向后做快速连续冲击。

（2）卧位患者：患者仰卧，头偏向一侧，解开领扣，保持气道通畅，抢救者跪于患者一侧，双手掌重叠。用掌根部置于患者胸骨中、下 1/3 交界处，向下快速连续冲击。

对于手拳冲击法，美国心脏协会、美国红十字会倡用，并以该法取代拍背法。但红十字会联盟，世界麻醉协会则不主张运用冲击法。倡导者的依据是：对有些异物完全阻塞气道的清醒患者，使用该法后异物可以被喷出。反对者则认为：喷出异物可能是自发的（如咳嗽），并有运用此法失败并引起并发症的报道，如胃破裂、纵隔积气、主动脉破裂、肝破裂等。

在实际运用中，应根据抢救对象的不同情况予以选择使用。如妊娠后期和过度肥胖者，以及婴幼儿（因其肝脏大部分位于肋下），应慎用腹部冲击法；老年患者因骨质疏松，慎用胸部冲击法。以上各法施行越早效果越好，否则肺内残气被吸收而减少，冲击异物的作用就减弱了。

五、抢救程序

1. 对无意识气道异物梗阻患者的解除方法　如果成人气道被噎住，在解除 FBAO 期间发生意识丧失，单人非专业急救人员应立即启动 EMS 系统（或让某人去启动 EMS），并开始 CPR。事实上，胸部按压有助于无反应患者解除 FBAO。最近，人尸体研究表明，胸外按压时气道峰压与腹部冲击产生的气道峰压相等，甚至超过腹部冲击法。非专业急救人员在 CPR 期间，经过反复通气后，患者仍处于无反应状态，又考虑为 FBAO，急救人员仍应继续进行 CPR,并严格按照按压/通气率行 CPR。

非专业急救人员行 CPR 时,每次通气时都应开放气道,应观察气道内异物有无松动排出,如有把握去除。

如果发生 FBAO 出现意识丧失时,只有专业急救人员才能用手指法清除异物,如果患者仍有反应或正处于抽搐时,则不应用手指清除异物。在患者面部朝上时,用仰头举颏或抬举下颌法可将舌从咽后壁及异物存留处拉开以解除梗阻。也可沿患者颊内,一手示指在另一只手下面探入患者咽部,直达舌根,用示指把噎住的异物钩出来。有时无法直接将异物取出,只能先用示指把异物顶在咽侧壁,然后再将异物挪动并取出来。取异物时应注意避免将异物推入气道更深处。

2. 专业人员对无意识 FBAO 患者的解除方法　先有反应后发展为无反应的 FBAO 患者解除方法和解除无反应 FBAO 患者的方法相似。

如果你发现患者倒地,又识别是因 FBAO 引起的,建议采取下列方法。①保证环境安全后,立即启动应急反应系统。即刻实施 CPR,如有第 2 名急救人员在场,可使用双人CPR,使用球囊面罩;②使用仰头举颏法开放气道,通气前观察气道异物情况,可行情况下尝试用手指清除口咽部异物;③开放气道,尝试通气,如通气时患者胸部无起伏,重新安置头部位置,再尝试通气;④在异物清除前,如果通气仍不能使胸廓有效起伏,或还未进一步行抢救措施(如用 Kelly 钳、Magill 镊、环甲膜切开术),应建立有效通畅的气道;⑤如异物已取除,气道已清理干净,则应同时检查呼吸、心跳,如果患者仍无呼吸,有心跳,则按成人5～6 s/次、儿童婴儿 3～5 s/次进行通气。如无自主呼吸、心跳,则继续 CPR。

六、预防

下列注意事项有助于消除危险因素并预防 FBAO。①将食物切碎,细嚼慢咽,尤其是戴假牙的患者;②在咀嚼和吞咽时,避免大笑或交谈;③避免酗酒;④儿童口含食物时,不要行走、跑或玩耍;⑤将异物(如珠子和大头针)放在婴儿、儿童拿不到的地方;⑥对较小的孩子,不要给需要仔细咀嚼的食物(花生、爆米花和热狗等)。

(季晟超)

第二节　急　性　喉　炎

多为儿童发病,但也偶见于成年人。好发季节为冬春季,1～3 岁小儿多见。

一、病因

急性喉炎是指喉黏膜及声带的急性非特异性炎症,常常是病毒感染后继发细菌感染所致,故多继发于上呼吸道感染如急性鼻炎、鼻窦炎、急性扁桃体炎。病原体以副流感病毒、腺病毒、金黄色葡萄球菌、链球菌、肺炎双球菌等常见。病变范围多局限在声门下区,又称声门下喉炎。小儿急性喉炎较为特殊,这是因为小儿咳嗽反应差,而黏膜充血水肿、腺体分泌增加,容易发生喉痉挛、喉水肿而引起致死性气道阻塞,病情严重。

急性喉炎的病因可分为全身因素,如严重刺激、受凉、机体抵抗力下降导致病毒感染、继发细菌感染所致；职业因素，如长期接触粉尘、有害气体、用嗓过度等；外伤，造成喉部损伤、充血、水肿、出血等；过敏，特定的食物、气体、药物接触等。

二、临床表现

患者发病前多有轻度上呼吸道感染症状，如发热、轻咳，但部分也可突然发病，睡眠中惊醒，骤然声音嘶哑、喉部疼痛、咳嗽呈犬吠样，吸气时有喉鸣，伴有吸气性呼吸困难。严重者出现三凹征、发绀、出汗、不安等。局部检查可见喉黏膜急性充血，声带及杓状软骨轻度肿胀，声门下黏膜明显红肿，声门裂变窄。严重者可伴有全身症状，伴有畏寒、发热、倦怠、食欲不振等。

三、急救措施

对于喉、声带水肿、咽后壁、喉头肿胀的患者一经确诊应尽快积极治疗，预防病情进一步发展，预防呼吸困难、窒息、心搏骤停的发生。早期控制治疗尤为重要，具体步骤如下。

1. 抗感染、抗水肿治疗　联合使用抗生素和糖皮质激素治疗。常用的抗生素有青霉素、一二代头孢菌素和大环内酯类抗生素，应联合使用抗病毒治疗。激素常用氢化可的松、地塞米松、甲泼尼龙(甲基强的松龙)等。

2. 雾化吸入　糖皮质激素和支气管扩张剂。

3. 选择性气道管理　一旦呼吸功能出现障碍，应立即插管或其他气道管理方式如气管切开。

血管性水肿的患者应引起重视，因为他们病情有迅速恶化导致生命危险的可能。喉部和气道的水肿，尤其喉头、声带、会咽水肿时出现严重的喘鸣、喉水肿，弥漫性舌部、面部、颈部肿胀和低氧血症。由于喉头水肿的发生，气管内插管无法建立有效的气道，反而会加重喉头水肿，造成气道出血，进一步增加气道梗阻。这时应立即采取气管切开术以建立通畅气道。

4. 适量补液，防止喉部及气道干燥　如果患儿烦躁不安应避免使用具有呼吸抑制作用的药物，如哌替啶、吗啡等，防止小儿哭闹、加重呼吸困难可给予口服 10% 水合氯醛。

(季晟超)

第三节　大　咯　血

咯血是指喉部以下气管、支气管、肺组织的出血经口腔咯出。大咯血是指 1 次咯血量超过 100 ml 或 24 h 内咯血量超过 600 ml 以上者。咯血所导致的窒息常是引起病者死亡的主要原因，应注意判断抢救。

一、病因

包括慢性支气管炎、支气管扩张、支气管肺癌、肺结核、真菌感染、细菌性肺炎、肺脓肿；较少见的是肺出血、肾炎综合征、气管异物、支气管腺瘤、肺动静脉瘘、韦格纳肉芽肿病、囊性纤维化、淋巴管肌瘤病、肺梗死、肺含铁血黄素沉着症等；继发于心脏病(例如二尖瓣狭窄)的肺血管充血和肺动脉高压导致咯血;极个别凝血机制异常也可伴有咯血(但通常无明显的肺部损害)。近年来统计由于气道内置入支架发生气道炎症、肉芽组织增生和侵蚀气管支气管黏膜引起咯血。对所有患者都应排除鼻出血和胃肠道出血。

大咯血致死的主要原因是:①短时间内不能将血全部咯出;②支气管被堵塞或狭窄;③肺部有严重疾患或心肺功能不全;④患者精神过度紧张,血块刺激喉、支气管引起痉挛;⑤患者过度虚弱或用镇静、镇咳药过量。

大多数大咯血来自支气管动脉,而由肺动脉、毛细血管、肺静脉来源的咯血仅占10%左右。

二、诊断要点

1. 喉痒,患者突然胸闷、烦躁不安、端坐呼吸、气促、发绀、咳血不通畅、血块暗红。

2. 突然胸闷,挣扎坐起。呼吸困难,显著的痰鸣音("咕噜声"),神志不清,大咯血停止,口唇、指甲青紫。

3. 呼吸困难增剧,咯血终止,从鼻腔、口腔流出少量暗红色血液。吸气时呈三凹征。目瞪口张,面色青紫苍白,呼吸减弱或消失,随即倒地窒息昏迷、死亡。

三、判断

(一)判断咯血的原因和部位

对于任何咯血都需要仔细判明其原因和部位。详细的病史询问有助于鉴别出血来源。肺部体格检查可以提供特征性的线索有助于诊断。胸部X线可以提示咯血的原因和部位,但常有假阴性,胸部CT有助于发现细小的出血病灶。纤维支气管镜是最有诊断价值的技术,所有不明原因的咯血都可以应用纤支镜检查,2%～13%的支气管肺癌患者咯血而胸部X线检查正常,纤支镜有助于诊断。异物、支气管腺瘤和其他原因的出血很容易被甄别并明确出血的位置。其他实验室检查包括:全血细胞计数、痰涂片、培养和细胞学检查、血液气体分析,当可疑肺栓塞时进行肺灌注/通气扫描。

(二)判断咯血的量

1. 小量咯血　24 h咯出血量在100 ml(痰中带血)以内;见于支气管炎、肺炎、支气管肺癌的患者。

2. 中等量咯血　24 h咯出的血量在100～500 ml;见于支气管异物、外伤、急性肺水肿、支气管扩张、肺结核的患者。

3. 大咯血　24 h咯出的血量达500 ml以上,或一次咯血量超过300 ml者;见于肺结核空洞内小动脉破裂、肺癌等患者。

四、救治原则

急救原则主要是止血,保持呼吸道通畅,及时供氧同时进行病因救治。大咯血的治疗主要针对以下三方面:预防窒息、停止出血和治疗原发病因。

(一)应急措施

1. 让患者侧卧,头偏向一侧,将舌用纱布包住拉出,在上下牙之间放置压舌板或纱布卷，防止咬破舌。清除口腔、喉部血块，同时拍打胸背部，让患者将血块、痰液咯出。

2. 及时吸氧，如呼吸停止立即用口对口呼吸抢救。

3. 有条件时在喉镜指引下插管，用吸引器吸出血块。

（二）内科保守治疗的具体止血方法

1. 小量咯血 保持绝对安静，不需特殊治疗，卧床休息；口服复方甘草合剂 10 mg，3 次/d；注意观察病情。

2. 中等量咯血 细心观察，安慰病者，让患者向患侧卧位，床脚抬高。心血管病引起者取半坐位，保持呼吸道通畅，使积血易于咯出。

3. 大咯血 嘱患者要轻咳，不要吞咽，可轻轻拍背帮助咯出血块。

4. 镇静 口服地西泮 10 mg，或异丙嗪（非那根）25 mg，或肌内注射苯巴比妥 0.1～0.2 g，但不应多用。

5. 止血 ①垂体后叶素 5～10 U，溶于 20 ml 生理盐水稀释，静脉缓慢推注 10 min 以上，或以 10～20 U 加入 5％葡萄糖液 500 ml 缓慢静脉点滴，必要时 6～8 h 重复一次；②6-氨基己酸 4～6 g，以 5％葡萄糖液或生理盐水 100 ml 稀释，于 15～30 min 静脉滴完，维持量每小时 1 g，持续 2～24 h 或更久；③对羧基苄胺 0.1～0.2 g，以 5％葡萄糖液或生理盐水 100 ml 稀释后静脉点滴，最大量 0.6 g/d。卡巴克络（安络血）口服 2.5～5 mg，每 6 h 一次。

6. 复苏 如出现窒息时应口对口呼吸，立即吸氧。让患者取头低脚高位。用手巾将口、咽、鼻内积血清除，并立即将舌拉出，必要时胸外心脏按压，并迅速请医生急救。

7. 体位 让患者向患侧卧位，避免血液流向健侧。

8. 饮食 饮食以流质食物为主，若大量咯血，绝对禁食。饮用温热的砂糖水，有止咳及安抚患者心情的作用。

（三）外科止血措施

如果患者咯血量超过 200 ml/天或患者出现最低呼吸储备、紧急情况出现，第一个治疗目标是鉴别出血部位、止血和预防主气道窒息。由有经验的医生进行纤维支气管镜检查，若咯血为大血块则使用硬性支气管镜。

如果必要可以插入球囊填塞，保留数小时或数日使患者病情稳定或准备手术切除。如果准备做支气管动脉栓塞，为了先做支气管血管造影，若允许时间，可以放置 Fogarty 球囊。

另一个保护功能性气道的办法是插入一个特殊气管插管，带有膨胀气囊插入未出血的左或右主支气管，使用一个双腔管来吸引出血。操作需要有经验的人来进行。

肺部任何部位出血都需要确诊，在可以耐受开胸手术情况下可以外科切除。偶然也有些患者在未确诊前紧急外科手术，特别是一些大块咯血的患者。一项较早的研究显示，大咯血（16 h 咯血量超过 600 ml）内科保守治疗病死率为 75％，而外科手术治疗病死率为 23％。总之，如果控制咯血的内科办法（例如，严格卧床休息、不做胸部叩诊和肺功能检查、强有力的镇咳）无效，不能做支气管动脉和相关血管栓塞或不成功时，可以采用外科切除手术。

（季晟超）

第四节　支气管哮喘

随着我国哮喘发病率的逐年上升,急诊室接诊的危重型哮喘患者也越来越多,因此对这类患者的救治就成为急救、呼吸等多学科研究的重点课题之一。支气管哮喘的病情加重可在数小时或数日内出现,但也有少数患者在数分钟内发作并危及生命。故哮喘重度发作则属临床危重症,可发生猝死。

一、流行病学

日本的研究人员发现,在日本儿童过敏和临床免疫协会每年所报道的儿童哮喘死亡病例中,大多数患儿突发致命性哮喘的持续时间较短,而其所导致的死亡事件往往出乎临床医生和家长的预料。据统计,在成人哮喘死亡事件中,发病后 3 h 内死亡的病例约占 29.3%,病情处于不稳定期而突然恶化的病例约占 16.2%。以患者死亡前发生哮喘的严重程度分级可发现,儿童患者中轻症、中症和重症的患者比分别为 26%、30% 和 43%,成人患者中则分别为 9.3%、41.4% 和 49.2%。研究人员在分析了哮喘患者于运动过程中突发死亡的情况后发现,哮喘是青少年和年轻患者猝死的主要病因之一。因此,研究人员呼吁,各界人士要重视预防哮喘猝死事件的发生。

二、病因

导致哮喘死亡的原因有镇静剂过量、激素剂量不足、过度使用 β 受体激动剂或使用了 β 受体阻滞剂,更重要的是医生对患者的急性发作程度估计不足,处理不够及时、有力等。

1. 寒冷或骤然变化的天气是哮喘病发作最高危的因素,让本来气道就有炎症的哮喘患者雪上加霜,因为寒冷空气可刺激气管,使气管急性充血肿胀,导致剧烈喘息咳嗽、胸闷气憋、呼吸衰竭等症状发作,如果得不到及时的缓解和控制,患者就很容易猝死。同时气管强烈收缩痉挛,使痰液等分泌物进一步堵塞气道,影响了患者的通气功能,致其严重缺氧而死。

2. 哮喘患者多用药不当,即使在确诊自己是哮喘患者的情况下,也有大部分患者因为无良好的药物依从性而增加了自己的危险因素。据统计显示,在我国约 3 000 万哮喘患者中,只有 6% 的人使用激素。这主要是因为很多患者都认为激素会有不良反应,其实这种担心是多余的,因为这种表面激素是针对气道炎症的局部用药,只要严格按照用量使用,不良反应并不大,却能达到严格控制病情的目的。大部分患者擅自"见好就收",自行中断用药,是很危险的。

然而,一方面是不能"失药",另一方面用药过量却也能夺命。一般哮喘患者随身都备有 β_2 受体激动剂等沙丁胺醇类喷雾剂,供紧急发作时使用,但是过量使用也可能造成心脏过度兴奋而猝死。因此一定要按说明用量使用,一般不可超过 6~8 喷/d 的极限量,以免超过极限用量而发生悲剧。

3. 病毒感染如感冒、肺炎、反复呼吸道感染均可导致支气管痉挛,诱发哮喘患者发病,严重者甚至猝死。有哮喘史者如果有以上疾病就应该及时治疗。

4. 部分哮喘患者会由于吸入一些刺激性气体(二氧化硫等)、花粉、尘螨、动物毛屑等而引起过敏反应,从而可刺激呼吸道,引起支气管痉挛发生哮喘致死。化学烟雾也会诱发哮喘,因此,哮喘患者绝不能吸烟。

5. 70%～80%的哮喘患者会因过度运动而诱发哮喘,这类哮喘称为运动诱发性哮喘。哮喘患者不要参与长跑、打篮球、踢足球等对抗性强或剧烈的运动。

6. 精神因素也会诱发哮喘,有患者因为过度紧张或激动而诱发症状,这主要是过度紧张所造成的大脑皮质和迷走神经反射及过度换气导致气管痉挛。

7. 部分其他药物也会产生诱发哮喘的不良反应,非甾体类解热镇痛药,如阿司匹林、吲哚美辛(消炎痛),以及普萘洛尔(心得安)等容易诱发哮喘。

此外,还有一种突发急进型哮喘。这类哮喘较少见,多见于年轻人,尤其是男性,其本身就容易发生猝死。往往在症状开始 3 h 甚至数分钟内就可以进展到呼吸停止或几乎停止,即使用随身药物也很难控制。这种患者一旦出现哮喘症状,就应马上就医治疗。

三、判断哮喘急性发作的严重程度

(一)临床表现

哮喘患者的主要不适为呼吸困难,紧急情况下评价其严重性,可用说话的方式进行简单划分。

1. 如果患者能够不费力地以整句方式说话,表明其呼吸困难不严重。

2. 如果说话中间时常有停顿,只能说出短句,则为中度呼吸困难。

3. 如果只能以单音节说话为重度呼吸困难。

4. 完全不能说话则为危重状态。

迅速收集病史进行体检,询问目前发作的严重程度并联系过去发作的情况(患者常知道前次发作是怎样缓解的)。重症哮喘只要抢救及时是可以挽救生命的。一旦患者出现重症哮喘大发作,可听到明显带有喘鸣声的呼吸,并有呼吸困难,面色、口唇和指甲发绀、说话困难、神情焦虑烦躁、大汗淋漓的症状,说明哮喘严重发作。如果其喘鸣音由强转弱甚至消失,此时患者大多已意识蒙眬、嗜睡或昏迷。

注意体征:哮喘的病理生理包括气道阻力增加、肺残气量和肺总量增加、换气不均、动脉血氧降低、局部性 V/Q 异常、肺泡换气过度。严重时肺泡换气不足。如果情况允许,在治疗开始和整个治疗过程中要测定肺活量和一秒钟用力呼气量(FEV1)。患者哮鸣音由强变弱、发绀、大汗、意识蒙眬,特别是奇脉伴有血压降低 20 mmHg 以上,肺活量<1 L 或 FEV1 <500 ml,表示濒临呼吸衰竭。

(二)动脉血气分析

多数哮喘严重发作患者都存在低氧血症(PaO_2<70 mmHg)和低碳酸血症($PaCO_2$<35 mmHg),一旦 $PaCO_2$≥40 mmHg 或 pH<7.3,提示呼吸衰竭。

(三)其他

迅速检查胸片、痰液和电解质。有无哮喘症状是必须与其他疾病相鉴别之处。例如异物、肿瘤和黏液阻塞住气道、肺栓塞、肺水肿、支气管炎或支气管扩张加剧、过敏等。有助于确诊支气管哮喘的特征如下:既往病史;弥漫性哮鸣音;肺内无啰音;无胸膜炎体征;无发热;心脏大小正常;X线检查肺野清晰。

四、救治原则

(一) 一般救治

哮喘急性发作时应迅速采取措施。首先应保持头脑清醒冷静,耐心安慰患者,以减轻患者的心理压力。帮助患者坐起来,上身前倾,靠着桌椅等支撑物休息,这样有利于患者吸入大量的新鲜空气,帮其解开领扣,松开裤带,避免胸腹受压。不做不必要的搬动,必要时要帮其清除口鼻分泌物,保持呼吸道畅通。

哮喘患者一般都随身携带一些局部吸入的治疗药物如 β_2 受体激动剂(如万托林喷雾剂)等,旁人应立即协助给药喷 1~2 喷,如果不能缓解,可再喷一次。喷过药如果还不见效,就不可再使用吸入气雾剂,因为过量使用可能造成心脏过度兴奋而导致猝死。此时应尽快拨打"120"急救电话,千万别拖延时间,争取及时到医院进行系统治疗。

请注意,不要急于背着哮喘发作的患者去医院,这样会压迫患者的胸腹部,加重缺氧,严重时会导致呼吸衰竭、心跳停止。

注意心电监护,使用适当的气道管理、吸氧方式,保持氧饱和度 92% 以上。开放静脉、充分补液并保持呼吸道湿润。

(二) 处理要点

1. 哮喘的典型发作 标志是因为气管的急性充气肿胀,导致剧烈喘息咳嗽、胸闷气憋、呼吸衰竭等症状发作,如果得不到及时的缓解和控制,患者就很容易猝死。因此应迅速给予支气管舒张剂和糖皮质激素,必要时应用肾上腺素。紧急情况下雾化吸入用 β_2 受体激动剂,静脉滴注较大剂量糖皮质激素以及小剂量皮下注射 1∶1 000 的肾上腺素 0.1~0.3 ml,有可能起到缓解作用。

哮喘致心搏骤停除颤易失败,原因是肺过度充气,电阻增大,需要使用较平时更高的能量除颤。氮氧混合气体吸入通气有益,应及早插管通气,注意频率缓慢、短吸气时间和长呼气时间,必要时酌情加用呼气末正压(PEEP)。

2. 静脉补液原则 由于多数严重哮喘患者处于失水状态,而且呼吸十分短促或过于疲乏不能饮水进食。可首先输入 5% 葡萄糖液直至查明电解质数据,根据电解质情况补充。在急诊室输液速度 100~200 ml/h,总摄入量(静脉输液+口服)3 000~5 000 ml,以确保痰液稀释。

3. 给氧 多数哮喘急性发作时常都存在低氧血症,可用鼻导管以 2~3 L/min 的流量吸氧。可根据血气分析而酌情增加吸氧量。对于急性哮喘,医生不必顾虑因吸氧而抑制换气。PaO_2 需维持在 70 mmHg 以上,一旦 $PaCO_2 \geqslant 40$ mmHg、$PaO_2 < 60$ mmHg 或 pH < 7.3,提示急性呼吸衰竭,发作严重可能致命。

4. 呼吸机辅助呼吸 单纯高碳酸血症不必要气管插管,部分患者可以应用面罩无创机械通气,目的是达到最佳的药理学管理。但是需要注意的是,哮喘严重发作时可能并发气胸或纵隔气肿,两者均为严重并发症,此时不能使用间歇性正压呼吸辅助。如果峰流速 < 150 L/min,脉压差 > 20 mmHg,胸腹矛盾运动、氧疗情况下仍低氧,或持续二氧化碳分压增高、潜在的呼吸衰竭,则需要气管插管机械通气。

(孙志扬)

第五节　睡眠呼吸暂停综合征

睡眠呼吸暂停综合征(sleep apnea syndrome，SAS)是指响亮的鼾声突然中断，患者强力呼吸但不起作用，完全呼吸不了，几秒甚至几十秒后患者醒来，大声喘息，气道被迫开放，然后继续呼吸，经常伴有机体的踢打动作以及身体的扭动痉挛。呼吸停止超过 10 s 或气流低于正常 20％，这种表现随时可能损害心脏，乃至全身上下的其他脏器，严重的还会危及生命。在对 460 名猝死患者的分析后发现，睡眠呼吸暂停是引起夜间猝死的元凶之一。脑卒中等脑血管意外多发生在夜间，研究发现，睡觉时打鼾及呼吸暂停可增加脑血管病的发病率及死亡率，53％以上男性脑血管病患者有长期习惯性打鼾史，35％的患者脑血管意外发生在睡眠时，与打鼾和呼吸暂停密切相关。现在已经有越来越多的证据表明，打鼾和呼吸暂停是脑血管病的一个独立危险因素。

睡眠呼吸暂停综合征不仅直接危害患者的身体健康，而且还会引发一系列社会问题，危害他人的生命安全。如患有 SAS 的司机的反应能力和判断能力下降，注意力不集中。事故统计结果显示，这类司机的事故发生率是非 SAS 司机的 2 倍，特别是单人驾驶时的事故率则高达 13 倍。除交通事故外，其他操作性事故的发生，如塔吊、飞行等也与睡眠密切相关。许多 SAS 患者的社交能力下降，家庭成员之间关系紧张甚至会造成婚姻的失败。

一、病因

SAS 病因复杂，可分为阻塞性睡眠窒息症和中枢性睡眠窒息症，与呼吸系统、心血管系统、神经系统和耳鼻喉科关系密切。最常见的是上气道的阻塞和塌陷，如鼻息肉、软腭低垂、悬雍垂增粗或增长、扁桃体增生肥大、咽喉部软组织肥厚与脂肪沉积等。

SAS 的发病是一个渐进的过程，常常是多种病因共同起作用的结果，特别是肥胖、上呼吸道感染、心脏病、饮酒和老年人年龄的不断增加等，都将使病情明显加重。肥胖和体重超标的人应特别引起注意，因为胖人颈部脂肪沉积缩小了上呼吸道的内径，气道更容易塌陷和阻塞。肥胖患者胸腹部脂肪沉积引起呼吸负荷增加，呼吸效率下降，肥胖与睡眠呼吸暂停相互影响，互相加重，形成恶性循环。

二、临床特点

夜间睡眠时如果呼吸停止持续的时间超过 10 s 即被认为是呼吸暂停，此时血液中的氧气减少，机体处于缺氧状态。如果这种呼吸暂停频繁发生，每小时出现 5 次以上或在 7 h 的睡眠过程中累计超过 30 次，就可诊断为 SAS。这种病如果长期得不到有效治疗，日复一日，年复一年，不仅患者会觉得自己从未睡过一个好觉，而且还会因为呼吸气流中断，缺氧和反复从睡眠中憋醒而产生一系列严重的、危害全身各个系统的病变。

SAS 的临床表现多样，其中夜间最常见、最典型的症状之一是打鼾，一般来说鼾声越响标志着气道狭窄越明显，但 SAS 患者的鼾声不同于普通的打鼾者。这类患者的鼾声响亮而不规律，时断时续，声音忽高忽低；病情严重者无论是侧卧位还是仰卧位，甚至在开会、坐车时都会鼾声大作。此外，患者在夜间发生频繁的呼吸暂停的同时，还会伴有睡眠动作异常、失眠、多梦、噩梦、多尿、遗尿等。在白天，SAS 的常见表现为嗜睡，即白天不分时间、不分地点的不可抑制地打瞌睡，甚至在开会、看书、听课时也会不由自主地进入梦乡，病情严重者在与别人谈话时都会不自觉地酣然入睡。由于这类患者睡眠质量太差，因此约有 2/3 的患者会有不同程度的睡眠过多，有的人其睡眠时间常常可达十几个小时甚至整天昏睡不醒。患者还会自觉疲劳，记忆力减退，学习成绩下降，激动易怒。

偶尔的一次睡眠呼吸暂停不会对人体健康造成什么危害，但是如果这种窒息长期反复发生，将危害心血管系统甚至生命。研究表明睡眠呼吸暂停是缺血性心脏病，如心绞痛、心肌梗死等的重要危险因素之一，同时还会引发各种心律失常、肺动脉高压、肺源性心脏病和高血压。睡眠中严重缺氧造成猝死，有人称之为"睡眠杀手"。

三、选择正确的治疗方法

治疗的目的是解除狭窄或塌陷的气道，使患者在睡眠中的呼吸更为通畅。

（一）手术治疗

最早采用的方法是气管切开术，但是由于这一方法带来诸如肺部感染等一系列问题，现在已经很少使用了，取而代之的是悬雍垂软腭成形术。鉴于睡眠呼吸暂停是由于睡眠时咽喉气道的阻塞引起，因此通过手术彻底切除阻塞上气道的部分软组织，就可以保持上呼吸道的通畅了。需要注意的是，这一方法具有较严格的适应证和禁忌证。

（二）无创性气道正压通气治疗

治疗睡眠呼吸暂停的首选方法是无创性气道正压通气疗法，它的机制是：由于睡眠呼吸暂停发生的关键是上气道阻塞，因此通过给上气道的局部施加一个适当的压力，就可以防止其塌陷。此外，通过高速气流对上气道内一些局部反射的刺激，可以在一定程度上增加肌肉扩张气道的能力。

临床实践证明，使用气道正压通气呼吸机可以消除 SAS 患者的夜间呼吸紊乱，改善其睡眠结构，从而对因睡眠呼吸暂停而引起的机体损害及出现的并发症起到有效的治疗作用。气道正压通气的最大好处在于患者可以在医生的指导下在家里使用，并且只在夜间睡眠时使用，不影响白天的工作与学习。但这种治疗方案有部分患者依从性差，无法规则使用无创呼吸机。

应该认识到 SAS 是严重危害人体健康甚至会危及生命的严重疾患，虽然现在有可供选择的多种治疗方法，但健康的生活方式和早期的准确诊断，是预防和减少睡眠呼吸暂停发生的关键。

（孙志扬）

第六节　重症肺炎

肺炎是由病原微生物、理化因素、免疫损伤、过敏、药物等因素引起的肺实质或间质病变，病原微生物所致的感染性肺炎是临床上最多见的一类肺炎。重症肺炎是肺炎的严重阶段，除了呼吸系统受累外，常合并呼吸衰竭和其他系统受累表现。社区获得性肺炎（community-acquired pneumonia，CAP)、医院获得性肺炎(hospital-acquired pneumonia，HAP)、健康护理(医疗)相关性肺炎(health care-associated pneumonia，HCAP)和呼吸机相关性肺炎(ventilator associated pneumonia，VAP)均可引起重症肺炎，重症肺炎的病死率为30%～50%，严重威胁患者的生命。

一、流行病学

肺炎在美国位居住院疾病的第三位，每年约有54万患者因肺炎而住院治疗，每年死亡患者有4万～7万例，在所有死亡原因中位列第六位。由于常规痰培养和血培养耗时较长且致病菌的检出率不高，大多数肺炎不能早期获得病原学的诊断，抗菌药物选择主要依据常见致病菌和临床经验。对于重症肺炎而言，早期确定致病菌，选用敏感抗菌药物是降低病死率的关键。

二、诊断标准

重症肺炎病情严重，临床表现有高热、低氧血症、酸中毒以及合并其他系统的器官功能障碍。我国重症肺炎诊断标准为符合下列1项主要标准或≥3项次要标准者。

1. 主要标准 ①需要气管插管行机械通气治疗；②伴脓毒症休克经积极液体复苏后仍需要血管活性药物治疗。

2. 次要标准 ①呼吸频率≥30次/min；②氧合指数≤250 mmHg；③多肺叶浸润；④意识障碍和(或)定向障碍；⑤血尿素氮≥7.14 mmol/L；⑥收缩压＜90 mmHg需要积极的液体复苏。

三、肺炎严重程度评估

目前最常用的评估肺炎严重程度的评分标准是CURB-65评分、临床肺部感染评分(clinical pulmonary infection score，CPIS)和肺炎严重度指数(pneumonia severity index，PSI)评分。CURB-65评分分值≥3分为高危患者，患者死亡率明显增加，需要入住监护病房治疗。PSI评分和CPIS评分指标较详细，对收入ICU患者的评估敏感度更高。美国ID-SA/ATS对上述评分均予推荐。其中，CURB-65评分更适用于CAP的评估；PSI评分和CPIS评分系统更适于指导重症患者进行更为精细的诊治。

四、确定病原体

重症肺炎患者病原学检查方法包括：痰涂片及培养、血培养、胸腔积液培养、肺泡灌洗、非典型病原体筛查、呼吸道病毒筛查、嗜肺军团菌1型尿抗原及肺炎链球菌尿抗原等。由于口腔及口咽部黏膜表面及其分泌物中含有多种微生物，因此，经口咽部咳出的痰液和下呼吸道分泌物极易混入这些微生物，影响致病菌的分离和判断；同时应用抗菌药物后也可影响细菌培养结果。因此，在采集呼吸道分泌物标本时应尽可能在抗菌药物应用前采集，避免污染，及时送检，其结果才能起到指导治疗的作用。目前常用的获取标本的方法如下。

1. 痰 痰标本是最常用的下呼吸道病原学标本，尽量在抗菌药物治疗前采集标本。嘱患者先行漱口，并指导或助其深咳嗽，留取脓性痰送检。痰液黏稠不易咳出者可予以3%生理盐水雾化吸入辅助排痰。室温下采集后应在2 h内送检。先直接涂片，光镜下观察细胞数量，如每低倍视野鳞状上皮细胞＜10个，多核白细胞＞25个；或鳞状上皮细胞：多核白细胞<1:2.5,可作为污染相对较少的"合格"标本进行接种培养。

痰定量培养分离的致病菌或条件致病菌浓度≥10^7/ml,可认为是肺炎的致病菌;≤10^4/ml,则为污染菌;介于两者之间,需要重复进行痰培养;如连续分离到相同细菌,浓度为10^5~10^6/ml两次以上,也可认为是致病菌。

2. 经纤维支气管镜或人工气道吸引 该方法采集的标本受口咽部细菌污染的机会较少,如吸引物细菌培养浓度≥10^5/ml可认为是感染病原菌,低于此浓度者则多为污染菌。

3. 防污染样本毛刷(protected specimen brush,PSB) 如细菌浓度≥10^3/ml,可认为是感染的病原体。

4. 支气管肺泡灌洗(bronchial alveolar lavage,BAL) 如细菌浓度≥10^4/ml,防污染BAL标本细菌浓度≥10^3/ml,可认为是致病菌。

5. 经皮细针抽吸(percutaneous fine needle aspiration,PFNA) 这种方法的敏感性和特异性很好,但由于是创伤性检查,容易引起并发症,如气胸、出血等,应慎用。临床一般用于对抗菌药物经验性治疗无效或其他检查不能确定者。

6. 血培养 应尽量在使用抗菌药物治疗前采集,避免在静脉滴注抗菌药物的静脉处采血,不应从留置静脉或动脉导管取血。以正在畏寒、寒颤前为佳或停用抗菌药物24 h后。采血量要足够,培养基与血液之比10:1为宜。每次应采集2~3套,每套从不同部位采集。采血应在2 h之内立即送检。肺炎患者血和痰培养分离到相同细菌,可确定为肺炎的病原菌。如仅血培养阳性,但不能用其他原因如腹腔感染、导管相关性感染等解释,血培养的细菌也可认为是肺炎的致病菌。

7. 胸腔积液培养 胸腔积液培养的细菌可认为是肺炎的致病菌。由于操作需经过皮肤,故其结果需排除操作过程中皮肤细菌的污染。

8. 病毒分离 从呼吸道样本中分离出流感病毒为流感实验室检测的"金标准"。在流感流行季节,对于流感样病例行快速抗原诊断和免疫荧光法检测阴性的患者建议也做病毒分离。

9. 真菌的微生物标本及检测 标本应为新鲜的合格标本。其检测手段包括真菌涂片和培养。气道分泌物(包括经口、气管插管、支气管肺泡灌洗、保护性标本刷等手段获取的标本)直接镜检,细胞学检查有无菌丝、孢子并进行真菌培养。

明确病原学诊断有助于临床治疗,尤其对于医院获得性肺炎。但是,病原学诊断的阳性率和特异性不高,而且培养需要一定时间,不利于指导早期的抗菌药物治疗。因此,可根据肺炎为社区或是医院获得来估计可能的病原体类型,发生在住院早期的医院获得性肺炎病原体与社区获得性肺炎基本相同。也可根据各种肺炎的临床特征和放射学特征估计可能的病原体。

五、治疗

1. 抗菌药物的使用 重症肺炎患者应立即给予恰当的经验性初始抗菌药物治疗,给予抗菌药物治疗前需留取病原学检测标本。根据临床和流行病学基础,抗菌药物方案应尽量覆盖可能的致病菌。在重症肺炎致病菌未能明确时,推荐使用广谱抗菌药物。起始适当的抗菌药物治疗这一概念包括了抗菌药物使用的所有重要因素,即用药时机、药物剂量和用药间隔,药物毒性,组织穿透性,产生抗菌药物耐药性的可能性,单药治疗抑或联合用药等。对于重症的HAP和VAP患者来说,应用抗菌药物的时机非常重要。

重症肺炎患者的经验性初始治疗首先应选择广谱的强力抗菌药物，足量、联合用药，多推荐联合用药以覆盖可能的致病菌。社区获得性肺炎常用大环内酯类联合 β -内酰胺类，或联合广谱青霉素/ β -内酰胺酶抑制剂、碳青霉烯类；青霉素过敏者用喹诺酮类联合氨基糖苷类。医院获得性肺炎可用喹诺酮类或氨基糖苷类联合抗假单胞菌的 β -内酰胺类、广谱青霉素/ β -内酰胺酶抑制剂、碳青霉烯类的任何一种，必要时可联合万古霉素。推荐在初始治疗后根据病原体培养结果和患者对初始治疗的临床反应进行评估，以决定是否进行调整（如降阶梯治疗）。

抗菌药物治疗后 48～72 h 应对病情进行评价，治疗有效表现为体温下降、症状改善、白细胞逐渐降低或恢复正常，而 X 线胸片病灶吸收较迟。如用药 72 h 后症状无改善，主要原因可能为：①药物未能覆盖致病菌，或细菌耐药；②特殊病原体感染如结核分枝杆菌、真菌、病毒等；③出现并发症或存在影响疗效的宿主因素（如免疫抑制）；④非感染性疾病误诊为肺炎；⑤药物热。需仔细分析，做必要的检查，进行相应处理。

2. 糖皮质激素　研究表明，糖皮质激素能降低合并感染性休克的重症肺炎患者的病死率，建议这类患者可以适量短程使用小剂量糖皮质激素，感染性休克纠正后应及时停药，一般不超过 7 d。不合并感染性休克的重症肺炎患者虽然目前临床实践中激素的抗炎作用已被部分研究所证实，但临床最终受益并不确定，故这类患者不建议常规使用糖皮质激素。

3. 丙种球蛋白　有研究表明，静脉注射丙种球蛋白可以辅助治疗重症肺炎患者，对肺炎或肺损伤动物模型改善预后的效果，以及体外实验中发现抗病毒活性的作用。虽然国内外并无权威指南推荐，但其临床使用广泛并有一定临床效果，应肯定其对免疫缺陷患者及病毒感染的作用。细菌感染尚有争论，对于细菌感染的重症肺炎患者的临床疗效有待进一步的循证证据。

4. 支持疗法　患者应卧床休息，如有条件，重症肺炎患者应尽量收入 ICU 治疗。密切监测病情变化，注意呼吸衰竭和防止休克。患者应入院时常规检测血气分析、评估呼吸功能并予以呼吸支持技术。

（1）及时有效地引流气道分泌物、维持呼吸道通畅：卧床患者应定时翻身拍背，积极体位引流，防止误吸并进行积极的呼吸功能锻炼；对于呼吸道廓清能力差、不能充分排痰的患者，可选用排痰机震动排痰、直接经鼻（口）或经人工气道给予刺激咳嗽及吸痰，必要时经支气管镜吸痰；无创机械通气患者分泌物较多时，尽早采用经支气管镜吸痰，有可能降低气管插管率。

（2）合理氧疗：对低氧血症及重症患者应及时给予氧疗，保持血氧饱和度＞90％。Ⅱ度呼吸衰竭的患者应常规给予低浓度持续吸氧。

（3）及时判断患者有无呼吸衰竭：对于呼吸频率显著异常、自主呼吸减弱或消失、呼吸节律严重异常伴有意识障碍、动用辅助呼吸肌或胸腹矛盾运动的患者应及时进行机械通气。如果合并 ARDS 且常规机械通气不能改善的患者，需考虑使用体外膜肺氧合（ECMO）。

患者需给予足够的营养，但同时亦需注意高分解代谢状态。有证据表明，血流动力学稳定者早期肠内营养（24～48 h）可缩短机械通气时间、ICU 住院时间及总住院时间。同时，也需避免过度喂养，中国严重脓毒症和感染性休克治疗指南建议低热量、渐进性喂养的非全量喂养（以 83.68～104.6 J/kg 为目标，蛋白摄入量建议为 1.2～1.5 g/(kg·d)，3～5 d 不低于 50％目标量，5～7 d 不低于 80％目标量）可能是比较合适的营养支持策略。接受肠内营养后 3～5 d 仍不能达到 50％目标量时，建议开始补充肠外营养，减少院内感染，且可以改善肠内营养不足的 ICU 患者的临床预后。

5. 并发症的处理 经抗菌药物治疗后,高热常在 24 h 内消退,或数日内逐渐下降。若体温降而复升或 3 d 后仍不降者,应考虑肺炎链球菌的肺外感染,如脓胸、心包炎或关节炎等。持续发热的其他原因尚有耐青霉素的肺炎链球菌或混合细菌感染、药物热或并存其他疾病。肿瘤或异物阻塞支气管时,经治疗后肺炎虽可消散,但阻塞因素未除,肺炎可再次出现。10%～20%肺炎链球菌肺炎伴发胸腔积液,应酌情取胸液检查以确定其性质。若治疗不当,约 5%并发脓胸,应积极排脓引流。

(孙志扬)

第七节　急性呼吸窘迫综合征

急性呼吸窘迫综合征(acute respiratory distress syndrome,ARDS)是在严重感染、休克、创伤及烧伤等非心源性疾病过程中,肺毛细血管内皮细胞和肺泡上皮细胞损伤造成弥漫性肺间质及肺泡水肿,导致的急性低氧性呼吸功能衰竭,以非心源性肺水肿和顽固性低氧血症为特征的综合征。其主要病变为肺间质水肿和肺泡水肿、肺容量减少、肺顺应性降低。在 1992 年欧美专家共识会议上第一次提出了急性肺损伤(acute lung injury,ALI)和 ARDS 的定义和诊断标准。2012 年欧洲危重病学会、美国胸科学会和美国重症学会对 ARDS 定义进行了更新,即"ARDS 柏林定义",取消了 ALI 的概念。

一、病因和流行病学

研究表明,美国 ARDS 的发病率约为每年 58.7/10 万人,死亡率极高。美国华盛顿的一项研究显示,每 10 万例在 ICU 接受治疗的患者中有 86 例患有 ARDS,平均院内死亡率为 38.5%。研究还发现 ARDS 的发病率随年龄的增加而升高,15～19 岁的发病率为每年 16 例/10 万人,而 75～84 岁时为每年 306 例/10 万人。ARDS 的死亡率较高,并随着年龄的增长而升高,明显增加了社会和经济负担。

ARDS 的病因可分为直接肺损伤和间接肺损伤两大类:①直接肺损伤因素:严重肺部感染、胃内容物吸入、肺挫伤、吸入有毒气体、淹溺、氧中毒等。②间接肺损伤因素:脓毒症、严重创伤、休克、感染、大手术、大量输血、急性重症胰腺炎、输注血液制剂等,其中脓毒症造成 ARDS 的概率最高,约达 40%。

二、诊断要点

1. 诊断标准

(1)发病时间:一周内新发的或恶化的呼吸道症状。

(2)胸部影像学:不能完全用渗出、肺塌陷或结节来解释的两肺模糊影。

(3)肺水肿原因:不能完全用心功能衰竭或容量负荷过重来解释的呼吸衰竭;无危险因素时,需行超声心动图等检查来排除因静水压升高所致的肺水肿。

(4)氧合指数:①轻度:PEEP 或 CPAP≥5 cmH$_2$O 情况下,200 mmHg<PaO$_2$/FiO$_2$≤300 mmHg;②中度:PEEP≥5 cmH$_2$O 情况下,100 mmHg<PaO$_2$/FiO$_2$≤200 mmHg;③重

度 PEEP≥5 cmH₂O 情况下,PaO₂/FiO₂≤100 mmHg。

2. 鉴别诊断

（1）急性肺水肿:有心脏病史,吸氧后发绀有改善,肺部有大量湿性啰音,可助鉴别。

（2）严重肺部感染:有高热、咳嗽、咯痰,吸氧后发绀可改善,X 线检查可协助鉴别。

三、处理原则

ARDS 治疗应积极治疗原发病,防止病情继续发展。及时纠正患者严重缺氧。在治疗过程中要把 ARDS 视为多脏器功能障碍综合征(MODS)的一个组成部分。在呼吸支持治疗中,要防止呼吸机所致肺损伤(VILI)、呼吸道继发感染和氧中毒等并发症的发生。

(一)呼吸支持治疗

机械通气是 ARDS 治疗的主要方法,是近年发展较为迅速的领域。人们对 ARDS 肺病理生理学的不断深入认识,通气理念经过了三次更新。20 世纪 70 年代,为了维持肺的正常生理功能,通气以打开塌陷的肺泡为目标,故常常采用高 PEEP;20 世纪 90 年代,肺保护性通气为大家所公认,通气采用肺复张策略,小潮气量、允许性高碳酸血症为主;本世纪开始,右心功能对 ARDS 患者病情的影响受到了重视,通气策略转为右心保护性通气。机械通气模式视患者具体病情高度个体化,以保证基本通气,小潮气量,减少肺损伤,降低右心负荷为目标。

1. 肺保护性通气策略　肺保护性通气策略通过限制潮气量和限制平台压与常规的通气策略比较,可减少通气肺组织的过度牵张,降低肺损伤风险。研究显示,肺保护性通气策略可以显著降低 ARDS 患者的死亡率和气压伤的发生率。潮气量按照 4~8 ml/kg(理想体重)设置,并且要限制平台压不超过 30 cmH₂O。

2. 控制高碳酸血症　由于肺容量减小,小潮气量等原因存在通气不足情况,患者可出现高碳酸血症,高碳酸血症可引起肺血管收缩,增加肺血管阻力,加重右心室后负荷。研究显示高碳酸血症增加 ARDS 患者的死亡率。ARDS 患者机械通气时,需控制 PaCO₂ 低于 48 mmHg。

3. 呼气末气道正压(PEEP)　PEEP 可以减少肺泡塌陷有助于肺泡复张,增加功能残气量,改善通气血流比,增加肺顺应性,降低肺泡周期性复张和塌陷所引起的损伤。目前临床上尚无理想的 PEEP 设置方法。高水平 PEEP(>12 cmH₂O)不能改善整体 ARDS 患者的死亡率,但轻度 ARDS 患者应避免高水平 PEEP,而中重度 ARDS 患者,较高水平的 PEEP 可以降低死亡率。

4. 俯卧位通气　俯卧位通气通过体位改变增加 ARDS 肺组织背侧的通气,改善肺组织通气/血流比及分流和氧合。研究显示俯卧位通气能显著改善中重度 ARDS 患者的病死率。目前俯卧位通气主要用于治疗早期重度 ARDS,尽量使每天俯卧位通气时间>12 h。

5. 体外膜肺氧合(ECMO)　ECMO 可以显著改善机体供氧,对 ARDS 患者可以挽救 70%~80% 的重症患者,是非常有效的支持手段,但由于 ECMO 技术操作复杂,并发症较多,在 ARDS 治疗中,一般认为需满足下述条件。在肺保护性通气、俯卧位通气等条件下,患者仍有:纯氧条件下,PaO₂/FiO₂<100 mmHg,或 P(A-a)O₂>600 mmHg;通气频率>35 次/min 时,pH<7.2 且平台压>30 cmH₂O;年龄<65 岁;机械通气时间<7~10 d;无抗凝禁忌等。

（二）药物治疗

1. 限制液体入量 合适的液体管理策略对改善 ARDS 肺水肿具有重要意义。危重患者 ARDS 液体治疗的目标是获得合适的血管内容量以确保足够的终末器官灌注及最少的血管外肺水。故 ARDS 的患者的液体治疗应在保证组织器官灌注的前提下，实施限制性液体治疗。限制液体的目的是在提供充分的全身灌注、保持酸碱平衡和肾功能前提下，达到最低水平的血管内容量。如果限制静脉内容量后不能维持全身灌注、低血压，则应给予液体。在保证血容量、稳定血压的前提下，尽量保持出入液量轻度负平衡（−1 000～−500 ml/d）。在内皮细胞通透性增加时，胶体可渗透到肺间质内，加重肺水肿。因此，在 ARDS 的早期不宜使用胶体液，但血清蛋白浓度降低的情况除外。

2. 糖皮质激素 糖皮质激素可调节炎症因子的释放，抑制炎症介质的活化，减轻炎症介质对肺泡上皮细胞、毛细血管内皮细胞的损伤，改善通透性，减少渗出，减轻水肿。目前糖皮质激素对 ARDS 的疗效仍没有统一认识。研究表明，小剂量糖皮质激素可以降低早期 ARDS 患者的死亡率，大剂量糖皮质激素并不能降低晚期 ARDS 患者的死亡率。

3. 营养支持 ARDS 患者处于高代谢状态，应及时补充热量和高蛋白、高脂肪营养物质。应尽早给予强有力的营养支持，鼻饲或静脉补给。

4. 其他治疗 如肺泡表面活性物质、一氧化氮及其他血管扩张剂吸入等，临床有一定的效果，但在临床治疗中仍需要进一步的研究。

（孙 凯）

第八节 肺血栓栓塞症

肺栓塞是各种栓子阻塞肺动脉或其分支所致的一组疾病或临床综合征的总称，根据栓子性质的不同，可分肺血栓栓塞症（pulmonary thromboembolism，PTE）、脂肪栓塞综合征、羊水栓塞、空气栓塞、肿瘤栓塞等，其中肺血栓栓塞症为肺栓塞的最常见类型，占 90% 以上，故临床上通常说的肺栓塞为肺血栓栓塞症。引起 PTE 的血栓主要来源于下肢的深静脉血栓（Deep venous thrombosis，DVT）。PTE 和 DVT 合称为静脉血栓栓塞症（Venous thromboembolism，VTE），两者是 VTE 在不同部位的临床表现形式。血栓栓塞肺动脉后，导致肺动脉血管狭窄或闭塞，肺血管阻力增加，肺动脉压力增高，引起急性右心衰竭，是猝死较常见的原因之一。美国 VTE 的发病率为每年 100～200 例/10 万人，是位列发病率第三位的心血管疾病。PTE 死亡率高，研究显示，有 34% 的患者表现为突发致死性肺栓塞。PTE 的漏诊率极高，有 59% 的患者直到死亡仍未确诊。

一、病因

静脉血流淤滞、血管内皮损伤和血液高凝，即 Virchow 三要素，为血栓形成的危险因素，包括：

1. 遗传性因素 如 V 因子的 Leiden 变异，蛋白 C、蛋白 S 基因突变等，如患者反复发生血栓形成，需要考虑遗传因素导致的易栓症。

2. 获得性因素 引起血栓形成的诱因,如手术后卧床、骨折制动、关节置换、创伤、心力衰竭、感染、静脉留置导管以及抗磷脂综合征、肾病综合征、炎症性肠病、肿瘤等。术后卧床后突然下床活动、用力排便等使静脉压突然增高,是引起下肢深静脉血栓脱落的诱因,是医院内发生肺栓塞的常见原因。

二、病理生理

PTE的血栓最常见来自下肢深静脉血栓,占90%以上,也可来自上肢深静脉、腹腔脏器静脉、周围静脉等处,另有小部分为肺动脉局部原位血栓形成。其中,约70%的PTE患者可发现下肢DVT,而DVT的患者,有60%的可并发PTE。随着颈内静脉、锁骨下静脉置管和静脉内化疗的增多,来源于上腔静脉路径的血栓亦较前有增多趋势。右心腔来源的血栓所占比例较小。PTE血栓栓塞可以是单一部位的,也可以是多部位的。病理检查发现多部位或双侧性的血栓栓塞更为常见。影像学发现栓塞更易发生于右侧和下肺叶。

栓子阻塞肺动脉及其分支达30%~50%后,因机械阻塞作用,加上神经体液因素和低氧所引起的肺动脉收缩,可导致肺动脉阻力增加。肺动脉阻力增加导致右心室后负荷增加,肺动脉压力升高。PTE发生猝死与血栓大小、栓塞部位、栓塞面积等有关。由于肺动脉压力升高,导致右心室排血量降低,回流至左心室血量减少,左心室搏出量减少,造成低血压,冠状动脉灌注不足,患者出现休克,严重者死亡。另外,由于肺动脉压力升高,右心后负荷增加,右心扩大致室间隔左移,影响左心室舒张,使左心室在舒张早期发生充盈受阻,导致心排血量的降低,进而可引起体循环低血压和血流动力学不稳定。室间隔左移还可影响左心室收缩,严重者左心室收缩抑制,患者发生猝死。

PTE患者可表现出不同程度的呼吸衰竭,但由于肺组织同时接受肺动脉、支气管动脉和肺泡内气体三重氧供,部分PTE患者可无明显缺氧,反而由于呼吸频率加快,出现血二氧化碳分压降低。由于血栓塞部位肺血流减少,肺泡死腔量增大,肺内血流重新分布,而未阻塞血管灌注增加,通气/血流比例失调导致低氧血症。部分患者因右心房压力增加,而出现卵圆孔再开放,发生右向左分流,可能导致严重的低氧血症。远端小栓子可引起局部肺梗死,导致肺泡出血,表现为咯血,并可伴发胸膜炎和胸腔积液。

三、诊断

PTE的临床表现缺乏特异性,容易发生误诊和漏诊。诊断时需要根据临床可能性评估对疑诊患者进行筛查。

(一)症状

PTE起病急骤,最常见的症状为不同程度的气促和呼吸困难,占70%以上,患者有胸闷、窒息感,严重的影响说话。其次为胸痛,部位可在心前区、季肋部等,疼痛性质可类似心绞痛样钝痛。其他症状还包括晕厥、咯血。严重的患者由于心排血量骤降、组织缺氧,表现出烦躁不安、意识障碍,出冷汗、昏厥、发绀、休克等,可发生猝死。小部分患者可无症状。存在DVT的患者会有下肢肿胀表现。

(二)体征

患者皮肤苍白或发绀,呼吸急促,两肺听诊呼吸音粗,可伴有哮鸣音或细湿啰音。心率增快,可有阵发性心动过速,心房扑动或纤颤等心律失常。可有肺动脉瓣区第二音亢进、分裂。右心室扩大、右心衰竭时,心浊音界增大,三尖瓣区可有收缩期杂音。颈静脉怒张,肝肿大并有压痛,可有黄疸、下肢水肿。

(三)辅助检查

1. 血浆 D-二聚体　D-二聚体是交联纤维蛋白在纤溶系统作用下产生的可溶性降解产物,为特异性继发性纤溶标志物。恶性肿瘤、炎症、出血、创伤、手术等情况可引起血浆 D-二聚体水平升高,因此 D-二聚体对于诊断 PTE 时需排除其他引起 D-二聚体升高的因素。采用酶联免疫吸附分析法检测 D-二聚体,敏感性达 95% 以上,对于低度或中度临床可能性患者具有较高的阴性预测价值,若 D-二聚体 <500 $\mu g/L$,可基本排除急性 PTE。由于高龄也是引起 D-二聚体升高的因素,D-二聚体的诊断特异性随着年龄升高而逐渐下降,以年龄调整临界值可以提高老年患者的诊断特异性。>50 岁的患者 D-二聚体参考值以年龄(岁)$\times$ 10 $\mu g/L$ 为临界值。

2. 动脉血气分析　PTE 患者常表现为低氧血症,部分患者可无低氧血症。60% 的患者可伴有低 CO_2 血症。肺泡-动脉血氧分压差 $[P_{(A-a)} O_2]$ 增大。部分患者血气分析结果可正常,40% PTE 患者动脉血氧饱和度正常,20% PTE 患者肺泡-动脉氧分压差正常。

3. 肌钙蛋白　包括肌钙蛋白 I(cTNI)及肌钙蛋白 T(cTNT),是心肌细胞损伤的指标。PTE 患者并发右心功能不全时可引起肌钙蛋白升高,水平越高,提示心肌损伤程度越严重。目前认为肌钙蛋白升高提示 PTE 患者预后不良。

4. 脑钠肽(BNP)和 N-末端脑钠肽前体(NT-proBNP)　BNP 和 NT-proBNP 是心室肌细胞在心室扩张或压力负荷增加时合成和分泌的心源性激素。PTE 患者右心室后负荷增加,室壁张力增高时 BNP 和 NT-proBNP 水平升高。该指标的升高提示右心功能受损。

5. 心电图　大多数 PTE 病例表现为非特异性的心电图异常,较多见的表现为窦性心动过速,电轴右偏,$V_1 \sim V_4$ 的 T 波改变和 ST 段异常。部分病例可出现 $S_I Q_{III} T_{III}$(即 I 导联 S 波加深,III 导联出现 Q 波及 T 波倒置);其他心电图改变包括完全或不完全右束支传导阻滞;肺型 P 波等。

6. 超声心动图　超声心动图在 PTE 诊断和排除其他心血管疾患方面有重要价值。超声心动图检查可发现右心室后负荷过重征象,包括出现右心室扩大、右心室游离壁运动减低,室间隔平直,三尖瓣反流速度增快、三尖瓣收缩期位移减低等。

7. 胸部 X 线片　PTE 患者胸部 X 线片特异性不强,可有肺动脉总干弧显著扩大和突出,右下肺动脉干增宽或伴截断征,肺动脉段膨隆以及右心室扩大征,患侧横膈抬高,少至中量胸腔积液征等。栓塞区域可表现为肺血管纹理变细、稀疏或消失,肺野透亮度增加的 Westermark 征。肺野外侧有局部浸润性阴影,尖端指向肺门的楔形阴影的驼峰征。但这些表现均缺乏特异性,仅凭胸部 X 线片不能确诊或排除 PTE。

8. 胸部 CT 肺动脉造影(CTPA)　CTPA 可直观地显示肺动脉内血栓形态、部位及血管堵塞程度,对 PTE 诊断的敏感性和特异性可达 96% 以上,且无创、便捷,目前已成为确诊 PTE 的首选检查方法。其直接征象为肺动脉内充盈缺损,部分或完全包围在不透光的血流之间(轨道征),或呈完全充盈缺损,远端血管不显影;间接征象包括肺野楔形、条带状密度增高影或盘状肺不张,中心肺动脉扩张及远端血管分支减少或消失等。CTPA 可同时显示肺及肺外的其他胸部病变,具有重要的诊断和鉴别诊断价值。

9. V/Q 显像　用放射性核素标记的人血浆白蛋白聚合颗粒灌注进行肺扫描，可见到被阻塞的动脉所供应的肺部放射性分布稀少，或有缺损存在，但需除外其他肺部病变所致。V/Q 显像典型的征象为呈肺段分布的肺灌注缺损，并与通气显像不匹配。但是由于许多疾病可以同时影响患者的肺通气和血流状况，致使 V/Q 显像在结果判定上较为复杂，需密切结合临床进行判读。

10. 肺动脉造影　肺动脉造影为 PTE 诊断的"金标准"，其敏感度约为 98％，特异度为 95％～98％。PTE 的直接征象有肺血管内造影剂充盈缺损，伴或不伴轨道征的血流阻断；间接征象有肺动脉造影剂流动缓慢、局部低灌注、静脉回流延迟等。如缺乏 PTE 的直接征象，则不能诊断 PTE。肺动脉造影是一种有创性检查，可发生致命性或严重并发症。由于 CTPA 的敏感性和特异性与肺动脉造影近似，CTPA 已基本取代了肺动脉造影用于 PTE 的临床诊断。

四、诊断策略

由于 PTE 缺少特征性临床表现，容易漏诊或误诊，遇到不明原因的呼吸困难、胸痛、咯血、晕厥或休克，或伴有单侧或双侧不对称性下肢肿胀、疼痛等，要高度怀疑 PTE。可以根据临床情况进行 PTE 可能性评估，最常用的简化 Wells 评分、修订的 Geneva 评分（表 12 - 8 - 1）。

表 12 - 8 - 1　PTE 临床可能性评分表

简化 Wells 评分	分值	修订的 Geneva 评分	分值
PTE 或 DVT 病史	1	PTE 或 DVT 病史	1
心率≥100 次/min	1	心率 75～94 次/min	1
4 周内手术或制动	1	心率≥95 次/min	2
咯血	1	1 个月内手术或骨折	1
活动性肿瘤	1	咯血	1
DVT 症状或体征	1	活动性肿瘤	1
其他诊断可能性低于 PTE	1	单侧下肢疼痛	1
		下肢深静脉触痛及单侧下肢水肿	1
		年龄＞65 岁	1
临床可能性		临床可能性	
PTE 不可能	0～1	PTE 不可能	0～2
PTE 可能	≥2	PTE 可能	≥3

对疑诊 PTE 的患者，应根据是否合并血流动力学紊乱分为高危和非高危两类采取不同的诊断策略。高危疑诊患者为血流动力学不稳定的患者，即出现低血压或休克。这类患者如检查条件允许，应直接行 CTPA 检查以明确诊断。如检查条件不允许或患者病情不适合行 CTPA 检查，可行床旁超声心动图检查，如发现右心室负荷增加和（或）发现肺动脉或右心腔内血栓证据，在排除其他疾病后，按照 PTE 进行治疗。非高危疑诊患者为血流动力学稳定的患者，如高度疑诊 PTE 的患者，首选 CTPA 检查以明确诊断。如患者存在 CTPA 检查的相对禁忌证，可选择其他影像学如 V/Q 显像以确诊。对于低中度疑诊患者，可根据

D-二聚体检查进行筛查,排除其他引起 D-二聚体升高的原因后,如 D-二聚体升高,则进一步完善 CTPA 检查以明确;如 D-二聚体正常,可排除 PTE。对诊断 PTE 的患者均应常规做下肢深静脉超声检查以筛查下肢深静脉血栓(见图 12-8-1、图 12-8-2)。

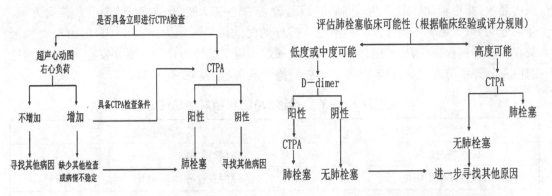

图 12-8-1　可疑高危 PTE 诊断流程　　　　图 12-8-2　可疑非高危 PTE 诊断流程

　　诊断 PTE 后,需对患者进行病情危险分层,国内推荐根据低血压或休克、右心功能不全的影像学表现、心脏生物学标志物三个方面将患者分为高危、中高危、中低危和低危(见表 12-8-2)。低血压或休克的诊断标准:收缩压<90 mmHg 或血压降低>40 mmHg 达 15 min 以上,除外新出现的心律失常、低血容量或败血症所致低血压。右心功能不全的影像学诊断标准,包括超声心动图或胸部 CT 提示右心功能不全。超声心动图检查符合下述表现:①右心室扩张(右心室舒张末期内径/左心室舒张末期内径>0.9);②右心室游离壁运动幅度减低;③三尖瓣反流速度增快;④三尖瓣环收缩期位移减低(<17 mm)。CTPA 检查符合以下条件:四腔心层面右心室扩张(右心室舒张末期内径/左心室舒张末期内径>0.9)。心脏生物学标志物包括心脏肌钙蛋白 T 或 I 和心衰标志物(BNP、NT-proBNP)。

表 12-8-2　血栓栓塞症危险分层

危险分层	低血压或休克	右心功能不全影像学表现	心脏标志物
高危	+	+	+/-
中高危	-	+	+
中低危	-	+/-	+/-
低危	-	-	-

五、救治措施

1. 一般支持治疗　高危的 PTE 患者应给予监护治疗,严密监测呼吸、心率、血压等生命体征,给予积极的呼吸与循环支持。如合并低氧血症,应使用经鼻导管或面罩吸氧;当合并呼吸衰竭时,可采用经鼻/面罩无创机械通气或经气管插管行机械通气,需注意避免机械通气对血流动力学的不利影响,机械通气造成的胸腔内正压可以减少静脉回流、加重右心功能不全,应该采用低潮气量(6～8 ml/kg)使吸气末平台压<30 cm H_2O;应尽量避免做气管切开,以免在抗凝或溶栓过程中发生局部大出血。高危 PTE 患者必须进行血流动力学监测,使用血管活性药物对于维持有效的血流动力学至关重要。去甲肾上腺素用于 PTE 合并低血压的患者,可以改善右心功能,提高体循环血压,改善右心冠脉的灌注。肾上腺素也可

用于 PTE 合并休克患者。多巴酚丁胺、多巴胺可用于心排血指数较低的 PTE 患者。

2. 溶栓治疗 大块肺动脉栓塞引起急性肺源性心脏病时，由于病情危急，必需紧急行血管再通治疗以挽救生命。溶栓治疗可迅速溶解部分或全部血栓，使肺动脉再通，恢复肺组织再灌注，减小肺动脉阻力，降低肺动脉压，改善右心室功能，是高危 PTE 患者首选方案。非高危的 PTE 患者不需常规溶栓治疗。溶栓的时间窗一般定为 14 d 以内，但由于血栓形成存在动态过程，对溶栓的时间窗不作严格规定。由于溶栓治疗的主要并发症为出血，溶栓前应充分评估患者出血风险，并做好必要的抢救准备（见表 12 - 8 - 3）。

表 12 - 8 - 3　溶栓禁忌证和相对禁忌证

绝对禁忌证	相对禁忌证
结构性颅内疾病	收缩压＞180 mmHg
出血性脑卒中病史	舒张压＞110 mmHg
3 个月内缺血性脑卒中	近期非颅内出血
活动性出血	近期侵入性操作
近期脑或脊髓手术	近期手术
近期头部骨折性外伤或头部损伤	3 个月以上缺血性脑卒中
出血倾向（自发性出血）	口服抗凝治疗（如华法林）
	创伤性心肺复苏
	心包炎或心包积液
	糖尿病视网膜病变
	妊娠
	年龄＞75 岁

溶栓方案：重组组织型纤溶酶原激活剂（rt-PA）50 mg，持续静脉滴注 2 h；或尿激酶 2 万 U/kg 或重组链激酶 150 万 U，2 h 持续静脉滴注。溶栓治疗结束后，应每 2～4 h 测定 1 次 APTT，当其水平＜正常值的 2 倍，即应开始规范的抗凝治疗。

3. 抗凝治疗 抗凝治疗为 PTE 的基础治疗手段，可以促进机体自身纤溶机制溶解血栓，同时可以有效地防止血栓再形成和复发。一旦明确 PTE，宜尽早抗凝治疗。目前抗凝药物主要分为胃肠外抗凝药物和口服抗凝药物。

（1）常用的胃肠外抗凝药物

1）普通肝素（UFH）：首选静脉给药，先给予 2 000～5 000 U 或按 80 U/kg 静注，继之以 18 U/（kg·h）持续静脉泵入。UFH 可能会引起肝素诱导的血小板减少症（HIT）。对于 HIT 高风险患者，应在使用 UFH 的第 4～14 d 内（或直至停用 UFH），至少每隔 2～3 d 检测血小板计数。如果血小板计数下降＞基础值的 50%，和（或）出现动静脉血栓的征象，应停用 UFH，并改用非肝素类抗凝药。

2）低分子肝素（LMWH）：LMWH 必须根据体质量给药。不同种类的 LMWH 的剂量不同，1～2 次/d，皮下注射。抗 Xa 因子活性在注射 LMWH 后 4 h 达高峰，在下次注射之前降至最低。应用 LMWH 的疗程＞7 d 时，应注意监测血小板计数。

3）磺达肝癸钠：为选择性 Xa 因子抑制剂，通过与抗凝血酶特异性结合，介导对 Xa 因子的抑制作用。磺达肝癸钠应根据体质量给药,1 次/d 皮下注射,无须监测。

（2）常用口服抗凝药

1）华法林：华法林初始剂量可为 3.0～5.0 mg,年龄＞75 岁和出血高危患者应从 2.5～3.0 mg 起始,与 UFH、LMWH、磺达肝癸钠重叠使用至少 5 d,监测 INR 维持在 2.0～3.0。

2）新型口服抗凝药：包括直接 Xa 因子抑制剂与直接 Ⅱ a 因子抑制剂。直接 Xa 因子抑制剂的代表药物是利伐沙班、阿哌沙班和依度沙班等。直接凝血酶抑制剂的代表药物是达比加群酯。

抗凝治疗的标准疗程为至少 3 个月。部分患者在 3 个月的抗凝治疗后,血栓危险因素持续存在,为降低其复发率,需要继续进行抗凝治疗,通常将 3 个月以后的抗凝治疗称为延展期抗凝治疗。

4. 介入治疗 PTE 介入治疗可以清除阻塞肺动脉的栓子,有利于恢复肺动脉血流,降低肺动脉阻力,恢复右心功能。介入治疗包括：经导管碎解和抽吸血栓,或同时进行局部小剂量溶栓。介入治疗的并发症包括远端栓塞、肺动脉穿孔、肺出血、心包填塞、心脏传导阻滞或心动过缓、溶血、肾功能不全以及穿刺相关并发症等。

对于有抗凝禁忌的急性 PTE 患者,为防止下肢深静脉大块血栓再次脱落,可考虑放置下腔静脉滤器,建议应用可回收滤器,通常在 2 周之内取出,一般不考虑应用永久性下腔静脉滤器。

5. PTE 的手术治疗 肺动脉血栓切除术可作为全身溶栓的替代补救措施,适用于经积极内科或介入治疗无效的急性高危 PTE。若有肺动脉主干或主要分支血栓,如存在溶栓禁忌、溶栓治疗或介入治疗失败、其他内科治疗无效,在具备外科专业技术和条件的情况下,可考虑行肺动脉血栓切除术。

（孙　凯）

第九节　张力性气胸

气胸为胸膜破裂,游离空气进入胸膜腔,造成的积气状态,可分为外伤性气胸、自发性气胸、张力性气胸和人工气胸,其中张力性气胸危险程度最高,处理不及时将会危及生命。胸壁、肺、支气管或食管上的创口与胸膜腔相交通,胸膜破裂口形成单向活瓣,吸气时活瓣开放,空气进入胸膜腔,呼气时活瓣关闭,空气不能从胸膜腔排出,因此随着呼吸,患侧胸膜腔内气体越积越多,压力不断增高,以致超过大气压,形成张力性气胸,又称压力性气胸或活瓣性气胸。患侧肺组织高度受压缩,并将纵隔推向健侧,使健侧肺亦受压缩,从而使通气面积减少和产生肺内分流,引起严重呼吸功能不全和低氧血症。同时,纵隔移位使心脏大血管扭曲,再加上胸腔压力增高以及常伴有的纵隔气肿压迫心脏及大静脉和肺血管（心包外心脏压塞）,造成回心静脉血流受阻,心排血量减少,引起严重的循环功能障碍甚至休克。

一、症状和体征

患者可出现突发而剧烈的胸痛,严重呼吸困难,偶尔干咳、发绀,常伴有恐惧、烦躁,出现脉搏细弱、皮肤湿冷,甚至血压下降、休克及危及生命的呼吸衰竭和循环衰竭。患侧胸部叩诊为鼓音，听诊呼吸音消失。体征出现气管显著向健侧偏移，患侧胸壁饱满，肋间隙变平，呼吸活动度明显减弱；并可发现胸部、颈部和上腹部皮下气肿，扣之有捻发音，严重时皮下气肿可扩展至面部、腹部、阴囊及四肢。

X线胸片虽可直观显示胸腔大量积气，肺萎缩成小团，纵隔明显向健侧移位，以及纵隔内、胸大肌内和皮下有气肿表现，但应强调指出，千万不可依赖和等待X线检查而耽误时间，引起不良后果。

二、诊断要点

1. 有明显的创伤史，注意询问受伤时间、情况和部位。

2. 患者均表现高度呼吸困难，呼吸极度急促，张口呼吸，烦躁不安，可以出现休克。

3. 广泛的纵隔和皮下气肿，发绀。气管向健侧移位明显。胸部叩诊呈鼓音，听诊呼吸音消失。

4. 胸部X线检查可见患侧胸腔大量积气，肺完全受压萎陷，纵隔向健侧移位，常伴有血胸。

5. 胸腔穿刺发现胸腔压力明显增高，可以抽出大量气体。

三、紧急治疗

1. 张力性气胸的急救在于迅速行胸腔排气解压。可用大号针头在患侧锁骨中线第2或第3肋间刺入胸膜腔，即刻排气减压。将针头用止血钳固定后，在其尾端接上乳胶管，连于水封瓶，若未备有水封瓶，可将乳胶管末端置入留有100~200 ml盐水的输液瓶内底部，并用胶布固定于瓶口以防滑出，做成临时胸腔闭式引流。同时进行胸腔闭式引流术。若张力性气胸为胸壁上较小的穿透性伤口引起，应立即予以封闭、包扎及固定。3~5 d后，胸部X线检查发现若肺已复张，可拔除胸腔引流管。

2. 对症治疗，包括镇静、止痛及抗感染。

3. 密切观察病情变化，及时处理并发症及复合伤。

4. 经上述处理，呼吸困难不见好转、气胸不消失或出血不止，则应及时开胸探查，修复肺或支气管损伤。

（孙　凯）

第十节　呼吸道传染性疾病

一、严重急性呼吸综合征

2002年底至2003年春，我国遭受了一场前所未有的瘟疫——传染性非典型肺炎，由一种新冠状病毒（SARS-CoV）引起的急性呼吸道传染病。WHO将其命名为严重急性呼吸综合征（severe acute respiratory syndrome，SARS），简称"非典"。该病起病急，进展快，传染性较强，病死率较普通肺炎高，主要临床表现为发热、乏力、头痛、肌肉关节酸痛、咳嗽、胸闷、呼吸困难等症状，严重者可以引起急性肺损伤、ARDS甚至MODS而致死。SARS肆虐期间，重症 SARS 发病常有猝死的报道,其诊断标准符合下列标准的其中一条即可诊断为重症病例:①呼吸困难,呼吸频率>30 次/min;②低氧血症,在吸氧 3~5 ml/min 条件下,动脉血氧分压(PaO_2)<70 mmHg,或脉搏氧饱和度(SpO_2)<93%;③多叶病变或 X 线胸片 48 h 内病灶进展>50%;④休克、ARDS 或 MODS。

SARS 患者死亡前均存在严重低氧血症,急性呼吸衰竭是 SARS 患者死亡的主要病因。该病的潜伏期 2~14 d,一般为 4~5 d。患者起病后即有传染性,疾病进展期(病程第 4~9 d)的传染性最强。人群普遍易感,各年龄组可发病。高危人群是患者的密切接触者,主要是患者的家庭成员、与患者同一病室的病友、照料患者的医护人员、护工、患者的探视者等。患者病后可以获得较持久的免疫力。

(一)临床诊断

1. 流行病学史 发病前 2 周内曾经接触过疑似或临床诊断或实验室确诊 SARS 的患者,或属于受传染群体的发病者之一,或有明确传染他人的证据;或发病前 2 周内曾到过或居住的地区报告有 SARS 患者并出现继发感染疫情的区域;或发病 2 周内接触相关野生动物史,或接触过其分泌物和(或)排泄物;或从事 SARS-CoV 检测、科研等相关实验室工作的职业暴露史。

2. 临床症状与体征 起病急,以发热为首发症状,体温一般>38℃,偶有畏寒,常呈持续高热;可伴有头痛,关节和肌肉酸痛,乏力,腹泻;常无上呼吸道卡他症状;可有咳嗽,多为干咳,少痰,偶有血丝痰;可有胸闷,严重者出现气促,甚至呼吸窘迫。肺部体征常不明显,部分患者可闻及少许湿啰音,或有肺实变体征。偶有局部叩诊浊音、呼吸音降低等少量胸腔积液的体征。

3. 实验室检查 多数患者外周血白细胞计数在正常范围内,部分患者白细胞计数降低;常有淋巴细胞计数减少;细胞免疫功能检查常见 T 细胞(CD4)降低。发病后期合并细菌感染后,可出现白细胞计数升高。

4. 肺部 X 线影像学检查 肺部呈不同程度的片状、斑片状浸润阴影或呈网状改变,部分患者进展迅速,呈大片状阴影;常为多叶或双侧改变,阴影吸收消散缓慢;肺部阴影与症状体征可不一致。若一次检查阴性,应在 1~2 d 内再复查一次。

5. 抗菌药物治疗无明显效果。

6. SARS-CoV 实验室检查

(1) RT-PCR 检测 SARS-CoV 核酸(RNA)阳性。

(2) ELISA 检测血清或血浆标本中 SARS-CoV 核衣壳(N)蛋白抗原阳性。

(3) SARS-CoV 特异性抗体检测阳性。

(二)诊断标准

1. 临床诊断病例 对于有"非典"流行病学依据,有症状,有肺部 X 线影像改变,并能排除其他疾病诊断者,可以做出"非典"临床诊断。在临床诊断的基础上,若分泌物 SARS-CoV RNA 检测阳性,或血清 SARS-CoV 抗体阳转,或发病早期与恢复期抗体滴度呈 4 倍及以上增长,可作出确定诊断。

2. 疑似病例 对于缺乏明确流行病学依据,但具备其他"非典"临床症状支持证据且可初步排除其他疾病者,可以作为疑似病例,需进一步进行流行病学追访,进行病原检查明确。

对于有流行病学依据，有临床症状，但尚无肺部 X 线影像学变化者，也应作为疑似病例，动态复查 X 线胸片或胸部 CT，一旦肺部病变出现，在排除其他疾病的前提下，可以作出临床诊断。

3. 医学观察病例 对于近 2 周内有与"非典"患者或疑似"非典"患者接触史，但无临床表现者，应自与前者脱离接触之日起进行医学隔离观察 2 周。

（三）治疗

1. 一般治疗 所有 SARS 患者均应适当限制活动，隔离休息。重症患者应进行床边监护。

2. 对症治疗 为本病重要治疗手段。发热超过 38℃者，全身酸痛明显者可使用解热镇痛药。高热者给予冰敷、酒精擦浴等物理降温措。咳嗽、咳痰者给予镇咳、祛痰药。有心、肝、肾等器官功能损害，应该作相应的处理。气促明显、轻度低氧血症者应及早给予持续鼻导管吸氧。严重者应予以机械通气治疗（无创和有创呼吸机）。腹泻患者注意补液及纠正水、电解质平衡紊乱。

3. 轻症患者 可不使用抗生素，根据临床情况可使用二代头孢、大环内酯类、氟喹诺酮类抗生素预防和治疗继发细菌感染。

4. 抗病毒治疗 尚无明确有效的药物。可用利巴韦林：400 mg 静滴，q8 h，10～14 d。亦可选用干扰素，300 万 U，连用 5～10 d。

5. 糖皮质激素的应用 指征为：①有严重中毒症状；②达到重症病例标准者。应有规律使用，具体剂量根据病情来调整。儿童慎用。

6. 免疫治疗 重症患者可使用已康复非典型肺炎患者的血清进行治疗；亦可使用免疫增强药物如胸腺肽和免疫球蛋白治疗。

（四）呼吸支持治疗

使用无创正压通气，模式可用持续气道正压通气（CPAP）的方法，常用的压力水平为 0.39～0.98 kPa（4～10 cm H_2O）；或用压力支持通气（PSV）＋呼吸末正压通气（PEEP），PEEP 一般 0.39～0.98 kPa（4～10 cm H_2O），PS 一般 0.98～1.96 kPa（10～20 cm H_2O）；应持续应用（包括睡眠时间），暂停时间不超过 30 min，直到病情缓解。

对使用无创通气治疗后氧合改善不满意，PaO_2＜60 mmHg，或不能耐受无创正压通气治疗者，应该及时考虑进行有创的正压通气治疗。PEEP 一般 0.98～1.47 kPa（10～15 cm H_2O）。

二、人感染禽流感

禽流感是由 A 型流感病毒在多种禽类及鸟类中流行传播的传染病，人不易感染。但从 1981 年美国发现首例 H7N7 禽流感病毒人感染病例以来，全球相继出现了 H5N1、H9N2、H7N2、H7N3、H7N9 人感染病例。人感染后出现流感样症状，传染性强，传播迅速。由于人类缺乏对禽流感的免疫力，严重者可致死，病死率较高。禽流感早期表现与其他流感非常相似，急性起病，最常见的是以持续高热起病，体温大多持续在 39℃以上，伴有全身不适、头痛、关节和肌肉酸痛；其他症状有流涕、鼻塞、咽痛、咳嗽、气促等；部分患者可有恶心、腹痛、腹泻稀水样便等消化道症状。半数患者有肺部实变体征，少数患者病情发展迅速，出现进展性肺炎,或发生 ARDS、肺出血、败血症、MODS 等。

(一)临床诊断

人感染禽流感潜伏期在 7 d 以内,一般为 3～4 d。由于尚无人与人之间传播的确切证据,人感染禽流感后的传染期尚不确定。在潜伏期内有传染的可能性。

1. 传染源 以禽类和一些中间宿主(如猪)为主要传染源。

2. 传播途径 直接或间接接触受感染的禽类及其分泌物或排泄物,主要经呼吸道吸入,也可因进食受感染禽肉及其制品、蛋,或受感染禽污染的水、食物等经消化道摄入感染。

3. 诊断标准 有接触禽类及其分泌物、排泄物,或者到过活禽市场,或者与人感染禽流感病例有密切接触史,有发热和呼吸道症状,禽流感病毒检测阳性。

(二)治疗

1. 一般处理 对疑似病例和确诊病例应尽早隔离治疗。根据患者缺氧程度进行氧疗。高热者可进行物理降温或应用解热药物。咳嗽咳痰严重者可给予止咳祛痰药物。

2. 抗病毒治疗 对怀疑人感染禽流感的患者应尽早应用抗流感病毒药物。可用神经氨酸酶抑制剂。①奥司他韦(Oseltamivir):成人剂量每次 75 mg,2 次/d,疗程 5～7 d,重症病例剂量可加倍,疗程可适当延长;②帕拉米韦(Peramivir):重症病例或无法口服者可用帕拉米韦氯化钠注射液,成人用量为 300～600 mg,静脉滴注,1 次/d,常规疗程 5～7 d,可根据临床需要调整;③扎那米韦(Zanamivir):适用于 7 岁以上人群,2 次/d,间隔 12 h,每次 10 mg(分 2 次吸入)。

三、中东呼吸综合征(MERS)

2012 年 6 月,首例 MERS(Middle Eastern respiratory syndrome)患者在沙特阿拉伯被发现,病毒学家在病原检查时发现一种之前没有见过的冠状病毒,后经核酸核糖确认为一种新型的冠状病毒,这种新型的冠状病毒被命名为"中东呼吸综合征冠状病毒(MERS-CoV)"。该疾病的主要表现为非典型肺炎和急性呼吸综合征。传染源目前认为是携带病毒的蝙蝠,因人与蝙蝠分泌物接触的概率小,由蝙蝠直接传染到人体的可能性较低,所以应该有其他动物充当病毒传播的中间宿主,目前被认为最有可能的是骆驼和羊。MERS 的临床表现与 SARS 相似,表现出发热、咳嗽、气短,病程进展快,会快速进展为急性呼吸窘迫综合征。虽然传播能力不如 SARS,但 MERS 的致死性更强。

(一)临床表现

1. 潜伏期 该病的潜伏期为 2～14 d。

2. 临床表现 早期主要表现为发热、畏寒、乏力、头痛、肌痛等,随后出现咳嗽、胸痛、呼吸困难,部分病例还可出现呕吐、腹痛、腹泻等症状。重症病例多在一周内进展为重症肺炎,可发生急性呼吸窘迫综合征、急性肾功能衰竭甚至多脏器功能衰竭。部分病例可无临床症状或仅表现为轻微的呼吸道症状,无发热、腹泻和肺炎。

(二)影像学表现

在疾病的不同阶段可表现为单侧至双侧的肺部磨玻璃影,主要在胸膜下和基底部分布,可出现实变影。部分病例可有不同程度胸腔积液。

（三）实验室检查

1. 一般实验室检查

（1）血常规：白细胞总数一般不高，可伴有淋巴细胞减少。

（2）血生化检查：患者可有肌酸激酶、AST、ALT、乳酸脱氢酶、肌酐等升高。

2. 病原学相关检查　主要包括病毒分离、病毒核酸检测。病毒分离为实验室检测的"金标准"；病毒核酸检测可以用于早期诊断。及时留取多种标本（咽拭子、鼻拭子、鼻咽或气管抽取物、痰或肺组织，以及血液和粪便）进行检测，其中以下呼吸道标本阳性检出率更高。以 RT-PCR 法检测呼吸道标本中的 MERS-CoV 核酸。可从呼吸道标本中分离出 MERS-CoV，但一般在细胞中分离培养较为困难。

（四）临床诊断

1. 疑似病例　患者符合流行病学史和临床表现，但尚无实验室确认依据。发病前 14 d 内有中东地区和疫情暴发的地区旅游或居住史；或与疑似/临床诊断/确诊病例有密切接触史。临床表现难以用其他病原感染解释的发热伴呼吸道症状。

2. 临床诊断病例　满足疑似病例标准，仅有实验室阳性筛查结果（如仅呈单靶标 PCR 或单份血清抗体阳性）的患者；满足疑似病例标准，因仅有单份采集或处理不当的标本而导致实验室检测结果阴性或无法判断结果的患者。

3. 确诊病例　具备下述 4 项之一，可确诊为中东呼吸综合征实验室确诊病例：①至少双靶标 PCR 检测阳性；②单个靶标 PCR 阳性产物，经基因测序确认；③从呼吸道标本中分离出 MERS-CoV；④恢复期血清中 MERS-CoV 抗体较急性期血清抗体水平阳转或呈 4 倍以上升高。

（五）治疗

1. 一般治疗与密切监测

（1）根据病情严重程度评估确定治疗场所：疑似、临床诊断和确诊病例应在具备有效隔离和防护条件的医院隔离治疗；危重病例应尽早入重症监护室（ICU）治疗。转运过程中严格采取隔离防护措施。

（2）卧床休息，维持水、电解质平衡，密切监测病情变化：定期复查血常规、尿常规、血气分析、血生化及胸部影像。根据氧饱和度的变化，及时给予有效氧疗措施，包括鼻导管、面罩给氧，必要时应进行无创或有创通气等措施。

2. 抗病毒治疗　目前尚无明确有效的抗 MERS 冠状病毒药物。体外试验表明，利巴韦林和干扰素联合治疗，具有一定抗病毒作用，但临床研究结果尚不确定。可在发病早期试用抗病毒治疗，使用过程中应注意药物的不良反应。

3. 抗菌药物治疗　避免盲目或不恰当使用抗菌药物，加强细菌学监测，出现继发细菌感染时应用抗菌药物。

（孙　凯）

参 考 文 献

1. 王一镗,茅志成. 现场急救常用技术[M]. 第 2 版. 北京:中国医药科技出版社,2006:86～90

2. 樊寻梅. 实用儿科急诊医学[M]. 北京:人民卫生出版社,1993,224～226

3. Tintinalli JE, Kelen GD, Stapczynski JS. Emergency Medicine[M]. 5th ed. Philadelphia:McGrawHill, 2000:474～485

4. 李明华,殷巩生,朱柱立. 哮喘病学[M]. 北京:人民卫生出版社,1998:251～252

5. Sanjiv S,Thomas B,Gail B,et al. Sudden—onset fatal asthma[J]. *Am Rev Respir Dis*, 1993,148:713

6. John K,Marina V,Wendy F,et al. Differential influences on asthma self—management knowledge and self—management behavior in acute severe asthma[J]. *Chest*, 1996,110:1463

7. 陈灏珠. 实用内科学[M]. 第 11 版. 北京:人民卫生出版社,1997:1498～1499

8. Loredo JS. Sleep Apnea, Alveolar Hypoventilation, and Obesity hypoventilation[M]. Philadelphia:Lippincott Williams & Wilkins, 2001:406～414

9. Andre C. Kalil, Mark L. Metersky, Michael Klompas, et al. Management of Adults With Hospital-acquired and Ventilator-associated Pneumonia:2016 Clinical Practice Guidelines by the Infectious Diseases Society of America and the American Thoracic Society[J]. *Clinical Infectious Diseases*,2016,63(5):e61～e111

10. Torres A, Niederman MS, Chastre J, et al. International ERS/ESICM/ESCMID/ALAT guidelines for the management of hospital-acquired pneumonia and ventilator-associated pneumonia[J]. *Eur Respir J*, 2017, 50:1700582

11. 中华医学会呼吸病学分会. 中国成人社区获得性肺炎诊断和治疗指南(2016 年版)[J]. 中华结核和呼吸杂志,2016,39(4):253～279

12. 中华医学会呼吸病学分会感染学组. 中国成人医院获得性肺炎与呼吸机相关性肺炎诊断和治疗指南(2018 版)[J]. 中华结核和呼吸杂志,2018,41(4):255～280

13. 中国医师协会急诊医师分会. 中国急诊重症肺炎临床实践专家共识[J]. 中国急救医学,2016,36(2):97～107

14. Eddy Fan, Lorenzo Del Sorbo, Ewan C. Goligher, et al. An Official American Thoracic Society/European Society of Intensive Care Medicine/Society of Critical Care Medicine Clinical Practice Guideline:Mechanical Ventilation in Adult Patients with Acute Respiratory Distress Syndrome[J]. *Am J Respir Crit Care Med*,2017,195(9):1253～1263

15. 中华医学会呼吸病学分会呼吸危重症医学学组. 急性呼吸窘迫综合征患者机械通气指南(试行)[J]. 中华医学杂志,2016,96(6):404～424

16. ESC. The Task Force for the Diagnosis and Management of Acute Pulmonary Embolism of the European Society of Cardiology. 2014 ESC Guidelines on the diagnosis and management of acute pulmonary embolism [J]. *Eur Heart J*, 2014,35(43):3033～3069

17. 中华医学会呼吸病学分会肺栓塞与肺血管病学组,中国医师协会呼吸医师分会肺栓塞与肺血管病工作委员会,全国肺栓塞与肺血管病防治协作组. 肺血栓栓塞症诊治与预防指南[J]. 中华医学杂志,2018,98(14):1060～1087

18. Tschopp JM, Bintcliffe O, Astoul P, et al. Diagnosis and treatment of primary spontaneous pneumothorax[J]. *Eur Respir J*, 2015,46:321～335

19. Drosten Christian, Günther Stephan, Preiser Wolfgang, et al. Identification of a novel coronavirus in patients with severe acute respiratory syndrome[J]. *N Engl J Med*, 2003,348(20):1967～1976

20. Beigel JH, Farrar J, Han AM, et al. Avian influenza A(H5N1) infection in humans[J]. *N Engl J Med*,2005,353(13):1374～1385

21. Zaki AM，van Boheemen S，Bestebroer TM，et al. Isolation of a novel coronavirus from a man with pneumonia in Saudi Arabia[J]. *N Engl J Med*，2012，367(19)：1814～1820

22. Zumla A，Hui DS. Infection control and MERS-CoV in health-care workers[J]. *Lancet*，2014，383 (9932)：1869～1871

第十三章

心搏呼吸骤停与
急性脑血管病

脑卒中(cerebral stroke)又称"中风""脑血管意外"(cerebrovascular accident),是一种急性脑血管疾病,是由于脑部血管突然破裂或因血管阻塞导致血液不能流入大脑而引起脑组织损伤的一组疾病,包括缺血性和出血性脑卒中。

急性脑血管病是成年人的重要死因之一。在美国每年大约有 70 万例新发或复发的急性脑血管病,其中有近 1/4 在急性期死亡。急性脑血管疾病是急诊常见的急危重症,是引起病患心搏呼吸骤停的常见原因之一。国内一组 385 例猝死者尸检资料显示,脑血管病占 28.9%,提示急性脑血管病是成人猝死的重要原因之一。

第一节　急性脑血管病造成
心搏呼吸骤停的原因

根据急性脑血管疾病是引起病患心搏呼吸骤停的不同病理过程,可以大致将原因分成以下几类。

一、原发性脑干损伤

脑干(brainstem)位于大脑下方,是脊髓和间脑之间,是中枢神经系统的较小部分,呈不规则的柱状形。脑干自下而上由延髓、脑桥、中脑三部分组成。在延髓和脑桥里有调节心血管运动、呼吸、吞咽、呕吐等重要生理活动的反射中枢。若这些中枢受损伤,将引起心搏、血压、呼吸的严重障碍,甚至危及生命。

原发性脑干出血多由高血压动脉粥样硬化引起。脑干出血占脑出血的 5.0%～13.4%,多发于脑桥,常于基底动脉供应脑桥的穿通动脉破裂所致。发病率虽然不高,但脑干出血起病急,病情凶险,预后较差,是所有脑卒中中病死率最高,预后最差的疾病。脑干出血往往起病突然,进展迅速,常有昏迷,瞳孔针尖样缩小,呼吸不规则,可表现为吹气样、叹息样、潮式呼吸,早期就出现呼吸衰竭。

脑干梗塞是指椎-基底动脉及其分支血管因动脉硬化、栓塞、痉挛、炎症,导致上述动脉狭窄或闭塞而引起的中脑、脑桥、延髓缺血,从而出现相应的神经系统症状和体征。本病严重者常可危及生命。脑干梗死最常见于脑桥。

二、继发性脑干损伤

颅内压增高(increased intracranial pressure)是神经内外科常见临床病理综合征,是出血性脑卒中、缺血性脑卒中所共有征象。颅内压持续增高,可引起一系列中枢神经系统功能紊乱和病理变化,脑血流量的降低,脑缺血甚至脑死亡。急剧的颅内压增高可造成脑疝。

当发生脑疝时,移位的脑组织在小脑幕切迹或枕骨大孔处挤压脑干,脑干受压移位可致其实质内血管受到牵拉,严重时基底动脉进入脑干的中央支可被拉断而致脑干内部出血。小脑幕切迹裂孔及枕骨大孔被移位的脑组织堵塞,从而使脑脊液循环通路受阻,则进一步加重了颅内压增高,形成恶性循环,使病情迅速恶化。

由多种原因引起的脑出血都可造成明显的颅内压增高。颅内动脉瘤和脑动静脉畸形发生蛛网膜下腔出血后,由于脑脊液循环和吸收障碍形成脑积水而发生颅内压增高。颈内动脉血栓形成和脑血栓,脑软化区周围水肿,也可引起颅内压增高。如软化灶内出血,则可引起急剧的颅内压增高。

三、呼吸道梗阻

出血性脑卒中、缺血性脑卒中可引起急性颅内压增高,尤其在脑出血病患中更为明显。颅内压增高可引起呕吐,而部分脑卒中患者存在意识障碍,此类患者呕吐很容易发生误吸甚至呼吸道梗阻,尤其是在饭后发病的患者。

重症脑卒中患者可长期昏迷,舌后坠阻塞呼吸道,不能自主排痰;长期使用呼吸机,伴发呼吸机相关性肺炎的可能性高,痰液较多,均是后期呼吸道梗阻的高危因素。

四、脑心综合征

1954年Burch首先报告了一组急性脑血管病患者出现心电图的异常。临床上将急性脑血管意外引起的继发性冠状动脉疾患称为脑心综合征或脑心卒中(cerebrocardiac syndrome,CCS),这是最初的也是比较狭义的脑心综合征的概念。实际上,各种颅内疾患包括急性脑血管病、急性颅脑外伤、脑肿瘤、颅内炎症及各种原因所致的颅内高压均可引起心脏损害。广义的脑心综合征指各种颅内疾患引起的继发性心脏损害。

急性脑出血、蛛网膜下腔出血等脑部病变波及自主神经的高级中枢下丘脑时,导致神经系统障碍,引起急性心肌损害、心肌缺血、心律失常、心力衰竭。有资料表明,脑心综合征的发生与脑血管病的发病部位有关,出血破入脑室或脑干受压时,心电图改变明显,可导致ST段和T波异常极化;颞、顶叶出血和枕叶出血易出现ST段偏移和T波改变;额叶出血常有Q-T间期延长;小脑病变可有类似心梗的心电图,出现异常Q波,心电图变化迅速。

脑卒中越近中线部位心电图改变越普遍,以心肌缺血和心律失常多见,常呈一过性和可逆性,随着脑血管病的好转,心电图也逐渐恢复正常。患者年龄越大,神经缺损及意识障碍越严重,心电图变化越严重,其中合并电解质紊乱者,心律失常发生率较高。

在急性脑血管病中,脑出血合并脑心综合征的发病率最高,其次为蛛网膜下腔出血,脑梗死较少。因脑出血常有颅内压增高,颞叶沟回或延髓心血管中枢受压,从而影响对心脏的调节。蛛网膜下腔出血是因血性脑脊液及炎症介质刺激脑边缘叶,通过神经纤维联系,刺激下丘脑-延髓心血管中枢。而缺血性急性脑血管病无血肿压迫,脑水肿常为局限性,因而对自主神经中枢的刺激远不如出血性脑血管病,心肌损害发生率较低。

近年研究认为急性脑血管病发生脑心综合征与下列六个方面有关。

1. 神经因素　心脏活动受交感、副交感神经双重支配，而支配心脏活动的高级自主中枢位于下丘脑、脑干及边缘系统。急性脑卒中由于大量脑组织受到不同程度的损害，产生脑水肿，导致颅内压升高，直接或间接影响丘脑下部自主神经中枢，引起各种心律失常和心脏细胞病变。研究证实，脑对心脏的支配存在着明确的神经传导途径，比如大脑额叶、颞叶、岛叶、下丘脑对心脏的支配均有定位性及区域性。脑干副交感核、下丘脑室旁核及含有儿茶酚胺的神经元存在环行通路，此通路在调节心脏活动中起着重要作用。

2. 体液因素　急性脑卒中时，机体处于应激状态，体内儿茶酚胺及肾上腺素水平升高，一方面引起冠状动脉痉挛及收缩，造成心肌缺血及损伤；另一方面造成心肌自律性和异位起搏点增加，导致心律失常。

3. 某些细胞因子或炎性介质　急性颅脑损伤可引起血浆内皮素（endothelin，ET）水平增高，它一方面通过强烈的缩血管作用加重心脏负担，另一方面通过抑制心肌乳酸转运和能量代谢，导致心肌损伤，而高浓度的 ET 本身对心肌组织具有直接毒害作用。此外，急性颅脑损伤还引起氧自由基、血栓素 A_2（TXA_2）、前列腺素 2α（PG2α）、内源性阿片肽及内源性镍增加，导致心肌损伤。

4. 心、脑血管病变存在共同的基础疾病和病理基础　高血压与动脉硬化为心、脑血管病共同的常见病因，一个脑卒中患者可能已经发生冠状动脉硬化及心肌供血不足，尤其是高龄患者，脑卒中病变会增加心脏负担，激发、加重原有心脏病变。

5. 脑卒中治疗过程中应用脱水剂，导致电解质紊乱、血液浓缩等，会导致心脏疾病发生，如甘露醇可短时间内加重心脏前负荷，造成神经调节障碍；在治疗出血性脑疾患时，止血或凝血剂的应用，导致血液的高凝状态。

各种急性脑血管病引起的脑心综合征，有产生心搏骤停或者恶性心律失常可能。

五、神经源性肺水肿

神经源性肺水肿（neurogenic pulmonary edema，NPE）是指在没有心、肺原发性疾病的情况下，由于中枢神经系统疾病引起的肺水肿。神经源性肺水肿可在中枢神经系统损伤后数分钟或数天内发生，各种脑血管病，包括脑出血、蛛网膜下腔出血、脑肿瘤、颅脑手术以及癫痫、急性脑积水等，均可引起神经源性肺水肿。神经源性肺水肿的发生不仅为急性脑血管病后常见的肺部感染提供了一个易感染环境，而且可直接引起肺内氧气的弥散功能障碍，引起的低氧血症可进一步加重急性脑血管病的继发性损伤，已成为影响患者预后和导致患者死亡的重要并发症之一。研究表明，急性脑血管病合并神经源性肺水肿的患者，死亡率高达 90%。

神经源性肺水肿的发病机制尚未完全明确，但目前有血流动力学说、肺毛细血管渗透性学说和冲击伤学说三种。

1. 血流动力学说　该学说认为血液在体内转移是主要的。中枢神经系统损伤后颅内压急剧升高，脑血流减量少，造成下丘脑功能紊乱，解除了对视前核水平和下丘脑尾部"水肿中枢"的抑制，引起交感神经系统兴奋，释放大量儿茶酚胺，使周围血管强烈收缩，血流阻力加大，大量血液由阻力较高的体循环转至阻力较低的肺循环，引起肺静脉高压，肺毛细血管压随之升高。跨肺毛细血管 Starling 力不平衡，液体由血管渗入至肺间质和肺泡内，最终形成急性肺水肿。该学说的核心在于：延髓是神经源性肺水肿发生的关键神经中枢，交感神的激发是产生肺高压及肺水肿的基本因素，而肺高压是神经源性肺水肿发生的重要机制。通过给予交感神经阻断剂和肾上腺素α受体阻断剂均可以降低或避免 NPE 的发生，进一步验证了此学说。

2. 肺毛细血管渗透性学说　该学说的依据是神经源性肺水肿患者和动物模型中肺水肿液富含蛋白质，而这一现象是无法用血流动力学说来解释，表明血管通透性增加在神经源性肺水肿发生中扮演主要角色。该学说认为在神经源性肺水肿发生过程中，α_1 受体介导了肺血管通透性增加。肺血管上的 α_1 受体与激动剂结合以后，一方面介导肺血管收缩，引起肺血管液体静压升高，增加血管滤过压，另一方面引起肺血管内皮细胞内[Ca^{2+}]增高，作用于细胞骨架的收缩成分，引起细胞收缩，细胞连接间隙扩大。同时通过一系列的病理生理变化，对细胞膜造成损伤，导致内皮细胞连接松弛和脱落，从而引起肺毛细胞管通透性增加。

3. 冲击伤理论　1975 年，Theodore 等提出了著名的冲击伤理论（blast theory），认为中枢神经系统损伤后，机体发生过度应激，交感神经过度兴奋引起儿茶酚胺物质大量释放是导致神经源性肺水肿的重要原因。但是，随着实验和临床研究的进一步深入，人们发现该学说不能完全解释神经源性肺水肿的发生机制，如：在人体和动物模型中，有时神经源性肺水肿的发生不伴有左心房或周围血压的升高，而且肺毛细血管楔压的升高也不足以导致神经源性肺水肿。

神经源性肺水肿在临床上以急性呼吸困难和进行性低氧血症为特征，但在发病早期仅表现为心率增快、血压升高、呼吸急促等非特异性临床表现，使得早期诊断较为困难；待出现双肺湿啰音、粉红色泡沫痰、严重低氧血症或 X 线检查发现双肺大片浸润影时虽易明确诊断，则已是晚期，救治成功率很低，死亡率可高达 90%。

神经源性肺水肿的诊断标准：胸部 X 线或 CT 检查示典型蝴蝶状或斑片状阴影区域，肺纹理增粗。临床表现有突发性咳血痰和呼吸困难，血气分析检查示氧合指数（PaO_2/FiO_2）≤300。

神经源性肺水肿可造成急性脑血管病患者呼吸衰竭，进而发生心搏呼吸骤停。

第二节　急性脑血管病造成心搏呼吸骤停的救治

急性脑卒中患者出现猝死源于呼吸停止还是心跳停止对于复苏救治有一定的影响。单纯由呼吸中枢损害造成的呼吸停止给予及时的人工通气支持可能长时间存活，但如果呼吸中枢受到不可逆的损害则人工通气就无意义。对脑卒中引起的心脏停搏，如无同时发生严重的心脏器质性病变，及时心肺复苏的成功是有希望的。可见，对脑卒中患者猝死，心肺复苏的效果（或患者的预后）很大程度上取决于脑病变的严重程度和造成心搏呼吸骤停的病理机制。不同的病理机制，抢救要点各不相同。

一、原发性脑干损伤

由于呼吸中枢受到不可逆的损害，即使及时建立人工气道给予人工通气，达成自主循环恢复，预后也极差。因此，有部分学者提出"不予复苏（do not resuscitate，DNR）"的建议。

在国外，特别是美国，正式出现不复苏医嘱的观点已有超过 30 年的历程，并一直受到临床关注，DNR 医嘱在院外和院内的在复苏实践中均有应用。2005 年 AHA 和国际复苏指南对适用有效的 DNR 医嘱进行了循证讨论,评估依据涉及临床证据、患者或代理人(或监护人)意愿、法律、伦理等方面。CPR 的决定常常是抢救者在几秒钟内作出的,尽管 CPR 的成功率仍很低,但迄今很少有标准能正确预测 CPR 的无效性。鉴于这种不确定性,对所有癌症患者均应进行积极的 CPR,除非患者或其代理人有 DNR 的意愿、患者有不可逆死亡征象(断头、腐尸或有明确的尸斑)、尽了最大治疗努力脏器功能仍恶化且没有任何生理好转标志。

近些年我国器官捐献事业得以推进,对此类急性脑血管病患者的心肺复苏也提出了新的要求。器官捐赠就是当一个人被诊断脑死亡,只能依靠呼吸机和药物维持生命体征时,基于个人生前的意愿且家属的同意,以无偿捐赠的方式,把自己的器官捐赠给濒临死亡、等待移植的人,让他们的生命得以部分延续或者捐赠给医学院校用于医学教学。虽然中国在器官移植技术领域已达到世界水平,但有关器官捐献的法律法规还不完善,这在一定程度上还是制约了器官移植临床救治工作和移植医学的发展。2018 年 9 月 21 日,从第三届中国国际器官捐献大会上获悉,截至 2018 年 9 月 9 日,我国公民器官捐献志愿登记人数达 614 608 人,实现捐献 19 380 例,捐献器官 54 956 个。此类急性脑血管病患者,如果没有严重基础疾病,是器官捐献的潜在人群。给予积极复苏,并在复苏成功后积极确保重要脏器灌注,可以给中国医院协会人体器官获取组织(Organ Procurement Organizations,OPO)的协调员一个征求家属意愿的机会。

二、继发性脑干损伤

继发性脑干损伤是由于严重颅内压增高的结果。在各类急性脑血管病中,应密切关注监测患者颅内压,积极治疗,避免出现枕骨大孔疝。一旦出现枕骨大孔疝,在积极复苏的同时,必须尽快降低颅内压力,否则预后不佳。

降低颅内压治疗可以选择 20% 甘露醇 250 ml,快速静脉滴注。同时根据病情迅速完成开颅术前准备以尽快手术去除病因,如清除颅内血肿等。如难以确诊或虽确诊而病因无法去除时,可选用下列姑息性手术,以降低颅内高压和抢救脑疝。

1. 侧脑室体外引流术 经额、眶、枕部快速钻颅或锥颅,穿刺侧脑室并安置硅胶引流管行脑脊液体外引流,以迅速降低颅内压,缓解病情。特别适于严重脑积水患者,这是常用的颅脑手术前的辅助性抢救措施之一。

2. 减压术 枕骨大孔疝时可采用枕肌下减压术。重度颅脑损伤致严重脑水肿而颅内压增高时,可采用去骨瓣减压术,但目前已较少应用。以上方法称为外减压术。在开颅手术中可能会遇到脑组织肿胀膨出,此时可将部分非功能区脑叶切除以达到减压目的,称为内减压术。

三、呼吸道梗阻

窒息也是急性脑血管病患者恶化和死亡主要的原因之一。

用仰头举颏法开放气道,避免舌根后坠,吸痰、给氧,昏迷病例行气管插管,预先对气道进行干预,是对急性脑血管病患者最紧迫的急救措施。

重症脑血管病患者多数处于昏迷状态,咳嗽吞咽反射消失,痰液积聚,易引起呼吸道阻塞,通气、换气功能障碍,加重脑缺氧,进而加重脑水肿,形成恶性循环。应掌握重症脑血管病患者气管切开的适应证,果断地对患者进行气管切开。气管切开是维持呼吸道阻塞患者的主要急救措施之一，可以减少呼吸道死腔，提高肺泡气体的有效交换率。而气管切开后严格执行消毒隔离及无菌操作制度、加强呼吸道管理、预防和治疗肺部感染、保持呼吸道通畅，及时拍背吸痰，有效的气道湿化，减少呼吸道损伤是防止呼吸衰竭的关键。

四、脑心综合征

急性脑卒中常继发心脏损害，临床医师应高度重视，尤其对重症及老年患者，及时发现心脏异常情况，同时要注意保护心脏，应进行心电血压监护或及时复查心电图。

针对心电图异常情况给予相应治疗，并注意水、电解质平衡，以免电解质紊乱诱发心律失常；在治疗脑部病变时，要心脑兼治，避免或慎重应用增加心脏负担的药物；注意补液速度及控制补液量，快速静滴甘露醇溶液进行脱水治疗时，动态观察心脏情况，及时调整治疗方案，使患者安全度过脑卒中急性期，以缓解或消除脑心综合征的发展，以期获得最好的转归。

五、神经源性肺水肿

对神经源性肺水肿应有高度的警惕，及时正确地作出诊断，尽早治疗。

1. 原发病治疗　迅速有效降低颅内压，快速静滴 20% 甘露醇，对有手术指征者可手术或微创清除颅内血肿。

2. 神经源性肺水肿的治疗

（1）限制过量液体输入。

（2）清除呼吸道分泌物，保持气道通畅。

（3）给予高流量吸氧，疗效不佳者早期气管插管或气管切开，呼吸机辅助通气。主要采取辅助/控制通气（A/C）＋呼气末正压通气（PEEP）。

（4）糖皮质激素能减低毛细血管的通透性，从而减轻肺水肿的程度。可给甲强龙 15～20 mg/（kg·d）。

（5）降低心脏负荷，维持正常循环。

（6）保持水电解质和酸碱平衡。

（7）有效抗生素预防和治疗肺部感染。

（刘强晖）

参 考 文 献

1. William P, Cheshire L, Clifford B. The insular cortex and cardiac response to stroke [J]. *Neurology*, 2006,66(2):1296～1297

2. 马远明. 急性脑血管病及急性颅脑损伤并发脑心综合征的治疗 [J]. 第一军医大学学报，2005，25(8):1058～1059

3. Laowattana S, Zeger SL, Lima JAC, et al. Left insular stroke is associated with adverse cardiac outcome [J]. *Neurology*，2006，66(2):477～483

4. Theodore J, Robin ED. Pathogenesis of neurogenic pulmonary edema[J]. *Lancet*，1975，182(7938): 749～751

5. Smith,WS Matthay MA. Evidence for a hydrostatic mechanism in human neurogenic pulmonary edema [J]. *Chest*,1997,111:1326～1333

6. Hamdy O，Maekawa H，Shimada Y. Role of central nervous system nitric oxide in the development of neurogenic pulmonary edema in rats［J］. *Crit Care Med*，2001，29（6）：1222～1228

7. 我国公民器官捐献志愿登记人数超过 60 万［EB/OL］. 新华网. 2018-09-21. www. xinhuanet. com/politics/2018-09/21/c_1123467278. htm

第十四章
心肺复苏护理

心搏呼吸骤停是临床上最为危急的情况,早期识别和实施包括高质量心肺复苏在内的生存链各环节的抢救至关重要。因各种原因导致呼吸不能够维持有效的通气和氧合时,就会发生呼吸骤停。当呼吸骤停时,心脏在最初的数分钟内仍能继续其泵血功能,并将储存的氧输送到脑和其他重要器官。如不及时干预,将恶化为心搏骤停,进而导致死亡的发生。心肺复苏开始的时间与患者的存活率密切相关。一般情况下,心搏骤停后患者在 4～6 min 即发生不可逆性的脑损害,越早干预,就有越高的概率恢复自主循环和呼吸功能。因此,在最佳时间内给予及时有效的心肺复苏,是提高心肺复苏成功的重要环节。

第一节　复苏护理配合

护士在心肺复苏中既是医生的助手,又是抢救现场协调组织者,更可谓是发现病情变化、杜绝差错事故发生的"哨兵"。复苏中的每个环节、每项措施稍有疏忽就可能发生不可弥补的损失。心肺复苏是护士的基本功,护士只有熟练掌握它的操作步骤及方法,才能在复苏过程中发挥有效作用。

一、基础生命支持

基础生命支持(basic life support,BLS),又称初级心肺复苏(cardio-pulmonary resuscitation,CPR),是指采用徒手和(或)辅助设备来维持心搏骤停患者的循环和呼吸的最基本抢救方法。其关键要点包括胸外心脏按压、开放气道、人工通气(即 C-A-B),有条件时,可考虑实施电除颤(D)治疗等。

(一)初步评估

1. 护士发现患者无反应,首先判断周围环境安全并做好自身防护,如患者晕倒在环境狭小或不安全的地方需将其置于安全空旷的水平地面上。

2. 护士轻拍患者,判断患者意识情况,双膝跪于患者右侧,与双肩同宽,左膝外侧与患者右肩齐平。俯身双手轻拍患者双肩,并在患者左右耳边各大声呼唤:"喂,您能听见我说话吗?"同时,立即检查呼吸和大动脉搏动。判断有无有效呼吸时,可观察患者面部、呼吸情形和胸廓有无呼吸起伏。成人和儿童检查其颈动脉,方法是示指和中指的指尖平齐并拢,从患者的气管正中部位向旁滑移 2~3 cm,在胸锁乳突肌内侧轻触颈动脉搏动。婴儿可检查其肱动脉。检查时间 5~10 s。

(二)呼救(启动急救反应系统)

在院外,如果患者无反应,应立即呼叫帮助,请他人或通过手机拨打"120"电话,启动急救反应系统,有条件同时获取自动体外除颤仪(AED)。

在院内,护士判断患者无反应、无呼吸、无大动脉搏动时,派人推抢救车,取除颤仪,汇报上级医生,应立即呼叫医护团队或紧急快速反应小组。

(三)胸外按压

一旦判断患者发生心搏骤停,或不确定是否有脉搏时,均应立即开始胸外按压,尽快提供循环支持。按压时,应让患者仰卧于坚实的平面上,头部位置尽量低于心脏,使血液容易流向头部。如果患者躺卧在软床上,应将按压板放置在患者身下,以保证按压的有效性。为保证按压时力量垂直作用于胸骨,护士可根据患者所处位置的高低,采取跪式或站式(可用脚凳垫高)等不同体位进行按压。

1. 定位 确定按压部位,常规为胸骨中下 1/3 即剑突上两横指,具体确定方法为单手示指和中指并拢,沿肋弓向上滑至剑突后垂直立起,另一手掌紧贴两指放置在胸骨上,此掌根即到位,或者两乳头连线与前正中线的交点处,放置掌根。

2. 按压手法 一手掌根置于该点,另一手压于该手上方,十指交叉,下方的手指不要贴近胸壁。手臂要成一条直线,与患者胸壁垂直,肘部不能弯曲,双臂夹紧,以髋部为支点,靠上半身的重量向下按压。

3. 频率和深度 频率:100~120 次/min;深度:5~6 cm,匀速按压 30 次,匀速数数,1、2、3、4……29、30,注意不要靠上肢力量冲击按压。每次按压要给胸廓足够的空间反弹,以便心脏回血(但掌根不应离开胸壁),按压和放松的时间为 1:1。

(四)开放气道

1. 清除气道异物 护士双手大拇指压推患者下唇包住下牙打开口腔,检查口腔有无异物,如有异物,双手将患者头部轻柔向右转(如不能确认患者颈部未受伤,省略此步,以免加重损伤),以示指缠绕纱布伸进患者口腔清除异物,恢复患者头部位置。

2. 开放气道 可采用"仰头抬颏法"(颈椎或脊髓损伤者采用此法)。左手肘部支撑在地上,左手的小鱼际向下压患者的额头,右手示指和中指向上抬患者的颏部,使颏部和耳垂的连线与地面垂直。或可用"托颌法"患者仰卧,对有自主呼吸者,操作者站在其头部前方;对无自主呼吸者,则站在患者一侧,用双手四指放于患者下颌角,使头后仰并抬起下颌,拇指放在口角处使口轻度张开;对于肌肉完全松弛者,操作者可将拇指直接放入其口中提起下颌。

(五)人工通气

如果患者没有呼吸或不能正常呼吸(或仅是叹息),护士应立即给予口对口、口对面罩等人工通气。

1. 口对口人工通气　护士在保持患者气道通畅和口部张开的位置时进行。用近患者头侧手捏住患者的鼻子,张开嘴完全包住患者的嘴(有条件者的话,垫一层纱布或专用人工通气呼吸膜),进行人工呼吸匀速吹气。施救者不需要深吸气,平静呼吸即可,每次吹入500～700 ml,每次通气时间不短于 1 s,吹气时眼睛观察患者胸廓是否有起伏。护士松开捏住患者鼻子的手,头部转向患者胸部,观察患者胸廓起伏情况。同法再进行一次人工通气,然后再行胸外按压。

2. 口对面罩通气　护士在患者的一侧,完成 30 次胸外按压之后,将面罩置于患者口鼻部,使用靠近患者头顶的手,将食指和拇指放在面罩的两侧边缘,将另一只手的拇指放在面罩的下缘固定,封闭好面罩,其余手指置于下颌骨边缘提起下颌/颏以开放气道。护士经面罩通气至患者胸廓抬起,然后将口离开面罩,使患者呼出气体。

胸外按压与人工通气比例为 30∶2,每次通气应持续 1 s,使胸廓明显起伏,保证有足够的气体进入肺部,但应注意避免过度通气。如果患者有自主循环存在,但需要呼吸支持,人工通气的频率为 10～12 次/min,即每 5～6 s 给予人工通气 1 次。婴儿和儿童的通气频率为 12～20 次/min。

上述通气方式只是临时性抢救措施,应尽快获得团队人员的支持。

(六) 早期除颤

室颤是非创伤心搏骤停患者最常见的心律失常,除颤是终止室颤最迅速、最有效的方法。CPR 的关键起始措施是胸外按压和早期除颤。除颤仪未到前,护士对患者进行高质量CPR,除颤仪到后确保患者去枕平卧于坚硬平面上,检查并除去患者身上的金属及导电物质,松开衣扣,暴露胸部给予除颤。

目前生产的 AED 和手动除颤仪几乎都是双相波除颤仪,除颤能量为 120～200 J。使用单相波除颤仪时除颤能量为 360 J。婴儿与儿童除颤首剂量 2 J/kg,第二次电击能量为 4 J/kg 或更高级别能量,但不能超过 10 J/kg 或成人剂量。除颤之后应立即给予 5 个循环 30∶2的高质量 CPR 后再检查脉搏和心律,必要时再进行另一次电击除颤。

护士配合除颤时应注意以下几点。

1. 除颤前需识别心电图类型,选择非同步除颤。

2. 电极板放置部位应准确,常用除颤部位:①前-侧位即一个电击板放在胸骨右缘锁骨下或 2～3 肋间(心底部),另一个电极板放在左乳头外下方或左腋前线内第 5 肋处;②前-后位即一个电极板在左侧心前区标准位置,另一个除颤电极板置于左/右背部肩胛下区。

3. 导电糊需涂抹均匀,两块电极板之间的距离需大于 10 cm,不可用耦合剂替代导电糊。

4. 电极板与患者皮肤密切接触,两电极板之间的皮肤应保持干燥,以免灼伤。

5. 放电前一定确保任何人不得接触患者、病床及患者接触的物品,以免触电。

二、高级心脏生命支持

高级心脏生命支持(advanced cardiovascular life support,ACLS)是在基础生命支持的基础上,通过应用辅助设备和药物所提供的更有效的呼吸、循环支持,以恢复自主循环或维持循环和呼吸功能的进一步支持治疗。可分为高级 A、B、C、D,即 A(airway)—开放气道;B(breathing)—氧疗和人工通气;C(circulation)—循环支持:建立液体通道,使用药物;

D(differential diagnosis)—寻找心搏骤停原因。

（一）开放气道

1. 口咽气道 护士选择合适的口咽通气管,长度为口角至耳垂或下颌角的距离(宁长勿短、宁大勿小)。护士将患者置于平卧位,头后仰,使口、咽、喉三轴线尽量重叠。清除口咽分泌物,保持呼吸道通畅。配合医生可采用反向插入法和横向插入法。护士可用手掌放于口咽通气管外口,感觉有无气流,或用少许棉絮置于外口,观察棉絮有无运动。

2. 鼻咽气道 置患者为仰卧位。护士选择合适的鼻咽通气管,比较通气管的外径和患者鼻孔的内径,使用尽可能大又易于通过鼻腔的导管,长度为鼻尖到耳垂的距离,在通气管表面涂以润滑剂,配合医师选择通畅的一侧鼻孔置入。插入前可在鼻腔内滴入适量血管活性药物,以减少鼻腔出血。插入动作应轻柔、缓慢,遇有阻力不应强行插入。

3. 气管插管 气管插管是建立人工气道的主要手段,如果置入气管插管将影响胸外按压和除颤,应尽量优先保证胸部按压和尽快除颤,直至患者自主循环恢复后再行气管插管。

护士选择导管,置入管芯,确保管芯位于离气管导管前端开口 1 cm 处。配合医生置入喉镜、暴露视野、置入导管,确认导管在气管内后安置牙垫,拔出喉镜。采用最小闭合容积法或最小漏气技术对气囊进行充气,直至通气时气囊周围无漏气或测量气囊压力不超过 $25\sim30$ cm H_2O,以此决定注入气囊的气体量,一般需注入 $5\sim10$ ml 气体。轻压胸廓导管口有气流,连续简易呼吸器压入气体,观察胸廓有无起伏,同时听诊两肺呼吸音是否存在和对称。有条件可将气管导管与 CO_2 探测器或呼气末 CO_2 检测仪相连,出现正常的 $PetCO_2$ 波形是气管导管位于气管内的可靠标志。护士用长胶布妥善固定导管和牙垫,气囊充气后连接人工通气装置。

护士配合气管插管时应注意以下几点:①动作迅速,勿使缺氧时间过长,尽量使喉部充分暴露,视野清晰。②置管的深度自门齿起计算,男性 $22\sim24$ cm,女性 $20\sim22$ cm。气管导管顶端距气管隆脊大约 2 cm。小儿可参照公式:插管深度(cm)＝年龄$\div2+12$。应妥善固定导管,每班记录导管置入深度。③评估患者是否存在非计划性拔管的危险因素,例如插管深度、导管的固定情况、气囊压力、吸痰管的选择、气道湿化、呼吸机管路支架的固定、患者躁动、心理状况等,及时制定防范计划并做好交接班。

4. 其他 可选择的声门上部高级气道:包括食管-气管导管、喉罩气道、喉导管等,在心肺复苏过程中可作为选择性替代气管插管的通气方法。

（二）氧疗和人工通气

对心搏骤停患者,心肺复苏时,置入高级气道(气管插管)后,应每 6 s 进行 1 次通气(10 次/min)。同时持续进行不间断的胸外按压。如果有氧气,应给予高浓度或 100% 氧。患者出现 ROSC 后,再根据动脉血气分析情况调节氧浓度,维持血氧饱和度≥94%。

心肺复苏时,可选择以下人工通气方法。

1. 球囊-面罩通气法 使用球囊-面罩可提供正压通气,但未建立人工气道容易导致胃膨胀。挤压球囊,在球囊舒张时空气能单向进入球囊内,在球囊的侧方有一氧气接口,可自此接入高流量(10~15 L/min)氧气。应用球囊一面罩通气法进行心肺复苏,最好是2人或2人及以上施救者在场时应用,其中1人胸部按压,1人挤压球囊;或1人胸部按压,2人通气(1人固定面罩,1人挤压球囊)。如果气道开放不漏气,挤压1 L成人球囊1/2～2/3量或2 L成人球囊1/3量。

2. 机械通气　机械通气可以增加或代替患者自主通气,是目前临床上所使用的确切而有效的呼吸支持手段。其目的是:①纠正低氧血症,缓解组织缺氧;②纠正呼吸性酸中毒;③降低颅内压,改善脑循环。

(三)循环支持

1. 心电、血压监测　CPR时,应及时连接心电监护仪或除颤仪等心电示波装置或心电图机进行持续心电监测,及时发现并准确辨认心律失常,以采取相应的急救措施。检测心律要迅速,如果观察到规律心律,应检查有无脉搏。监测中还应注意任何心电图的表现均应与患者的临床实际情况紧密相联系。

2. 建立给药途径

(1) 静脉通路:建立静脉通路时常优先选用肘前静脉(如肘正中静脉或贵要静脉)、颈外静脉,尽量不用手部或下肢静脉。对已建立中心静脉通路者,优选中心静脉给药,因中心静脉给药比外周静脉给药循环时间更短、起效更快。但如果在CPR期间,不论是建立外周静脉通路还是中心静脉通路,不可因置入静脉导管而中断CPR和影响除颤。

(2) 骨髓通路:可建立骨髓通路进行液体复苏、给药和采集血液标本。由于骨髓腔内有不塌陷的血管丛,是可供选择的另外一种给药途经,其给药效果相当于中心静脉通道。

(3) 气管内给药:某些药物可经气管插管滴入气管。常用药物有肾上腺素、阿托品、利多卡因、纳洛酮和血管加压素等。其剂量应为静脉给药的2～2.5倍,使用5～10 ml生理盐水或蒸馏水稀释后,将药物直接注入气管。虽然可经气管内给予某些药物,但应尽量选择经静脉或骨髓通路给药方法,以保证确切给药和药物作用。

3. 心肺复苏常用药物

(1) 肾上腺素:是CPR的首选物。可用于电击无效的室颤、无脉性室速、心脏停搏或无脉性电活动。肾上腺素的用法是1 mg经静脉或骨髓通路推注,每3～5 min推注1次。每次从周围静脉给药后应该使用20 ml生理盐水冲管,以保证药物能够到达心脏。

(2) 胺碘酮:当给予2～3次除颤加CPR及给予肾上腺素之后仍然是室颤/无脉性室速时,应准备给予胺碘酮。对于心搏停搏者,其用法是首次300 mg,静脉注射。如无效,给予150 mg静脉注射或维持滴法。

(3) 利多卡因:室颤/无脉性室速导致的心搏骤停,在出现自主循环恢复后,应准备立即开始或继续使用利多卡因。初始剂量为1～1.5 mg/kg静脉注射,如室颤和无脉性室速持续存在,5～10 min后,再准备以0.5～0.75 mg/kg剂量给予静脉注射,最大剂量不超过3 mg/kg。

(4) 碳酸氢钠:心搏骤停或复苏时间过长者,或早已存在代谢性酸中毒、高钾血症、三环类药物过量患者可适当补充碳酸氢钠。

(5) 镁剂:如果室颤/无脉性室速心搏骤停与尖端扭转型室速有关,可给予硫酸镁1～2 g溶于5%葡萄糖溶液10 ml中缓慢(5～20 min)静脉注射。硫酸镁仅是辅助药物,用于治疗或防止尖端扭转型室速复发时应用,不建议心搏骤停时常规使用。

(6) 阿托品:可作为救治血流动力学不稳定的心动过缓的措施之一。首次静脉推注0.5 mg,每隔3～5 min可重复一次,最大总剂量为3 mg。

（四）寻找心搏骤停原因

在救治心搏骤停过程中，应尽可能迅速明确引起心搏骤停的病因，以便及时对可逆性病因采取相应的救治措施。

三、心搏骤停后治疗

一旦心搏骤停患者出现 ROSC，应立即开始心搏骤停后的系统性综合治疗，防止再次发生心搏骤停。心搏骤停后治疗措施包括维持有效的循环、呼吸与神经系统的功能，特别是脑灌注，及时提供目标温度管理和经皮冠状动脉介入治疗等。

1. 优化通气和吸氧　应注意优化通气和吸氧，促进自主呼吸，及时监测动脉血气分析结果和二氧化碳波形图。为避免心搏骤停后 ROSC 的患者发生低氧血症，加强气道管理，保持气道通畅，维持血氧饱和度在 94% 或以上。

2. 维持有效的循环功能　自主循环恢复后，应注意避免低血压，处理可逆性病因，维持有效循环功能，可采取如下措施。

（1）建立或维持静脉通路：如尚未建立静脉通路或应用紧急骨髓通路，应建立静脉通路。

（2）心电、血压监测：注意监测脉搏、心率和心律，及时识别心律失常，如室性早搏、室速等。由于引起心搏骤停的最常见原因是心血管疾病和冠状动脉缺血，因此，ROSC 后应尽快完成 12 或 18 导联心电图检查，以帮助判断是否存在 ST 段抬高。如果疑似院外心搏骤停为心源性原因和存在 ST 段抬高，应急诊进行冠状动脉造影。如果高度怀疑 AMI，即使没有 ST 段抬高，亦应做好急诊进行 PCI 的准备。如果心搏骤停后患者有冠状动脉造影指征，不论其是否昏迷或呈清醒状态，均应做好紧急进行冠状动脉造影的准备。

（3）有创血流动力学监测：ROSC 患者血流动力学状态不稳定时，有时需有创监测血流动力学情况，以评估全身循环血容量状况和心室功能，如监测中心静脉压可了解低血压的原因，决定输液量和指导用药。

3. 脑复苏　脑复苏是心肺复苏的目的，是防治脑缺血缺氧、减轻脑水肿、保护脑细胞、恢复脑功能到心搏骤停前水平的综合措施。

（1）脑复苏的主要措施

1）维持血压：在缺氧状态下，脑血流的自主调节功能丧失，主要靠脑灌注压来维持脑血流，任何导致颅内压升高或平均动脉压降低的因素均可减低脑灌注压，从而进一步减少脑血流。因此，在心搏骤停患者的救治中，收缩压维持在 90 mmHg 以上，和（或）平均动脉压高于 65 mmHg。如果发生低血压，应立即纠正，以保证良好的脑灌注。

2）目标温度管理：复苏成功后，如果患者仍处于昏迷状态（不能遵从声音指示活动），应尽快使用多种体温控制方法将患者的核心体温控制为 32～36℃，并稳定维持至少 24 h。常用物理降温法，如冰袋、冰毯、冰帽降温，或诱导性低温治疗。目标温度管理治疗期间的核心温度监测应该选择食道、膀胱或肺动脉等处，肛门和体表温度易受环境因素影响，不建议作为温度监测的首选部位。

3）防治脑缺氧和脑水肿：主要措施如下。①脱水：应用渗透性利尿药脱水，以减轻脑组织水肿和降低颅内压，促进大脑功能恢复；②促进早期脑血流灌注；③高压氧治疗：通过增加血氧含量及其弥散功能，提高脑组织氧分压，改善脑缺氧，降低颅内压。

4. 终止心肺复苏　经过 20 min 的心肺复苏后，患者对任何刺激仍无反应、无自主呼吸、无自主循环征象，心电图为一直线（三个以上导联），可以考虑终止心肺复苏。对于气管插管患者，二氧化碳波形图检测 $PetCO_2$ 仍不能达到 10 mmHg 以上时，其复苏的可能性将很低，综合其他相关因素，可有助于决定终止复苏。

5. 器官捐献　所有心搏骤停患者接受复苏治疗，但继而死亡或脑死亡的患者都可被评估为可能的器官捐献者。

（李　玫）

第二节　复苏后患者的护理

一、基础护理

（一）保持呼吸道通畅

及时清除呼吸道分泌物，落实胸部物理治疗方法，翻身叩背，抬高床头为 30°～45°，预防 VAP 发生，保持安全、舒适的体位，肢体处于功能位。

（二）严格无菌操作技术

由于心肺复苏急救中各种介入性导管较多，如气管切开、气管插管、输液通道、导尿管等各种导管，严格遵守消毒隔离制度和无菌操作技术原则，预防感染的发生。

（三）加强生活护理

包括加强眼睛、口腔、会阴、尿道口和皮肤等护理，预防并发症发生。

（四）严密观察病情变化

护理人员必须加强观察技术，密切观察患者神志、瞳孔、面色、生命体征、脉氧的变化，并作出综合判断和处理。

（五）个人隐私的保护

无论患者有无意识，尽可能使用窗帘、屏风，保护患者隐私。

（六）培养患者自理能力

对已脱离危险期、病情相对稳定的患者，要帮助其进行日常生活能力的锻炼，尽可能恢复其独立生活的能力。

二、功能维护

（一）循环系统功能的维护

1. 建立静脉通路　为控制血压用血管活性药物时应有专用静脉通路，最好建立靠近心脏的大血管通路，通过颈外静脉、肘静脉等大血管内给药，提高复苏成功率。用微量注射泵或输液泵调节速度,确保输入剂量准确、持续,根据症状和体征随时调整。

2. 观察尿量 尿量是反映肾组织灌注充足与否的一项较敏感的指标,有助于判断体内水平衡和肾功能情况,更有助于判断心功能和心排血量的情况。密切观察尿量、颜色、pH、比重及有无血尿和血红蛋白尿等。

3. 观察末梢循环情况 脉搏、四肢末梢温度、皮肤色泽、毛细血管和静脉床的充盈状况反映了外周循环的状态。如容量不足,应适当补充血容量,纠正低血压。如心功能差或心力衰竭,则患者脉搏细速乏力,肢端出现苍白或发绀,应酌情使用正性肌力药物和血管活性药物,改善心脏功能,充分吸氧,及时纠正酸中毒。

4. 有创血流动力学监测 评估全身循环血容量状况和心室功能,如监测中心静脉压可了解低血压的原因,决定输液量和指导用药。

5. 心电监护 应用心电监护仪动态监测患者的心电、血压、心律、心率变化,及时识别心律失常,处理血压不稳定和心律失常等。

(二)呼吸系统功能的维护

1. 保持呼吸道通畅 清除患者口鼻腔和呼吸道分泌物及痰液,及时更换吸痰管,遵循无菌操作原则,定时翻身拍背和气管湿化,促进痰液排出,避免加重感染。加强呼吸功能监测,确保适度通气,控制好二氧化碳分压,以利于获得有效呼吸。

2. 正确提供氧疗 呼吸机通气支持护理和气道护理,防止缺氧、人工气道堵塞和误拔出、肺部感染、窒息和气压伤等发生。

3. 如使用呼吸机作辅助呼吸 定期测动脉血气,根据 PaO_2、$PaCO_2$、pH、血$[HCO_3^-]$、血氧饱和度等数据随时调整氧浓度或呼吸机参数,加强氧疗护理。

4. 对病情好转、自主呼吸恢复的患者 在严密观察下可逐步脱离呼吸机。

(三)神经系统功能维护

1. 目标温度管理(TTM) 所有心搏骤停后恢复自主循环的昏迷(即对语言缺乏有意义的反应)成年患者都应采用 TTM。目标温度选定为 32~36℃,并至少维持 24 h。常用物理降温法,如冰袋、冰毯、冰帽降温,或诱导性低温治疗。但在 TTM 后应注意积极预防昏迷患者的发热。

2. 防治脑缺氧和脑水肿 ①脱水:应用渗透性利尿药脱水,配合 TTM,以减轻脑组织水肿和降低颅内压,促进大脑功能恢复。在脱水治疗时,应注意防止过度脱水,以免造成血容量不足,难以维持血压的稳定;②促进早期脑血流灌注;③高压氧治疗:通过增加氧含量及其弥散功能,提高脑组织氧分压,改善脑氧供,降低颅内压。有条件者可早期应用。

(四)其他

1. 预防急性肾衰竭 急性肾功能衰竭是心肺复苏后患者的一个常见并发症,是由肾小管急性坏死造成的,尿量是反映机体重要脏器血液灌注状态的敏感指标之一,尿量异常是肾功能改变最直接和最常见的指标。为减少对患者肾功能的损伤,应注意观察尿量、颜色、性状,监测血清肌酐和尿素氮。24 h 尿量<400 ml 为少尿,<100 ml 为无尿,>4 000 ml 为多尿。危重患者病情变化快,观察每小时尿量的变化更具意义。正常成年人每小时尿量为 0.5~1 ml/kg,当每小时尿量<17 ml 时即为少尿。

2. 纠正酸中毒 酸中毒破坏血脑屏障，加重脑循环，诱发和加重脑水肿。酸中毒是心肺复苏后、循环功能不稳定，发生心律失常和低血压的重要因素，也是脑复苏失败的重要因素。因此，需要纠正酸中毒。临床上根据血气分析决定碳酸氢钠的用量。

3. 提供足够营养，增加机体抵抗力 营养支持的目的不仅是供给细胞代谢所需要的能量与营养底物，维持组织器官正常的结构与功能，更重要的是改善患者应激状态下的炎症、免疫与内分泌状态，影响疾病的病理生理变化，最终影响疾病转归，改善临床结局。在补充营养底物的同时，重视营养素的药理作用。为改善危重症患者的营养支持效果，在肠外与肠内营养液中可根据需要添加特殊营养素。

三、人性化护理

（一）帮助患者家属稳定情绪

患者病情危重，家属往往在短时间内不能接受现实，医护人员在救治过程中，对患者病情发展、救治措施等及时向家属做出解释，缓解家属的紧张情绪，抢救完毕后告知家属下一步诊治流程。让家属及时、动态、全面客观地了解患者病情，减少不必要的疑虑和担心。

（二）注重与患者家属的沟通

及时与患者家属沟通并取得信任，有助于稳定患者的情绪，保证治疗护理的顺利进行。重视对家属的照护，把握家属的需求，预防和缓解家属的不良心理状态，使其更好地配合救治工作。耐心解答家属所担心的问题，讲解必要的抢救知识以及可能出现的各种情况，让家属做好必要的心理准备。

（三）体贴、关怀患者

对尚未恢复意识的患者，可引导患者家属与其进行适当的语言交流，以刺激神经；对神志恢复的患者，应加强与患者的沟通交流，及时了解其心理状态与需要，使用通俗易懂的语言向患者介绍相关的疾病与治疗知识，做好健康宣教，消除患者的不良情绪，提高战胜疾病的自信心，积极配合治疗与护理，以促进康复；对无法说话的患者采取手势交流，使患者感到温暖，尽可能接触患者的孤独感和压抑感，在不影响监护和治疗的前提下，鼓励家属来院探视，对危重患者进行精神鼓励，使之配合治疗的顺利开展。

（韩小琴）

第三节　复苏护理管理要点

心肺复苏是抢救心搏骤停患者生命的紧急手段，专业、规范的急救管理尤为重要。心肺复苏急救护理强调定位配合，注重医生和护理人员之间的紧密协作，使急救护理工作极具程序化，医护人员各司其职，分工及职责明确。

一、CPR 质量管理

技术允许对 CPR 质量实施即时监护、记录与反馈，包括患者生理指标与急救员操作值。

这些重要资料在 CPR 期间可即时使用,亦可用于复苏后讨论及质量的改进。根据相关证据总结,2015 年指南更新时就 CPR 期间胸外按压反馈的推荐意见更新为"即时最佳 CPR 操作,使用自动视频装置是合理的"。

二、团队复苏

高质量的 CPR 需要团队协助完成,团队中必须指定一位领导者指挥与协调全体成员,其中心目标是给予高质量的 CPR。团队的领导者要协调团队工作,减少 CPR 的中断,通过使用即时反馈装置给予正确的胸外按压速度与深度、减少依靠胸壁及胸外按压的中断,避免过度通气。

三、CPR 登记资料

对 OHCA 与 IHCA 进行登记是很实用的。"Get With The Guidelines-Resuscitation"数据库,是最大的、前瞻性、多中心、观察性 IHCA 数据库。美国和加拿大超过 600 家医院参与数据登记。自 2000 年以来,已登记 20 万条骤停索引,迄今该数据库对 IHCA 几个方面提供重要的见解,在 IHCA 的发生率与存活率方面缩小种族差别,收集支持延长 CPR 时间的证据,此方面也可在国内建立相关数据库,进行统一推论和演算,更好地指导临床实践。

四、日常抢救管理

(一)组织人力

当班护士遇到心搏骤停者,应立即投入抢救,人力不足时请求调度支援,确保各项抢救措施实施准确到位。

(二)物资保障

急救设备、器材、药品等平时均应处于备用完好状态,定点放置,专人清点,每班交接,做到所有急救物品标记醒目、数量充足。

(三)抢救秩序的维持

护士应劝告与抢救无关人员离开抢救区域,对患者家属要诚恳耐心,取得配合,保持抢救通道畅通。护士应执行抢救程序,做到有条不紊、忙而不乱。

(四)确保各项医嘱准确执行

护士必须按照医嘱执行规范执行各项医嘱。

(五)完善护理记录

护士对患者病情及护理评估给予客观、及时、准确、完整记录,按护理文书书写规范认真记录,不得涂改。抢救用药、抢救措施、病情变化、生命体征、出入量和各项治疗在规定时间内补记完整。

(六)安全转运患者

复苏后患者的转运必须做好转运前的准备(转运需求的评估、知情同意的签署、转运人员的组成、转运路线的确定、患者的准备、转运仪器设备及药物的准备等），转运过程中病情的严密观察（生命体征、脉氧、面色、末梢循环、导管等），转运目的地患者的交接（患者的一般信息、病史、重要体征、实验室检查、治疗抢救经过、导管等，并书面签字确认）。

（七）预防感染和并发症的发生

严格遵循无菌技术操作和手卫生原则，做好口腔护理、雾化护理、胸部物理治疗等，预防呼吸道感染和呼吸机相关性肺炎。留置中心静脉导管和动脉导管的患者应防止发生导管相关性血流感染。留置尿管患者严格进行会阴和尿管护理，防止发生导尿管相关性尿路感染。对可疑感染部位必要时正确采集标本进行病原学检查，以明确有无感染和选择敏感抗生素。

（八）涉及法律问题的处理

对无名患者急救的同时向科室领导、医务处、总值班汇报，请医院保卫部门联系家属；对涉及法律问题的患者应及时向保卫人员汇报，配合公安部门做好有关事务，及时书写病历并妥善保管，死亡病历应由专人登记管理。

五、提高护士反应能力

由于心搏骤停患者需要争分夺秒，护士必须熟练掌握心肺复苏技术、急救技能和急救程序，必须思维敏捷，反应迅速，及时准确地完成紧急状态下的各种救治和抢救工作无缝衔接，才能提高心肺复苏成功率。

（一）提高心肺复苏能力

组织护士学习 2015 年国际心肺复苏和心血管病急救指南及治疗建议（2017 年有更新内容），进行心肺复苏培训并考核合格。熟练掌握心肺复苏的程序和各项操作，运用有效的心肺复苏流程图和心搏骤停的情景模拟，实施标准化心肺复苏，做到每人均可进行操作和角色互换，不仅做到与医生的熟练配合，还可以替换医生实施徒手心肺复苏。

（二）提高团队合作能力

护理工作作为团队合作性工作，其合作程度直接关系到患者的安全与护理质量，若护士团队的合作程度越高，则护士对工作的满意程度就越好。在 2015 年国际心肺复苏和心血管急救指南中团队协作属于重点部分，护士经标准化考核的实施，才能更好地锻炼口头表达能力与分析判断能力及应急应变能力，加上多人抢救配合练习，合理分工与协作，才能创建高效的护理合作团队。

（三）提高急救能力

护士在心肺复苏培训后，能更积极自信地去参与抢救。给予常态化的心肺复苏培训和考核，能提高护士理论知识的考评与实践操作技能。

（四）提高急救服务态度

突发疾病或意外死亡造成患者和其家属的痛苦和焦虑，他们来院时由于角色的突然转变，加之对医院环境陌生、规章制度不了解及医务人员在紧张的抢救工作气氛中对其无暇顾及时,表现出不安、压抑、恐惧。抢救过程中,护士应注意满足患者家属的合理需求,对其问题耐心解答和处理,增强患者家属对医务人员的信任。

（韩小琴）

参 考 文 献

1. 王一镗 . 心肺脑复苏[M]. 第二版 . 上海:上海科学技术出版社,2012:258～263

2. 王一镗 . 急诊医学[M]. 第三版 . 北京:学苑出版社,2014:129～151

3. 张波,桂莉 . 急危重症护理学[M]. 第 4 版 . 北京:人民卫生出版社,2017,85～98. 299～230

4. 金静芬,刘颖青 . 急诊专科护理[M]. 北京:人民卫生出版社,2018:64～66,95～100

5. 中华医学会心血管病学分会 . 急性 ST 段抬高型心肌梗死诊断和治疗指南[J]. 中华心血管病杂志,2015,43(5):380～393

6. 乔万静,赵宁军 . 急诊室病人心肺复苏术的护理配合[J]. 全科护理,2013,11(1):46

7. 陈永强 .《2015 美国心脏协会心肺脑复苏及心血管急救指南更新》解读[J]. 护理学杂志,2016,51(2):253～256

8. 左燕玉 . 心搏骤停患者的急诊抢救护理配合[J]. 临床医药文献杂志,2018,5(80):102～104

9. 广明亮,范玉梅,陈楚云,等 . 心肺复苏标准化考核对提高急诊护士团队合作能力的效果评价[J]. 中西医结合护理,2018,4(5):156～158

10. 李婕 . 院前急救患者心肺复苏的护理配合研究[J]. 护理研究,2018,3:256～257

11. 金静芬,刘颖青 . 急诊专科护理[M]. 北京:人民卫生出版社,2018

第十五章
心肺复苏并发症及处理

第一节　心肺复苏时及恢复自主循环后的并发症

对心搏呼吸骤停患者施行 CPR,若操作不当或患者高龄和饱食后等,常可引起各种并发症,如肋骨和胸骨骨折、脏器损伤和胸腹腔内出血,当然,这些并发症将直接影响复苏的进行及其效果,故重要的是预防,其关键是 CPR 必须按照复苏指南正确地进行操作。部分经 CPR 恢复自主循环的患者亦可出现各种并发症,这往往是致死的重要因素,应注意及时检查发现,并及时给予相应的治疗。

Nagel 报道 29 个医院在 20 个月内为 2 228 例患者施行 CPR,所发生的并发症如表 15 - 1 - 1。

表 15 - 1 - 1　2 228 例 CPR 患者的并发症

并 发 症	发生率(%)
肺水肿	46
肋骨骨折	34
胃扩张	28
胸骨骨折	22
口咽部呕吐物	10
气管内呕吐物	9
心包血肿	8
肝撕裂	2
吸入性肺炎	1
心肌挫伤	1
胃撕裂伤	<1

而儿童经 CPR 并发重要损伤的可能性较小,如 Bush 等报道 8 年内为 12 岁以下儿童做 CPR 211 例,平均年龄 19 个月,平均 CPR 时间 45 min,7 例(3%)有多处损伤,包括后腹膜

出血 2 例、气胸 1 例、肺出血 1 例、心包血肿 1 例、胃穿孔 1 例、多根肋骨骨折 1 例,这些大多应考虑为 CPR 操作技术不当所致。

一、心肺复苏时的并发症

(一) 肋骨骨折

1. 原因 肋骨骨折多因 CPR 时操作不正确所致,如胸外按压用力过猛,按压部位和手的姿势不正确,如按压部位不在胸骨正中部中下 1/3 交界处,而是直接按压在两侧肋骨的部位,或是按压时除手掌根部贴在胸骨外,手指也紧贴在胸壁上,以及错误地用冲击式按压或猛压等。此外,如患者系老龄、骨质脆弱,胸外按压稍一不慎,即易引起肋骨骨折。

2. 诊断 CPR 时引起的肋骨骨折,大多是多根肋骨同时骨折,亦可在多根肋骨、肋软骨交界处折断。此时除在胸外按压时可以直接听到肋骨折断时的声音以外,凭术者按压时的感觉,以及骨折一侧胸壁的部分塌陷等,均很容易做出肋骨骨折的诊断。

3. 处理 CPR 时多根肋骨骨折后如再继续进行胸外按压,大多将是徒劳的,因胸廓的完整性已受到破坏,按压放松时胸廓不再能充分扩张。而且,如果继续进一步按压,将很容易引起胸内脏器的损伤。此时考虑的当然并不是如何去处理肋骨骨折,而是如何使 CPR 得以继续进行,其中部分病情合适而又条件许可者,宜立即改做开胸心肺复苏术。

(二) 胸骨骨折

1. 原因 胸骨骨折主要是因 CPR 胸外按压时,用力过猛或患者老龄骨质脆弱所致。

2. 诊断 凭术者按压时的直接感觉以及胸骨部位的变形,便可做出诊断。

3. 处理 和多根肋骨骨折一样,必要而又条件许可时,应改做开胸心肺复苏术。

(三) 心脏压塞

心包腔为一浆膜囊,由间皮细胞覆盖,包绕心脏和大血管的起始部,脏层心包紧贴心脏表面称为心外膜,平常心包腔内至多含有 50 ml 和血清成分相似的液体,在心外膜下的脂肪组织中以及壁层心包的纵隔面有动脉、静脉、淋巴管和神经。心包对损伤的反应为渗出液体、纤维素或细胞。

1. 原因 CPR 时钝力引起的心肌挫伤、心脏破裂、冠状血管损伤等,均可导致心包腔内积血、积液量增加,压力升高,当压力升高到一定程度,便引起心脏压塞(cardiac tamponade)。

2. 诊断 CPR 时并发心脏压塞,因不可能根据平时心包腔内压力明显升高时的特有症状和征象(如低血压、心音遥远、静脉压升高,即 Beck 三联征等)来诊。故在 CPR 过程中,应随时警惕并发心脏压塞,即在正确操作 CPR 时,如无效果,应随时考虑为何无效,即注意是否存在某些并发症,其中包括心脏压塞。

3. 处理 考虑有心脏压塞时,应立即做心包腔穿刺,既是诊断,又是治疗,如抽出少量心包腔积液往往就可暂时减轻或解除对心脏的压迫,改善症状,以争取时间及早进行确定性的手术处理。

(四) 胸腹腔内脏损伤

1. 原因 CPR 时引起胸腹腔内脏损伤常见的有肺脏损伤引起气胸或张力性气胸,胸壁血管或肺脏损伤可引起血胸或血气胸,这些大多是肋骨和胸骨骨折的并发症。还有腹内肝、脾破裂引起血腹等,这些大多是不正确的胸部按压用力过猛所致,也可以是胸廓下部肋骨骨折的并发症,有时在胸部按压的位置过低,可以引起胸骨下端剑突折断并向后伤及肝脏引起腹内大出血。

2. 诊断　在 CPR 过程中,尤其是并发肋骨或胸骨骨折时,应考虑是否同时损伤了胸腹腔内脏而引起气胸、血胸、血气胸和血腹等。诊断主要根据体征,确诊的方法有时需要依靠胸腹腔穿刺,此法简便、迅速,可在复苏现场进行。

3. 处理　一经诊断,应立即做相应的急救治疗,如张力性气胸的穿刺减胀排气、血胸的引流,部分血胸和血腹患者,应在复苏的同时做紧急剖胸和剖腹手术救治。

二、心肺复苏恢复自主循环后的并发症

在经 CPR 已恢复自主循环的患者,应注意检查和发现可能出现的并发症,并及时给予相应的处理,这对提高复苏的存活率至关重要。最常见的并发症有肋骨骨折、血胸、心脏压塞、腹腔内脏损伤(这几种并发症已在上一节阐述)和气管内导管位置不当、误吸、上消化道出血、心肌损伤等。

(一)气管内导管位置不当

1. 原因　心搏呼吸骤停患者经气管内插管后,由于继续做 CPR 的各项操作和将患者搬动等,可使气管内导管移位,一种是气管内导管被拉出,气管导管不在气管内,有时可移位至食管腔;另外,气管内导管可向下推至深部,即直接插入右侧主支气管造成单侧肺通气。

2. 诊断　以上两种情况均将造成无通气或通气锐减,往往导致心脏再次停搏。故凡气管内插管的患者,在复苏过程中应随时密切关注导管的位置是否正确,通气是否正常、有效。

3. 处理　气管内导管位置不当,重点在于预防。气管内插管后,应检查确定导管在气管内的正确位置,并妥加固定。在 CPR 操作,尤其是搬动患者时,应仔细注意避免气管内导管移位。在经气管内导管通气过程中,亦应经常注意导管有无移位。一旦发现导管移位,应立即纠正,重新将导管插入气管内正确位置。

(二)误吸

1. 原因　引起误吸(aspiration)的原因,主要是饱胃后发生心搏骤停进行 CPR 时,胃内容物容易经食管反流而引起误吸。Felegi 等报告 1928 例经 CPR 后的尸检,发现院外 CPR 并发误吸者达 31%,而院内 CPR 者为 10%。

2. 诊断　误吸后引起肺通气减低乃至通气严重障碍,PaO_2 降低,听诊时可闻两肺呼吸音减低并有湿啰音。

3. 处理　误吸的后果往往极为严重,有时是致死性的,故重点在于预防。Stone 等报道,在 3 年半内做 CPR 996 例,凡用气囊面罩通气以及随后部分患者做气管内插管者,引起胃反流和肺误吸者为 12.4%,而用喉罩通气以及随后部分患者做气管内插管者,CPR 时引起反流误吸者为 3.5%,故如 CPR 时首先应用喉罩通气,可减少误吸的发生率。气管内插管宜用带气囊的气管导管,气管插管后应将气囊充气,以防止胃内容物经食管反流而造成误吸。气管内插管后还应加强气管内吸引,以及时清除呼吸道的分泌物,已证实有误吸者,更应加强气道的清理,加强抗生素的应用,预防感染。

（三）上消化道出血

1. 原因 CPR后并发上消化道出血,主要系机体在应激状态下发生的急性上消化道黏膜损害。一方面是强烈的交感神经兴奋和儿茶酚胺水平增高,胃十二指肠小血管收缩,黏膜血流量下降,发生缺血缺氧,削弱了黏膜的屏障作用,导致 H^+ 向胃壁内逆扩散增加;另一方面在胃肠黏膜中具有细胞保护作用的前列腺素合成下降,引起细胞产生 HCO_3^- 减少,使进入细胞内的大量 H^+ 不能被中和而引起细胞损害,最终导致胃十二指肠黏膜坏死、糜烂出血与溃疡而发生上消化道出血。此外,胃肠道黏膜恢复循环后,发生再灌注损伤,产生大量氧自由基,也是急性上消化道黏膜损害的重要因素。应激后机体糖皮质激素分泌增多及复苏时应用糖皮质激素,使胃肠上皮细胞再生能力降低,也是一重要的诱发因素。

2. 诊断 CPR后应警惕上消化道出血的可能,如患者出现呕血、胃管中抽出咖啡样胃液、大便隐血＋＋以上,或解黑便,即可诊断为上消化道出血。严重者可致血压下降。

3. 处理 CPR后并发上消化道出血常突然发生,出血量大且往往反复出现,一般治疗难以控制。发现上消化道出血者,立即停用皮质激素,可用立止血肌内注射,冰盐水加去甲肾上腺素胃内灌注;出血量大者,应予适当输血。由于上消化道出血的抢救难度大,故应争取在复苏早期出血发生前给予有效的防治措施。

农智新报道应用奥美拉唑注射液进行防治,对心搏骤停患者经 CPR 并观察超过 12 h 者 59 例,随机分成治疗组和对照组。常规复苏心搏恢复后 1 h 内,治疗组静脉注射奥美拉唑 40 mg,以后每 24 h 重复一次,对照组则静脉注射西咪替丁 0.4 g,每 8 h 重复一次。结果:治疗组(29 例)和对照组(30 例)并发上消化道出血者分别为 5 例和 16 例($P<0.01$),因上消化道出血死亡者分别为 1 例和 8 例($P<0.05$),其他原因死亡者分别为 16 例和 15 例,总病死率分别为 58.62％和 76.66％($P>0.05$)。

奥美拉唑为胃腺壁细胞 H^+-K^+-ATP 酶的抑制剂,选择性对胃酸的分泌有明显抑制作用,作用持续达 24 h 以上,且还能增加胃黏膜血流量、维护细胞膜的稳定性及抑制幽门螺杆菌等。该组应用奥美拉唑防治 CPR 后并发上消化道出血有明显效果,但总的病死率降低并不明显,这可能与引起心搏呼吸骤停的原发病均极其严重、CPR 过程中全身的病理生理变化极为复杂有关。

（四）心肌损伤

1. 原因 CPR后心肌损伤的发生率颇高,朱志军等通过犬标准室颤模型进行复苏的研究显示,不仅常规病理学检查存在心肌组织细胞水肿坏死出血,且在超微结构上也存在细胞受损的现象。临床上对长时间 CPR 后恢复自主循环的患者,均应警惕存在心肌损伤。

2. 诊断 ICU 内复苏患者的病死率相当高,在终末期均出现循环衰竭现象。Cuest 等通过心肌肌钙蛋白 T(cardiac troponin T, cTnT)的检测,证实心肌损伤与此有关。在诊断心肌损伤或坏死的血液生化检测指标中,cTnT 和 cTnI 在心肌受损后,即快速、持久地释放入血,其血浓度可客观地反映心肌受损的程度。

cTnT 和 cTnI 对心肌损伤最具特异性,常用生化法测定,如 cTnI 近年来有用快速一步免疫定性检测法,系用 chembio troponin I STAT-PAK 药盒,将患者血清标本加入后,最短 10 min 即可通过比色得出阳性或阴性结果。如 cTnI 含量低,则需较长时间,有时需延至加入标本后 30 min 内得出结果。

3. 处理 CPR 后心肌损伤并无特殊处理，主要是保护患者的生命体征稳定、内环境稳定等，对心脏宜密切监护，尽量避免心搏骤停再发。

（王一镗）

第二节 再灌注损伤

任何一度缺血的组织获得有氧灌注即为再灌注。再灌注是促使缺血组织恢复正常的根本措施，而再灌注后可以出现缺血性损害的加重。或使非致死性损伤转变为致死性损伤，特别是较长时间缺血后，再灌注造成的损害更为明显。再灌注引起的细胞损害或死亡称为再灌注损伤（reperfusion injury，RI），以区别于缺血所引起的细胞损害或死亡。

再灌注损伤是一相当常见的病理现象，它在缺血的基础上产生和发展起来，即缺血改变了组织细胞所处的环境，如能量储备极度下降、细胞膜通透性增加、许多重要的酶功能紊乱、渗透浓度改变和 pH 下降等，此时的组织细胞不能耐受"正常的"再灌注而形成再灌注损伤。因此，缺血组织的转归既与缺血时间的长短和严重程度有关，也取决于再灌注的条件和成分。以往对此认识不足，过去所谓的"缺血性损伤"对于许多临床病例来说，实际上是再灌注损伤。心搏呼吸骤停患者经 CPR 后一旦恢复自主循环，即会伴发再灌注损伤，认识和妥善地防治再灌注损伤，将有助于提高复苏的成功率。

再灌注损伤发生于再灌注开始阶段，最初的数分钟是形成再灌注损伤的关键时间，各种病理改变持续时间不一。再灌注损伤的后果包括继发性损害，可能持续数日甚至数月。

再灌注损伤的发病机制和病理变化尚未完全明了，现在一般认为再灌注损伤的特征为：缺血组织再灌注早期出现细胞内$[Ca^{2+}]$升高、氧自由基爆发性产生、细胞急剧水肿、氧和基质的利用能力下降、高能磷酸盐和糖原减少以及超微结构改变。

再灌注损伤的发病机制是多元的，许多发病因素又互为因果。与缺血损伤相似，能量供需之间的矛盾仍是产生损伤的基础，能量缺乏的细胞既无力纠正本身内环境的紊乱，更不能恢复正常的功能，能量减少到一定程度时不可避免地产生损伤。

一、再灌注损伤的病理生理

（一）再灌注时的钙反常

Zimmerman1966 年首先提出钙反常（calcium paradox）的概念。它是指离体动物心脏先用无 Ca^{2+} 灌注液灌注数分钟以上，而后恢复正常灌注时产生以细胞内$[Ca^{2+}]$超负荷为特征的一系列严重心肌损害。钙反常是由于无 Ca^{2+} 灌注使细胞膜的超微结构和对 Ca^{2+} 的通透性发生变化，再恢复正常灌注时 Ca^{2+} 大量快速内流所造成的。细胞外 Ca^{2+} 的存在是维持正常细胞膜完整的必要条件，细胞外液无 Ca^{2+} 时细胞更易受到缺氧和中毒的损伤。一般认为，细胞外液的$[Ca^{2+}]$低于 $50 \mu mol/L$ 时会引起膜损害造成钙反常。

缺血再灌注过程类似于产生钙反常的无 Ca^{2+} 正常灌注，造成细胞损害甚至死亡。虽然缺血后再灌注不等同于产生钙反常的条件，但再灌注损伤中确实包括钙反常的表现，即钙反常构成再灌注损伤的一个重要组成部分，再灌注一开始 Ca^{2+} 即大量急速内流。

再灌注 Ca^{2+} 内流的机制尚未完全阐明。由于这种现象也可发生于结构正常的细胞，且许多研究证明使用钙拮抗剂对 Ca^{2+} 内流有良好的预防作用，故可以推测，缺血造成 Ca^{2+} 通道开放是再灌注 Ca^{2+} 内流的重要机制。Nayler 认为对于肌纤维膜完整者，再灌注开始时 Ca^{2+} 可由 Ca^{2+} 通道和 Na^+/Ca^{2+} 交换机制进入心肌细胞。

缺血时能量代谢障碍，ATP 生成减少，耗能的 Ca^{2+} 泵得不到足够的能量供应，不能清除随着再灌注进入细胞的 Ca^{2+}，不能维持细胞 Ca^{2+} 的内稳态。ATP 减少本身也使细胞膜对 Ca^{2+} 的通透性增加。

再灌注时 Ca^{2+} 大量内流还与膜损伤密切相关。Ca^{2+} 自由通过膜缺损可能反映了一种继发性损伤，继发于任何造成膜破裂的物理和生化过程，如低 Ca^{2+} 引起的肌纤维膜破坏、肌原纤维挛缩造成的膜破裂、氧自由基引起的膜损害等，Ca^{2+} 顺着巨大的浓度梯度进入细胞。

此外，缺血期间神经末梢释放的去甲肾上腺素能够激发心肌细胞内储备状态的 Ca^{2+} 释入肌质。胞质中 Na^+ 升高也促使线粒体内的 Ca^{2+} 释出。

现已公认 Ca^{2+} 内流使细胞内 $[Ca^{2+}]$ 超负荷，从而发生一系列病理变化，最终导致不可逆损伤。

Ca^{2+} 内流激活磷脂酶是再灌注损伤的一个重要机制。激活的磷脂酶使细胞膜和线粒体膜的磷脂降解，破坏膜的完整性，损害了细胞膜维持细胞内稳态的能力和线粒体的功能。膜磷脂在磷脂酶的作用下释出花生四烯酸，其衍生物前列环素、血栓素和白三烯是具有很强生物活性的物质，在多种病理过程中有重要意义。

针对磷脂酶的这些损害作用，已有用氯丙嗪、泛癸利酮（辅酶 Q_{10}）和阿的平等作为磷脂酶拮抗剂进行实验，并取得了一定效果的报道。

Ca^{2+} 大量内流激活收缩装置，引起肌原纤维挛缩，消耗大量 ATP，挛缩力还使大量肌纤维膜破裂，Ca^{2+} 进一步内流，形成恶性循环。

肌质内 Ca^{2+} 增加时，质膜上的 Ca^{2+} ATP 酶激活，将 Ca^{2+} 排出细胞，同时线粒体吸收相当大量的 Ca^{2+}，Ca^{2+} 以磷酸钙的形式在线粒体内沉淀；肌质网也主动吸收 Ca^{2+}。这些过程共同维持胞质游离 Ca^{2+} 的低水平，但都需消耗能量，使不多的能量储备进一步消耗。线粒体的 $[Ca^{2+}]$ 过负荷还损害线粒体产生高能磷酸盐的能力。

Ca^{2+} 还参与调节细胞内许多重要的酶，如蛋白酶、核酸酶、腺苷酸环化酶、Na^+-K^+-ATP 酶、糖原磷酸化酶等。因此，胞质内游离 Ca^{2+} 无限制地增加能扰乱细胞信息、电解质和能量的内稳态。例如，细胞内 Ca^{2+} 增加激活蛋白酶，使黄嘌呤脱氢酶转化为黄嘌呤氧化酶，导致氧自由基生成。

（二）再灌注时的氧反常

再灌注时缺血组织重新获得氧供，但丰富的氧进入细胞反而造成损伤，这种现象称为氧反常（oxygen paradox）。

氧的毒性作用并非氧分子本身造成，而是氧在生物氧化还原过程中的中间产物氧自由基所致。氧自由基是一类活性极强、不稳定的细胞毒性物质，主要指超氧阴离子（O_2^-）羟基（OH^-）及它们的中间体过氧化氢（H_2O_2）。三者中 OH^- 活性最强，O_2^- 次之，均通过对生物分子的氧化还原反应造成细胞损害；H_2O_2 活性最低，本身不大可能直接引起细胞损害。氧自由基与包括再灌注损伤在内的多种病理过程有关。自由基反应是链式反应，自由基与非自由基作用必然产生新的自由基，使自由基反应成千倍地扩大。

正常情况下，线粒体内的氧绝大部分在细胞色素氧化酶作用下进行还原，不产生氧自由基，只有少量的氧单价还原，其产生的氧自由基又被体内酶系统和某些抗氧化物质清除，从而避免了氧的毒性作用。

黄嘌呤氧化酶系统是造成再灌注损伤的氧自由基的主要来源。缺血时 ATP 降解，使次黄嘌呤和黄嘌呤含量增加；同时烟酰嘌呤二核苷酸（NAD）转化为还原型烟酰胺腺嘌呤二核苷酸（NADH）；细胞内 $[Ca^{2+}]$ 升高又使黄嘌呤脱氢酶转变为黄嘌呤氧化酶，这三项改变了次黄嘌呤在黄嘌呤脱氢酶作用下将电子转移给 NAD 而转化成尿酸的正常代谢过程，其结果是次黄嘌呤、黄嘌呤氧化酶蓄积。再灌注时具备了有氧的条件，于是黄嘌呤氧化酶就以氧为电子受体催化次黄嘌呤水解，每水解 1 分子次黄嘌呤就产生 1 分子 O_2^-。

缺血时体内氧自由基的酶清除系统也受到抑制。再灌注时氧自由基生成增加而清除减少，因此，再灌注一开始组织中的氧自由基就大量增加。

氧自由基既是氧化剂又是还原剂，在体内可与很多生化成分如脂质、含巯基酶、蛋白质、核酸等发生反应，攻击损害敏感和反应活泼的分子，破坏组织细胞的化学结构，干扰其功能，造成各种损害。现在认为，氧自由基对生物膜的损伤是其最重要的破坏作用。

膜磷脂中的不饱和脂肪酸是最易受氧自由基影响的物质，在不饱和脂肪酸中发生的氧自由基反应称脂质过氧化作用，直接损害生物膜，造成细胞、溶酶体、线粒体的膜通透性改变。

近年来注意到铁盐对 OH^- 生成的催化作用和对脂质过氧化反应（LP）的启动作用。正常情况下体内铁结合在蛋白质中，不能发挥上述作用。而缺血—再灌注可能解除机体对铁的这种控制，促进氧自由基的破坏作用。笔者等用离体兔心灌注模型，证实再灌注初期大量的铁从结合状态转为自由铁，同时 LP 也明显增加。

（三）再灌注性水肿

再灌注时组织出现水肿，尤其是严重缺血后的再灌注，细胞可出现急剧肿胀，组织水肿时伴有 K^+ 短暂升高和 Na^+ 轻度升高。细胞内水肿的部分原因是细胞膜通透性增加，Na^+ 进入细胞和缺血时胞质中蓄积了大量乳酸、H^+、肌苷、无机盐、糖酵解中间体、次黄嘌呤等，提高了细胞的渗透浓度。

但是，渗透浓度增高只能解释最初的水肿。随着再灌注，引起渗透浓度增高的代谢产物均被冲走，而细胞内水分仍继续增加，该机制尚未明了。Buckberg 提出，ATP 依赖的细胞容量调节机构的损伤，是水肿形成的原因。酸中毒也可导致水进入细胞。缺血时白细胞激活，产生炎性反应，毛细血管通透性增加，也造成组织间隙水分增加。

长时间缺血再灌注造成的严重细胞水肿可压迫毛细血管，使毛细血管"关闭"，出现微血管不再流通现象。微血管不再流通的区域随着再灌注而扩大，严重影响组织的灌注。

（四）再灌注与 pH

正常人细胞外液的 pH 是 7.4，一般认为细胞内 pH 应与中性状态的水相近，即 37℃时 pH 为 6.8，细胞内外有 0.6 单位的氢离子梯度。组织细胞不但在缺血期间会形成酸中毒，部分患者再灌注时也会形成酸中毒，这是再灌注损伤的一个表现。

一般认为对体内的许多酶、CO_2^{2+} 和 H^+/OH^- 内稳态、细胞内水分平衡来讲，pH 偏碱一些较为理想。但是，Bernard 认为偏酸的环境对缺血心肌有保护作用，离体灌注鼠心的实验表明心肌保护停跳液 pH 7.0(20℃)时能得到最好的心肌保护。由于 H^+ 对 Ca^{2+} 有竞争作用,酸性环境的主要保护机制可能是限制 Ca^{2+} 内流,有利于 ATP 的生成,然而降低 pH 要小心控制,细胞内 pH 不得低于 6.6。

最近对肾脏的研究发现,再灌注时细胞内酸中毒的纠正,为自由基的形成提供了合适的条件。再灌注时细胞内 pH 恢复和 Ca^{2+} 供应增加导致胞质[Ca^{2+}]增高及磷脂酶激活。自由基蓄积和磷脂酶激活造成膜损害,并使 Ca^{2+} 通透性进一步增加。

（五）再灌注与白细胞

近年来在研究体外循环心肌保护的过程中,有人发现白细胞是构成心肌缺血再灌注损伤的主要原因。白细胞在再灌注心肌的聚集与激活,构成白细胞参与再灌注损伤的病理基础。白细胞造成心肌再灌注损伤的结果如下。

（1）心律失常:再灌注心律失常已被实验研究和临床观察所证实,还发现有效的抗心律失常药物往往对再灌注心律失常治疗无效,推测再灌注心律失常的机制不同于缺血性心律失常;实验动物若结扎冠状动脉后用预先清除了白细胞的血液再灌注,则再灌注心律失常显著减少。

（2）微血管不再流通现象:再灌注后大量白细胞堆积在心肌缺血区毛细血管内产生机械性阻塞作用,从而影响局部心肌血流,出现微血管不再流通现象。预先清除灌注液中的白细胞后冠状循环阻力下降,局部供血改善。

（3）参与花生四烯酸的代谢:在白细胞内,花生四烯酸主要通过两条途径进行代谢:一是经环氧化酶作用形成前列腺素(PG),其次为脂氧化酶途径,生成 5-羟二十四碳四烯酸(5-HETE)和白三烯(LT),这些代谢产物具有化学趋向性,促使白细胞进一步聚集和脱粒。此外,还可收缩冠状血管,增加循环阻力,减少冠状循环血流量,在花生四烯酸代谢过程中还可产生氧自由基。

（4）促进血小板凝集:血小板产生的氧自由基和白三烯使聚性增强产生血小板激活因子,除促使血小板的聚集外,还能引起冠状动脉收缩加重心肌缺血,血小板在毛细血管内聚集被认为是再灌注时微血管不再流通现象的原因之一。

（5）产生氧自由基:再灌注时大量聚集在缺血区内的白细胞被激活后,耗氧量迅速增加,此时氧分子并不还原生成水而是经白细胞还原型辅酶Ⅱ的作用产生超氧阴离子,成为活性甚强的氧自由基,可使细胞膜脂质过氧化从而改变膜的液态性、流动性和通透性,损害离子通道和转移功能,特别是引起肌质网和线粒体 Ca^{2+} 转运障碍,出现钙超负荷,加速心肌细胞死亡,自由基还可损害毛细血管内皮细胞,促进白细胞聚集和血小板沉积,加重心肌缺血。

国外已有在心脏外科手术时应用去白细胞温血再灌注的报道,对心肌保护取得了良好的效果。顾懋栋等在家兔缺血心肌再灌注损伤的实验研究中,采用过滤装置可去除再灌注血液中的 84% 白细胞,结果表明,对照组的冠状血管阻力大于实验组的 1.9 倍,提示白细胞阻塞微血管是引起微血管不再流通的重要原因。研究还表明,实验组心肌 MDA 含量较对照组明显减少,心肌内源性 SOD 活性显著增高,CK 和 CK-MB 明显降低,心肌超微结构实验组比对照组的改变明显减轻。

（六）再灌注与胃黏膜

徐泽宽等报道直接测定了家兔休克再灌注胃黏膜的氧自由基,结果显示,胃黏膜氧自由基损伤在休克 90 min 时,与假休克组相比已有显著增高,休克再灌注后氧自由基损伤进一步升高,并随时间延长而递增,与假休克组相比有非常显著意义。因实际上胃黏膜休克时仍有少量供血、供氧,故氧自由基仍有产生。另外,休克时机体清除系统受到抑制,是氧自由基损伤增加的另一原因。再灌注后,大量氧分子的引入,导致氧自由基的爆发性产生。此外,氧自由基启动的脂质过氧化过程为自身增殖过程,如不加入阻断剂,将很难终止其反应。与实际同步进行的病理形态观察显示,随着休克再灌注过程的发展,氧自由基含量逐渐增加,胃黏膜损伤亦相应加重,尤其是再灌注后,两者具有良好的相关性,说明氧自由基是导致家兔休克再灌注胃黏膜损伤的重要因素之一。

(七) 心肌再灌注与乙酰胆碱

众所周知,心肌再灌注损伤(MRI)与缺血、缺氧引起的 Ca^{2+} 大量进入心肌细胞以及再灌注期间氧自由基大量释放有关。笔者和刘中民曾通过家兔 SMAO 休克时,缝匠肌神经-肌接头 Ach 囊泡和心房肌迷走神经末梢 Ach 囊泡的释放情况,发现了迷走神经参与休克的发病过程。人类冠状血管分布着众多的 Ach 受体,循环中 Ach 浓度增加可引起冠状血管的收缩,此外,Ach 本身的代谢终末产物亦可是活性氧成分之一 —— H_2O_2。刘中民等改良采用气相色谱仪直接测定外周血或组织萃取液中的 Ach,为研究提供了一个有效的手段。刘中民等通过绵羊的体外循环实验,发现在 MRI 中 Ach、Ca^{2+} 和氧自由基(OFR)之间,存在一定的内在联系,故提出了"Ach-Ca^{2+}-OFR 轴"在 MRI 中起相互作用的假说,并进一步在猪的体外循环实验中发现心肌缺血和再灌注期间,冠状窦血 $[Ca^{2+}]$ 的增高与 Ach、过氧化脂质增多相平行,再次证实了上述假说。

(八) 脑缺血与再灌注

脑缺血后再灌注,亦是研究的一个重要方面。许燕等报告,探讨了脑缺血—再灌注时自由基代谢变化在迟发神经元损伤中的作用。实验采用闭塞大鼠 4 条动脉全脑缺血模型,在全脑缺血 30 min 和缺血再灌注不同时间,分别观察某些脑区丙二醛(MDA)、谷胱甘肽(GSH)含量以及谷胱甘肽过氧化物酶(GSH-Px)活性变化。结果发现,在大脑皮质和海马中缺血 30 min 后,GSH、GSH-Px 显著下降,细胞膜 MDA 有所增加但无显著差别。随再灌注时间延长,胞质中 GSH 逐渐回升,而 GSH-Px 进一步下降,且细胞膜 MDA 显著升高。在丘脑和下丘脑,各组 GSH、MDA 变化均无显著差异,GSH-Px 变化则与大脑皮质和海马中相似,但下降幅度较小。故认为脑缺血引发的自由基损伤主要发生在缺血再灌注期,且海马是脑缺血再灌注损伤中最易损伤的区域。而在缺血-再灌注时所引发的神经元损伤中,脂质过氧化作用的增加及抗氧化系统 GSH 和 GSH-Px 活性下降可能起重要作用。

付强等报告用家兔实验,在脑缺血再灌注组较正常组海马区脑组织出现了明显的早期细胞凋亡改变,且脑组织匀浆中 OFR 及 TNF、IL-1 水平明显升高。说明在脑缺血再灌注时发生了明显的神经细胞凋亡,其发病机制与氧自由基及细胞因子的水平升高有关。此外,有文献报道,兴奋性氨基酸和一氧化氮自由基也对神经细胞凋亡的发生起重要作用。这均说明临床上抢救心搏骤停患者过程中,采取脑保护措施的重要性。

(九) 再灌注与细胞凋亡

程尉新等报告应用大鼠 SMAO 休克模型,研究肠缺血-再灌注后细胞凋亡的意义。

在该模型以显微镜检测分别用 HE、吖啶橙-溴化乙锭(acridine orange and ethidium bromide)、Gomori 银- HE 染色的肠、肝、肾组织的连续切片,观察 3 个器官组织内细胞凋亡的分布及变化;并分离缺血-再灌注不同时间组即缺血 60 min、120 min、180 min 及缺血 120 min 再灌注 15 min、30 min、60 min 时的肝细胞,流式细胞仪检测肝细胞凋亡百分率。结果发现:①大鼠肠缺血-再灌注早期(术后 3 h 内),肝、肠、肾内凋亡的实质细胞都是多部位局灶性分布的特点;②肝细胞凋亡百分率随缺血-再灌注时间延长而升高($P<0.001$)。结论认为肠缺血-再灌注早期多个器官组织内细胞凋亡相当广泛,在多器官功能障碍发病中可能具有重要意义。

二、防治再灌注损伤的可能途径

再灌注损伤的发病在缺血和再灌注初期两个时相受多个因素的影响而形成,因此对再灌注损伤的防治必须是全方位的,仅针对某单一特定病因收效甚微,而采取综合措施全面治理,则可取得相当的疗效。

处理再灌注损伤应遵循预防为主的原则,有预见性地针对发病因素采取对策,及时阻断或延缓各种病理进程的发展,尽量避免组织细胞微结构损害的出现。形态学的改变一旦发生,则使治疗的难度大为增加,治愈率下降。形成再灌注损伤的关键时期在再灌注初期,因而对它的防治也应着眼于此时,处理措施一般都应于再灌注之前就已开始或随着再灌注的开始而开始。

总之,防治再灌注损伤既要努力减轻缺血期组织细胞的病理生理改变,又要全面控制再灌注的条件和调整再灌注成分,促使缺血组织恢复和避免再灌注损伤。

在缺血和再灌注期间减少组织能耗和增加产能是防治再灌注损伤的最基本措施,以将高能磷酸盐维持在合适的水平。低温、补充代谢基质是其常用的方法。此外,针对不同的病理情况还可选择一些特殊的方法,如体外循环时的重复灌注停跳液、心脏空搏或低负荷搏动等。

(一) 限制再灌注时 Ca^{2+} 内流

从两方面着手,即降低最初灌注液的$[Ca^{2+}]$和应用钙拮抗剂阻止 Ca^{2+} 进入细胞,两者同时应用比单独应用更有效。文献中已有许多关于维拉帕米、硝苯地平和地尔硫䓬有防治再灌注损伤作用的报道。作者等曾证明利多氟嗪能使离体兔心再灌注期间的冠脉流量增加,有利于再灌注时心肌的灌注。

(二) 抗氧自由基

与钙拮抗剂相比临床上尚缺乏效果突出的抗氧自由基药物。目前研究较多的有抗氧自由基作用的药品除别嘌醇外,超氧化物歧化酶(SOD)、过氧化氢酶(CAT)、过氧化物酶(POD)和还原型谷胱甘肽(GSH)等均为实验室用药,还不能直接用于临床。

SOD 是清除 O_2^- 的酶。CAT 和 POD 的作用是清除 H_2O_2,从而避免 OH^- 的产生。GSH 能在酶的催化下提供电子,使氧自由基还原而失去活性。别嘌醇竞争性抑制黄嘌呤氧化酶,抑制 O_2^- 的生成,但该药对其他途径生成的 O_2^- 并无作用,疗效受到限制。

高选择性的三价铁螯合剂去铁敏(desferrioxamine)能通过清除自由基而减少 OH^- 的生成和抑制 LP。作者等还发现东莨菪碱也能减少自由铁的产生,从而发挥抗 LP 的效应。

(三) 防止细胞水肿

再灌注液应偏高渗,可用甘露醇将渗透浓度提高到 370 mmol/L 左右。Okamoto 报告用高糖(葡萄糖>4 g/L)和高渗透浓度(>400 mmol/L)对心肌进行再灌注,能更好地减轻心肌的再灌注性水肿,增加心内膜再灌注血流和促进线粒体恢复产能。

(四) 镁的应用

钟晚华等研究了镁在兔心肌缺血再灌注期间对血流动力学的影响。实验结果表明,缺血前后给镁(静脉注射 2.5% 硫酸镁溶液 4 ml/kg),均能使心肌缺血再灌注所致的心功能不全得到改善。缺血前给镁效果更好。同时发现,给镁组缺血区和非缺血区心肌中 ATP、ADP、腺苷酸总量和能荷均高于对照组($P<0.05$),提示镁在心肌缺血再灌注期间对心功能的保护作用与心肌能量代谢的改善有关。

(五) 东莨菪碱

魏刘华和笔者的实验,用电子顺磁共振技术(electron spin resonance,ESR)证明,家兔缺血再灌注时小肠组织中自由基浓度明显增加,东莨菪碱和过氧化氢酶(CAT)均可防治再灌注时小肠组织 OFR 浓度的升高。

刘中民等研究指出,在体外循环手术中,心肌保护液内加 Ach 拮抗剂可改善心肌保护的效果,是防止 MRI 的重要措施。在猪的体外循环实验中,心肌保护液中加入东莨菪碱 20 μg/kg,发现对改善心肌保护有重要作用。在人体瓣膜置换术中(心肌保护液中加山莨菪碱 30 mg/L),发现心脏迷走神经活动占一定优势,加药者心脏自动复跳率提高。

魏刘华等对预防血管内皮细胞再灌注损伤的机制,进行了大量的实验研究。在家兔离体的主动脉环和体外培养的主动脉、冠状动脉内皮细胞的模型上系统地研究了 OFR 对血管内皮细胞功能的损伤机制,同时对东莨菪碱的保护作用机制进行了探讨。初步阐明了下列几个同题。

(1) OFR 可促使膜脂质过氧化,破坏细胞膜的完整性。

(2) OFR 可破坏血管内皮细胞内皮依赖性 NO 的产生和释放功能(NO 为一种最重要的扩血管物质、内皮细胞衍生的松弛因子)。

(3) OFR 可破坏血管内皮细胞的多种分泌功能,包括减少 PGI、TxA$_2$、可溶性 GMP - 140(调节中性粒细胞黏附的重要物质之一)的释放。

(4) OFR 可使内皮细胞[Ca^{2+}]增高,从而破坏细胞钙的内稳态。

(5) OFR 可使血管内皮细胞 GSH(还原型谷胱甘肽、细胞抵抗活性氧损害的主要物质)大量消耗,破坏细胞的防御功能。

(6) 东莨菪碱对 OFR 损伤的血管内皮细胞功能具有明显的保护作用,其机制主要通过抗脂质过氧化,保护膜中受体与酶的结构和功能,减少细胞内[Ca^{2+}]过载,减少 NO 过量释放,保护细胞的完整性等多种途径发挥效益。

(六) 利多氟嗪和去铁敏

李颖则和笔者的实验表明,利多氟嗪能使离体兔心再灌注期间的冠脉流量增加,有利于心肌的灌流;铁螯合剂去铁敏和东莨菪碱均能清除和减少自由铁的产生。

（七）N-乙酰半胱氨酸（N-AC）

刘中民等报道应用离体灌注鼠心的功能指标，观测 N-AC 预处理的心肌保护作用。谷胱甘肽酶是机体细胞内主要抗氧化酶系统，其作用是超氧化物歧化酶（SOD）将超氧阴离子（O_2^-）歧化成 H_2O_2，还原成 H_2O。N-AC 作为谷胱甘肽酶的底物可保证机体在缺血、再灌注时停止 OFR 引起的损伤。实验组的主动脉血流、心排血量、心搏血量均较对照组明显增加。还有人研究了 N-AC 对高脂饲养小型猪离体心脏再灌注损伤的防治作用，结果提示 N-AC 用于冠状血管病变心脏的心肌保护，亦具有改善心功能和心肌脂质、离子代谢的作用。

（八）海风藤酮

陈怀仁等报告，采用大鼠肝脏局部缺血-再灌注损伤模型，使肝脏缺血 90 min 并分别再灌注 1 h、3 h、12 h。在上述相应时相点杀死动物取材，在肝脏缺血前 5 min 经肠系膜上静脉缓慢注射海风藤酮 3 mg/kg。结果发现随着肝脏缺血-再灌注时间的延长，肝组织中中性粒细胞浸润程度逐渐加重。表明中性粒细胞在肝脏缺血-再灌注损伤中起重要作用，中性粒细胞造成肝脏损伤时通过产生氧自由基和蛋白水解酶两者协同作用的结果。实验结果还显示海风藤酮可以减轻肝脏脂质过氧化及炎症损伤程度，显著改善肝脏损伤后的胆汁流量。海风藤酮系从中草药海风藤中提取，是目前公认的血小板激活因子（PAF）拮抗剂。它是通过位于细胞膜表面的 PAF 受体位点与新形成的 PAF 竞争，阻断 PAF 的药理效应，减轻肝脏中性粒细胞聚积，从而减轻肝脏的损伤程度。

（九）大黄

小肠缺血是各型休克普遍存在的现象，肠缺血再灌流过程中可造成心、肝和肺等多个器官损伤，在 MOF 发生中起重要作用。程开俊等采用大鼠肠缺血再灌注模型，应用中药大黄 150 mg/kg 对肠缺血致肝细胞损伤的防治作用进行了研究。实验结果如下。

（1）大黄能明显减轻肝脏脂质过氧化反应，增强抗氧化能力，其机制可能是：①大黄抑制过氧化脂质生成；②大黄能显著提高免疫功能，从而具有增强机体清除内毒素的能力；③大黄的泻下作用可促进排除肠道内产生内毒素的细菌及已经产生的内毒素，减少内毒素移位，从而阻断内毒素的多方面作用。

（2）大黄能明显降低 R_4，从而 RCR 升高。RCR 乃线粒体在有底物 ADP 时的快速摄氧速率（R_3）与 ADP 耗尽后的摄氧速率（R_4）的比值，是评价线粒体完整性和氧化磷酸化偶联程度的灵敏指标之一，其机制可能是通过抑制脂质过氧化反应等实现的。

（3）大黄明显减轻缺血再灌流后肝脏形态学变化，其机制与大黄改善肠缺血有关。

大黄价格低廉，应用方便，不良反应小，该实验结果表明，应用大黄可以明显防治肝细胞损伤。

（十）其他实验用新药

1. Acetyl-L-Carnitine Ferrogiaro 等报道，离体鼠心停搏 25 min，继以 45 min 再灌流，在再灌流最初 3 min 时，给以 Acetyl-L-Carnitine（ALC）200 μmol，可改善、恢复左心室机械功能。

2. Carvedilol(CV) Lopez 等报道,阻断兔心冠脉左缘支 30 min,再灌流 4 h,给以氧化剂治疗,用 Carvedilol(CV,一种新的抗高血压 β 阻滞剂,具有抗氧化剂作用)1 mg/kg,可明显减轻再灌注损伤,减少内皮细胞释放氧自由基(OFR),从而减少白细胞的堆积,同时还减少白细胞产生 OFR。

Christopher 等报道,鼠内脏动脉阻断(SAO)60 min 缺血和(或)再灌流,引起内皮细胞功能障碍,而 CV 1.0 mg/kg 可保护这种损伤,0.5 mg/kg 则无效。

SB211475 为 CV 的一种代谢产物、一种更强力的抗氧化剂,0.5～1.0 mg/kg 对保护内皮细胞更有效。Christopher 报道 SB211475 对鼠的 SAO 缺血和(或)再灌流休克的保护比 CV 更有效,主要是抗 OFR 和抑制白细胞内皮细胞之间的作用,因而减少微血管的通透性,保护组织灌流。

3. 可溶性补体受体 1(sCR1) sCR1 为一强力的经典和交替补体激活通道的抑制剂,实验动物在小肠缺血 2 h 后、再灌流前 5 min,给予 sCR1 20 mg/kg,可减轻远隔的肺损伤。

4. L-Propionyl Carnitine(LPC) Stroh 等报道,鼠 SAO 60 min,再灌流 120 min,在再灌流前 2 min 注射 L-Propionyl Carnitine(LPC)200 mg/kg,(LPC 为一种内源性酯对细胞的脂肪酸氧化和代谢有重要作用),可提供对再灌流损伤的保护,维持血流灌流和抑制白细胞浸润至小肠组织。Christopher 等亦报道,LPC 可减轻缺血再灌注引起的严重内皮细胞功能障碍。

5. 碱性成纤维细胞生长因子(bFGG) 付小兵等研究发现,大鼠肠系膜上动脉夹闭可导致肠道组织明显的缺血性损伤和发生细胞凋亡。凋亡细胞出现在肠黏膜上皮与黏膜下交界处,表现为肠黏膜上皮细胞核固缩或边缘化,部分可见凋亡小体,而经碱性成纤维细胞生长因子(bFGF)治疗后(bFGF 4 μg/只),细胞凋亡现象可明显减轻。bFGF 减轻肠道缺血性损伤可能与它能调控凋亡机制有关。

6. 心叶青牛胆 Rao 等在鼠以手术阻断冠状动脉左前降支 30 min 引起心肌缺血,并接着 4 h 再灌注的动物模型,以不同剂量的一种植物心叶青牛胆的酒精提取物预治疗 7 d。结果发现预治疗动物的心肌梗死面积、血清和心肌组织内的脂质过氧化物水平均较对照组降低,且与剂量相关。因此,认为该药对限制缺血再灌注引起的心肌梗死具有心肌保护的作用。

(王一镗)

第三节　心肺复苏时酸碱代谢失衡及其处理

心搏呼吸骤停及复苏期间,组织酸中毒以及由此引起的酸血症是由于通气不足和乏氧代谢所致的动态过程。这一过程取决于心脏停搏时间的长短和 CPR 期间的血流水平。CPR 期间,随着胸廓运动以及自主循环的恢复,控制酸碱失衡有利于肺泡通气和组织灌流的改善。

短时间的心搏骤停,只要充分通气和有效的胸外心脏按压就可阻止二氧化碳的蓄积。血流恢复一方面供氧到重要器官,另一方面通过排出 CO_2 和代谢乳酸,使碳酸血症和代谢性酸中毒得以纠正。因此,在 CPR 的早期阶段,通常不需要缓冲剂。一般来说,正确的 CPR

操作是最好的"缓冲剂"。

某些情况下,如:酸中毒、高钾血症、苯巴比妥过量,静脉滴注碳酸氢盐是有益的。CPR期间,只有在采取某些措施(如除颤、胸外按压、气管插管、机械通气以及至少已经一次使用肾上腺素后)以后,才考虑应用碳酸氢盐。CPR初步成功后,随着自主循环的建立,使用碳酸氢盐或许有助于中和酸性产物。

一、酸碱代谢变化

标准CPR时心搏血量仅为正常的$25\%\sim30\%$,也就是说,在CPR期间,氧的输送及供给极其有限。在组织水平的CO_2蓄积,表明局部CO_2产生、内生碳酸氢盐分解(缓冲乏氧代谢产生的H^+),以及由于低血流所致CO_2排出减少。来自缺血组织乏氧代谢产生的CO_2持续释放,从低灌流组织输送至肺部的CO_2减少,肺血流的下降伴随着肺泡CO_2清除能力的降低,均导致肺静脉和组织CO_2迅速累积。心搏呼吸停止后,引起呼吸性及代谢性酸中毒。若pH低于7.20,则可降低心肌室颤的阈值,容易发生顽固性室颤;使心肌收缩力减弱;使拟交感类药物的作用减弱,因而影响复苏效果。CPR期间,常发生呼出气PCO_2($ETCO_2$)下降、静脉酸血症(反映组织酸中毒)以及动脉低CO_2的碱血症。动脉碱血症情况下的静脉酸血症被称为"静动脉奇异现象"。

CPR期间血液酸碱度的变化与CPR前的血流状况及缺血时间的长短有关。长时间心搏骤停所致的酸碱失衡(如,绝大多数院外的心搏骤停)常伴有代谢性及呼吸性酸中毒。组织灌流不足时,减缓组织CO_2的增加及减轻酸中毒的程度很重要。然而,实验和临床数据并不能充分地显示低的血液pH对除颤、自主循环的恢复、或短期生存不利,肾上腺素能系统的反应似乎也并未受到组织酸血症的影响。此外,低灌注期间的三部分酸碱失衡——静脉高碳酸血症、动脉低CO_2血症、代谢性(乳酸性)酸中毒,要求选择某种最佳缓冲剂颇为困难。

近年来,许多实验和临床研究指出,$ETCO_2$和$PaCO_2$一样,可作为CPR时有用的指标,心搏骤停时,$ETCO_2$突然下降。$ETCO_2$监测属于无创监测方法,能够反映患者通气功能、循环功能和肺血流的情况。目前床边的呼气末二氧化碳分压监测均采用红外线法。根据红外感受器不同,分为主流式和旁流式。主流式二氧化碳分压感受器直接连接于气管导管与Y管连接处,而旁流式二氧化碳分压感受器位于主机内,通过采样管将气体样本送入红外感受器中。呼气末二氧化碳分压的正常值范围为$35\sim45$ mmHg。呼出气二氧化碳分压监测不但需监测$ETCO_2$,还要监测二氧化碳分压波形及其趋势。$ETCO_2$突然降至零,预示呼吸骤停、气管插管误入食管、气道完全梗阻及呼吸机停机等。$ETCO_2$突然大幅下降,说明气道内呼出气不完全,提示管道漏气;或生理死腔增加或从组织扩散到肺内的二氧化碳明显减少,往往与肺梗死及休克等有关。

$ETCO_2$可作为通气是否足够的有用指标。可帮助确定气管插管位置,及时发现呼吸机故障,调整呼吸机参数指导撤机,监测体内二氧化碳的生成量,了解肺泡无效腔及肺血流情况。$ETCO_2$和脑的灌流量密切相关。临床研究提示初期复苏成功者,$ETCO_2$均高于10 mmHg。

总之,心搏呼吸骤停时酸碱失衡的特点是:

1. 心搏呼吸骤停患者,一旦开始CPR,则很少发生严重的代谢性酸中毒(动脉血pH$<$7.2)。

2. 代谢性酸中毒发生较晚,至少在心搏骤停后8 min才发生。

3. 在心搏骤停的最初30 min,pH往往仍$>$7.2,呈混合性酸碱失衡。

4. 经 CPR 加上良好的通气 20 min 以上，则可保持比较正常的动脉血 pH。

5. 动脉血和静脉血呈两个不同的系统。

6. 经过良好的通气和改善灌注，则动脉和静脉系统相似。

7. 心搏骤停时常见静脉高碳酸血症和代谢性酸中毒。

二、酸碱代谢失衡的处理

碳酸氢盐（NaHCO₃）是临床应用最广的缓冲剂，其分解为 Na^+ 和 HCO_3^-。氢离子存在时，H^+ 和 HCO_3^- 结合为碳酸，产生 H_2O 和 CO_2，CO_2 运输至肺部排出体外。CO_2 易于排出，就可使 NaHCO₃ 有效地发挥缓冲剂的功能。正常机械通气及灌注情况下，由 H_2CO_3 产生的 CO_2 通过肺部排出，过多的氢离子被有效地中和。然而，在 CPR 期间，CO_2 从组织到肺部的运输以及 CO_2 由肺部的排出均下降，结果，由 NaHCO₃ 缓冲作用所产生的 CO_2 不能充分清除。因为它能通过细胞膜弥散，组织内 PCO_2 升高可引起细胞内酸中毒，从而导致心肌收缩力减弱及复苏成功率降低。

对患者而言，尤其是儿科患者，碱血症、高渗透压、高钠血症以及可能的中枢神经系统出血，是 NaHCO₃ 潜在的、有害的负面作用。NaHCO₃ 也可致氧离曲线左移，氧从血红蛋白的释放减少。CPR 期间，NaHCO₃ 最主要的缺点是在短暂的心搏骤停后，使用 NaHCO₃ 不能明显改善除颤成功率或者提高存活率。这可能归咎于 NaHCO₃ 作为唯一的复苏缓冲剂使用时，可使冠状动脉灌注压降低。然而，在心搏骤停动物模型中，同时使用 NaHCO₃ 和肾上腺素能改善冠状动脉灌注压和神经病学检查结果。

一般心搏骤停 2～5 min（未行 CPR）或开始 CPR 未超过 10 min，仅以中度过度通气就可纠正酸中毒。CPR 期间，若"盲目"给予碳酸氢盐，首剂应予以 1 mmol/kg 静脉输注，然后每 10 min 给予此剂量的一半。若有袖珍血气分析仪随时监测动脉血气，酸碱失衡的情况便可了如指掌，碳酸氢盐的用量也更易于掌握。一般当碱剩余（SBE）低于- 10 mmol/L 时，才以碳酸氢钠来纠正。为减少出现医源性碱中毒，应注意控制碳酸氢盐用量，避免完全纠正酸中毒。目前，CPR 期间推荐使用 5％碳酸氢盐溶液（297.5 mmol/500 ml）注射液。

当治疗目的是逐步纠正酸中毒或者碱化血（如抗抑郁药过量）或尿（巴比妥酸盐过量）时，碳酸氢盐可持续静脉输注。静脉输注碳酸氢盐可应用 5％碳酸氢盐溶液（297.5 mmol/500 ml）。目前国内常用的即是此种溶液，根据笔者的经验，成人静脉滴注 250 ml，一般可使 BE 值升高 4 mmol/L。但应注意，每次静脉滴注 250 ml 后，应复查动脉血气，以估计下次用量。动脉血气监测也可以指导输注速度。静脉注射碳酸氢钠的速度不宜过快或过慢。碳酸氢钠输注过慢时，起不到应有的作用。一般主张静脉均速输注，成人注射 5％碳酸氢钠以 15 ml/min 左右的速度为宜。在输注碳酸氢钠的同时，应进行轻度过度通气以免 CO_2 蓄积。同时进行血气监测，尽可能将 $PaCO_2$ 控制为 25～35 mmHg，脑缺血后若做过度换气降低 $PaCO_2$，将有可能使脑缺血进一步恶化。

过去，心搏骤停期间过分强调使用碳酸氢盐。然而，它是影响 $PaCO_2$ 的重要角色。甚至代谢性酸中毒的部分呼吸代偿也能防止细胞内酸中毒。应用碳酸氢盐后能迅速产生 CO_2——一种强有力的减弱心肌收缩力的物质。缺血心脏的功能和组织 PCO_2 紧密相关，而和细胞外 pH 关系不大。动脉血 $PaCO_2$ 升高，心肌功能下降，大概是由于细胞内酸中毒。代谢性酸中毒时释放的氢离子也起着减弱心肌收缩力的作用，但是这种影响在开始阶段很慢，可能在酸中毒开始后 30 min 才完全显现。这可能是由于 CO_2 的快速产生所致。

CO_2快速增加导致细胞内酸中毒和CO_2快速细胞内扩散直接相关。实验显示,急性心肌缺血期间,细胞内$PaCO_2$已经超过 300 mmHg,而相应的细胞内 pH 仅降至 6.1。CPR 期间,即使已经使用碳酸氢盐,CO_2的释放和它的细胞内快速弥散也许还是会引起脑脊液和中心静脉酸中毒。

碳酸氢盐其他的负面作用包括高钠血症和高渗血症。复苏期间,严重的高渗血症可能伤害患者。由碳酸氢盐所致的氧离曲线左移也使氧释放到组织受限,从而使重要组织及器官的缺氧性损害进一步加重。

1. 下列三个定律,对估价酸碱失衡和计算体内碳酸氢盐的缺失量,以及在纠治过程中,均有实用的参考价值。

定律 1:$PaCO_2$上升或下降 10 mmHg,pH 就相应下降或升高 0.08。

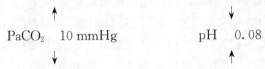

定律 2:pH 上升或下降 0.15,则碱基相应上升或下降 10 mmol/L。

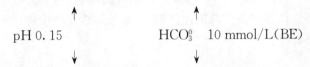

定律 3:体内重碳酸盐缺失量等于:

$$全身 NaHCO_3 缺失量 = BD \times 患者体重(kg)/4$$

不宜一次以重碳酸盐总量迅速完全纠正 pH,因这样可引起透过细胞膜的离子迅速转移,从而有导致心律失常和(或)晕厥的危险。一般先一次输入计算重碳酸盐量的 1/2,然后根据再次血气分析结果,决定其余 1/2 输入量的增减。

治疗各类酸中毒的总的治疗原则为:①宁稍偏酸,不宜偏碱;②重在治本,少用药物;③改善灌注,改善通气。

2. 而心搏呼吸骤停时,碳酸氢盐的作用如下。

(1) 并未证明其有效。

(2) 并不影响肾上腺素的效果。

(3) 并不影响室颤的发生率,也不影响室颤时除颤的成功率。

(4) 可引起高渗血症和高碳酸血症。

3. 心搏骤停时应用碳酸氢盐应注意以下几点。

(1) 心搏呼吸骤停时不宜常规使用碳酸氢盐,仅在心搏骤停 8 min 以上时或根据血气分析结果酌情使用。

(2) 适用于 CPR 时患者原先有代谢性酸中毒者(糖尿病酮症酸中毒)。

(3) 根据动脉血 pH 及 $PaCO_2$进行适当的通气。

(4) 根据 $ETCO_2$估计心排量是否足够。

(5) 如动脉血 pH<7.0,则宜用碳酸氢盐 1 mmol/kg。

(6) 静脉输注速度以 5% 碳酸氢盐 15 ml/min 左右为宜。

(曹　权)

第四节　心肺复苏时电解质紊乱及其处理

电解质紊乱常可导致心血管急症,异常情况亦可引起心源性猝死,且复苏时效果不够理想,应警惕电解质紊乱发生。有时,对威胁生命的电解质紊乱情况,应在实验室结果未回报前,就采取积极措施予以纠正。

一、钾异常

跨细胞膜的钾浓度梯度决定了神经和肌肉细胞的兴奋性,包括心肌细胞。血清钾浓度的轻微变化就能对心脏节律和功能产生明显的影响。在所有电解质中,只有钾浓度快速变化可危及生命。判断血清钾变化时必须注意对血清 pH 的影响,酸中毒时(pH 降低)钾离子转移至细胞外,故而血清钾升高。相反,pH 升高时(碱中毒),钾离子转移至细胞内,血清钾浓度下降。一般情况,pH 每高于正常 0.1 则血清钾大约下降 0.3 mmol/L。在治疗和判断高钾血症或低钾血症时,一定要注意 pH 变化对血清钾的影响,纠正碱中毒时即使未额外补钾,血清钾亦可以升高。如果在酸中毒时血清钾"正常",那么在酸中毒纠正时血清钾可能下降,因此应注意做好补钾准备。

(一)高钾血症

血钾浓度高于其正常值范围(3.5～5.0 mmol/L)称为高钾血症,高钾血症常由于细胞释放钾增多或肾脏排钾障碍所致(见表 15-4-1),终末期肾衰患者通常由于严重高血钾表现为明显乏力或心律失常等。

表 15-4-1　高钾血症的原因

药物(潴钾利尿剂,ACEI,非甾体类消炎药,补钾剂)
终末期肾病
肌肉分解(横纹肌溶解)
代谢性酸中毒
假性低钾血症
溶血
肿瘤溶解综合征
饮食(很少是单一原因)
醛固酮减少症(Addison 病,低肾素血症)
Ⅳ型肾小管酸中毒
其他:高钾性周期性麻痹

医源性因素通常是造成高钾血症的原因,特别在肾功能障碍情况下。为防止低钾血症进行补钾治疗会导致高血钾,使用保钾利尿剂会造成高钾血症,使用 ACEI 类药物(如卡托普利)也可造成血清钾升高,特别在同时口服补钾时,服用非甾体类抗炎药物可通过对肾脏的直接效应而形成高钾血症。通过对可能造成高钾血症的原因进行识别,可以快速判断和治疗因高钾所致的心律失常。

1. 高钾血症的临床表现　心电图改变、乏力、上行性瘫痪和呼吸衰竭。

2. 高血钾的心电图改变 包括:①T 波高尖。②P 波低平。③P-R 间期延长(Ⅰ房室阻滞)。④QRS 波增宽。⑤S 波加深,S 波与 T 波融合。⑥室性异位节律。⑦形成正弦波。⑧室颤或心脏性猝死。T 波高尖呈帐篷样改变是最明显的早期心电图改变。如不加以治疗,高钾血症进展可致心功能不全,出现正弦波,直至心脏停搏。应尽早开始治疗以便取得较好的预后。

3. 高钾血症的治疗 应根据血钾升高的严重程度和患者的临床情况进行治疗。

(1) 轻度高钾血症(5~6 mmol/L):排除体内的钾离子。方法如下。①利尿剂:呋塞米(速尿)1 mg/kg,缓慢静注。②树脂(聚苯乙烯磺酸钠)15~30 g 加入 20% 山梨醇 50~100 ml 口服或保留灌肠。③透析:腹膜或血液透析。

(2) 中度高钾血症(6~7 mmol/L):促进钾离子向细胞内转移。方法如下。① 碳酸氢钠:50 mmol 缓慢静注 5 min 以上。② 葡萄糖加胰岛素:50 g 葡萄糖加 10 U 普通胰岛素静滴 30 min 以上;③ 雾化吸入舒喘灵 10~20 mg 15 min 以上。

(3) 严重高钾血症(>7 mmol/L 并有相应的心电图改变):采取综合性治疗。方法如下。①氯化钙:5~10 ml 静注 2~5 min,拮抗高血钾对心肌细胞膜的毒性效应(降低发生室颤的危险性)。②碳酸氢钠:50 mmol 静注 5 min 以上(对终末期肾病患者可能效果差)。③葡萄糖加胰岛素:50 g 葡萄糖和 10 U 普通胰岛素静滴 30 min 以上。④雾化吸入舒喘灵 10~20 mg 15 min 以上。⑤利尿剂:速尿 40~80 mg/kg,缓慢静注。⑥聚苯乙烯磺酸钠灌肠。⑦透析。

(二) 低钾血症

血清钾水平<3.5 mmol/L 称为低钾血症。与高钾血症相同,低钾血症时神经和肌肉(包括心脏)最常受累,特别是患者既往有其他的疾病(如冠心病)时。

1. 引起低血钾的最常见原因 钾摄入减少,胃肠道丢失(腹泻、使用泻药),肾脏丢失(高醛固酮血症、排钾利尿药、羧苄青霉素、青霉素钠、两性霉素 B),钾的细胞内转移(碱中毒或 pH 升高),以及营养不良。

2. 低血钾的临床表现 疲乏无力、瘫痪、呼吸困难、横纹肌溶解、便秘、肠麻痹和下肢跛行。

3. 低钾血症的心电图表现 ①出现 U 波。②T 波低平。③ST 段改变。④心律失常(特别是当患者同时服用地高辛时)。⑤无脉性电活动(PEA)或心脏停搏。低钾血症时可增加洋地黄药物的毒性,因此低钾血症时应避免使用,或对接受洋地黄治疗的患者做适当调整。

4. 低钾血症的治疗 减少钾离子的进一步丧失,并给予补钾。当发生心律失常或严重低钾血症即[K$^+$]<2.5 mmol/L 时,应静脉补钾。

在急诊情况下可以根据经验紧急补钾,有指征时,最大静脉补钾量可达 10~20 mmol/h,同时予以连续的心电图监测。可由中心或周围静脉补钾,如果使用中心静脉补钾,溶液中钾离子浓度可以较高,但应注意输液导管的尖端不能插入右房。

如因低钾血症发生了心源性猝死(如恶性室性心律失常),应该迅速补钾,首先输注 2 mmol/min,随后 10 mmol/L 静滴 10 min 以上。快速静脉补钾使危及生命的低钾血症得以改善,一旦患者病情稳定下来,宜逐渐减少静脉补钾的速度和剂量。

血清钾每减少 1 mmol/L,则总钾量丢失为 150~400 mmol/L。该范围的低值对肌肉总量减少的老年妇女较为适宜,而高值则对肌肉发达的年轻人较适宜。除非患者临床状况不稳定,我们推荐逐步纠正低钾而不是快速的补充。

二、钠异常

钠是细胞外液中主要的可交换阳离子,是影响血浆渗透压的主要因素。血清钠急剧升高会导致血浆渗透压增加,相反血清钠急剧下降会造成血浆渗透压的减低。

正常情况下血管膜两侧的钠离子浓度和渗透压处于平衡状态。血清钠的急剧变化会造成水在血管腔的移动改变,直至血浆渗透压在这些部位再次达到平衡。血清钠急剧下降,液体迅速转移至间质部位可以形成脑水肿。血清钠急剧升高会使水从间质转移到血管腔。对低钠血症纠正过快可以引起脑桥髓鞘破坏和脑出血。因此,对高钠血症或低钠血症患者以及纠正过程中,应严密监测其神经功能状态。一般情况下,纠正血清钠应缓慢,应注意在48 h 内逐步控制血清钠绝对值的变化,避免矫枉过正。

(一) 高钠血症

高钠血症是指血清钠浓度高于其正常值范围(135～145 mmol/L)。

1. 高钠血症的常见原因　水丧失明显多于失钠,比如糖尿病酮症或高渗性脱水时。高钠血症时水从间质移至血管腔,并使细胞内水移至细胞外,造成细胞内失水,由于脑细胞失水可引起神经症状,如精神状态改变、疲乏、易激动、淡漠甚至昏迷或抽搐。

2. 高钠血症的临床表现　患者通常主诉烦渴,症状的严重性与发生高钠血症的速度及程度有关,如果血清钠水平快速升高或升高明显,则患者的症状和体征就会较严重。

3. 高钠血症的治疗　很重要的一方面是制止水分进一步丢失(治疗原发病)、补充水分。低血容量患者必须补充生理盐水来恢复其细胞外液(ECF)容积。

纠正高钠血症的补液量可由以下公式计算:

$$失水量＝(血清 Na^+ 浓度-140)×正常体液总量/140$$

正常体液总量在男性约占体重的 50%,在女性约占 40%。例如:一个 70 kg 的男性血清 Na^+ 水平为 160 mmol/L,那么估计其自由水丧失量为:

$$(160-140)×(0.5×70)/140=5 L$$

计算出水丧失量之后,即以 0.5～1.0 mmol/h 的速度补液来降低血清钠,在前 24 h 血钠下降勿超过 12 mmol。应在 48～72 h 使血钠水平恢复正常。补充水的方法应根据患者的临床状况而定,对病情稳定、无症状的患者,通过口服或鼻胃管补液较为安全有效,如果这样做困难或患者的临床状况需要,可予 5% 葡萄糖液加 0.45% 氯化钠溶液静注。应随时注意患者的血钠水平和神经功能以防止纠正过快。

(二) 低钠血症

低钠血症是指血清钠浓度低于正常值范围(135～145 mmol/L)。通常是体内水负荷相对较钠水平增加。大多数此类患者有肾脏排泄功能减低,同时又不断摄入水分。

1. 低钠血症的常见原因　①应用噻嗪类利尿剂。②肾功能衰竭。③细胞外液丢失(如呕吐并不断摄入水)。④抗利尿激素分泌异常所致的症状。⑤水肿状态(充血性心衰、肝硬化腹水等)。⑥甲状腺功能低下。⑦肾上腺功能不全。⑧"茶和吐司饮食"或过量摄入啤酒(未同时摄入盐)。大多数低钠血症病例同时存在血浆渗透压减低(亦称为低渗性低钠血症),常见的一个例外是在血糖未控制的糖尿病患者,因血糖升高而出现高渗状态,同时血清钠却低于正常值(高渗性低钠血症)。

2. 低钠血症的临床表现 通常无症状,除非是急性发生或较为严重(<120 mmol/L)。血清钠的急剧下降可致水从血管移至间质间隙中造成脑水肿,此时患者可出现恶心、呕吐、头痛、易激、嗜睡、抽搐、昏迷甚至死亡。

抗利尿激素分泌异常(过多)可引起危及生命的低钠血症,临床上如创伤、颅内压升高、肿瘤、呼吸衰竭等,从而使接受高级心脏生命支持的患者其临床情况更加复杂。

3. 低钠血症的治疗 补充钠和减少血管内的水分。如果存在导致 ADH(抗利尿激素)过多的情况,则应严格控制入水量。

无症状的低钠血症应逐渐纠正,通常以每小时增加 0.5 mmol/L 钠离子的速度进行补充,在第一个 24 h 内最多增加 10~15 mmol/L。过快纠正低钠血症可能会引起脑桥髓鞘破坏,可能因为水分快速转移至脑而造成的病理变化。如果患者出现神经症状,则应立即给予 3% 氯化钠溶液静滴,使血钠每小时上升 1 mmol/L 直至神经症状得以控制,随后以每小时 0.5 mmol/L 的速度继续升高血清钠浓度。

可根据下列公式计算血清钠丢失量来进行治疗:

$$Na^+需要量=\{[Na^+]目标值-[Na^+]现在值\}×0.6^*×体重(kg)$$
$$(^*男性为 0.6,女性为 0.5)$$

计算出钠需要量后,即可计算所需 3% 氯化钠(513 mmol/L)的量,以需要量除以 513 mmol/L,并进行补充。$[Na^+]$以每小时 1 mmol/L 的速度上升,至少 4 h 以上,随时密切监测血钠水平和患者的神经状态。

三、镁异常

镁是人体内占第四位的电解质,其异常也是最常出现临床症状的因素之一,细胞外的镁有 1/3 是与血浆白蛋白结合。因此,血清镁水平并不是评价总体镁含量的可靠指标,镁是很多重要的酶和激素起作用所必需的物质之一。钠、钾、钙离子进出细胞的活动必须有镁参加。事实上,如果存在低镁血症,就不可能纠正细胞内低钾,镁还有助于稳定细胞膜的兴奋性,对纠正房性和室性心律失常有益。

(一)高镁血症

高镁血症是指血清镁浓度高于其正常值范围(1.3~2.2 mmol/L),维持镁平衡的调节系统与钙离子基本相同。另外,影响血清钾的疾病和各因素也会影响镁的平衡。因此,镁平衡与钙和钾平衡有密切的联系。

1. 高镁血症常见原因 高镁血症常见原因是肾脏功能衰竭,高镁血症也可由医源性因素所致(过多地给予镁剂)、出现内脏穿孔仍继续饮食以及应用含有镁的缓泻药或抗酸药(老年人高镁的重要原因)。

2. 高镁血症的临床表现 神经症状包括肌肉无力、瘫痪、共济失调、嗜睡和意识混乱。胃肠道症状包括恶心和呕吐。轻度高镁血症可引起血管扩张,严重高镁血症可致低血压。特别严重的血清镁升高可引起意识迟钝、心动过缓、通气减少及呼吸心跳停止。

3. 高镁血症的心电图表现 ①P-R 间期和 Q-T 间期延长。②QRS 波时限延长。③P 波振幅减低。④T 波波峰减低。⑤完全性房室传导阻滞,心脏停搏。

4. 高镁血症的治疗　高镁血症应用钙剂拮抗治疗，并停止镁的摄入，在血镁浓度下降前需要进行心肺功能支持。给予氯化钙（5～10 mmol 静注）通常能够防治致命性的心律失常，如需要可重复使用。透析是治疗高镁血症的方法之一，透析如果肾功能正常，心血管功能状态良好，静注氯化钠和利尿剂[静注生理盐水和速尿（1 mmol/kg）]可以加速镁从体内排除。然而，这种利尿剂同时亦加速钙的排出，如果发生低钙血症则可使高镁血症的症状和体征更加恶化。

（二）低镁血症

在临床上，低镁血症较高镁血症更常见，是指血清镁浓度低于正常值范围（1.3～2.2 mmol/L）。低镁是由于镁吸收减少或排出过多所致，可以通过肾脏或肠道（腹泻）排出。甲状旁腺激素的变化和一些药物（如利尿剂、酒精）亦可导致低镁血症，哺乳期妇女是发生低镁血症的高危人群。

1. 低镁血症的原因　参见表 15 - 4 - 2。

表 15 - 4 - 2　低镁血症的原因

胃肠道：肠切除、胰腺炎、腹泻	糖尿病酮症酸中毒
肾病	甲状腺功能亢进/低下
饥饿	磷酸盐缺乏
药物：利尿剂、庆大霉素、地高辛	烧伤
酒精	败血症
低体温	哺乳
高钙血症	

2. 低镁血症的临床表现　肌肉震颤、自发性收缩、眼球震颤、手足抽搐、精神活动异常。其他可以出现的症状包括：共济失调、眩晕、癫痫发作和吞咽困难。低镁血症可以干扰甲状旁腺激素的效应，导致低钙血症，同时亦可引起低钾血症。

3. 低镁血症的心电图改变　①Q-T 间期和 P-R 间期延长。②ST 段压低。③T 波倒置。④胸前导联 P 波低平或倒置。⑤QRS 波增宽。⑥尖端扭转性室速。⑦难治性心律失常。⑧洋地黄影响。

4. 低镁血症的治疗　治疗根据低镁血症的程度和患者的临床情况而定。对于有症状的、严重的低镁血症，给予 $MgSO_4$ 1～2 g 静注 15 min 以上。如果存在尖端扭转性室速，给予 $MgSO_4$ 2 g 静注 2 min 以上。如果存在癫痫发作，给予 $MgSO_4$ 2 g 静注 10 min 以上。补充葡萄糖酸钙（1 g）对低镁血症是适宜的，因为大多数低镁血症患者同时存在低钙血症。

四、钙异常

钙是体内含量最多的矿物质，是维持骨骼和神经肌肉功能，影响心肌收缩功能的重要元素之一。细胞外液中 1/2 的钙离子是与白蛋白结合，另一半则是具有生物学活性的离子形式。

血清钙离子水平与血清 pH 和血清白蛋白水平关系密切，钙离子水平随 pH 改变而改变，碱中毒时钙与白蛋白结合增多因而离子钙水平下降，而酸中毒时离子钙水平升高。血清白蛋白与血清总钙水平呈正相关,但离子钙却与血清白蛋白的变化方向不一致。在低白蛋白血症时,血清总钙水平亦下降,但离子钙水平可以正常。

在细胞膜上,钙可以拮抗钾和镁的效应,因此,钙剂是治疗高钾血症和高镁血症的有效方法。钙浓度受甲状旁腺素和维生素 D 的严密调控,如果该调节系统出现障碍则会出现一系列的临床问题。

(一)高钙血症

高钙血症是指血清钙浓度高于 8.5 mmol/L(或离子钙水平高于 4.2 mmol/L)。90% 以上的高钙血症是由原发性甲状旁腺功能亢进和其他恶性疾病所致。

1. 高钙血症的临床表现 一般血清总钙浓度已达到或超过 2.99 mmol/L。血钙升高较低时出现的神经症状包括:抑郁、疲软、乏力、意识模糊。血钙继续升高时可出现幻觉、定向力障碍、低渗和昏迷。高钙血症可以影响到肾脏对尿的浓缩功能,导致脱水的发生。高钙血症消化系统影响包括:吞咽困难、便秘、消化性溃疡和胰腺炎。对肾脏的影响是尿浓缩功能下降而多尿,致钠、钾、镁、磷酸盐等丧失。而钙重吸收的恶性循环更加重了高钙血症。

血钙升高时心血管症状变化很大,在 $[Ca^{2+}]$ 低于 3.74 mmol/L 心肌收缩力增加,超过此水平则心肌收缩功能受到抑制。自律性降低、心室收缩期缩短,由于不应期缩短而发生心律失常。另外,很多高钙血症患者同时发生低钾血症,这时更易发生心律失常。

2. 高钙血症的心电图改变 ①Q-T 间期缩短,通常 $[Ca^{2+}]>3.24$ mmol/L 时。②P-R 间期和 QRS 时限延长。③QRS 波电压增高。④T 波低平、增宽。⑤QRS 波出现切迹。⑥房室阻滞:当血清 $[Ca^{2+}]>3.74$ mmol/L 时逐渐发生完全性阻滞,直至心搏骤停。

3. 高钙血症的治疗

如果高钙血症是由恶性疾病所引起的,应判断患者的预后与当时状况,如果患者已是濒死期,高钙血症无须治疗。而在其他情况下,应马上给予干预治疗。

一般对有症状的高钙血症患者进行治疗(通常血钙浓度在 2.99 mmol/L 左右),如果血钙浓度高于 3.74 mmol/L,无论有无症状均应治疗。应立即采取措施使尿中钙排出增多,在心血管功能和肾功能基本正常的患者以 300～500 ml/h 的速度静脉滴注生理盐水直至脱水状态纠正,产生多尿(排尿量≥200～300 ml/h)。液体补充足够后,生理盐水输液速度减至 100～200 ml/h。多尿过程会进一步降低血钾和血镁浓度,增加高钙血症诱发心律失常的危险性,因此应严密监测并维持血钾和血镁水平。

在心衰和肾脏功能不全患者,血液透析是快速降低血钙的有效方法之一,在严重情况下还可以使用螯合剂[如 50 mmol PO$_4$,8～12 h 以上或乙二胺四乙酸(EDTA)10～15 mg/kg 滴注 4 h 以上]。

(二)低钙血症

低钙血症是指血清钙浓度低于正常值范围(2.12～3.39 mmol/L,或离子钙水平低于 1.36～1.55 mmol/L)。低钙血症可以发生于:中毒休克综合征、血清镁异常、肿瘤溶解综合征。钙交换有赖于钾和镁的浓度,因此治疗过程中这三种电解质均参与。

1. 低钙血症的临床表现 通常当钙离子水平低于 0.62 mmol/L 时出现症状,包括:四肢和面部感觉异常,随后肌肉痉挛、腕足痉挛抽搐、喘鸣、手足抽搐和癫痫发作。低钙血症患者通常反射亢进,Chvostek 征和 Trousseau 征阳性。心脏症状表现为收缩力下降和心衰,低钙血症可以加重洋地黄的毒性。

2. 低钙血症的心电图改变 ①Q-T 间期延长。②T 波末端倒置。③心脏阻滞。④室颤。

3. 低钙血症的治疗 对急性的、症状性的低钙血症补钙应给予 10% 葡萄糖酸钙,静注钙离子 90～180 mg,10 min 以上。随后将 540～720 mg 钙离子溶于 5% 葡萄糖液 500～1 000 ml 中静滴,速度为每小时 0.5～2.0 mg/kg,每 4～6 h 复查血钙,使血清总钙维持于 7～9 mg/dL,同时必须纠正镁、钾和 pH 的异常,否则低钙血症的治疗效果差。

（曹　权）

第五节　心肺复苏时糖代谢紊乱及其处理

心肺复苏后患者应常监测血糖变化,往往因全身组织的严重缺血/再灌注的影响,机体处于应激状态,会导致糖代谢紊乱。其病理生理变化如下。①糖代谢紊乱加重时,脂肪加速分解,产生大量酮体,包括乙酰乙酸、β 羟丁酸和丙酮,临床上称为酮症。同时机体大量消耗储备碱,使糖代谢紊乱进一步加剧,而发生代谢性酸中毒。②代谢性酸中毒使钾离子从细胞内释出至细胞外,由于失水甚至失盐、血液浓缩,故血钾浓度正常或偏高,但随补充血容量、注射胰岛素、酸中毒的纠正,可发生严重低血钾,可引起心律失常致心搏骤停。③酮症酸中毒可引起严重脱水,可引起微循环障碍,若不能及时纠正,将导致少尿或无尿,严重者将发生肾功能衰竭。严重失水、渗透压升高、脑细胞缺氧等诸多因素可引起中枢神经功能障碍,出现不同程度的意识障碍、嗜睡、反应迟钝甚至昏迷。④一旦代谢失调,造成胰岛素或类似物质过多,或皮质醇、胰高糖素、肾上腺素等升糖激素不足,迷走神经过度兴奋,糖补充严重不足,肝糖原贮备、分解不足;葡萄糖异生减少或组织消耗过多等,将导致血糖降低。

一、糖代谢紊乱的临床表现

复苏后患者相当多者伴有意识障碍,需要与糖代谢紊乱患者表现的神志模糊、昏迷等区别开,应该注意糖代谢异常患者表现为嗜睡、烦躁、呼吸深快、呼气中有烂果味(丙酮味道)。也随着病情进一步恶化,出现严重失水、尿量减少、皮肤弹性差、眼球下陷、脉细速、血压不稳等症状,晚期各种反射迟钝甚至消失。

低血糖症常表现为发作性,病因主要分两大类。①由于交感神经过度兴奋,促使儿茶酚胺过度释放,多表现为出汗、无力、面色苍白、震颤、流涎、四肢发凉等。②一旦出现中枢神经系统功能障碍,表现为大脑皮质、皮质下中枢、中脑、延髓等受累,可表现为神志不清甚至出现阵发性痉挛及张力性痉挛、锥体束征阳性、昏迷、血压下降。如低血糖症状较重且超过 6 h,脑细胞将发生不可逆转的形态学改变,如充血、多发性点状出血、脑水肿、缺血性点状坏死、脑软化,甚至可呈现神经系统去大脑皮质的某些特征。

实验室检查在评价糖代谢紊乱中非常有意义。高血糖酮症时血糖多数为 16.7～33.3 mmol/L,有时可达 55.5 mmol/L 以上。血酮体多在 4.8 mmol/L 以上。出现电解质平衡紊乱与酸中毒:CO_2 结合力降低,轻者为 13.5～18.0 mmol/L,重者在 9 mmol/L 以下,$PaCO_2$ 降低,pH<7.35,碱剩余负值增大(>2.3 mmol/L),阴离子间隙增加,其增加程度与碳酸氢盐降低大致相等;血钾正常或偏低、血钠、血氯降低,治疗后可出现低钾血症。有40%～75%的患者血清淀粉酶可升高,血尿素氮和肌酐常偏高,可使血浆渗透压轻度上升。即使无感染,血白细胞数也可升高,中性粒细胞比值升高。尿糖、尿酮体呈阳性或强阳性。低血糖症患者测定血糖均低于 2.8 mmol/L。

二、糖代谢紊乱的处理

一经诊断为高血糖酮症或低血糖,都应立即进行抢救。

1. 输液治疗　充分补液是抢救高血糖酮症最首要、极其关键的措施。因患者常有重度失水,有时失水可达体重 10% 以上,只有在有效组织灌注恢复后,胰岛素的生物效应才能充分发挥,单纯注射胰岛素而无足够的液体补充,会进一步将细胞外液移至细胞内,组织灌注更显不足。通常补液使用生理盐水,补液总量可按原体重 10% 估计。如无心力衰竭,开始时补液速度应较快,最初 2 h 内应输入 1 000～2 000 ml 液体,以便快速补充血容量,改善周围循环和肾功能。以后根据血压、心率、每小时尿量、末梢循环情况并在必要时根据中心静脉压来决定输液量和速度。第 2～6 h 再补 1 000～2 000 ml 液体,第一个 24 h 补液总量为4 000～5 000 ml,严重失水者可达 6 000～8 000 ml。如治疗前已有低血压或休克,仅补充晶体溶液不能有效升高血压,应输入胶体溶液并采取其他抗休克措施进行治疗。对老年或伴有心脏病、心力衰竭的患者,应在监测中心静脉压情况下,调节输液速度及输液量。开始时因血糖高,不能给予葡萄糖液治疗,当血糖降至 13.9 mmol/L 左右时再改输 5% 葡萄糖液,并在葡萄糖液内加入普通胰岛素(通常为 4～6 g 葡萄糖加 1 U 普通胰岛素)。

2. 胰岛素治疗　大量实验和临床研究证明,小剂量(速效)胰岛素治疗方案,即给0.1 U/(kg·h)的速效胰岛素进行治疗,有简便、有效、安全,较少引起脑水肿、低血糖、低血钾等优点。这一血清胰岛素浓度已有抑制脂肪分解和酮体生成的最大效应,且降低血糖的效应相当强,而促进钾离子转运的作用较弱。通常将普通胰岛素加入生理盐水中持续静脉滴注;亦可采用间歇静脉注射或间歇肌内注射,剂量仍为 0.1 U/(kg·h)。亦可静脉注射普通胰岛素加用首次负荷量 10～20 U;血糖下降速度一般为降低 3.9～6.1 mmol/(L·h)。如治疗后 2 h 内血糖无肯定下降,提示患者对胰岛素敏感性较低,胰岛素剂量应加倍。在补液与胰岛素治疗中,每 1～2 h 需检测血糖、钾、钠和尿糖、尿酮体等。当血糖降至13.9 mmol/L(250 mg/dl)时,改输 5% 葡萄糖液并加入普通胰岛素(按每 4～6 g 葡萄糖加1 U 胰岛素计算)。若治疗前血钠偏高,胰岛素用量可相对加大些,避免因血糖下降缓慢致输氯化钠时间过长,增加钠和氯的入量。血糖下降速度也不宜过快,以 6.1 mmol/(L·h)为宜。胰岛素静脉治疗应根据血糖浓度调整,需机械通气的患者血糖应控制为4.4～6.6 mmol/L。低温治疗可以诱导血糖升高。

3. 电解质及酸碱平衡紊乱的纠正　轻症患者经补液和注射胰岛素后,酸中毒可逐渐纠正,不必补碱。但严重酸中毒使外周血管扩张和降低心肌收缩力,导致低体温和低血压,并降低胰岛素敏感性,故如血 pH 为 7.0～7.1 时,可抑制呼吸中枢和中枢神经功能,有诱发心律失常的危险,应给予相应治疗。由于二氧化碳透过血脑屏障的弥散能力快于碳酸氢根,快速补碱后,血 pH 上升,而脑脊液 pH 尚为酸性,将引起脑细胞酸中毒,加重昏迷,因此补充碳酸氢钠过多过快又可产生不利的影响。又因回升的 pH 和保持低浓度的 2,3-DPG 二者均加强血红蛋白和氧的亲和力,不利于氧的释放后向组织供氧,有诱发或加重脑水肿的危险。如血 pH降至 7.1,或血碳酸氢根降至 5 mmol/L(相当于 CO_2 结合力为 4.5～6.7 mmol/L)时,可用

5%碳酸氢钠84 ml（4%碳酸氢钠100~125 ml）静脉滴注或给予注射用水稀释碳酸氢钠50 mmol至1.25%溶液静脉滴注。如血pH>7.1或碳酸氢根>5 mmol/L（相当于CO_2结合力为4.5~6.7 mmol/L），且无明显酸中毒大呼吸者，可暂不予补碱。因为通过快速补碱来纠正pH，将促进钾离子向细胞内转移和产生反跳性碱中毒等不良影响；在纠正代谢紊乱过程中，代谢性酸中毒同时也会得到改善和纠正。

因患者体内有不同程度缺钾，但失水量大于失盐量，治疗前的血钾水平不能真实反映体内缺钾程度。经输液、胰岛素治疗4~6 h后，血钾常明显下降，有时可达严重程度。所以，如治疗前血钾水平已低于正常，开始治疗时即应补钾，如治疗前血钾正常，且每小时尿量在40 ml以上，可在输液和胰岛素治疗的同时即开始补钾；若每小时尿量少于30 ml，宜暂缓补钾，待尿量增加后再补；如治疗前血钾水平高于正常，暂不应补钾。开始时的2~4 h通过静脉输液，可每小时补钾13~20 mmol/L（相当于氯化钾1.0~1.5 g）；或用氯化钾和磷酸钾缓冲液各一半补液治疗，以防止治疗过程中出现高氯血症，并可加快红细胞中2,3-DPG含量恢复。治疗过程中，需定时监测血钾水平，如有条件最好用心电图监护，结合尿量，调整补钾量和速度。病情恢复后仍应继续口服钾盐数天。

4. 并发症处理　如果严重休克且经快速补液后仍不能纠正，应详细检查并分析其原因，有无合并感染或心功能衰竭，要积极控制感染，复苏时常不能以有无发热或白细胞改变来判断，应积极处理。有急性心肌梗死、心力衰竭、心律失常的老年患者补液过多可加重心衰，出现肺水肿，应注意预防。对此类患者应根据血压、心率、中心静脉压、尿量等情况调整输液量和速度，并视病情决定是否应用利尿剂和正性肌力药。对肾功衰竭、脑水肿、胃肠道功能障碍都予以兼顾治疗。护理也是抢救糖代谢紊乱的一个重要环节。应细致观察病情变化，准确记录神志状态、瞳孔大小和反应及呼吸、血压、心率、出入量等情况，并按时清洁口腔、皮肤，预防褥疮和继发性感染。

5. 低血糖症发作的紧急处理　疑似发生低血糖的患者，应立即抽血标本做有关检查，可予以下措施。

（1）立即静脉注射50%葡萄糖液60~100 ml，未恢复者可反复注射直至症状改善。如血液中较高的药物浓度仍继续起作用，患者再度陷入昏迷的可能性仍很大，宜继续静脉滴注5%~10%葡萄糖液，根据病情需要观察数小时至数天，直至病情完全稳定为止。

（2）血糖不能达到上述目标，患者仍神志不清，必要时可选用：氢化可的松100 mg静脉推注，并视病情需要再以100 mg入500 ml葡萄糖液中缓慢滴注，一般总量在200~400 mg/d；或给予胰高血糖素0.5~1.0 mg皮下、肌内、静脉注射，一般20 min内起效，但维持时间仅1~1.5 h。

（顾　勤）

第六节　心肺复苏后的呼吸管理

心肺复苏初期成功后各器官功能仍处于不稳定状态，脑、心、肺、肾等重要器官和组织由于缺氧性损伤可能出现肺水肿、心功能不全、肾功能衰竭、严重代谢紊乱，此时加强气道管理、维持自主呼吸或呼吸支持、保证有效通气、维持充足氧供对重要脏器的保护非常有利，也是器官功能恢复的基础。

一、早期气道建立与管理

（一）气道建立

心肺复苏过程中和自主循环恢复后为了保证足够的供氧,维持氧代谢,建立气道有其必要性,常用的两种建立气道方式为声门上气道和气管插管。

1. 声门上气道(SGA) 在心肺复苏期间的应用逐渐增加,因为SGA建立比气管内插管更容易,并且胸部按压中断时间更短。有研究显示CPR期间使用喉罩患者胃内容物反流的发生率低于面罩吸氧。但是对于心肺复苏后患者,喉罩气道管理较困难。此外,一项动物研究发现,喉罩声门上气囊可能压迫颈内动脉和颈外动脉,导致脑血流量减少。然而,人体研究则未观察到颈动脉机械压迫的证据。

2. 气管内插管 心肺复苏期间,气管内插管使胸部按压能够在肺通气的情况下不间断进行,并且避免胃充气。避免胃内容物吸入。自主循环恢复后是否需要气管插管取决于患者病情,若自主循环很快建立则无需气管插管,但是窒息导致的心搏骤停或有误吸则需气管插管。并且有研究显示,1/3的心搏骤停患者在复苏中或复苏后会发生胃内容物吸入。

（二）气道管理

心肺复苏后的气道管理,较之心肺复苏过程中更为重要,因为心肺复苏过程中各种引起气道不畅的原因如舌根后坠、呕吐、咳嗽排痰能力减弱等因素依旧存在,而且由于迷走张力增高,唾液及气道分泌物增加,心功能下降导致肺水增多。同时,复苏过程中的气道清理非常紧急,分泌物清理往往不彻底,待复苏成功后仍需要进一步处理。

在大多数的心肺复苏过程中,尤其是在院内复苏中,一般均已建立人工气道,多为气管内插管,这给复苏后气道管理带来很大便利,无须考虑舌根后坠、食管反流误吸等,吸痰也比较方便,但与此同时,也出现了如下新问题。

1. 气管插管的位置 由于牵拉及搬动等,很容易发生气管导管的脱出或过深进入右主支气管,尤其是后者,易被忽略。如通气有效时血氧饱和度仍持续偏低,首先需要考虑此可能性,一般从气管插管刻度、两肺听诊、两侧胸廓呼吸动度、胸廓饱满度、呼吸机压力监测等不难发现。如确定是此原因,调整气管导管位置后,血氧饱和度即会戏剧性地升高到正常水平。

2. 气管插管的通畅性 导致气管导管通畅性不佳的原因,一方面是由于分泌物的干结、阻塞,预防方法是加强湿化吸痰,如已经发生,需及时清除管腔内分泌物,必要时拔除导管并重新插管或行气管切开。另外,还有可能由于患者不适或咀嚼肌痉挛,咬瘪气管导管,此时需要注意牙垫的固定与保护。

3. 气管插管的护理 在患者意识恢复过程的各个阶段,由于烦躁、不适,常会发生患者吐管及自行拔管的情况,这就需要医护人员加强观察及心理护理,对气管导管有效固定、束缚患者上肢,并适当考虑镇静剂的使用,同时在呼吸功能恢复良好时尽早考虑拔管。

4. 气囊护理 适当掌握气囊的充气量,使气道密封并与咽腔、食管分隔,有助于应用机械通气,并防止胃内容物及口咽分泌物的误吸,但又不能压迫过甚,影响局部血液循环,引起气道黏膜损伤甚至坏死。具体的方法是常规监测气囊内压力,使其维持在<25 mmHg。

(三)一般处理

1. 细致、认真的检查,全面评估患者的肺部情况及呼吸状态对于心肺复苏的成功至关重要。①一般检查:应仔细观察患者的自主呼吸,尤其对于仍处于昏迷状态的患者,患者是否存在自主呼吸对进一步处理及预后的判断十分重要。应检查是否存在因胸外按压造成胸骨或肋骨骨折而致的胸廓塌陷。听诊以确定两侧呼吸音是否对称,若只有右侧存在呼吸音则有可能插管太深滑入右主支气管,也有可能有气胸存在,一侧呼吸音消失有可能存在气、液或血胸,也有可能呼吸道堵塞引起肺不张,如两肺存在湿性啰音,应鉴别存在心力衰竭引起的肺水肿,胃内容物误吸,气道分泌物及肺部感染等因素。②X线检查:应及时摄片确定气管导管的位置,并确认是否存在肋骨骨折、气胸、血胸等病变,了解是否存在可能引起呼吸心搏骤停的肺部原发病,如重症肺炎、ARDS、重症哮喘、张力性气胸等以及其严重程度。③血气分析:由于心搏骤停、血液循环停止,细胞呈无氧代谢,导致细胞内酸中毒,若心搏停止时间较短,复苏有效,体内缓冲机制良好,则代谢性酸中毒可由失代偿转为代偿,动脉血pH基本正常,若pH<7.2,则应补碱,及时纠正酸中毒,否则可能导致复苏失败。若PaO_2>60 mmHg,$PaCO_2$>50 mmHg应注意呼吸道通畅,酌情使用小剂量呼吸兴奋剂。若PaO_2<60 mmHg(FiO_2>0.5)、$PaCO_2$正常或>50 mmHg应考虑机械通气治疗。

2. 心肺复苏后应密切观察自主呼吸的恢复情况,并采取相应的措施。①自主呼吸恢复良好者:若复苏及时,循环、呼吸很快恢复,无须气管插管,但仍应注意保持呼吸道通畅,经面罩或鼻导管吸入纯氧,使缺氧得以充分纠正,一般情况短时间吸入纯氧对患者无害,但对慢性阻塞性肺部疾病(COPD)患者,给予高浓度氧可降低中枢呼吸驱动,影响气体交换,可使用文丘里(Venturi)面罩缓解缺氧。当出现舌根后坠、喉部异物引起上呼吸道阻塞时,应及时清除异物,并将头后仰,下颌骨向上牵拉,使气道通气得以改善,如仍不够,可插入口咽或鼻咽通气管。②自主呼吸存在但不稳定者:有些患者复苏后,虽然自主呼吸恢复,但因脑缺氧,短时间内不能完全清醒,或严重的代谢紊乱、肺水肿,其呼吸功能处于不稳定阶段,且咳嗽、咳痰能力弱,不能自行维持呼吸道功能,一般仍需保留气管导管,并给予高浓度氧,以防拔管后呼吸道阻塞,导致缺氧,使患者苏醒延迟或昏迷加深,必要时给予呼吸支持治疗。③自主呼吸微弱或消失:由于严重的脑缺氧、脑水肿,患者仍处于昏迷状态或有抽搐、去皮质强直或肺部情况不稳定,有进一步恶化可能时,应注意保留气管导管,并接呼吸机行机械通气治疗,以保证有效的通气及换气。

二、机械通气的适应证和目的

机械通气是目前临床上唯一确切有效的呼吸支持手段,并且可以改善氧合。然而,机械通气毕竟是一种不同于自主呼吸的通气方式,必然会影响到正常的呼吸生理过程,并可能增加患者感染等并发症以及其他相应器官组织损伤,增加患者痛苦。因此,需严格掌握机械通气适应证。

(一)适应证

任何通气、换气功能障碍,除张力性气胸外,均可使用机械通气,气胸在有效闭式引流术后,也可以使用机械通气。中枢神经系统衰竭、神经肌肉病变、药物中毒、COPD、ARDS、重症哮喘等均是机械通气的适应证。具体地说,严重的脑缺氧、脑水肿引起自主呼吸不能完全恢复,或者由于呼吸道不畅、肺部感染、代谢紊乱、肺水肿等原因出现呼吸功能不全,均需要正压通气以维持适当的通气量,改善气体交换,减少呼吸做功。一般来说,可根据病情及其发展趋势,结合生理学指标(表 15-6-1)及医院条件综合考虑。

表 15-6-1　机械通气治疗的呼吸生理学指标

项　目	生理学指标
呼吸频率	>35 次/min
潮气量(VT)	$<10\sim15$ ml/kg
$P_{(A-a)}O_2$(空气)	>50 mmHg($FiO_2=0.21$)
$P_{(A-a)}O_2$(纯氧)	>300 mmHg($FiO_2=1.0$)
最大吸气压	<0.245 kPa(25 cm H_2O)
$PaCO_2$	>50 mmHg
生理无效腔/潮气量	$>60\%$
肺内分流(Qs/Qt)	$>15\%$

(二) 目的

机械通气是一项呼吸支持技术,可以增加或代替患者自主通气,改善气体交换,为临床抢救治疗争取时间,但不能去除呼吸衰竭的原因。因此,应评估病情是否可逆,有无撤机可能,以减少不必要的人力、物力消耗。

1. 纠正低氧血症,缓解组织缺氧　心搏骤停患者由于气体交换一度终止,有明显的组织缺氧过程,机械通气的目的是尽可能维持动脉血氧分压在理想水平。一般监测动脉氧分压、血氧饱和度。尽可能在吸入氧浓度(FiO_2)<0.6 的情况下,维持 $SaO_2>90\%$,并维持有效心排血量(CO)及血红蛋白(Hb),以保证氧输送及组织氧合。

2. 纠正呼吸性酸中毒　心肺复苏后患者常有中枢呼吸驱动降低,肺泡通气不足导致呼吸性酸中毒,应用机械通气可维持适当的肺泡通气,保证动脉血 pH 在理想范围内。

3. 降低颅内压　当循环骤停后,脑组织因缺氧性损伤形成脑水肿、脑肿胀,并导致颅内压增高,进一步干扰脑血液循环,加重脑缺血、缺氧性损伤,同时因颅内压的急剧增高,可致脑疝形成、使呼吸循环中枢受损,引起呼吸心搏再停。因此,需采取一系列措施,降低颅内压,改善脑循环。在心肺复苏后数小时内可采取增加肺泡通气量、适度通气的方法,维持 $PaCO_2$ 为 $30\sim35$ mmHg,应用时最好同时监测颅内压。

4. 允许镇静剂的应用　降低呼吸作功,减少全身及心肌氧耗。心肺复苏后常由于脑缺氧,患者躁动、抽搐,呼吸窘迫,需要应用镇静剂或肌松剂。机械通气可保障用药的安全性,不必担心自主呼吸受抑制引起通气不足甚至呼吸停止,并且可替代或辅助自主呼吸,缓解呼吸窘迫,降低呼吸做功,减少全身及心肌氧耗,促进机体康复。

三、机械通气的实施方法

一旦决定应用机械通气进行呼吸支持治疗,应根据患者的全身情况、血气分析,选择合适的通气模式,调整呼吸机参数,以达到最佳治疗效果。

（一）通气模式

随着医用电子技术及理论的发展，现代呼吸机不断出现，新型通气模式也不断涌现，每一种模式都有其特点。正确认识及合理应用，有助于提高治疗效果。

1. 控制通气(control ventilation, CV)　呼吸机按照预设的通气参数，有规律地、强制性给患者通气，通气状况完全取决于呼吸机参数的设置，与患者自主呼吸无关。可分为容量控制通气(volume control ventilation, VCV)和压力控制通气(pressure control ventilation, PCV)两种类型。应用VCV时一般应预设：潮气量(tidal volume, VT)或分钟通气量(minute ventilation, VE)、呼吸频率(respiratory rate, RR)、吸气时间(inspiratory time, Ti)、吸气流速(inspiratory flow rate, IFR)、吸/呼比(I/E)等参数，并设定相应的报警范围。此时，气道压力随VT、IFR、肺顺应性及阻力的变化而变化。应用PCV时应预设：吸气压力(inspiratory pressure, PI)、I/E、RR等参数，此时的潮气量随肺顺应性、气道阻力的变化而变化。因此，应用PCV时肺通气量相对不稳定，应监测呼出气潮气量，并最好应用于肺的力学状况稳定、气道阻力较小的患者。而应用VCV则需注意压力的变化，调节适当的压力报警范围，防止气压伤。CV常用于：①呼吸中枢严重损伤或受抑制，导致无自主呼吸或自主呼吸极微弱者；②重度呼吸衰竭者，用以减轻呼吸肌负荷，降低氧耗，有利于呼吸肌的休息和恢复；③严重的心功能衰竭，用以降低左心后负荷，增加心排血量者；④应用镇静剂或肌松剂的患者；⑤需监测呼吸力学指标时。但CV的缺点是：通气参数设置不当，易造成通气不足或通气过度；易造成人机对抗，常需用镇静剂或肌松剂；应用时间过长易导致呼吸机依赖。

2. 辅助通气(Assist Ventilation, AV)　依靠患者自主呼吸用力，产生吸气负压，触发呼吸机按照预设的参数给予通气辅助。与CV相似，也可分容量辅助和压力辅助。与CV相比，其唯一不同点就是参数设置中不需要设置呼吸频率，而需设定触发敏感度，呼吸频率随患者自主呼吸频率而变化，易与自主呼吸协调，患者感觉舒适。AC常用于自主呼吸存在但较微弱、通气量不足的患者。其缺点是预设触发敏感度不当或自主呼吸停止时呼吸机将停止送气，危及生命。

3. 控制/辅助通气(C-AV)　这是目前呼吸机普遍采用的通气模式，也是临床上最常用的通气模式。该模式结合了AV和CV的优点，克服了其主要缺点。参数设置与CV和AV相同，对呼吸频率和触发敏感度均需恰当设定。此时所设的呼吸频率为备用频率，也是最低保证频率。当患者自主呼吸频率足够时，即按患者自主频率送气(AV)；当患者无自主呼吸或自主呼吸太弱不能触发以及自主呼吸频率低于备用频率时，则按备用频率通气(CV)。A-CV既可保证机械通气与自主呼吸基本同步，又能保证每分钟的通气量，保障通气安全，因此其适应证广泛。其缺点：①当患者呼吸中枢驱动增加、呼吸频率过快时，仍需应用镇静剂使自主呼吸与呼吸机同步；②吸气流速或触发灵敏度预设不当，可致呼吸做功增加。

4. 同步间歇性指令通气 (Synchronized Intermittent Mandatory Ventilation, SIMV)　SIMV是呼吸机按照预设的频率间歇性地提供机械通气，在两次机械通气间歇期，允许患者自主呼吸，Ti、IFR、VT完全由患者自主控制，此时呼吸机只被动地提供吸气气流，不提供额外的通气辅助。参数设置同CV，与CV不同之处即在于两次机械通气之间的间歇，CV不允许自主呼吸，不提供气流。SIMV提供的间歇指令通气发生前后一段时间内能感受到有无自主呼吸，并随自主呼吸的出现而适当提前和退后，从而与自主呼吸同步，避免对抗。SIMV的参数设置内容同A-CV，但通气频率可灵活设置，从而提供不同程度的通气支持，有利于呼吸肌锻炼,避免呼吸机依赖,因此其既可用于长期通气支持,更可用于撤机过程中,是目前广泛应用的撤机方式之一。SIMV 的缺点是:①自主呼吸时需要克服管道及气管导管的阻力,增加呼吸功;②参数调节不当易致通气不足。

5. 压力支持通气(PSV) PSV 是在患者吸气时,呼吸机提供一恒定预设的气道正压,以帮助克服气道阻力及扩张肺,减少呼吸做功,当吸气流速降低到最高吸气流速的 25% 时,支持压力停止送气,吸气转为呼气。应用 PSV 模式时,应预设触发灵敏度及压力支持水平,患者自主控制吸、呼时间,并与支持压力一起共同决定吸气流速及潮气量,通常调整支持压力使潮气量达到 8~10 ml/kg,呼吸频率 15~25 次/min。PSV 提供的通气辅助更接近于患者的呼吸生理,患者舒适,并且可根据患者的呼吸能力调整压力支持水平,不易引起呼吸肌疲劳,也有利于撤机。其缺点是:①必须靠自主呼吸触发才能提供压力支持,因此中枢驱动受抑制或不稳定者不宜应用;②肺部力学特性不稳定者,不易设定压力支持水平。临床上通常将 SIMV 与 PSV 联合应用,既保证了每分钟通气量,又克服了管道等阻力对自主呼吸的影响,一般 5 cmH₂O 即可克服管路阻力。

6. 气道双水平正压通气(BiPAP) BiPAP 是自主呼吸和时间切换、压力控制通气相结合的模式,可以任意选择切换时间(T_high,T_low),随时调整高压、低压(P_high、P_low)水平。高压使肺扩张,压力梯度、肺顺应性、气道阻力、转换频率决定肺泡通气量。BiPAP 是压力控制通气的一种变化形式,与压力控制通气不同之处在于 BiPAP 在提供指令性通气的同时也允许患者自主呼吸,患者的自主呼吸既可以发生在呼气相,也可以出现于指令通气期间。根据呼吸机设置及自主呼吸参与的状况,BiPAP 可以变化为以下各种模式(图 15-6-1)。①IPPV-BiPAP:在无自主呼吸的情况下,BiPAP 为时间切换、压力控制通气,呼吸机提供完全支持通气;②SIMV-BiPAP:只在低压水平存在自主呼吸,高压为呼吸机间歇性指令的压力控制通气;③经典 BiPAP:允许患者在两个不断相互切换的压力上自主呼吸,患者的自主呼吸及压力切换的频率、梯度共同决定患者的通气量;④CPAP-BiPAP:当设定高压、低压相同时,BiPAP 即为 CPAP,呼吸做功完全取决于患者本身。

BiPAP 可在各自主呼吸能力状态任意调整高压低压水平及吸呼时间,可以变换出以上各种通气模式,应用于多种通气治疗,具有更大的应用范围。BiPAP 的其他优点包括:①平均气道压力低,减少气压伤的危险;②可保持不同水平的 CPAP,有效促进肺泡复张,改善氧

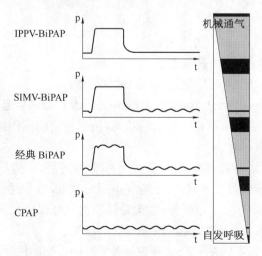

图 15-6-1　BiPAP 演变的各种模式

合;③可保留自主呼吸,减少对镇静剂和肌松剂的需求,对循环干扰较小。

BiPAP 模式的最初设定方案:

P_{high}＝12～15 cm H_2O;

P_{low}＝6～8 cm H_2O;

Ti＝2 秒,Te＝4 秒;

FiO_2 根据氧分压调整。

从 IPPV 转换为 BiPAP 模式的方案:

P_{low} 参考 PEEP 值;

P_{high} 参考平台压(见图 15-6-2);

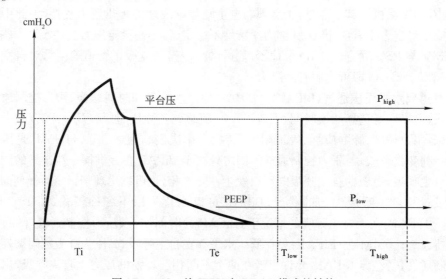

图 15-6-2　从 IPPV 向 BiPAP 模式的转换

呼吸频率设为 10 次/min,I∶E＝1∶2,Ti＝2 s,Te＝4 s。

根据血气分析随时调整设定,如 PaO_2 过低,调整方案为:

增加 P_{low} 水平,并同时增加 P_{high},ΔP 不变;

调整 I∶E,如 Ti＝3 s,Te＝1 s;

增加 FiO_2。

如 $PaCO_2$ 过低、或过高,调整方案为:

$PaCO_2$ 过低(过度通气)——降低 P_{high};

$PaCO_2$ 过高(通气不足)——增加 P_{high},增加呼吸频率。

7. 成比例通气(Proportional Assist Ventilation,PAV)　PAV 是呼吸支持的一种模式,在自主呼吸的基础上呼吸机根据自主呼吸的状态,按照一定的比例提供呼吸辅助,以降低呼吸阻力,减少患者的呼吸做功。

PAV 的优点:①满足患者所需,更接近患者的生理需要,较为舒适,减少人机对抗及对镇静剂的需要;②不易导致过度通气;③平均气道压力较低,减少对循环的影响。

PAV 的缺点:①必须存在自主呼吸;②无最低压力支持保障;③模式的调节与设定需要对阻力、顺应性知识的掌握;④管道系统的漏气影响结果。

PAV 与 PSV 相似,其不同在于 PSV 在患者触发后即会提供预设的压力辅助自主呼吸,该压力恒定。而 PAV 的辅助压力随患者吸气努力而不断改变,更符合患者通气的需要。

（二）通气模式的选择

根据呼吸机为患者提供呼吸功的程度,可将通气模式分为完全通气支持和部分通气支持,前者包括 CV、AV、C-AV,后者包括 SIMV、PSV、BiPAP、PAV 等。

如果 CPR 后患者中枢严重受抑制、呼吸停止或呼吸严重衰竭,则应给予完全通气支持,一般应用 CV 或 C-AV 模式,随着复苏的进行,中枢功能有所恢复,并具有部分自主呼吸能力时,应及时改用部分通气方式,如 SIMV、PSV 或 SIMV＋PSV、BiPAP 模式等。如果患者呼吸中枢未完全受抑制,也可以首选应用部分支持通气模式,只要选择合适的压力(流速)触发水平和调整理想水平的通气辅助,部分支持通气将更具优越性,它不仅可避免呼吸肌萎缩和呼吸机依赖,也可减少肺压伤,通气过度以及对血流动力学的不良影响,并且可根据患者能力逐步调整通气水平,当患者具有完全自主呼吸能力时,应及时撤机。

（三）通气参数的选择及调节

应根据患者的体重、肺部基础状态、病情及病程,选择合适的通气参数,并根据血气分析、心肺功能及疾病进展,仔细调整通气参数。

1. 潮气量 根据患者年龄、体重、基础 VT 水平、胸肺顺应性、气道阻力等因素决定 VT。成人一般为 8～12 ml/kg。定容通气模式可直接设定 VT,定压通气模式则根据设定的吸气压力调节 VT,其实际 VT 受肺顺应性、气道阻力的影响,因此应尽量监测其呼出气潮气量,并尽量维持最大吸气压力小于 40 cm H_2O,防止气压伤。

2. 呼吸频率 设定呼吸频率应考虑以下因素:通气模式、潮气量、生理死腔、代谢率、$PaCO_2$ 以及自主呼吸频率等。应确定背景频率提供足够的 VE,一般设定频率低于自主频率 2～4 次/min,保证动脉血 pH 及患者的舒适;在辅助通气状态保证 70％～80％的 VE;如患者可以触发每次呼吸,调节 RR,对 VE 无影响;应用 SIMV 时所设定的频率与所需通气支持的程度有关,可逐渐降低频率至撤机。各通气模式下自主呼吸水平及呼吸频率的选择如下。①CV:完全控制,不受自主呼吸触发的影响,不允许自主呼吸,成人一般选择通气频率为 10～20 次/min,并根据 $PaCO_2$ 值调节;②C-AV:仅提供背景频率,设定频率低于自主频率 2～4 次/min,在自主触发的基础上有通气保障;③SIMV:按预设的频率通气,允许自主呼吸,可先设 12～20 次/min,逐步减少设定频率直至完全自主呼吸;④PSV:不设定通气频率,只在呼吸流速降低到峰值流速的 25％时切换。

3. 吸气流速 定容通气模式需设置 IFR,在一定的吸气时间内,IFR 愈大,则 VT 愈大;若 VT 恒定,则 IFR 愈大,气道峰压及胸内压愈高。因此,应根据患者肺部力学特性选择 IFR,以达到理想的气体交换、较小的血流动力学影响。在应用 C-AV 模式时,IFR 应尽可能满足患者最大吸气需要,减少患者呼吸做功,减少人机对抗,增加患者舒适感。一般选择的 IFR,成人为 40～100 L/min,平均为 60 L/min。

4. 吸气时间及吸呼时比 预设的 Ti 及 I/E 应尽量与患者的自主呼吸水平相一致,以减少人机对抗,一般预设的 Ti 为 0.8～1.2 s,I/E 为 1:1.5～1:2。对 COPD 患者应延长呼气时间,避免肺内气体陷闭,减少内源性 PEEP 的产生,常选 I/E 为 1:2～1:3;对 ARDS 患者,可延长 Ti 或增加 I/E,以改善氧合,常选 I/E 为 1:1.5～1:1,甚至吸呼反比通气(IRV),即 I/E 为 (2～4):1,但应同时监测心血管功能,并使用镇静剂或肌松剂以避免自主呼吸与呼吸机对抗。

5. 吸氧浓度(Fraction of Oxygen,FiO_2) CPR 初期,应给予高 FiO_2 以迅速纠正严重缺

氧,但是高浓度氧可能进一步增加氧化应激。因此,若氧合良好,可逐渐降低 FiO_2 至 40%～60%,并维持 $SaO_2>90\%$,$PaO_2>60$ mmHg,若 $FiO_2>50\%$ 时 $SaO_2<90\%$,则加用 PEEP。

6. 触发敏感度(Trigger Sensitivity) 设定合适的触发十分重要,过高会引起误触发,过低患者需要费力呼吸做功增加,或不能触发呼吸机送气,应仔细调定,常用触发方式为压力触发和流速触发,一般触发压力为低于呼气末气道内压 $0.5～2$ cm H_2O 水平。流速触发则比压力触发更为灵敏,一般选择 $1～3$ L/min。

7. 呼气末正压通气(Positive End Expiratory Pressure, PEEP) PEEP 是指呼气末肺泡内压力高于大气压,恰当水平的 PEEP 应用可以增加肺泡功能残气量、防止肺泡塌陷、改善氧合,还可以抵消内源性 PEEP,降低由此引起的呼吸做功。随着对呼吸机相关性肺损伤发生机制的研究,认为在机械通气过程中肺泡的反复开放和塌陷所产生的剪切力是导致肺损伤的重要原因,因此恰当的 PEEP 应用更是维持肺泡开放状态、改善气体交换、减少肺损伤的重要策略。但不恰当应用 PEEP 可导致胸腔内压增高、静脉回流减少、心输出量下降、降低重要器官如肾脏、肝脏等的灌注;降低颈静脉回流,增加颅内压。因此,最佳 PEEP 值的选择十分重要,也一直是临床医生关注而又棘手的问题,目前主要根据压力-容量环、最佳复张容积、最佳肺顺应性、最佳氧输送等指标进行选择,临床常用的方法一般可以从 5 cm H_2O 开始,逐渐增加,每次增加 $2.5～5$ cm H_2O,以达到最佳 PEEP 值,调整间隔时间视肺部病变而不同,为 $15～60$ min。病情稳定后,逐步减少乃至撤销 PEEP,每 $1～6$ h 递减 $2～5$ cm H_2O,一般可在 PEEP<5 cm H_2O 的情况下脱机。

(四) 并发症及其处理

机械通气的并发症常常与气管插管、气管切开及机械通气本身有关,涉及通气、换气、呼吸、循环等各个方面,主要的并发症见表 15-6-2。

表 15-6-2 机械通气的并发症

气体交换问题	通气过度,常因呼吸机触发灵敏度过低所致的误触发导致; 通气不足,常与气囊漏气、呼吸机设置、模式选择不当等有关; 低氧血症,可能与气道分泌物、导管移位等导致的肺不张有关
导管问题	导管插入右侧支气管; 导管扭曲、打折等因素导致气道阻力增加; 患者自主拔除气管导管; 气囊压力过高(>25 cm H_2O)导致气管软化
其他问题	过高的内源性 PEEP 值导致低血压; 气压伤包括张力性气胸; 由于气管导管、吸痰的不适感、人机对抗等因素使患者感到烦躁不安; 微小及小的肺不张; 院内获得性肺炎; 水、钠潴留; 呼吸机相关性肺损伤

1. 与气管插管和切开有关的并发症 大部分患者选择经口气管插管,该技术简便、直视、迅速,易与呼吸机相连接,但若气道管理不佳或分泌物过多,易引起管腔堵塞、窒息等危

险,应注意湿化气道,掌握无菌吸痰技术,尤其当出现呼吸机高压报警、人机对抗及血氧饱和度突然下降时,应注意及时吸痰,保证气道通畅。其他导致气道阻塞的原因还有气囊疝出嵌顿气管导管远端开口、导管移位使开口嵌顿于气管侧壁或隆突等,应及时准确判断,果断处理。若插管时间太长或气囊压力过高,可能导致气管食管瘘、局部溃疡、出血及气管软化,应注意防止呼吸机依赖,应用高容低压气囊、定时测定囊内压。若插管过深,易进入右主支气管,应注意听诊,及时发现并退回到正确位置,必要时可床边摄片。

临床上一般气管插管的留置时间为一周以内,随着气管导管质量的改进及护理水平的提高,尤其应用高容低压气囊和组织相容性好的气管插管,气管插管可放置时间为2~3周。但若根据病情进展估计2~3周无拔管可能或患者持续昏迷状态,应考虑及早做气管切开,以利于气道管理,并允许经口进食和语言交流。

气管切开的主要并发症有出血、气胸、纵隔气肿、皮下气肿、感染、气道梗阻、气管食管瘘等,应密切监测,及时处理。

2. 呼吸机相关性肺炎 呼吸机相关性肺炎(ventilator associated pneumonia,VAP)特指患者应用呼吸机引起的院内获得性肺炎,在气管插管后24~48 h发生的称为早发性VAP,常常由于插管过程中的吸入,其病原菌常常是抗菌药物敏感的病原菌,如苯唑西林敏感的葡萄球菌、流感嗜血杆菌、链球菌等;之后出现的肺炎称为晚发性VAP,病原菌常常为耐药菌群,如MRSA、假单胞菌、不动杆菌、肠球菌等。导致VAP的两个重要因素为:消化道细菌的定植;受污染的分泌物吸入至下呼吸道。因此,治疗策略在于如何减少定植细菌及减少误吸概率。呼吸机及其管道系统、湿化器、雾化吸入装置等,都可能成为病原菌的来源;许多放置鼻胃管的患者可能引起胃液反流,增加误吸概率;气管插管本身也容易导致细菌定植于支气管树。

VAP的治疗包括生命支持治疗及抗生素治疗,耐药菌群导致的VAP,尤其是晚发性VAP死亡率最高。资料显示VAP的发生率为9%~67%,死亡率为24%~78%,疑患VAP的患者应早期应用广谱抗菌药物,以覆盖所有可能的病原菌,之后根据呼吸道分泌物的培养结果选择敏感抗菌药物。然而,预防重于治疗,有效控制VAP的对策如下。

(1) 有效地洗手,穿隔离衣,戴隔离手套。

(2) 半卧位,降低误吸的发生率。

(3) 避免饱胃,减低消化道细菌定植以及发生误吸的可能性。

(4) 经口气管插管:尽量避免经鼻气管插管超过48 h,误吸鼻窦分泌物,极易发生肺部感染,推荐的常规插管途径为经口气管插管。

(5) 呼吸回路保养常规:临床研究表明,由于细菌在24 h内就能迅速定植在呼吸机回路管道内,常规更换呼吸机回路管道对预防VAP是无益的。但是,如果呼吸回路被呕吐物、血、痰等严重污染,或者出现机械故障,则必须更换管道。呼吸回路内的冷凝水中可检测出高浓度的病原菌,如果患者误吸管道内的冷凝水,可导致肺部感染,因此必须定期检查回路,及时清除积聚的凝集物。

(6) 抽吸声门下分泌物:研究表明,误吸积聚在声门下、气管插管气囊以上的分泌物,是导致VAP的重要原因。目前已生产出一种特殊的气管插管,这种气管插管的气囊上有单独的开口,可以抽吸出声门下的分泌物。采用这种新型的气管插管是防止发生VAP的措施之一,但使用新型插管并不意味着可以代替其他一些有效的预防措施。此外,要注意调整气管插管囊内压,防止声门下分泌物漏到下呼吸道。

(7) 吸痰管类型及其更换:一次性使用的开放式吸痰管和可重复使用的闭合式吸痰管

导致的院内肺炎发生率差不多,但后者费用低。避免环境污染,对于需要长时间机械通气的患者,不必每天更换吸痰管。

(8) 湿化器和热湿交换器:热湿交换器优于湿化器,其原因是热湿交换器是主动运转装置,不需要电源和加热系统,成本低。优化性能后的热湿交换器将更加安全和方便使用,理论上,热湿交换器通过减少呼吸回路冷凝水的聚集而降低 VAP 的发生率。有资料表明,热湿交换器可以安全有效应用达 1 周,但应注意该装置不应用于咯血、分泌物过于黏稠,并且因气道阻力太高难于脱机的患者。

(9) 体位变动:长期卧床的患者更易合并肺部及其他器官并发症,采用翻身床或其他医疗设施变换患者体位以加强痰液引流,可能有利于防止 VAP 发生。但是,上述医疗设施费用昂贵,临床疗效不确定,在一定程度上限制其在临床上作为常规推广使用。同样,胸部物理治疗也不作为常规防止 VAP 的治疗措施,原因是其有效性不肯定,并具有一定危险性,如常常导致患者动脉氧饱和度下降。

(10) 预防应激性溃疡:研究表明,使用硫糖铝的患者 VAP 的发生率与使用 H_2 受体拮抗剂或其他制酸剂相比无显著差异,但胃肠道出血概率增加。

(11) 应用抗菌药物:根据痰培养结果合理选择抗菌药物,限制预防性应用抗菌药物,缩短经验性抗感染治疗时间,尽早转为目标治疗。在使用抗菌药物的过程中遵循药代动力学/药效学目标,建立个体化合理抗感染治疗方案,是减少耐药菌导致 VAP 的重要策略。

(12) 洗必泰口腔冲洗:对可能发生 VAP 的高危患者,预防性地使用洗必泰口腔冲洗可能是有益的,但是,过度广泛使用有可能导致耐洗必泰的细菌定植和感染。

(13) 免疫球蛋白:对照研究显示,CPR 术后使用免疫球蛋白的患者与对照组相比,院内感染尤其是院内肺部感染的发生率显著降低。但是,由于费用昂贵加之有一定不良反应,使免疫球蛋白的应用受到一定限制。

(14) 中性粒细胞减少患者预防性治疗:对于伴有粒细胞减少性高热的患者,如果接受机械通气,应用集落刺激因子可能会降低院内感染或者 VAP 的发生率。

3. 呼吸机相关性肺损伤 近年来随着对机械通气治疗的广泛研究,机械通气对肺的损伤逐渐受到重视,机械性的损伤、容积伤、生物性损伤等,统称为呼吸机相关性肺损伤(Ventilation-Induced Lung Injury,VILI)。VILI 概念主要包括以下四种。

(1) 气压伤:由于跨肺泡压力的过度升高导致的气体向实质及胸腔内漏出,如气胸或纵隔气肿,其发生率为 5%～40%,尤其在 ARDS 患者中发生率明显增高,常见为气胸、纵隔气肿、肺间质气肿、皮下气肿、心包周围积气等。预防措施有:①选择合理的潮气量或控制平台压<30 cm H_2O;②对于肺部力学特性不稳定者尽可能应用压力控制或压力支持通气模式;③一旦发生气胸,应尽早处理,置入胸腔引流后,机械通气仍可进行。

(2) 容积伤:容积伤的概念最早出现于 1974 年,系指由于机械通气后导致肺过度膨胀而产生的继发性肺损伤。吸气入肺的过度牵张可以引起肺水肿、弥漫性肺泡损害、上皮通透性增加以及微循环血管通透性的增加。而之所以采用"容积伤"这一术语是为了说明损伤并非由于气道内压所致,而是由于高肺容积导致吸气末的过度牵拉引起。

(3) 生物性损伤:生物性损伤可能导致远隔器官的功能障碍,指肺组织对机械性张力产生的生物学反应,其主要特征是肺内细胞炎性介质的释放,这些介质可以导致肺组织以及其他器官的功能损害。相关动物实验明确显示,过度牵拉肺细胞及(或)肺泡的反复塌陷(复张)可以导致肺炎性细胞因子的增加,而当肺循环通透性增高时,这些炎性细胞因子可以透过肺泡进入体循环。

4. 低血压 正压通气时,胸腔内压力升高,回心血量减少,心搏血量降低,导致低血压。此外,还与肺血管阻力及右心负荷增加,室间隔偏移等因素有关。影响血流动力学程度的因素主要与潮气量(VT)过大、平均气道压过高、吸气时间(Ti)过长、PEEP过高有关。处理包括合理调整呼吸参数、补充血容量、必要时给予多巴胺。

四、机械通气的撤离

大部分CPR后机械通气的患者,均存在中枢呼吸驱动不足或呼吸功能衰竭的因素,因此撤机时应仔细观察、认真判断、争取时机,及早撤机。

(一)撤机时机

临床指标及肺功能指标可以帮助临床医生客观地评价患者的肺功能状态,估计撤机的可能性,但并非绝对标准,应结合临床全面分析、综合评价,决定撤机时机。

1. 临床指标 ①原发病得到有效控制:引起心搏呼吸停止的原因已明确并得以纠正,如无频繁或致命的心律失常、低血压及低血容量彻底纠正;②各脏器功能改善:血流动力学稳定,不依赖血管活性药,肝肾功能基本正常,无消化道出血,意识清楚或脑干功能稳定,自主呼吸平稳,咳嗽、吞咽反射良好,并在撤机前12 h停用镇静剂;③内环境稳定:水电解质稳定,血糖基本正常,感染得以有效控制,吸氧浓度降至40%以下,PEEP降至5 cm H_2O以下,血气分析正常,血红蛋白维持100 g/L;④营养状态及肌力良好;⑤患者心理状态良好,能理解并充分配合撤机。

2. 肺功能指标 ①气体交换(氧合指标):PaO_2、$P_{(A-a)}O_2$、PaO_2/FiO_2等;②通气指标:肺活量(VC)、最大吸气压力(MIP)、分钟通气量、最大自主通气量等。

以上各指标(表15-6-3)可以帮助临床医生客观地评价患者的肺功能状态,估计撤机的可能性,但并非绝对标准,应结合临床全面分析,综合评估,决定撤机时机。

表 15-6-3 机械通气撤机肺功能指标

指 标		目 标 值
氧合指标	PaO_2	>60 mmHg(FiO_2<35)
	$P_{(A-a)}O_2$	<350 mmHg
	PaO_2/FiO_2	>200
通气指标	肺活量(VC)	≥10～15 ml/kg
	最大吸气压力(MIP)	<-30 mmHg
	每分通气量(VE)	<10 L/min
	最大自主通气量	≥2倍VE
	呼吸频率	<30次/min
	顺应性(静态)	≥25～30 ml/cm H_2O
	无效腔/潮气量(VD/VT)	<0.4
	口腔闭合压	<4 cm H_2O
	WOBp(呼吸功)	<0.75 J/L

（二）撤机方法

当患者从临床表现和肺功能指标符合撤机条件，则可以给予自主呼吸试验（SBT），常用的方法有 T 管、SIMV、PSV、CPAP 等，各种方法都具有各自特点，应根据临床医生的习惯、设备条件选用合适的方法，短期上机的患者可直接撤机，但有些呼吸机依赖的患者则需较长的过渡阶段，反复尝试，逐渐撤离。

1. 直接撤机　大部分患者仅需短期应用呼吸机，在病情稳定、符合撤机条件后可直接撤离呼吸机。一般先吸净气管内分泌物，撤机后经导管给予 35%～45%氧，观察患者呼吸频率、节律及呼吸方式，监测各生命指征及血氧饱和度，并在撤机 20～30 min 后监测动脉血气，如各指征平稳，血气分析结果满意，则提示撤机成功，可考虑拔管。

2. 经 T 形管逐步撤机　对于部分不能直接撤机的患者，可尝试逐步脱机。应用 T 形管进行试验性自主呼吸，事先应充分清除口、咽及鼻腔分泌物，患者取舒适的体位。开始脱机时间不宜太长，每次 10～20 min，每 1～2 h 进行一次，宜在日间进行，逐步延长自主呼吸时间，若自主呼吸 2 h 以上，患者生命指征稳定，血气分析正常，可考虑拔管。该方法简单易行，但需密切观察，防止呼吸肌疲劳，出现通气量不足等情况。

3. SIMV 模式撤机　患者不必脱离呼吸机即能间断进行自主呼吸，机械通气次数、吸氧浓度等可任意调节。一般先采用较高的通气频率，随自主呼吸改善，逐渐减少通气频率，当减至 2～4 次/min、VT 400 ml～500 ml，患者生命指征稳定，血气分析正常时，可停机改用 T 形管或气管导管内吸氧。该方法应用方便，但自主呼吸时不提供辅助功以开启吸气阀，长时间应用频率较低的 SIMV，会使呼吸肌疲劳加重，导致撤机困难。

4. PSV 模式撤机　PSV 的意义已在上一节阐述，撤机初期，先设定较高水平的支持压力，逐渐减少 PSV 水平，一般当 PSV 减至 0～5 cm H_2O，患者一般情况良好时，可考虑停机，改用 T 形管或气管导管内吸氧。PSV 亦可以与 SIMV 联合应用，防止呼吸肌疲劳，有利于撤机成功。

5. BiPAP 模式撤机　由于 BiPAP 保留自主呼吸、调节灵活多变等众多优点，可以根据患者自主呼吸状况，通过调节 T_i、T_e、P_{high}、P_{low}，逐步增加患者呼吸作功，降低呼吸机做功直至撤机。一般可先降低 P_{high}，逐步延长 T_e，降低频率，当通气频率<5 次/min、T_i＝3.5 s、T_e＝11.5 s 时，改为 CPAP 模式，并撤机拔管。

（三）自主呼吸试验失败，恢复机械通气的指征

在撤机过程中，若患者出现呼吸窘迫或呼吸肌疲劳的临床征象，并出现下列指征之一时，应立即恢复机械通气。①呼吸频率>30 次/min；②脉搏>120 次/min；③血压升高或降低 20 mmHg；④胸腹矛盾运动；⑤pH>7.3，PaO_2<60 mmHg，PCO_2>55 mmHg；⑥VT<250～300 ml；⑦严重的心律失常；⑧烦躁、衰竭。

（四）气管导管的拔除

对于撤机成功，并具有良好的气道保护功能，可自主有力地咳嗽、咳痰，吞咽反射良好的患者，可以考虑拔管。但有些心肺复苏后虽呼吸功能恢复良好，可顺利撤机，但意识未恢复正常或处于持续植物状态的患者，应做气管切开并保留气管导管，以供气管内吸引，防止气道阻塞。

拔管前应准备好吸引器、吸氧导管或面罩,以及可供再插管的各种器具,先吸净口咽、鼻腔及气管内分泌物,鼓励患者咳嗽或做深呼吸,将吸引管插入气管并越过内端口,放松气囊,同时边吸引边随同气管导管一起拔出,以便将潴留在气管与导管外壁间及气囊以上部分的分泌物彻底清除。拔除导管后,给予鼻导管吸入充分湿化的氧,并鼓励患者咳痰,必要时给予吸引,密切观察生命体征、血气或血氧饱和度。一旦出现呼吸困难、进行性低氧、喉痉挛、喉头水肿时,应给予面罩给氧,或用 BiPAP 呼吸机经鼻(面)罩通气无效时重新插管。

(顾　勤)

第七节　心肺复苏后急性肾损伤防治

肾脏虽然仅占人体体重的 $0.5\%\sim2\%$,但血流量占心排血量的 20%。正常情况下由于肾脏的自身调节机制,肾血流量和肾小球滤过率(glomerular filtration rate, GFR)依然保持相对恒定,然而当心搏呼吸骤停导致全身重要器官包括肾脏的缺血缺氧,心肺复苏后合并急性肾损伤(AKI)十分常见,报告的发病率为 $12\%\sim40\%$。CPR 动物模型可见肾脏明显的白细胞浸润,并伴有肌酐和尿素水平的升高和组织形态学改变。一旦合并严重 AKI[急性肾损伤网络(AKIN)分级 3 级],患者病死率明显增高。因此,心肺复苏后对于肾脏功能的保护、监测,积极预防急性肾功能衰竭的发生十分重要,并且早期作出诊断并及时干预治疗,对提高患者存活率具有积极作用。

一、发病机制

(一)肾缺血

目前认为,持续性肾缺血和肾血流量不均匀分布是急性肾损伤的主要发病机制。造成肾缺血主要与肾灌注压降低、肾血管收缩和肾血液流变学变化有关。

1. 肾灌注压下降　肾血流量可以自身调节,当动脉血压为 $80\sim180$ mmHg 时,肾血管通过自身调节,使肾血流量和 GFR 保持稳定。当动脉血压低于 80 mmHg,肾血管失去自身调节,肾血流量减少,肾小球毛细血管压下降,使肾小球有效滤过压减小,导致少尿或无尿。

2. 肾血管收缩　①肾素-血管紧张素系统活性增高:肾缺血时,近曲小管上皮细胞受损,对 Na^+ 重吸收减少,到达远曲小管尿液中的[Na^+]升高,刺激致近球细胞分泌肾素;肾灌注压降低,入球小动脉管壁张力下降,刺激近球细胞分泌肾素;交感神经兴奋的直接刺激等均可引起肾素分泌增加,继而血管紧张素Ⅱ增加,使肾血管收缩,从而导致 GFR 降低;②体内儿茶酚胺增加:CPR 时,机体交感-肾上腺髓质系统兴奋,血儿茶酚胺浓度急剧增加。皮质肾单位的入球小动脉对儿茶酚胺敏感性高,以肾皮质外层血流量减少尤为明显,导致肾内血流分布异常;③肾髓质间质细胞合成前列腺素减少:肾缺血时,肾髓质间质细胞合成前列腺素减少,PGE_2 合成减少,TXA_2 相对增加,结果导致肾血管痉挛、收缩,阻力增加并且微血管内血栓形成和阻塞。

3. 血液流变学的变化　①血液黏滞度升高:肾脏缺血缺氧时血中纤维蛋白原增多、红细胞聚集及其变形能力下降、红细胞破裂及血红蛋白释出、血小板聚集等均可引起血液黏滞度升高,影响肾小球毛细血管床的微循环状态,造成肾小球滤过率下降。②白细胞与肾血管阻力:肾间质白细胞浸润及释放的炎性介质是导致急性肾损伤的重要原因,由于白细胞在肾脏毛细血管中的聚集,变形能力降低,黏附血管壁能力增高,造成微血管阻塞,血流阻力增加,微循环灌流量减少。

(二)肾脏缺氧

肾脏的氧合取决于氧供与氧耗的一个平衡。肾脏缺氧除了与低氧有关,还与肾脏微循环障碍,氧供下降有关,一氧化氮(NO)、活性氧(ROS)和肾脏的氧供之间的内稳态失衡是导致肾脏微循环障碍的主要原因。当肾缺血 30 min、恢复灌注 2 h 后,肾血流量、皮质氧分压和髓质氧分压分别下降 70%、42%、42%,肾氧输送和氧耗分别下降 28% 和 70%。采用非选择性 NO 合成酶抑制剂(L-NAME)和选择性 NO 合成酶抑制剂(L-NIL)预处理进一步加重皮质氧分压、髓质氧分压、肾氧输送和氧耗的下降,并使肾功能恶化。

(三)肾小管阻塞

急性肾小管坏死后脱落的细胞及碎片可阻塞肾小管,心肺复苏可能导致的溶血或挤压会使大量血红蛋白、肌红蛋白在肾小管内形成管型,造成广泛的肾小管阻塞,使原尿不易通过,形成少尿;同时,由于管腔内压升高,使有效滤过压降低,导致肾小球滤过率降低。管型阻塞是急性肾功能衰竭进一步导致 GFR 减少的重要因素。

(四)肾小管原尿返流

严重急性肾损伤时,肾小管上皮细胞广泛坏死,基底膜断裂,原尿经断裂的基底膜扩散到肾间质,直接造成尿量减少,而且回漏的原尿能引起肾间质水肿,压迫肾小管和肾小管周围的毛细血管。肾小管受压,阻塞加重,阻碍原尿在肾小管内通过并造成囊内压升高,使肾小球有效滤过压进一步降低;毛细血管受压,使肾小管供血进一步减少,导致肾损伤加重,形成恶性循环。

(五)肾组织细胞损伤

肾组织细胞(如肾小管上皮细胞、内皮细胞、系膜细胞等)受损而出现的代谢、功能及形态结构的紊乱是急性肾损伤时 GFR 持续降低的重要机制。

1. 受损细胞　①肾小管上皮细胞:肾小管上皮细胞是极性细胞,肌动蛋白细胞骨架是肾小管上皮细胞的主要骨架成分,在维持细胞结构和功能完整上起重要作用。缺血引起的 ATP 下降导致细胞骨架破坏,细胞极性丧失,细胞间紧密连接开放导致细胞功能改变。有两种肾小管损伤的病理特征,即小管破裂性损伤和肾毒性损伤。小管破裂性损伤表现为肾小管上皮细胞坏死、脱落,基底膜被破坏,肾小管各段都可受累,但并非每个肾单位都出现损伤,肾中毒及肾持续缺血者均可见到这种损伤。肾毒性损伤表现为肾小管上皮细胞大片坏死,但基底膜完整,损伤部位主要为近球小管,可累及所有肾单位,常见于肾中毒。②内皮细胞:内皮细胞肿胀,血管管腔变窄,血流阻力增加,肾血流减少;内皮细胞受损激发血小板聚集与微血栓形成以及毛细血管内凝血;肾小球内皮细胞窗变小甚至减少可直接影响超滤系数;内皮细胞释放舒血管因子减少,缩血管因子增多均可加强肾血管的持续收缩。以上因素均可导致 GFR 持续降低。

2. 细胞损伤的机制　肾小管细胞可因缺血、缺氧引起损伤,细胞内 ATP 储备不足是缺血性损伤的主要因素。细胞 ATP 不足引起依赖 ATP 的膜转运系统功能变化,导致细胞内游离钙增高、活性氧的损伤及磷脂酶的异常激活等。引起细胞损伤的因素包括:①ATP 产生减少及 Na^+、K^+-ATP 酶活性降低。缺血时因缺氧、代谢底物缺乏、线粒体氧化磷酸化速度减慢,导致 ATP 生成障碍。ATP 减少不仅减弱肾小管的主动重吸收功能,而且由于 Na^+、K^+-ATP 酶活性减弱,细胞内 Na^+、水潴留,导致细胞水肿;由于 Ca^{2+}-ATP 酶活性减弱及 Na^+-Ca^{2+} 交换的增强,造成细胞内[Ca^{2+}]超载。细胞内游离钙增加又加重线粒体的损伤,使 ATP 生成更加减少,从而形成恶性循环导致细胞死亡。②自由基产生增多与清除减少。肾缺血及缺血后再灌注均可使自由基产生增加;由于缺血引起内源性自由基清除系统如过氧化物酶缺乏而使自由基清除减少。自由基过多导致脂质过氧化、细胞蛋白的氧化及 DNA 的损伤,造成质膜完整性的破坏、蛋白功能丧失及细胞损伤修复的障碍。③磷脂酶活性增高。缺血性损伤过程中,细胞内[Ca^{2+}]升高,还原型谷胱甘肽(GSH)减少,导致磷脂酶 A_2 活性增高,细胞膜被降解,细胞骨架结构解体。肾小管上皮细胞可因缺血、缺氧打击后发生"顿抑"状态,如果肾脏损伤因素缓解或解除,则发生"顿抑"的小管细胞可能恢复功能,反之损害因素持续存在或加重,则"顿抑"的细胞进而凋亡或死亡,使得衰竭的肾脏不能恢复功能。

二、诊断

急性肾损伤的概念是 2004 年急性透析质量指导组(acute dialysis quality initiative group,ADQI)会议提出,将"衰竭"更换为"损伤",旨在早期诊断和发现急性肾功能衰竭,给予早期干预和治疗。常用的几个 AKI 诊断标准有 RIFLE 分层标准、AKIN 标准和 KDIGO 标准。

(一) RIFLE 分层标准

RIFLE 标准诊断指标为:①血清肌酐水平或肾小球滤过率较基线的变化值;②每小时尿量[ml/(kg·h)]。

依据这两项指标将 AKI 根据不同严重程度分为 5 期:①风险期(risk,R);②损伤期(injury,I);③衰竭期(failure,F);④失功能期(loss,L);⑤终末期(end stage renal disease,E)。L 期和 E 期是判断患者肾功能预后的分级,如果 AKI 患者肾功丧失超过 4 周即为失功能期(L 期),超过 3 个月即为终末期(E 期)。具体分级标准见表 15-7-1。

表 15-7-1 RIFLE 标准

分　　期	sCr 或 GRF	尿　　量
风险期(Risk)	sCr×1.5,或 GFR 下降>25%	尿量<0.5 ml/(kg·h),时间>6 h
损伤期(Injury)	sCr×2.0,或 GFR 下降>50%	尿量<0.5 ml/(kg·h),时间>12 h
衰竭期(Failure)	sCr×3.0,或 GFR 下降>75%	少尿,尿量<0.3 ml/(kg·h),时间>24 h;或无尿,时间>12 h
失功能期(Loss)	持续 ARF,即肾功能完全丧失>4 周	
终末期(ESRD)	肾功能持续丧失 3 个月以上	

（二）AKIN 标准

考虑到 RIFLE 标准把肌酐值升高 150% 作为 AKI 的评价标准过于保守，2005 年急性肾损伤网络（Acute Kidney Injury Network，AKIN）专家组对 RIFLE 标准进行了修正，发布了 AKIN 标准。将 AKI 定义为：不超过 3 个月的肾功能异常或肾脏结构异常，包括血、尿、组织检测或影像学方面的肾损伤标志物的异常。其诊断要点为：肾功能突然减退，患者在 48 h 内血清肌酐升高绝对值≥26.4 μmol/L(0.3 mg/dL)；或血清肌酐值较基线升高≥50%（增加 1.5 倍）；或尿量<0.5 ml/(kg·h)的时间超过 6 h。具体分级标准见表 15-7-2。

表 15-7-2　AKIN 标准

分　期	sCr	尿　量
1 期	sCr 绝对值升高≥26.4 μmol/L；或相对升高，sCr 较基础值升高 50% 以上	尿量<0.5 ml/(kg·h)，时间>6 h
2 期	sCr 相对升高，sCr 较基础值升高 200% 以上	尿量<0.5 ml/(kg·h)，时间>12 h
3 期	sCr 相对升高，sCr 较基础值升高 300% 以上；或绝对值≥353.6 μmol/L 且急性升高≥44.2 μmol/L 以上	少尿，尿量<0.3 ml/(kg·h)，时间>24 h；或无尿，时间>12 h

（三）KDIGO 标准

改善全球肾脏病预后组织（KDIGO）在 2012 年 AKI 临床实践指南中提出了 AKI 诊断和分级标准，将 AKI 定义为：在 48 h 内，血肌酐上升≥0.3 mg/dl(≥26.5 μmol/L)；或在 7 d 内，血肌酐升至≥1.5 倍基线值水平；或连续 6 h 尿量<0.5 ml/(kg·h)。见表 15-7-3。

表 15-7-3　KDIGO 标准

分　期	血　肌　酐	尿　量
1	上升≥0.3 mg/dl(26.5 μmol/L) 或相当于 1.5～1.9 倍的基线水平	<0.5 ml/(kg·h)，持续 6～12 h
2	2.0～2.9 倍的基线水平	<0.5 ml/(kg·h)，持续≥12 h
3	≥3 倍的基线水平或 血肌酐水平上升至≥4.0 mg/dl(353.6 μmol/L) 或开始 RRT；年龄<18 岁患者，eGFR<35 ml/(min·1.73 m²)	<0.3 ml/(kg·h)，持续≥24 h 或无尿≥12 h

（四）生物标记物诊断 AKI

随着基因组学和蛋白组学技术的应用，陆续出现一些新的 AKI 早期标志物，包括中性粒细胞明胶酶相关载脂蛋白（NGAL）、胱抑素 C（CySC）、白介素-18（Interleukin-18，IL-18）、肾损伤分子-1（Kidney injury molecule-1，KIM-1）等。①中性粒细胞明胶酶相关载脂蛋白：NGAL 是铁离子运转蛋白，在受损的上皮细胞中大量诱导，肾缺血或肾功能损害时显著上调，高表达于受损肾小管，促进上皮细胞再生，尿液和血 NGAL 检测是判断 AKI 的早期敏感且特异性的生物学标记物。②胱抑素 C：肾脏是 Cys C 是唯一的排泄器官，可自由地在肾小球滤过,并在肾近曲小管重吸收和代谢,但不被肾小管分泌,对早期 AKI 肾功能改变较敏感。③KIM-1：I 型跨膜糖蛋白,在正常肾脏不表达,缺血或肾毒性 AKI 时近端肾小管细胞中表达增加。肾组织和尿 KIM-1 升高对 AKI 有预测价值,并具有预测临床结局的作用。④白介素-18：IL-18 与肾前性氮质血症、慢性肾功能不全比较,AKI 患者尿中 IL-18 显著升高,是预测 AKI 的早期敏感指标,并且与 AKI 的严重程度和病死率密切相关。

三、防治措施

（一）预防

1. 积极寻找病因　纠正和避免任何可能导致心搏呼吸再次停止的因素。

2. 保证血流动力学稳定是维持肾脏有效灌注的前提　根据血流动力学参数指导循环容量的管理及血管活性药物的应用,避免肾脏低灌注和缺血缺氧,达到防止急性肾损伤发生发展的目的。若怀疑或明确容量丢失,则给予液体复苏,复苏液体选择应避免使用羟乙基淀粉、明胶或右旋糖酐,可给予晶体液复苏。

3. 防止肾毒性损伤　尽量避免应用有明确肾毒性的药物如氨基糖苷类抗生素、非甾体类抗炎药物、放射造影剂、两性霉素、甘露醇等。根据药代动力学采用恰当的药物剂量及正确的给药方式,必要时监测药物浓度。

4. 预防院内感染　重症感染尤其感染性休克是导致急性肾功能衰竭发生发展的重要因素之一,心肺复苏过程中由于各种导管的置入、呕吐误吸等高危因素存在,患者容易出现肺部、尿道及血行感染,预防措施包括：①限制各种导管的使用并尽早拔除；②床头抬高30°～45°,避免胃潴留,合理使用镇静药物,以避免发生吸入性肺炎；③根据细菌培养及药敏结果合理选择抗生素,并在感染得到有效控制后及早停用。

5. 利尿治疗　当血容量恢复、休克纠正后尿量仍然不增加,或出现高钾血症等,需要监测肾功能,并可给予利尿剂,预防小管堵塞,减少髓质氧耗,增加肾血流,减少液体过负荷及静脉淤血。KDIGO 指南不建议利尿剂预防 AKI 的发生,对于利尿剂有反应的患者,可使用利尿剂控制或预防液体过负荷。小剂量多巴胺应用可以增加尿量,但不能降低急性肾损伤的发生率,也无法改善肾功能。

6. 药物性预防措施　在预防急性肾损伤的临床及动物实验研究中,主要令人关注的药物包括：血管活性药物（多巴酚丁胺、多培沙明、去甲肾上腺素、血管加压素）、血管扩张剂（高选择性多巴胺 A-1 受体激动剂、茶碱类、利钠肽、磷酸二酯酶抑制剂）、其他（胰岛素样生长因子、表皮生长因子、钙离子拮抗剂、氧自由基清除剂、血管紧张素转换酶抑制剂、前列腺素 PGI_2 或 PGE_2、腺嘌呤核苷酸类药物）等。预防性药物主要用于改善肾脏血流动力学、改善肾脏细胞能量代谢,促进肾小管细胞生长及分化、抑制并调控局部及全身的炎性反应等,迄今亦无前瞻性临床对照研究证明其肾保护的临床价值。

（二）治疗

1. 治疗原发病及控制致病因素。

2. 少尿期的治疗　①维持液体出入平衡,量出为入；②维持内环境稳定,纠正酸碱及电解质紊乱。治疗高血钾,可用 10％葡萄糖酸钙 10～20 ml 静注,拮抗钾对心肌的损伤；或高糖胰岛素治疗,促进钾的细胞内外转运；甘露醇导泻,促进钾的排泄等措施。5％碳酸氢钠静滴纠酸。必要时尽早血液净化治疗；③对症治疗包括预防及控制感染、肺水肿的抢救、高血压的控制、止吐等；④血液净化治疗参见下文"肾脏替代治疗"。

3. 多尿期的治疗 维持水、电解质和酸碱平衡。

4. 恢复期的治疗 定期随访肾脏功能，避免药物等损害肾脏的因素。

四、肾脏替代治疗

肾脏是参与机体代谢的重要器官之一，在心肺复苏后一旦出现急性肾损伤将直接影响复苏的最终成功率，有效的肾脏替代治疗有助于度过急性期难关，提高心肺复苏后患者的生存率。

肾脏替代治疗是指模拟肾脏的功能将循环中的电解质、水、代谢产物、药物及其他水溶性溶质通过滤器的半透膜，从而排出毒物、代谢废物及过重的容量负荷，维持内环境的稳定。目前常见的肾脏替代治疗主要包括以下几种：①间歇性血液透析（intermittent hemodialysis，IHD）；②腹膜透析（peritoneal dialysis，PD）；③连续性血液滤过（continuous hemofiltration，CHF）以及由此衍生的连续性血液透析滤过（continuous hemodiafiltration，CHDF）、连续性动-静脉血液滤过（continuous arterio-venous hemofiltration，CAVH）、连续性静脉-静脉血液滤过（continuous veno-venous hemofiltration，CVVH）、连续性静脉-静脉血液滤过透析（continuous veno-venous hemodiafiltration，CVVHD）、缓慢连续性超滤（slow continuous ultrafiltration，SCUF）等，统称为连续性肾脏替代治疗（continuous renal replacement therapy，CRRT）。由于连续性肾脏替代治疗可以连续进行，床边实施，设备简单，操作灵活，并可以清除体内的中分子物质和炎性介质，因此在危重患者的临床治疗中应用更加广泛。

血液滤过

血液滤过是指模拟肾小球滤过的原理将患者的血液引出体外，通过特殊的血液滤过装置清除体内的代谢产物、废物或毒物，并补充相近体积的液体和血浆（置换液），达到清除水分和纠正代谢紊乱的目的。血液滤过是危重患者急性肾功能衰竭的优先治疗手段。自1977年原联邦德国 Kramer 首次将动脉-静脉血滤用于治疗急性肾衰，近 30 年来，随着对其研究及认识的不断深入，该技术的安全性和有效性不断提高，减少了对血流动力学的依赖及影响，衍生出各种改良型的血液滤过方法。

1. 基本原理 肾脏替代治疗中溶质的转运机制主要有两种：弥散和对流，血液滤过主要是通过对流的方式清除溶质，而血液透析则主要是利用弥散的方式清除溶质，目前衍生的血液透析滤过方式是综合弥散和对流的作用清除中小分子物质。

（1）对流：对流是指溶质和溶剂在跨膜压差的作用下一起通过半透膜，此过程称为超滤，可以表达为公式一：

$$Qf = Km \times (Pb-Puf-P)（公式一）$$

Qf 为超滤率，Km 为半透膜的超滤系数，Pb 为血流量对半透膜的静水压，Puf 为超滤液的静水压，P 为血浆蛋白胶体渗透压。超滤时不同的溶质通过半透膜的速率不同，这取决于半透膜的排斥系数（σ），σ 取决于半透膜的孔径、溶质分子的大小及膜的选择通透性，一般用于肾脏替代治疗的半透膜，白蛋白的 σ 值为 1（即完全排斥，不能滤过），分子量小的溶质 σ 值趋向 0（如尿素），易于被滤过，其通过半透膜的浓度和血浆中的浓度相等。另一个评价溶质通过半透膜能力的指标为筛系数(S),S＝1－σ,筛系数与排斥系数恰恰相反,尿素的S值为1,而白蛋白的S值为0,对流时溶质X的跨膜清除率(Jc)表达为公式二:

$$Jc＝UF[X]UF(公式二)$$

UF为超滤液的量,[X]UF为超滤液中溶质X的浓度。根据以上公式,我们可以推导出对流时溶质的清除率(Kc)表示为公式三:

$$Kc＝Qf[X]UF／[X]Pw(公式三)$$

Qf为超滤率,[X]UF／[X]Pw指的是超滤液和血浆中溶质的浓度比值,即筛系数。当筛系数为1时,溶质的清除率与超滤率相等。

在对流清除模式中,可以通过自由控制超滤率来调节溶质的清除率,但是超滤率受许多因素的影响。①血流量:跨膜压差随血流量的增加而增加,因此对于自动超滤模式血流量越大,超滤液就越多,溶质清除率就越高。②滤器内的压力梯度:增加超滤液静水压的负值或降低胶体渗透压(前稀释法)可以使超滤增加,通过增加滤器的长度、使用负压吸引或调节滤液收集器的位置,使超滤液一侧产生负压,超滤率增加,滤器与滤液收集器之间的垂直距离每增加1 cm可以产生0.74 mmHg的负压。随着超滤的增加,血浆水不断清除,胶体渗透压逐渐升高,如果滤器足够长,到某一点时胶体渗透压和静水压平衡超滤即停止。③血液黏度:血浆水的丢失、血液浓缩及血浆胶体渗透压的升高,使血液黏滞度增高,降低了毛细血管的血流量,使超滤率降低,容易导致循环不稳定及滤器凝血,因此只有保证充足的血流量才能通过增加超滤率而增加清除率。滤过分数(即滤器内水分被清除的比例)就是保证循环安全的较好的指标,对于血细胞压积为0.30的患者,滤过分数为20%～25%比较合适。④滤过膜:滤过膜不同对溶质的清除率也不同,不同的膜其筛系数不同,特别对于中分子物质,它们不能通过低通量的膜,但能从高通量的膜滤出。

(2)弥散:弥散是指在有限的分布空间里,半透膜两侧的溶质有达到相同浓度的趋势,因此膜两侧的浓度差是溶质弥散的动力,最终导致溶质由高浓度侧向低浓度侧转运。溶质的转运过程可表达为公式四:

$$Jd＝DTA(dc/dx)(公式四)$$

Jd为溶质的流量,D为弥散系数,T为溶质温度,A为半透膜的表面积,dc为半透膜两侧溶质的浓度梯度,dx为半透膜的厚度,如果半透膜的通透性仅允许分子量小于500道尔顿的溶质通过,那么通过弥散只能清除分子量小于500道尔顿的溶质。

虽然对流和弥散的原理完全不同,但两者在某些肾脏替代治疗中常同时存在,很难完全区分开。比较弥散和对流两种溶质清除方式,对流可以清除中分子物质。对于危重病患者来说,对流还可以清除许多炎症介质,减轻炎症反应,有辅助治疗的作用。此外,对流的操作方式简单、容易控制,因此目前在危重病治疗方面倾向于选择对流的方式清除溶质。

2. 血液滤器 血液滤器根据材质、通透性等有不同的种类,对血液净化的效率也有一定的影响。

(1)血液滤器的分类:根据制作材料的不同,血液滤器主要可以分为两类:纤维素膜滤器和合成膜滤器。根据滤器的超滤系数分类,即滤器清除水的能力不同,将滤器分类为:①高通量滤器(high-flux):Kuf＞20～50 ml/(mmHg·h),高透水性,在同样跨膜压下可滤出更多水分。②低通量滤器(low-flux):Kuf＜2～10 ml/(mmHg·h),低透水性。滤过膜的一般要求是:a. 良好的生物相容性;b. 中小分子能够被滤过,而大分子物质不能通过;c. 高通透性、高滤过率和抗高压性。纤维素膜滤器的纤维素膜一般均为低通量膜,如铜玢膜、醋酸纤维膜等,该种膜对水的通透系数<10。纤维素膜很薄,亲水性强,厚度为 $5\sim15\ \mu m$。而合成膜滤器常用的合成膜有聚丙烯膜、聚砜膜、聚酰胺膜等,合成膜是高通量膜,对水的通透系数>30,厚度为 $40\sim100\ \mu m$,厚度不均匀,包括内皮层和外周的海绵层。由于膜的孔隙大,因此可通过 $10\sim30\ 000$ 道尔顿的大小不等的分子,合成膜还具有疏水性。它对溶质的筛系数较大,可以通过各个分子量范围的溶质,因此它适合用于对流的方式清除溶质,滤过率高。血液滤过多采用的是空心纤维型滤器。

根据滤器对中分子溶质(分子量>10 000 道尔顿)的通透性又分为低通透性滤器和高通透性滤器,其中研究最多的中分子物质是 β_2 微球蛋白,它在透析相关性淀粉样变性的发生中起重要作用。高通透性滤器能够滤出或黏附过敏毒素 C3a、C5a 以及其他炎症介质,如 TNF-α、IL-1,但是由于大孔径的膜也可能将炎症反应中保护性炎性介质滤出。

(2)不同滤器对补体的影响:生物相容性差的滤器与血浆接触后可以激活补体,这种反应对于急性肾损伤的患者尤为重要,因为急性肾损伤时,由于缺血、外伤、休克、脓毒症等因素使机体对刺激特别敏感。膜的生物相容性对肾功能预后也产生影响。间歇性血液透析可以增强细胞表面白细胞黏附分子的表达,刺激氧自由基的合成,引起血栓素的释放,使单核细胞 IL-1、IL-2 和 TNF 的生成增加。有研究表明,铜玢膜比合成膜更容易激发以上反应,因此纤维素生物膜可以导致补体和中性粒细胞活化,延迟肾功能的恢复。

(3)血液滤器的选择:不同的血液滤过方式选择不同的滤器。高分子合成膜材料制成的滤器,其膜通透性高,生物相容性好,不容易激活补体,对凝血系统的影响也小,血流阻力小,需要预充的血量少。

3. 血管通路的建立 建立良好的血管通路是血液滤过的一个重要步骤,血管通路包括两部分:一是动脉系统,它主要是提供压力驱动血液循环,此外还有静脉系统,静脉的低压力允许血液返回患者体内。有的血液滤过是借助血泵驱动体外循环而不需要动脉系统,因此根据体外循环是否需要血泵,血液滤过血管通路的建立可以有两种方式:动脉-静脉系统和静脉-静脉系统。

(1)血管通路的选择:CVVH 时血管通路的建立需要置入双腔静脉导管,目前市场上销售的双腔静脉导管一般的型号为 $11.5\sim13.5F$。尽管双腔导管的管径大,穿刺时有导致渗血的可能,但是它克服了重复循环的问题,双腔静脉导管的静脉孔(输入端)在动脉孔(输出端)之前 $2\sim3\ cm$,减少了滤过后的血液与未滤过的血液的混合,减少了重复循环,一般双腔静脉导管的重复循环率为 $10\%\sim25\%$,血流量为 $100\sim200\ ml/min$。理想的导管均应该由生物相容性好、柔韧、能抵御细菌侵入的材料制成,并且价格适中,使用方便。

(2)置管部位的选择:静脉置管首选的部位是右侧颈内静脉,可选用的导管置入部位为股静脉和锁骨下静脉,小儿可选用脐静脉置管。危重病患者双腔静脉导管的部位选择通常是根据患者的病情而定,如果患者存在凝血功能障碍,那么选择股静脉穿刺置管比较安全,因为如果误穿入股动脉便于按压止血。严重的肺部疾病及机械通气的患者选择股静脉置管也比较安全,因为减少了颈内静脉或锁骨下静脉置管引起气胸的可能。但是股静脉置管感染的发生率高于颈内静脉或锁骨下静脉,而且它限制了患者下肢的活动,当患者处于坐位或步行时增加了导管移位、折叠及出血的机会,因此股静脉置管要求患者减少活动,活动的减少可能影响伤口的愈合及营养状态的恢复。锁骨下静脉置管发生静脉狭窄的概率高于颈内静脉,严重者可以引起永久性动-静脉瘘甚至造成不可逆性肾功能不全,静脉狭窄的发生与置管的次数、导管存留的时间、内皮损伤等高度相关。有人认为气管插管的患者应该避免选择颈内静脉置管,因为经口气管插管与颈内静脉相邻,气道内的病原微生物污染静脉导管,引起导管相关性感染。静脉导管只能用于血液滤过,而不能用于输液、取血标本等。

4. 抗凝技术 血液滤过时,血液与滤器的滤过膜相接触可以激活凝血系统,为了减少膜的接触反应,保证有效的溶质清除及适当延长血管通路的使用寿命,血液滤过时需要抗凝。理想的抗凝剂应具备:①抗血栓作用强;②引起出血的危险性小;③抗凝最好只局限于滤器;④药物监测简单、方便;⑤全身应用无不良反应;⑥若使用过量,有相应的拮抗剂。目前的各种抗凝技术各有其优缺点,常用的抗凝技术分为:全身抗凝、局部抗凝和无抗凝技术。

(1) 全身抗凝:全身抗凝指的是抗凝作用不仅局限于体外循环的滤器和血管通路,还包括体内的血液循环。常用的全身抗凝技术包括全身肝素抗凝和低分子肝素抗凝。①全身肝素抗凝:是最常用的抗凝方法,如无禁忌证,可以给予肝素全身抗凝。方法为:首先用含2 400 U 肝素的 2 L 生理盐水预充滤器及血管通路,因为部分肝素可以被膜的中空纤维吸附,滤过时防止滤器凝血。然后给予肝素负荷量 $0.25 \sim 0.5$ mg/kg,维持量约为 0.25 mg/(kg·h),维持部分活化凝血时间(APTT)为正常值的 $1.5\sim2$ 倍($45\sim60$ s),防止全身出血。②低分子肝素抗凝:肝素的抗凝主要在于它对凝血酶和因子 Xa 的抑制作用,抑制凝血酶容易导致出血,抗血栓活性取决于因子 Xa 的活性,而低分子肝素(分子量 4 000~7 000 道尔顿)对凝血酶作用弱,主要抑制因子 Xa 的活性,因此它具有抗血栓作用却减少了出血的可能,是一种较理想的抗凝剂。但是低分子肝素的需要监测因子抗 Xa 因子活性,监测手段复杂,而且其价格明显高于肝素,鱼精蛋白对其不能完全中和,目前尚无充分的对照试验证明它优于常规的肝素抗凝技术。

(2) 局部抗凝:主要有两种。①局部肝素抗凝:由于肝素的全身使用可以引起出血,尤其对于已存在明显出血倾向需要避免全身抗凝的患者,适合采用局部肝素抗凝的方法,具体做法是在滤器前给予肝素全剂量抗凝,滤器后及血液输回体内之前给予鱼精蛋白对抗肝素的作用,用药方式为持续静脉泵入,肝素和鱼精蛋白用药的比例为100(U):1(mg)。不同的滤器膜对抗凝剂的要求可能也不相同,膜的生物相容性受抗凝剂的影响,肝素膜正在研究之中,它的出现可以减少滤器的凝血和肝素的使用。②局部枸橼酸抗凝:另一种局部抗凝的方法是利用枸橼酸盐与钙螯合起到抗凝的作用,滤器后需要由另外的管道注入氯化钙,补充被螯合的钙,恢复凝血功能。枸橼酸钠的补充速度为血流量的 $3\% \sim 7\%$,一般剂量为 $5\sim10$ ng/(kg·min),使滤器后 ACT 保持为 $180\sim200$ s。这种局部抗凝的方法的优点是适用于由于肝素的使用而导致严重血小板减少的患者,其缺点是可以引起代谢性碱中毒,并且需要强大的弥散作用清除枸橼酸钙。

(3) 无抗凝技术:对于活动性出血、凝血功能障碍和严重的肝脏疾病患者可以采用无抗凝技术,具体的方法是用含肝素的生理盐水预充滤器和血管通路,然后浸泡 $15\sim30$ min,开始治疗前用生理盐水冲洗滤器及管路,血流速度保持在 $200\sim300$ ml/min,每 60 min 用生理盐水 $100\sim200$ ml 冲洗滤器,这样有时仍然可以保证良好的体外循环,挽救患者的生命。

5. 置换液 置换液的配制原则上应该使置换液中电解质的成分与血浆中的成分相近,根据患者病情的不同可选用不同的配方(常用的置换液配方及相应的血浆分子浓度见下页表15-7-4 和表 15-7-5),维持机体水、电解质及酸碱平衡。

(1) 常用的置换液配方:①生理盐水 2 000 ml,5%葡萄糖液 500 ml,5%碳酸氢钠 125 ml,25%硫酸镁 1 ml,10%氯化钙 10 ml,10%氯化钾 10 ml,碳酸氢钠应在使用前加入,或单独加入,以免与钙、镁形成沉淀。置换液离子浓度(mmol/L):[Na^+]146 mmol/L,[Cl^-]117 mmol/L,

［HCO_3^-］28 mmol/L，［K^+］3.8 mmol/L，［Ca^{2+}］3.6 mmol/L，［Mg^{2+}］1.58 mmol/L。②Port 配方：第一组为等渗盐水 1 000 ml＋10%氯化钙 10 ml；第二组为等渗盐水 1 000 ml＋50%硫酸镁 1.6 ml；第三组为等渗盐水 1 000 ml；第四组为 5%葡萄糖 1 000 ml＋碳酸氢钠 250 ml。若为糖尿病患者，该配方 5%葡萄糖液 1 000 ml 可改为 5% 500 ml＋灭菌注射用水 500 ml。③原南京军区总院配方：将等渗盐水 3 000 ml＋5%葡萄糖液 1 000 ml＋10%氯化钙 10 ml（5 mmol/L）＋50%硫酸镁 1.6 ml（3 mmol/L）装入输液袋中，并与 5%碳酸氢钠 250 ml 用同一通道输入，但两组液体不能混匀，以免产生沉淀。最终的离子浓度与 Port 配方相同。

表 15－7－4　常用置换液配方

成　分	生理盐水	5%GS	5%CaCl₂	25%MgSO₄	H₂O	5%碳酸氢钠	B 液		总　量
							5%碳酸氢钠	5%CaCl₂	
Port 配方	3 000	1 000	20	3.2	0	0	250	0	4 273
配方 1	3 000	250	30	3	750	0	250	0	4 283
配方 2	250	0	3	3	750	250		30	4 283

表 15－7－5　三种置换液与正常血浆分子浓度比较

成　分	糖	［Na^+］	［Ca^{2+}］	［Mg^{2+}］	［Cl^-］	［HCO^{3-}］	［SO_2^{2-}］	总分子浓度
Port 配方	59.1	142.8	1.59	0.76	111.2	34.8	0.76	351.0
配方 1	13.8	142.5	2.38	0.71	112.5	34.7	0.71	307.3
配方 2	13.8	142.5	2.38	0.71	112.5	34.7	0.71	307.3
血浆	3.9～7.8	135～140	2.1～2.5	0.7～1.1	96～105	22～27		208～320

（2）置换液选择：主要有乳酸盐置换液与碳酸氢盐置换液，临床研究结果发现两种液体在尿毒症的控制、血流动力学的稳定性、血乳酸盐的浓度、酸碱平衡、对机体代谢的影响及电解质的平衡等六个方面无显著性差异。乳酸盐置换液的优点在于其性质稳定，可较长时间储存，但以下两类患者应避免乳酸盐缓冲液的使用：①乳酸代谢能力下降的患者，如肝功能障碍或肝移植术后患者；②乳酸产生增多的患者，如循环不良、组织灌注不足时，机体乳酸产生过多。此时，应改用碳酸氢盐置换液。碳酸氢盐置换液的不足在于使用时要临时配制，放置时间稍长可出现沉淀。

（3）置换液的输注方式：置换液的输入途径有前稀释法和后稀释法两种，后稀释法血液流经滤器时尚未被稀释，可以节省置换液的用量，溶质清除率高，但当红细胞比容较高时容易在滤膜上形成覆盖层或被凝固物堵塞，滤过率降低。前稀释法血流阻力小，超滤量大，滤膜不易被凝聚物堵塞，肝素用量小，出血的发生率低，滤器使用时间长，而且停止血滤时滤器内的残余血量少，但如果每日的超滤量低于 10 L 时，前稀释法会影响超滤效果。

6. 血液滤过时的液体平衡　血液滤过时需要每小时设置超滤量，统计出入量，以免出现容量失衡的状态。同期的入量主要包括置换液的量、静脉输液的量或口服（鼻饲）的量，而同期的出量则主要包括超滤液的量、大小便的量、外科引流液的量、胃肠减压的量及其他液体丢失量。如果同期的入量大于出量则为正平衡，出量大于入量则为负平衡。可以通过临床监测及有创血流动力学监测（如中心静脉压、肺毛细血管楔压等）评估患者的容量状态，调整液体平衡方案。如果存在容量不足，血滤时可以保持正平衡；如果组织间水肿或第三间隙液体积聚,可以给予白蛋白或血浆后通过血液滤过将间隙内的水肿液超滤出来。

7. 各种 CRRT 的特点 随着对血液滤过及透析原理研究的深入,CRRT 包括 CVVH、CAVHDF、CVVHDF、CAVHD、CVVHD 和 SCUF 等模式,各种方式具有不同的特点。①CVVH:是留置单针双腔的静脉导管,借助于血泵的作用维持体外循环,血流速度可以达到 $100\sim200$ ml/min,前稀释法置换液的量为 $48\sim56$ L/d,CVVH 的尿素清除率可达 $10\sim20$ ml/min;②CVVHDF:是在 CVVH 的基础上发展起来的,也需要置双腔静脉导管,溶质转运的原理为弥散,弥补了 CVVH 对尿素等小分子物质的清除,超滤率约 10 ml/min,透析液的量达 $20\sim40$ ml/min;③CVVHD:置入双腔静脉导管,并利用血泵驱动血液循环,其尿素清除率为 $14\sim16$ ml/min;④SCUF:利用超滤的作用脱水,既不需要置换液也不需要透析液,利用血泵驱动血液循环,SCUF 对溶质的清除率较低,主要用于难治性心衰、水肿、心脏直视手术创伤或大手术后容量负荷过重的情况。

8. 各种代谢成分的控制

(1) 溶质的清除:血液滤过对水的清除能力强,但对中小分子溶质(如尿素)的清除能力较差,提高尿素清除率的方法主要有以下三方面:①提高超滤率,增加超滤液的量;②超滤时加用负压泵增加超滤率;③与弥散透析的方式结合,增加中小分子溶质的清除,如采用 CVVHD、CVVHDF 的方式。

(2) 电解质:对于高钠和低钠血症的患者有特殊的适应证,可以通过改变置换液中钠离子的浓度缓慢地纠正血钠浓度的异常,既能有效纠正电解质紊乱,又能防止由于快速纠正高钠或低钠血症引起的脑细胞水肿或脱水。对于高钾血症可以选用无钾置换液,低钾血症时相应的增加置换液中的钾离子浓度,都可以纠正电解质紊乱。

(3) 酸碱平衡:无论是代谢性酸中毒还是代谢性碱中毒都可以通过血液滤过纠正代谢紊乱,代谢性酸中毒可以补充碳酸氢钠,代谢性碱中毒可以减少碳酸氢钠的输入。

9. CRRT 的特点 与间歇性血液透析及腹膜透析等肾脏替代治疗相比,CRRT 具有以下几方面的优点(见表 15-7-6)。

表 15-7-6　CRRT 与血液透析和腹膜透析的比较

指　　标		血液透析	腹膜透析	CRRT
血流动力学的稳定性		—	+	++
水的清除		++	+	+++
代谢性酸中毒的纠正		++	+	+++
肠内和肠外营养支持		—	—	++
溶质清除率	小分子(Mr<500)	++	+	+++
	大分子(Mr>500)	—	+	+++
血管通路的并发症		+	—	+
对抗凝的要求		+	—	+
复杂性		+++	+	++

(1) 设备简单,操作方便:与间歇性血液透析相比,CRRT 不需要特殊的水处理设备,不需要透析装置,适用于紧急床边肾脏替代治疗,方法简单,操作方便,医护人员不需要特殊专业的训练,容易在各个层次的医院开展。

（2）血流动力学稳定：间歇性血液透析时由于超滤率过高，超过了组织间液对血浆的再充盈率；血液与滤膜接触，导致 IL-1 的释放增加，而且透析液中的致热原黏附到滤膜上，并能穿过滤膜进入血液，激活单核细胞产生 IL-1，引起低血压和休克；晶体物质被迅速清除，使血浆的晶体渗透压降低，水分从细胞外进入细胞内，因此细胞外液量减少，细胞内水肿，血流动力学不稳定，而血液滤过则克服了以上缺陷，它是持续、缓慢、等渗的清除水分及溶质，血流动力学稳定，因此适用于心血管功能不稳定、血压偏低的患者。

（3）滤器膜的生物相容性好：由于血液滤过使用的膜多为人工合成膜，生物相容性好，血液与滤膜接触不容易激活补体或引起炎性介质的释放，低氧血症罕见；此外，它能够黏附或清除部分的炎症介质，适用于 SIRS 的患者。

（4）溶质的清除稳定：CRRT 是缓慢、持续、等渗的清除水分与溶质，血液中溶质浓度比较稳定，而间歇性血液透析则是快速清除溶质，使溶质浓度快速下降，停止透析后溶质浓度逐渐上升，因此血液中溶质的浓度变化呈波浪形曲线。当 CRRT 的超滤率为 1 L/h 时，溶质的清除率相当于每周每日血液透析的效果，当超滤率增加至 2 L/h 时相当于每周每日血液透析 6～8 h。

（5）营养支持：间歇性血液透析时，由于需要限制液体的入量防止出现肺水肿，因此难以进行完全静脉营养或肠内营养支持，而目前认为急性肾功能衰竭尤其是伴有高分解代谢的患者需要补充充足的营养和蛋白质，CRRT 时在缓慢超滤水分的基础上可以给予完全营养支持，改善患者的营养状态。

（6）对炎性介质的清除：间歇性血液透析由于滤器膜的孔径小，不能通过分子量为 1 000～3 000 道尔顿的分子，因此几乎不能清除炎性介质，而 CRRT 的滤膜能够通过中小分子的溶质，并且部分炎性介质还能黏附于滤膜的表面，因此 CRRT 在 SIRS 早期对清除炎性介质，减轻炎性反应起到一定的作用。

（7）急性肾功能衰竭时肾功能的恢复：有研究表明间歇性血液透析还可能使急性肾功能衰竭患者的肾功能恢复延迟，原因可能与减少肾血流量有关，而 CRRT 有助于肾功能的恢复。

（8）细胞外液量稳定：间歇性血液透析前细胞外液量最多，经过血液透析后细胞外液量明显减少，然后再经过饮食或输液等补充细胞外液量又增加，因此间歇性血液透析时细胞外液量变化大，而 CRRT 时持续、缓慢地超滤水分，细胞外液量稳定，不容易引起失衡综合征。

10. CRRT 的并发症　与间歇性血液透析和腹膜透析相比，CRRT 的并发症相对较少，常见的并发症如下。

（1）导管相关的并发症：①穿刺置管引起的出血和局部血肿形成；②导管相关性感染；③穿刺置管引起的气胸、血胸等；④气栓形成。现在的采用泵的肾脏替代治疗都有特殊的监测装置和报警系统，管道中发现微量气体就会报警，防止气栓的形成。当导管连接不良时，吸气相产生负压，可以将气体吸入血液循环，引起气栓。

（2）滤器和血管通路相关的并发症：①泵管破裂：可能与泵管使用时间过长，泵管摩擦导致破裂；②滤器内漏血：这与滤器内压力过高有关；③滤器和管路内凝血：这与患者的高凝状态或肝素使用剂量不足有关。

（3）抗凝相关的并发症：①出血：肝素使用剂量过大可以引起全身多部位多脏器出血的发生；②体外循环凝血：与肝素使用剂量不足有关；③血小板降低。

（4）全身并发症：①低血压：如果液体平衡管理不当，可能由于过度超滤而引起低血压；

②酸碱平衡及电解质紊乱：由于置换液配制和补充不当引起；③营养物质的丢失；④长期血液滤过引起的内分泌功能失调。

（顾　勤）

第八节　心肺复苏后肠功能衰竭防治

肠道不仅完成营养物质的消化和吸收，还是重要的内分泌、代谢和免疫器官，对缺血缺氧极为敏感。心搏骤停及心肺复苏过程中肠道组织发生严重的缺血缺氧性损伤。肠道组织的保护与肠功能衰竭的防治在心肺复苏后的综合治疗中占有重要地位。

一、概念演变

1950 年代文献中开始出现"肠衰竭（intestinal failure）"一词，但是没有给出准确的定义。1956 年 Irving 认为肠衰竭是"功能性肠道减少，不能满足食物的消化吸收"。直到 1980 年代随着多器官功能衰竭研究的逐渐深入，肠衰竭再次进入研究者的视野。Fleming 和 Remington 首先提出肠衰竭的定义为"肠道功能下降至难以维持消化、吸收营养的最低需要量"。2001 年 Nightingal 将肠衰竭的定义更新为"由于肠道吸收能力的降低，需要补充营养物、水和电解质以维持患者健康"。2006 年的国际共识提出了包含肠衰竭病因在内的新定义：肠衰竭是由于肠梗阻、肠道运动障碍、外科切除、先天性缺陷或肠道本身病变引起的肠吸收功能丧失，机体不能满足蛋白质-能量、液体、电解质和微量营养物质的平衡。早期肠衰竭定义对肠功能的认识偏重于对营养物质的消化吸收功能，忽视了肠道的其他功能（如蠕动、免疫调节、激素分泌、黏膜屏障等）。

在严重应激的情况下，肠黏膜屏障功能障碍的危害性远远大于单纯的消化吸收功能不足。1992 年 Deitch 提出的诊断标准区分了"肠功能障碍"（定义为腹胀，不耐受食物 5 d 以上）和"肠衰竭"（定义为应激性溃疡出血需要输血或发生非结石性急性胆囊炎）。1990 年代以后人们在临床工作中逐渐认识到以"肠功能障碍"替代"肠衰竭"更能反映出肠损伤后的临床发展规律，且肠功能障碍是影响危重患者预后的一个重要指标。2004 年黎介寿认为，以"肠功能障碍"一词代替"肠衰竭"更适合临床的需要，肠功能障碍应包含消化、吸收障碍与肠黏膜屏障障碍，建议将肠功能障碍定义为"肠实质和（或）功能的损害导致消化、吸收和（或）黏膜屏障功能障碍"。

2012 年欧洲危重病医学会提出急性胃肠损伤（acute gastrointestinal injury，AGI）概念，将肠功能障碍视为一个发展过程，并将其按严重程度分级。AGI 严重程度分为 4 级：Ⅰ级，存在胃肠道功能障碍和衰竭的风险；Ⅱ级，胃肠功能障碍；Ⅲ级，胃肠功能衰竭；Ⅳ级，胃肠功能衰竭伴有远隔器官功能障碍。

二、肠功能衰竭的发生机制

（一）低灌注导致肠道缺血性损伤

低血容量时，机体经交感神经和循环系统中血管活性物质（如血管紧张素Ⅱ、血管加压素）调节血液的再分配，以优先保证脑、心等重要器官供血，胃肠道血流量锐减，胃肠道组织动脉氧分压降低。心搏呼吸骤停时，胃肠道呈现缺氧状态。心肺复苏后，临床上循环似乎已经获得"充分复苏"时,肠道仍处于缺血缺氧状态。

(二)细菌易位与全身炎症反应

肠黏膜对缺血缺氧极为敏感。肠道黏膜从肠绒毛顶端逐渐向黏膜肌层发生坏死,引起肠黏膜细胞间紧密连接和桥形连接加宽和破裂,肠黏膜通透性增加,肠道内细菌和内毒素移位。肠道内细菌和内毒素穿越黏膜屏障,攻击肠道免疫细胞,激发肠道炎症反应、加剧缺血再灌注损害,并进一步激发炎症反应,免疫炎性介质释放。休克肠道低灌注后,肠道变成了一个细胞因子生成器官,引发强烈的炎症序贯反应,包括引爆的中性粒细胞,增加表达CD11的中性粒细胞,以及血管内皮细胞增加细胞内黏附分子表达,导致炎症反应增强,抗炎免疫反应抑制,炎症/抗炎免疫反应失衡,肠道防御功能障碍。肠道内大量细菌和内毒素进入至体循环系统的通道,引起脓毒症和远隔脏器损害,导致 MODS。

(三)免疫炎症反应

单核细胞/巨噬细胞和抑制 T 细胞是免疫炎性反应调节的关键细胞。创伤攻击,一般由中性粒细胞和组织巨噬细胞、失活靶组织介导非特异性炎症反应,直至由入侵细菌引发特异性免疫炎症反应,通常是局部炎症反应过程。而严重创伤、肠道缺血/再灌注攻击,早期即出现全身性过度免疫炎症反应,即 SIRS。宿主免疫功能下调,减少粒细胞生成、PMN 数量和功能,淋巴细胞分裂,CD4/CD8 比例,IL-2 和 IL-2 受体,TH1 至 TH2 转换及 IgM 至 IgG 转换。这种免疫炎症反应功能下调是一个保护性机制,以限制过度免疫炎症反应发展。然而,持续而不适当下调免疫炎症反应,则导致免疫炎症反应调节功能障碍,危及宿主对后期感染的应答,诱发延迟性免疫抑制与后发性 MOF。

三、临床表现与诊断

(一)临床表现

肠功能障碍和肠功能衰竭主要表现为腹痛、腹胀、腹泻或便秘,以及消化道出血等,常伴有消化、吸收功能障碍,或出现不能耐受食物或营养物等症状。

腹泻是指 3 次/d 或以上的稀便或水样大便,总重量超过 $200\sim250$ g 或体积超过250 ml。便秘指排便中断 3 d 以上,可伴有排便不适或很少、排便困难和排便疼痛等症状。

(二)诊断标准

根据欧洲危重病医学会的标准,AGI 严重程度分为 4 级,详见表 15 - 8 - 1。

表 15 - 8 - 1 AGI 的分级与临床表现

分级	概　念	临 床 表 现
I 级	存在胃肠道功能损伤的风险	恶心,呕吐 肠鸣音消失,肠动力减弱
II 级	胃肠功能障碍	胃轻瘫,大量胃潴留或反流 消化道麻痹,腹泻 少量出血 喂养不耐受 腹腔内高压 I 级(IAP= $12\sim15$ mmHg)

（续表）

分级	概　念	临　床　表　现
Ⅲ级	胃肠功能衰竭	上、下消化道出血 胃大量潴留 持续胃肠道麻痹,肠道扩张。 IAH进展至Ⅱ级(IAP 15～20 mmHg),腹腔灌注压下降(APP＜60 mmHg) 喂养不耐受,可能与MODS相关
Ⅳ级	胃肠功能衰竭伴有远隔器官功能障碍	肠道缺血坏死 大量胃肠道出血 腹腔间隔室综合征(ACS) MODS/MOF

四、肠道保护和肠功能衰竭的治疗原则

肠道保护应该贯穿整个治疗过程,尽量减少肠道缺血缺氧时间是保护肠道的根本。成功的心肺复苏,及时恢复全身循环,恢复氧供和营养物质的输送,才能从根本上减少肠功能障碍的发生。肠功能障碍和衰竭的治疗原则主要包括:积极治疗引起肠功能障碍的原发疾病,调整内稳态、改善肠道微循环,合理肠内肠外营养支持,促进肠黏膜修复,维护肠黏膜屏障,维持肠道菌群平衡等。基于欧洲危重病医学会对AGI的分级,相应的处理措施总结于表15-8-2。

表15-8-2　AGI的处理措施

分级	概　念	处　理　措　施
Ⅰ级	存在胃肠道功能损伤的风险	早期(24～48 h)肠内营养 避免或减少使用损伤胃肠动力的药物(如儿茶酚胺、阿片类药物)
Ⅱ级	胃肠功能障碍	应用胃肠动力药 开始或维持肠内营养 如果发生大量胃潴留或反流,或喂养不耐受,可尝试给予少量的肠内营养 胃轻瘫患者,当促动力药无效时,考虑给予幽门后喂养
Ⅲ级	胃肠功能衰竭	监测和处理IAH 停用导致胃肠道麻痹的药物 避免给予早期的肠外营养(住ICU 7 d内)以降低院内感染发生率 需常规尝试性给予少量的肠内营养,提倡滋养性肠内喂养 应用抑酸剂(H_2RB、PPI)、生长激素抑制剂 处理其他疾病,维护脏器功能
Ⅳ级	胃肠功能衰竭伴有远隔器官功能障碍	停止肠内营养 应用抑酸剂(H_2RB、PPI) 生长激素抑制剂 早期上消化道内镜检查 急诊手术

（孙海晨）

参 考 文 献

1. 朱志军,杨兴易,陈学云,等. 复苏犬心肌损伤的实验研究[J]. 急诊医学,1998,7(2):87～89

2. 农智新. 奥美拉唑防治心肺复苏患者并发上消化道出血的疗效观察[J]. 急诊医学,1999,8(1):46～47

3. 王一镗. 王一镗急诊医学[M]. 第二版. 北京:清华大学出版社,2015:47～64

4. Nagel EL, Fine EG, Krischer JP, et al. Complications of CPR[J]. *Crit Care Med*, 1983,11:685

5. Bush CM, Jones JS, Cohle SD, et al. Pediatric injuries from cardiopulmonary resuscitation[J]. *Ann Emerg Med*, 1996,28(1):40～44

6. Stone BJ, Chantler PJ, Baskett PJ. The incidence of regurgitation during cardiopulmonary resuscitation:comparison between the bag valve mask and laryngeal mask airway[J]. *Resuscitation*, 1998,38(1):3～6

7. 王一镗. 实用急诊医学[M]. 南京:江苏科学技术出版社,1993:81～124

8. 魏刘华,王一镗. 东莨菪碱、过氧化氢酶对家兔 SMAO 休克再灌流小肠组织自由基的作用[J]. 急诊医学,1993,2(3):156～160

9. 魏刘华,朱洪生,魏丕激. 东莨菪碱和过氧化氢酶对缺氧、再灌流动脉血管内皮细胞、可溶性黏附蛋白 GMP-140、前列腺素、血栓素 A_2 释放的影响[J]. 中国急救医学,1994,14(2):封二～4

10. 顾懋栋,吴华民,吴熹,等. 去白细胞血液预防家兔缺血心肌再灌注损伤的实验研究[J],中华胸心血管外科杂志,1993,9(4):356～358

11. 钟晚华,朱思明,谢浦狄. 镁对心肌缺血再灌注预伤的保护作用[J]. 急诊医学,1993.2(3):161～165

12. 刘中民,朱洪生,王一山,等. 乙酰胆碱在心肌再灌注损伤中作用的实验研究[J]. 中华胸心血管外科杂志,1993.9(1):65

13. 刘中民,朱洪生,杭燕南,等. 山莨菪碱对双瓣膜置换患者术中心脏自主神经变化影响的临床研究[J]. 中国急救医学,1994,14(6):65

14. 刘中民,朱洪生,黄国长,等. 心脏自主神经变化与再灌流损伤关系的实验研究[J]. 中国急救医学,1995,15(1):封二

15. 徐泽宽,张保康. 家兔休克再灌注胃黏膜氧自由基的直接测定与其意义[J]. 中国危重病急救医学,1995.15(1):3

16. 刘中民,李国荣,朱洪生. N-乙酰半胱氨酸预处理对冷停搏心肌的保护作用[J]. 中国急救医学,1995.15(3):1～4

17. 刘中民,李国荣,朱洪生. N-乙酰半胱氨酸对高脂饲养小型猪离体心脏再灌注损伤的防治作用[J]. 中国急救医学,1995,15(6):封二

18. 王一镗. 美国急诊医学学会 1996 年学术会简介(续)[J]. 急诊医学,1996,5(4):242～243

19. 许燕,钱晖,卢步峰. 脑缺血再灌注对大鼠不同脑区丙二醛、谷胱甘肽过氧化物酶活性影响[J]. 中国危重病急救医学,1997.9(6):321～323

20. 陈怀仁,史留斌,杨建中,等. 肝脏缺血再灌注损伤时中性粒细胞的聚积及海风藤酮的保护作用[J]. 中国危重病急救医学,1996.8(11):655～657

21. 付强,张奕,崔乃杰. 脑缺血再灌流诱导神经细胞凋亡机制的探讨[J]. 急诊医学,1997,6(6):324～327

22. 程开俊,景炳文,张翔宇. 大黄对肠缺血致肝细胞损伤防治作用的研究[J]. 急诊医学,1998.7(2):80～81

23. 付小兵,蒋礼先,杨银辉,等. 缺血-再灌注致肠道细胞凋亡的特征及碱性成纤维细胞生长因子对其转归的影响[J]. 中国危重病急救医学,1998.10(8):455～458

24. 程尉新,金丽娟. 大鼠肠缺血再灌注早期多个器官内细胞凋亡的研究[J]. 中华创伤杂志,1998,14

(6):381~383

25. Rao P R, Kumar V K, Viswanath R K, et al. Cardioprotective Activity of Alcoholic Extract of Tinospora cordifolia in Ischemia Reperfusion Induced Myocardiol Infarction in Rats[J]. *Biol Pharm Bull*,2005,28(12) 2319~2322

26. 王一镗. 急诊外科学[M]. 第二版. 北京:学苑出版社,2003:48~90

27. 沈洪. 实用心肺复苏指南[M]. 北京:人民军医出版社,2005

28. AHA. American Heart Association in collaboration with International Liaison Committee on Resuscitation. Guidelines 2000 for Cardiopulmonary Resuscitation and Emergency Cardiovascular Care: International Consensus on Science[J]. *Circulation*,2000,102(suppl I):I77~I85

29. Niemann JT, Cairns CB. Hyperkalemia and ionized hypocalcemia during cardiac arrest and resuscitation:possible culprits for postcountershock arrhythmias[J]. *Ann Emerg Med*,1999; 34:1~7

30. Leier CV, Dei Cas L, Metra M. Clinical relevance and management of the major electrolyte abnormalities in congestive heart failure:hyponatremia, hypokalemia, and hypomagnesemia[J]. *Am Heart J*, 1994,128: 564~574

31. 王佩燕. 急诊医学[M]. 北京:人民卫生出版社,2001

32. AHA. Highlight of the 2005 American Heart Association Guideline for Cardiopulmonary Resuscitation and Emergency Cardiovascular Care[J]. *Current,Winter*:2005~2006

33. 俞森洋. 危重病监护治疗学[M]. 北京:北京医科大学-中国协和医科大学联合出版社,1996

34. Newell C, Grier S, Soar J. Airway and ventilation management during cardiopulmonary resuscitation and after successful resuscitation[J]. *Crit Care*,2018,22(1):190

35. Kleinman ME, Goldberger ZD, Rea T, et al. 2017 American Heart Association Focused Update on Adult Basic Life Support and Cardiopulmonary Resuscitation Quality:An Update to the American Heart Association Guidelines for Cardiopulmonary Resuscitation and Emergency Cardiovascular Care[J]. *Circulation*, 2018, 137(1):e7~e13

36. Tobin MJ. Advances in mechanical ventilation[J]. *N Engl J Med*, 2001,344:1986~1996

37. Marini. JJ,Smith. TC, Lamb, V. External work output and force generation during synchronized intermittent mechanical ventilation:Effect of machine assistance on breathing effort[J]. *Am Rev Respir Dis*, 1988,138:1169

38. Brochard, L, Rauss, A, Benito, S, et al. Comparison of three methods of gradual withdrawal from ventilatory support during weaning from mechanical ventilation[J]. *Am J Respir Crit Care Med*, 1994,150:896

39. Kalanuria AA,Ziai W, Mirski M. Ventilator-associated pneumonia in the ICU[J]. *Crit Care*,2014,18 (2):208

40. Bellomo R, Kellum JA, Ronco C. Acute kidney injury[J]. *Lancet*,2012,380(9843):756~766

41. Macedo E, Mehta RL. Preventing Acute Kidney Injury[J]. *Crit Care Clin*,2015,31(4):773~784

42. Tan HK, Uchino S, Bellomo R. The acid-base effects of continuous hemofiltration with lactate or bicarbonate buffered replacement fluids[J]. *Int J Artif Organs*,2003,26(6):477~483

43. Xie H, Ji D, Gong D, et al. Continuous veno venous hemofiltration in treatment of acute necrotizing pancreatitis[J]. *Chin Med J*,2003,116:549~553

44. Ronco C, Bellomo R, Kellum JA. Continuous renal replacement therapy:opinions and evidence [J]. *Adv Ren Replace Ther*,2002,9(4):229~244

45. Dahaba AA, Elawady GA, Rehak PH, et al. Procalctionin and proinflammatory cytokine clearance during continuous venovenous haemofiltration in septic patients[J]. *Anaesth Intensive Care*,2002,30(3): 269~274

46. Fiaccadori E, Maggiore U, Rotelli C, et al. Continuous haemofiltration in acute renal failure with prostacyclin as the sole anti-haemostatic agent[J]. *Intensive Care Med*,2002,28(5):586~593

47. Traunmuller F，Schenk P，Mittermeyer C，et al. Clearance of ceftazidime during continuous veno-venous haemofiltration in critically ill patients[J]. *J Antimicrob Chemother*，2002，49(1)：129～134

48. Connor MJ Jr，Karakala N. Continuous Renal Replacement Therapy：Reviewing Current Best Practice to Provide High-Quality Extracorporeal Therapy to Critically Ill Patients[J]. *Adv Chronic Kidney Dis*，2017，24(4)：213～218

49. Tan HK，Baldwin I，Bellomo R. Continuous veno-venous hemofiltration without anticoagulation in high-risk patients[J]. *Intensive Care Med*，2000，26(11)：1652～1657

50. Fani F，Regolisti G，Delsante M，et al. Recent advances in the pathogenetic mechanisms of sepsis-associated acute kidney injury[J]. *J Nephrol*，2018，31(3)：351～359

51. Bagshaw SM，Wald R. Acute kidney injury in 2010：Advances in diagnosis and estimating disease prognosis[J]. *Nat Rev Nephrol*，2011，7(2)：70～71

52. Buchman AL. Intestinal Failure and Rehabilitation[J]. *Gastroenterol Clin N Am*，2018，47：327～340

53. Blaser AR，Malbrain M，Starkopf J，et al. Gastrointestinal function in intensive care patients：terminology，definitions and management. Recommendations of the ESICM Working Group on Abdominal Problems [J]. *Intensive Care Med*，2012，38：384～394

54. 张安平. 肠功能障碍进展[J]. 创伤外科杂志，2015，17(6)：575～578

55. 袁芳芳，苏磊，刘志锋. 肠功能障碍分子机制的研究进展[J]. 广东医学，2012，33(12)：1838～1840

第十六章

复苏后综合征

第一节 概 述

复苏后自主循环恢复(ROSC)仅是心肺复苏后复杂而漫长治疗过程的一个开端,治疗的最终目标是使脑功能得以完全恢复并最终出院。复苏后阶段(post-resuscitation phase)既是一个程序化综合治疗的过程,也是一个需要进行个体化治疗的过程。尽管,心搏骤停患者虽恢复了心搏和自主循环,而只有很少一部分人能够最终存活并出院。80%以上的患者在恢复自主循环后的最初几小时或几日内死亡。近1/3的心搏骤停患者在出现脉搏后,因血流动力学状态不稳定或缺氧或原发病未纠正,再出现心脏停搏,在院前即发生死亡。那些度过了院前复苏阶段而收入ICU的患者,3/4的人在出院前死亡。在最终出院的患者中有75%以上能够重返社会,且其脑功能基本完好或仅轻微受损。

成人心搏骤停患者(18岁以上)尽管致病因素很多,但80%是由冠状动脉疾病所致。其余的原因包括:中枢神经系统疾病、严重创伤、顽固性低氧血症、扩张型心肌病、肥厚型心肌病、二尖瓣脱垂、心肌炎、主动脉狭窄、心脏压塞、原发或继发性肺动脉高压、夹层动脉瘤以及电解质紊乱等。心脏以外因素多与那些可致严重低氧血症或急性灌注衰竭的临床疾病有关,因为它们可以影响心肌获得足够的氧。这些疾病包括:呼吸衰竭、大范围肺栓塞、张力性气胸以及失血。高热及低热也可导致心搏骤停。对于儿童心搏骤停的患者(18岁或以下),儿童猝死综合征(sudden infant death syndrome,SIDS)和与气道相关的停搏如窒息、溺水是主要的致病因素。由此可见,在患者复苏后,接下来即需要做的就是确定致病因素,并在必要时给予特殊处理。

一、自主循环恢复

自主循环恢复(ROSC)后经常会发生心血管功能和血流动力学的紊乱,常见有:低血容量、心源性休克、心动过速或过缓和与全身炎症反应综合征(SIRS)相关的血管扩张性休克;多种致病因素均可导致复苏后综合征的发生,如无再灌注、再灌注损伤、缺血后代谢产物引起的脑中毒及凝血功能障碍。

组织器官缺血程度和时间决定了是否发生复苏后综合征,其病理变化分以下四期。

（1）约50％复苏后综合征患者的死亡多发生于发病后24 h内。这因为在自主循环恢复后，全身重要器官和功能受到缺血缺氧的影响，包括对缺氧较为敏感的脑、心脏等重要器官，心血管功能处于极不稳定状态，12～24 h后才可逐渐趋向稳定。同时，由于多部位缺氧造成的微循环功能障碍，使有害的酶和自由基快速释放至脑脊液和血液中，并随代谢紊乱的进一步发展，大脑和微血管异常状态将持续存在。

（2）1～3 d后，心功能和全身情况将有所改善，但由于肠道渗透性的增加，肠道功能受损，屏障功能障碍，菌群失调及细菌移位，易发生脓毒症。如同时多个器官均有严重的功能障碍，特别是肝脏、胰脏和肾脏的损害，则会导致多器官功能障碍综合征（MODS）。

（3）严重感染经常会发生在心搏骤停数日后，此时患者常迅速发展为多器官衰竭（MOF）。

（4）发生死亡：心肺复苏后主要的治疗目标是完全地恢复局部器官和组织的血液灌注，但单纯恢复血压和改善组织的气体交换，并不能明显提高复苏后的生存率。值得注意的是，这些指标的检测并不能表明周围器官组织成功的复苏和有效的血供，特别是内脏和肾脏血液循环的恢复，而这些器官对心搏骤停后导致MODS的发生和发展起到重要作用。

多数情况下，足够的通气和血液灌注恢复后，心搏骤停后出现的酸中毒可自行纠正。一直未能引起注意的是内脏血流低灌注的情况，只有经特殊监测方法和恰当治疗方可确定。目前，除应用尚有争议的有创性肺动脉导管监测血流动力学外，还可应用PiCCO（脉搏指示持续心输出量血流动力学监测）、定量监测胃黏膜PCO_2梯度、舌下PCO_2监测（$PsICO_2$）及超声等来指导内脏的复苏。PiCCO及胃黏膜PCO_2梯度可在ICU中作为有创血流动力学监测重要的辅助手段。其目的是在复苏后早期最大程度地恢复内脏血流灌注，避免发展为MODS。

高级生命支持（ACLS）中总结了对复苏成功患者如何纠正其血流动力学异常状态的经验。从创伤后研究和SIRS的治疗中得到许多有用的数据，目前，心肺复苏指南中所有的建议就是根据这一依据提出的。有关心搏骤停患者脑神经复苏后的血流动力学支持方面，目前尚无临床随机试验的资料。

二、复苏后治疗的近期目标

1. 提供心肺功能的支持，以满足组织的灌注及氧的要求，特别是对大脑的灌注。

2. 及时将院前心搏骤停患者转运至医院急诊科，再转运至设备完善的重症监护病房，监测血乳酸水平，做好脑保护。

3. 及时明确诊断心搏骤停可能的原因。

4. 完善治疗措施，如可给予抗心律失常药物治疗，以免心律失常再发。

心肺复苏后，患者机体状况及内环境会发生很大变化。有的患者可能完全康复，血流动力学和大脑功能均恢复正常。相反，有的患者可能仍处于昏迷状态，心肺功能仍不能恢复正常。对所有患者都需要仔细、反复地评估其一般状况，包括心血管功能、呼吸功能和神经系统功能，也要考虑这些功能有否受到药物或其他因素的影响，从而影响评估结果的准确性。临床医生还应该及时发现复苏时的各种并发症，如肋骨骨折、血气胸、心脏压塞、腹内脏器损伤和气管内插管移位等。

目前尚无系统的复苏后死亡具体原因研究。院前早期阶段的死亡原因多数很可能是心搏骤停时间较长，中枢神经系统及心脏等重要器官损伤严生，反复室性心律失常，或因复苏后心脏功能衰竭造成的血流动力学不稳定所致。而住院期间的死亡可能原因：①缺血缺氧性脑病；②心搏再停；③心力衰竭；④继发感染；⑤MODS或以上因素同时存在。

在医院内发生的心搏骤停复苏后死亡原因进行统计，结果与上述院前发生的相同。然而，医疗条件对最终的结局会产生很大影响。如医院内突发心搏骤停患者的存活率也很少超过15%，急性心肌梗死而收住院的患者因得到密切心脏监护，在出现恶性心律失常或心搏骤停后的存活率则超过85%。对复苏后综合征的处理主要针对心搏骤停后器官功能障碍的发病机制、临床表现及治疗等方面，重点是那些最容易在心搏骤停中受累的器官，即心、脑、肺、肾及消化道等。

心肺复苏后，由于各脏器各系统血液灌注不足和缺氧，必然会引起组织细胞不同程度功能损害或再灌注损伤，常可出现心、肺、脑、肝、肾和消化道等器官功能不全或衰竭，甚至发生MOF。因此，加强复苏后续治疗，及时发现问题、解决问题，对于稳定各脏器功能、降低死亡率显得尤为重要。

第二节　复苏后器官功能障碍机制

心搏骤停是严重而广泛的缺血缺氧，贯穿于整个心肺复苏过程之中，在恢复自主循环后方可以缓解。复苏后器官功能不全的机制很复杂。细胞的损伤不仅是因停搏过程中的缺氧直接所致，且还有复苏后含氧血液的再灌注所导致的结果，即"再灌注损伤"。再灌注损伤包括一系列相互关联的过程：氧自由基生成、氧化氮产生过多、高能核苷酸减少及再合成障碍、细胞内钙超载、中性粒细胞激活及凝血系统的激活。

一、氧自由基

氧自由基是指氧分子获取4个以内自由电子而形成的一类化合物，其中与再灌注损伤有关的是超氧阴离子、过氧化氢及羟自由基。缺血过程中所发生的类似反应为再灌注时细胞产生氧自由基创造了条件。缺氧时黄嘌呤脱氢酶在 Ca^{2+} 依赖性蛋白酶作用下转化成黄嘌呤氧化酶，同时 ATP 降解为 AMP、腺苷、肌苷及次黄嘌呤。当血流重建后，又有充足的氧分子时，次黄嘌呤在黄嘌呤氧化酶的催化下生成大量超氧阴离子。此反应引发了自由基生成的一连串反应，破坏了组织正常的抗氧化系统，从而破坏了细胞膜、离子通道及酶的活性。氧自由基的生成还可以由中性粒细胞激活所诱发，但其所生成的数量与组织损伤之间的关系尚未明确。

氧自由基的病理生理学作用得到了一些实验的证实，如给予外源性氧毒性代谢产物后，可引起类似缺血时产生的结构及功能变化；而在心肌缺血的试验对象中给予自由基清除剂后，可以明显改善心肌功能。

二、一氧化氮生成

一氧化氮合酶有两种形式的同工酶：组成型和诱导型，两者都可在人类及老鼠的心肌内表达。组成型同工酶仅合成少量一氧化氮，而大量一氧化氮的生成需要有诱导型同工酶的表达（如刺激致炎细胞合成因子之后）。过量的一氧化氮可激活 L-精氨酸一氧化氮途径，从而降低心肌功能，这种情况见于：SEPSIS、心肌炎、扩张型心肌病、心脏移植排斥反应以及体外循环手术。心肌顿抑常合并有 cGMP 的增加。一氧化氮生成的增多还可见于心肌缺血及随后的再灌注损伤。

一氧化氮在再灌注损伤中的作用尚无详细的报道。其有害效应可能是与过氧化物自由基反应,并生成了毒性氧的中间产物,如过氧亚硝酸盐阴离子及氢氧根自由基。给小猪的心肌灌注抗氧化剂——甘氨酸巯基丙酸菌素(mercaptopropionyl glycine)及过氧化氢酶,或一氧化氮合成抑制剂 NG-硝基-L-精氨酸甲酯(NG-nitro-L-arginine methyl ester)可以完全保护其不受再灌注损伤。与此类似,Zweier 等人证明,给老鼠的离体心脏应用 NG-硝基-L-精氨酸甲酯可以改善其缺血后的心脏功能。有证据说明它还有抑制缺血组织中性粒细胞聚集的功能。在缺血和再灌注的心肌中,给予氧化氮前体 L 精氨酸可减少梗死面积并改善缺血后的舒缩功能;而缺血后功能的改善常伴随有中性粒细胞聚集的减少。

三、ATP 消耗

心搏骤停时供氧的减少阻碍了高能核苷酸的有氧合成。通常情况下人体在磷酸肌酸激酶的催化下,以磷酸肌酸为原料直接合成 ATP,然而,由于细胞内磷酸肌酸的储备有限,这种合成机制很快即告枯竭。另一种 ATP 的合成途径是无氧糖酵解,然而,这种途径仅能提供有氧合成 ATP 的 5%,因而在缺血时往往会导致 ATP 的缺乏。在心肌中,严重的 ATP 消耗发生于缺血性挛缩之前,这预示着不可逆性损伤。再灌注所恢复的氧及能量物质可以部分恢复细胞 ATP 水平,然而,完全恢复还有赖于嘌呤前体的合成,这还要等几日以后。因此,在再灌注阶段,会有中度的 ATP 耗损,但这是否与心搏骤停后心肌抑制有关尚未得到证明。

四、钙超载

细胞内钙超载存在于缺血阶段与再灌注早期阶段。钙进入细胞的一个主要机制是 Na^+/H^+ 交换系统的激活。Na^+/H^+ 交换系统的活性增加主要是由严重细胞内酸中毒(伴随于缺血过程)所致。细胞内酸中毒产生了一个很大的外向的跨膜离子梯度,Na^+ 由此进入,并激活了 Na^+-K^+-ATP 酶泵,从而导致了进一步的能量消耗,并因 ATP 水解而产生更多的 H^+。随着能量的进一步消耗,Na^+/K^+ 泵出现障碍,从而推动了 Na^+/Ca^{2+} 交换。当用正常酸度的液体灌注时,会过度冲淡细胞外的 $[H^+]$,从而维持了这个跨膜离子梯度,直到细胞内酸中毒得到纠正。

钙超载与下列因素有关:①线粒体中毒致能量利用障碍;②磷脂酶激活与细胞膜破坏;③蛋白水解酶激活致结构蛋白水解;④进一步的 ATP 消耗(预示缺血性挛缩);⑤自发性细胞内钙波动(常使患者发生室性心律失常);⑥心肌顿抑;⑦细胞坏死。

五、中性粒细胞激活

在缺血及再灌注时,中性粒细胞可被内皮细胞及实质细胞所释放的局部炎性介质作用而激活。这类局部炎症反应物很多,如心肌细胞释放的白细胞介素-6、白细胞介素-8。这些细胞因子诱导心肌细胞及内皮细胞胞膜上的细胞黏附因子(ICAM-I)的表达。而中性粒细胞激活又促进了细胞黏附因子的表达,如产生整合素(属于 ICAM-I)。这些机制促进了中性粒细胞黏附于内皮并随后穿过内皮向受缺血及再灌注影响的心肌移动。中性粒细胞"嵌入"缺血后的组织中,并释放大量细胞毒性物质,如氧自由基、过氧化物酶、花生四烯酸、白三烯、血小板活化因子以及蛋白水解酶等。激活的中性粒细胞还可因其附着于血管内皮而阻塞微血管。

已经证明,在心绞痛发作的瞬间及经皮腔内血管成形术后有中性粒细胞的激活,而其在缺血及再灌注组织中的聚集看来只见于心肌缺血的延续阶段。有人证明,在狗的实验中仅动脉闭塞 40 min 以上时,才出现心肌内中性粒细胞的聚集。

已有证据表明,人类心搏骤停时会出现中性粒细胞的激活。Gando 和 Tedo 报道了在院前心搏骤停的 38 名患者血液中的弹性蛋白酶水平明显升高。在成功复苏的患者中,弹性蛋白酶水平持续升高超过 24 h。

六、凝血系统激活

对动物心搏骤停模型的早期研究证明,血液存在高凝状态,并发现有肺循环微血栓及栓子形成。这些异常伴有 Hageman 因子的消耗,因而与内源性凝血系统的激活相一致。有学者在研究了 23 名院前非外伤性心搏骤停的患者,发现凝血系统被明显激活,如纤维蛋白、抗凝血酶复合物及纤维蛋白单聚体形成。这些变化在 CPR 时十分明显,并且在 7 名成功复苏的患者中于 48 h 后得到纠正。D-二聚体(一种内源性纤溶活性标志物)及纤溶酶原激活剂抑制物-1(一种内源性纤溶活性抑制标志物)仅轻度升高,这说明这种高凝状态不能为内源性纤溶系统的激活所调节。高凝状态及微血栓形成与无复流现象(no reflow phenomenon)有关,此现象的特点是在多个区域内血流不随再灌注而恢复。

（曹 权）

参 考 文 献

1. Gräsner JT, Lefering R, Koster RW, et al. A prospective one month analysis of out-of-hospital cardiac arrest outcomes in 27 countries in Europe[J]. *Resuscitation*,2016,105:188~195

2. Beck B, Bray J, Cameron P, et al. Regional variation in the characteristics, incidence and outcomes of out-of-hospital cardiac arrest in Australia and New Zealand:results from the Aus-ROC Epistry[J]. *Resuscitation*,2018, 126:49~57

3. Pichler G, Fazekas F. Cardiopulmonary arrest is the most frequent cause of the unresponsive wakefulness syndrome:a prospective population-based cohort study in Austria[J]. *Resuscitation*,2016,103:94~98

4. Andrew E, Mercier E, Nehme Z, et al. Long-term functional recovery and health-related quality of life of elderly out-ofhospital cardiac arrest survivors[J]. *Resuscitation*,2018,126:118~124

5. Nolan JP, Sandroni C. In this patient in refractory cardiac arrest should I continue CPR for longer than 30 min and if so, how[J]. *Intensive Care Med*,2017,43:1501~1503

6. Sandroni C, Cariou A, Cavallaro F,et al. Prognostication in comatose survivors of cardiac arrest:an advisory statement from the European resuscitation council and the european society of intensive care medicine[J]. *Intensive Care Med*,2014,40:1816~1831

7. Sandroni C,Nolan JP. Neuroprognostication after cardiac arrest in Europe:new timings and standards [J]. *Resuscitation*,2015,90:A4~A5

第十七章
复苏后器官功能监测

第一节　器官功能监测及方法

心肺复苏后,由于各脏器各系统血液灌注不足和缺氧,必然会引起组织细胞不同程度功能损害或再灌注损伤,常可出现心、肺、脑、肝、肾和消化道等器官功能不全或衰竭,甚至发生多器官功能障碍综合征(MODS)。因此,加强复苏后器官功能监测和后续治疗,及时发现问题、解决问题,对于稳定各脏器功能降低死亡率显得尤为重要。通常的监测内容包括循环与心功能监测、血流动力学监测、肺功能监测、肾功能监测、肝功能监测及脑功能监测等。

多数情况下,足够的通气和血液灌注恢复后,心搏骤停后出现的酸血症可以自行纠正。一直未引起注意的内脏血流低灌注的情况,只有经特殊的监测方法和恰当治疗方可确定。目前,除应用尚有争议的有创性肺动脉导管监测血流动力学外,还可应用定量测定胃黏膜PCO_2梯度来指导内脏的复苏。胃黏膜PCO_2梯度可在 ICU 中作为有创血流动力学监测重要的辅助手段。其目的是在复苏后早期最大程度地恢复内脏血流灌注,避免发展为MODS。

一、多功能监护仪

ICU 是危重病救治的重要场所,监护仪作为 ICU 主要设备,近年来发展十分迅速,其功能不断发展和完善。硬件系统由床旁监护仪、中央台和中央工作站组成,通过感应系统如电极、热敏电阻、压力传感器和探头等收集患者的各种信息,经导联线传输到监护仪并放大,进一步计算和分析,最后显示并输出至中央站。常规监测功能包括心电监测、呼吸、脉搏、体温、无创血压、经皮氧饱和度;其他可自由组合的插件包括有创压力、心排血量、呼吸机监测、呼出气二氧化碳分压、脑电图、颅内压插件等。

（一）基本参数监测

1. 心电监测　首先选择合适的导联。监测心率选择肢体导联,观察 ST-T 改变选择胸导联。其次选择 P-QRS-T 较典型的导联,如果选 P 或 T 波较高大的导联作为心率监测,监护仪可能将实际心率加倍。特殊情况下的心电监测:①外科手术使用电刀或电凝止血会干扰正常的心电信号;②安装起搏器的患者,心电信号会受到起搏器脉冲信号的影响;③经皮电神经刺激如膈肌起搏器辅助呼吸治疗时,外来电信号影响正常心电信号。报警限设置在60～100 次/min,可及时发现窦性心动过缓和过速。

2. 心律失常和起搏器监测 心律失常的报警等级分为 3 种:①威胁生命的报警,机器发出两下尖锐的音调;②严重心律失常报警,机器发出持续的高频音;③劝告性报警,机器发出持续的低频音。心律失常如停搏(ASY)、室性心动过速(VTA)、加速性室性自主节律(AVR)属威胁生命的心律失常,只要打开主机电源,报警即处于激活状态;其他心律失常如房颤(AF)、配对期前收缩(CPT)、期前收缩二联(BGM)、多形期前收缩(MTI)、房性期前收缩(APB)、室性期前收缩(VPB),它们的报警储存功能需要临时设置;安装起搏器的患者尚需激活下列功能键,如起搏心律未感知、未发现、未捕捉及起搏心律。

3. 阻抗法呼吸监测 利用呼吸周期改变导致血流变化,引起阻抗改变而计算呼吸频率。要注意下列特殊情况的报警:①导联线脱落或患者翻身的影响;②呼吸信号过载,如电除颤导致波形丧失;③高呼吸率,如呼吸率因人工伪差超过 150 次/min,机器在信息区显示"TOO HIGH"字样。如心率报警及呼吸报警同时处于激活状态,须打开巧合报警键,不至于遗漏报警信息。意识障碍或语言障碍的患者,须设置窒息报警时限,一般定为 30 s。

4. 温度监测 温度监测的导线有两种:①体表温度导线;②中心温度导线。注意在外科手术情况下尽量不用体表温度导线。

5. 无创血压监测 借助袖带充气测压时,要注意压准动脉的位置,监护仪充放气期间尽量避免实施下一个指令。

6. 脉搏监测 在脉搏监测期间,患者保持安静,因噪声和人工伪差也会被误认为有效脉冲信号,导致假脉率的出现。

(二)特殊参数监测

1. 呼吸机参数监测 包括吸气峰值压力(PIP)、屏气压力(PP)、呼气末压力(EEP)、潮气量(VT)、每分通气量(MV)、呼吸频率(RR)、吸气阻力(RI)、呼气阻力(RE)及顺应性(CMP),每个参数均可设置上下报警限。

2. 二氧化碳分压监测 监测探头至少要预热 30 min,推荐 60 min。由于二氧化碳分压的监测分绝对和相对两种模式,所以使用相对模式前都必须校零。混合气中的氧气会影响二氧化碳分压,因此每次监测前须将氧浓度准确输入。影响二氧化碳分压监测准确性的常见原因有:①重复吸含二氧化碳的气体;②麻醉机中的苏打吸收器可影响二氧化碳浓度;③死腔增加或呼吸泵功能异常;④大气压波动。

3. 有创压力监测 通过有创置管测不同部位的压力,如中心静脉压(CVP)、右心房压(RA)、右心室压(RV)、肺动脉压(PA)、肺动脉嵌压(PAWP)、颅内压(ICP)及动脉血压(AP),监测时同样需要校零和设置报警限。

4. 心排血量和血温监测 血温监测的范围为 25～40℃。热稀释法心排血量测定前要输入管径规格及注射冷盐水量,温度在 4～20℃,和血温之差须>15℃;推注冷盐水要求在 2 s 内快速均匀用力;如推注定温状态盐水,则要求推注 10 ml,否则会影响心排血量的准确性。

5. 脑电图监测 不同的电极部位会产生不同强度的脑电信号,因此要选择合适的配对电极的部位。本插件有抗干扰装置,可免受主机电源发出的低频信号或外科手术时高频信号的干扰。由于缺乏确定的报警条件，故脑电图的参数区无报警限。

二、除颤仪

心脏电除颤是用高能电脉冲直接或经胸壁作用于心脏，能治疗多种快速心律失常，使之转复为窦性心律的方法。电除颤后能否转为窦性心律，有赖于脉冲足够的能量、窦房结形成起搏冲动的能力和心房肌或房间束有正常的传导功能等因素。

（一）装置

电除颤器由电源、高压充电回路、放电回路和电极组成。在"充电"状态时，通过高压充电回路向电容器充电，"放电"时，在几毫秒瞬间直接或经胸壁向心脏放电，达到除颤复律作用。除颤器一般均备有心电示波和心电记录仪，供治疗时观察和记录心电图。

（二）操作步骤

1. 首先通过心电图确认存在室颤。

2. 打开除颤器电源开关，检查选择按钮置于"非同步"位置。

3. 电极板涂上导电糊或包上浸有盐水的纱布垫，然后将电极板插头与除颤器连接。

4. 按下"充电"按钮，将除颤器充电到所需水平。

5. 将电极分别置于胸骨右缘第2肋间及左腋前线第5肋间，用力按紧，以保证较低的阻抗，有利于除颤成功。

6. 按"放电"钮，除颤器放电后再放开按钮。

7. 放电后立即观察患者心电图，以决定进一步治疗。

8. 除颤完毕，关闭除颤器电源，将电极板擦拭干净，收存备用。

（三）临床应用

1. 除颤时应确保呼吸道通畅，尽可能事先做气管插管、持续人工呼吸和胸外心脏按压，必须中断时，时间尽量不超过6 s。

2. 根据除颤波形不同而异，单相波首次除颤能量为300 J，双相波则为150～200 J，以期一次除颤成功。

3. 一次除颤未成功，可以：①加大能量再次除颤；②用利多卡因、普鲁卡因酰胺、溴苄铵等抗心律失常药物后再次除颤。

4. 室颤波幅小、频率高时可先静脉注射肾上腺素1 mg，必要时可重复，以增强心肌收缩力，刺激自发的心肌收缩并增大室颤波，提高再次除颤成功率。

5. 禁忌心脏内注射肾上腺素，有刺破冠状动脉、心脏压塞及气胸等潜在危险。无静脉通道时可紧急从气管内给药。

（四）影响除颤成功的因素

1. 室颤发生到除颤时间间隔和颤动波的形态　室颤波幅粗大，一次除颤多能转复。颤动波细小、频率快，除颤极为困难。因此，除颤成功的首要条件是在颤动波粗大期进行。

2. 心肌供氧　人工呼吸和持续心脏按压时保证心肌供氧，是除颤成功的必要条件。

3. 心肌酸中毒　代谢性酸中毒使心肌收缩力降低，致颤阈低下，造成除颤困难。故除颤过程中宜用碳酸氢钠纠正酸中毒。

第二节　循环与心功能监测

循环系统是提供全身血液循环以维持基本生命活动的最重要系统之一,主要由心脏和血管系统组成。循环系统功能监护的基本指标,如患者神志、皮肤色泽、体温、尿量和周围脉率和强度、心脏节律及血压等,这些指标至今在临床上仍有其重要的价值。但在复苏后危重症患者如处于循环功能障碍状态,心排血量明显降低时周围脉搏难以触及,需通过动脉导管监测血压,或用右心漂浮导管(Swan-Ganz)连续监测心血管系统的压力,并检测心排血功能。还可通过心电监护心脏电生理活动,超声心动图监测和评价心脏活动及功能变化,无创性电阻抗方法监测心血管功能状况。

一、动脉血压监测

动脉血压监测分为无创和有创两种。无创监测是指通过传统的袖带血压计进行血压监测,该方法简单可行,临床上应用广泛,但对于危重患者的病情判断不够准确。复苏后患者循环极不稳定,需采用有创动脉监测,即通过动脉导管直接监测动脉血压,可连续监测并获得压力波形曲线,能放映整个心动周期的血压变化,并可经导管反复采集血样做动脉血气分析。

1. 周围动脉置管途径　建议选择局部侧支循环丰富的血管,若发生局部动脉阻塞也不会导致远端组织缺血坏死。通常选择桡动脉、肱动脉、股动脉及足背动脉等。由于桡动脉搏动有力,且与尺动脉之间有动脉环,故临床上多选择桡动脉。

2. 测压装置　多采用换能器及测压系统。血压可通过换能器使其机械能转换成电信号,经过放大后可在监护仪的屏幕上显示,可同时测出收缩压(SBP)、舒张压(DBP)和平均动脉压(MAP)。测压前需测试零点,一般采用平卧位腋中线第 4 肋间为零点,并将换能器置于心脏水平。

二、心电监测

心电监测是急危重症常用的监测之一,是用心电监护仪表现心电活动——模拟心电图。

1. 窦性心律失常

(1) 窦性心动过速:指成人窦性心率>100 次/min。窦性心动过速通常逐渐发作和逐渐终止,每个 P-P 间期可有轻度变化,P 波形态正常,振幅可变大或高尖。除非伴有房室阻滞,每个 QRS 波前都有固定 P-R 间期的 P 波。

(2) 窦性心动过缓:成人窦房结激动发放频率<60 次/min 即为窦性心动过缓。P 波在 QRS 波前且形态正常。无房室阻滞时 P-R 间期固定且>120 ms,常伴有窦性心律不齐。

(3) 窦性静止:是指窦性心律形成暂停或中断,窦性活动及其所致的心房、心室活动相应暂停。

(4) 病态窦房结综合征:心电图可表现为窦性静止、窦性心动过缓、窦房传导阻滞、逸搏或逸搏心律,或伴发房性期前收缩、房性心动过速和房颤,也可表现为快慢综合征。

2. 期前收缩

(1) 房性期前收缩:提早出现形态正常的 QRS 波群;QRS 波群前有 P 波,形态与正常

P波有差异;QRS波群后有不完全的补偿间歇。

(2) 室性期前收缩:QRS波群出现的时间提早;QRS波群前无P波;QRS波群后有完全性补偿间歇;QRS波群宽大畸形,时间达0.12 s以上;T波方向与QRS波群的主波方向相反。

(3) 交界性期前收缩:QRS波群提前出现,其形态与正常者相近;P波可呈几种不同表现(P波在QRS波群之前出现,PR间期<0.11 s,而房性期前收缩时P-R间期>0.12 s,这是两者的重要区别;P波落在QRS波群之后;P波埋没于QRS波群之中,看不到P波)。

3. 心房扑动和心房颤动

(1) 心房扑动:P波消失,以连续性、大小一致、频率规则的锯齿形f波取而代之,频率250~350次/min,房室比例大多为2:1,其次为4:1,也可呈不规则的房室传导。QRS波群形态多与窦性心律的相同,有时可见差异性室内传导。心房率较慢时,扑动波可呈不典型锯齿样,形态与房速的P波相似。

(2) 心房颤动:P波消失,代之以大小不等、形态不一、频率不齐的f波,QRS波群形态正常,P-R间期绝对不齐,伴室内差异传导时则QRS波群形态畸形。

4. 室上性心动过速 连续3次以上的房性或结性期前收缩,频率160~220次/min,节律规则,QRS波群多正常,ST段压低,T波倒置,P波看不到或P波与T波界限不清,临床上较难区别房性或结性心动过速。

5. 室性心动过速 连续3次以上成串出现的室性期前收缩,QRS波群增宽超过0.12 s,心室率多为150~200次/min。

6. 室扑和室颤 P-QRS-T波群消失,代之以150~250次/min振幅较大而规则的室扑波,或500次/min振幅大小不一且不规则的室颤波。

7. 逸搏和逸搏心律 逸搏是由于窦性心律下传缓慢和(或)阻滞,下级潜在起搏点被动地发出冲动产生的心搏。最常见的是交界处逸搏,房性和室性逸搏较少见。连续3次以上的逸搏称为逸搏心律。逸搏和逸搏心律具有保护性生理作用。

房性交界处逸搏心律的心电图表现为心率缓慢而规则,40~60次/min,P波可在QRS波群之前、中或后,多数看不见P波,或呈房室交界处型,即在Ⅱ、Ⅲ、aVF导联中倒置而在aVR导联中直立。QRS波群形态与窦性心律时相同。

8. 传导阻滞 传导阻滞依其严重程度可分为3度。Ⅰ度传导阻滞中传导时间延长但所有的冲动都可被传导。Ⅱ度传导阻滞可有两种形式:莫氏Ⅰ型和Ⅱ型,Ⅰ型传导阻滞的特征为传导时间的进行性延长直到一个冲动未下传;Ⅱ型传导阻滞为偶发或反复发生的某一冲动传导突然阻滞,而不伴有事先可测量出的传导时间延长。当冲动都不能下传时为完全性或Ⅲ度传导阻滞。阻滞程度部分与冲动传播方向有关。两个或两个以上连续的冲动传导阻滞称高度心脏传导阻滞。

(1) Ⅰ度房室传导阻滞:心电图上每个P波后均有QRS波群,而P-R间期在成人超过0.20 s,老年人超过0.21 s,儿童超过0.18 s。

(2) Ⅱ度房室传导阻滞:心电图表现为间断出现P波后无QRS波群,此现象又称心室脱漏,QRS波群形态正常,或呈束支传导阻滞型畸形增宽。Ⅱ度Ⅰ型房室传导阻滞又称文氏现象,心电图示P-R间期不固定,心室脱漏后,第一个P-R间期最短,以后逐次延长,最后形成心室脱落,如此周而复始。Ⅱ度Ⅱ型房室传导阻滞心电图示P-R间期固定、正常或延长,心室脱漏搏动前后的P-R间期无变化。

高度房室传导阻滞是指Ⅱ度Ⅱ型房室传导阻滞中,房室传导呈 3:1 以上者。

(3) Ⅲ度房室传导阻滞:心电图示全部 P 波不能下传,P 波与 QRS 波群无固定关系,P-P 和 R-R 间期基本规则,心室由交界处心律控制时,心室率为 35～50 次/min,室性自主节律时则为 35 次/min 以下。

9. 预激综合征 典型的预激 ECG 表现为 P-R 间期<0.12 s;QRS 间期增宽>0.10 s;QRS 波群的初起部分模糊、迟钝,形成所谓 δ 波,或称预激波;伴有继发性 ST、T 改变。其他变异型包括 P-R 间期缩短、QRS 波群正常,以及 P-R 间期正常,QRS 波群有 Q 波,宽度增加。预激需注意与束支传导阻滞,心室肥大或心肌梗死鉴别,加速的心室自主心律与窦性心律呈干扰性房室分离时可有短阵 P-R 间期缩短、QRS 波群宽大畸形,酷似间歇性预激,常可显示 P-R 间期不固定和房室分离,不难鉴别。此外,预激伴发室上速时,QRS 波群不增宽,发作中止后除隐匿预激外均有特征性心电图改变,预激并发房颤或房扑时,QRS 波群常增宽,应与室性心动过速鉴别。

10. 急性心肌梗死

(1) 心肌缺血:表现面向缺血区导联上 T 波倒置,T 波上升支与下降支对称形成"冠状 T 波型"特征,而背向缺血区导联上 T 波呈"冠状 T 波型"正立。

(2) 心肌损伤:表现面向梗死区导联 ST 段呈弓背向上形抬高,背向梗死区导联 ST 段压低。

(3) 心肌坏死:表现面向梗死区导联上出现异常 Q 波或 QS 波,Q 波宽达 0.04 s 以上,深达 R 波的 1/4 以上,背向梗死区导联上 R 波增高。

(4) AMI 超急期:ECG 诊断发病初期出现 ST 段明显压低或抬高、R 波振幅变化、T 波抬高或降低以及出现 U 波等动态变化,应警惕 AMI 可能。

11. 心绞痛与慢性冠状动脉供血不足的心电图改变 心绞痛发作时 ST 段显著水平样或下斜型压低,变异性心绞痛发作时 ST 段抬高,心绞痛缓解后上述改变很快消失,无心绞痛发作时心电图可正常。ST 段压低的形态比压低程度对诊断慢性冠状动脉供血不足更重要。ST 段压低的形态分缺血型、近似缺血型和 J 点压低型三种,缺血型 ST 段压低超过 0.05 mV。T 波可呈低平(<1/4R),切迹,双相或倒置。也可出现 U 波倒置或 U 波与 T 波方向相反改变。

12. 电解质紊乱与洋地黄对心电图的影响

(1) 高血钾

1) 血钾 5.5～6.0 mmol/L 时出现 T 波对称、高尖、底窄,所谓"帐篷样"改变。有时 T 波电压不增高,仅具有对称、底窄的特点。

2) 血钾 6.0～7.0 mmol/L 时,QRS 波群增宽,R 波振幅降低,S 波增深。

3) 血钾 7.0～8.8 mmol/L 时,P 波增宽,电压降低,逐步发展可致 P 波消失(心房静止)。QRS 波群增宽更明显,ST 段缩短甚至消失,形成宽大的 QRS 波群与高尖的 T 波直接相连。

高血钾引起的心律失常:①窦性心动过缓,窦性静止,心房静止,窦室传导,不同程度的房室传导阻滞。窦室传导时 P 波消失,QRS 波群形态与窦性心律时相似,但 QRS 时限可能延长,室律慢,QRS 形态可不规则;②频率较慢的结性或心室自主节律,心脏停搏;③窦性心动过速,频发室性期前收缩,室性心动过速,室颤。这类心律失常较少见,大多发生于血钾短期内迅速升高引起的高血钾。

临床上还可见到血钾升高不多而心电图高血钾表现严重的情况,这可能是由于同时伴有其他电解质和(或)酸碱平衡失调的影响,而心电图反映了高血钾以及其他因素影响的总和,一般认为在决定高血钾的诊断与治疗方面,心电图改变常比血钾测定更有参考价值。

(2) 低血钾:低血钾的典型心电图特征:低血钾的典型心电图改变主要表现在复极过程,即 ST、T 及 U 波改变。心电图示 U 波与同一导联的 T 波同方向;低血钾的 U 波振幅高于同导联的 T 波,一般在 II、III 或 V$_3$、V$_4$ 最明显。血钾进一步降低时,T 波低平,U 波明显增高,有时 T 波与 U 波重叠且 ST 段下移。

严重低血钾时心电图多有典型表现。如血钾<2.5 mmol/L 时,多有典型心电图改变,血钠高或碱中毒可加重低血钾的心电图改变。

低血钾引起的心律失常:①窦性心动过速;②房性期前收缩,房性心动过速;③室性期前收缩,室性心动过速及室颤;④偶见房室传导阻滞。

(3) 血钙的影响:正常血钙浓度为 2.25~2.75 mmol/L。钙与钾有对抗的药理作用,低血钙可加强高血钾的表现,而高血钙则能减轻高血钾的作用。高血钾可用钙盐作为拮抗剂。

1) 高血钙:心电图特征为 Q-T 间期缩短,主要是 ST 段缩短,甚至消失。

2) 低血钙:心电图可表现为 Q-T 间期延长,主要是 ST 段延长,T 波改变不明显,血钙低严重时可致 T 波倒置。

血钾与血钙改变同时存在对心电图的影响:①低血钙与低血钾,ST 段延长,T 及 U 波改变;②低血钙与高血钾,ST 段延长,同时有 T 高尖等改变。

(4) 洋地黄对心电图的影响

1) ST 段下斜、压低呈弧状向下凸出,然后与 T 波的升支几乎成直角相连,形成典型的鱼钩状 ST-T 改变。ST 段改变在 QRS 综合波振幅最高的导联上表现最显著。

2) T 波先有振幅减低、平坦,其次转为双相(起始倒置,终末直立),最后则 T 波大部倒置,仅终末部直立,或全部倒置。

3) Q-T 间期缩短。

4) P-R 间期延长。

上述变化只说明患者曾用过洋地黄,并不指示洋地黄过量或中毒,少数患者洋地黄中毒时可无上述改变。

严重洋地黄中毒的心电图主要表现为各种心律失常,可分为两大类:①兴奋起源失常,如室性期前收缩,伴房室传导阻滞的室上性心动过速,非阵发性交界性心动过速,多源性房性心动过速,严重病例可发生室性心动过速甚至室颤;②兴奋传导失常,如不同程度的房室传导阻滞,偶见窦房传导阻滞。

三、血流动力学监测

(一) 有创性血流动力学监测

自 1970 年 Swan-Ganz 漂浮导管技术应用于临床,为危重患者血流动力学监测评价病情和预后提供了必要的手段,通过测定肺毛细血管楔压(PCWP),间接了解左心房和左心室舒张末压(LVDEP)或左心室充盈压(LVFP),同时根据心排血量(CO)以及其他测定数据,与监护仪压力传感器连接,直接监测中心静脉压、右心房压、右心室压、肺动脉压、肺毛细血管楔压和心排血量的变化。

1. 中心静脉压(CVP) 反映中心静脉的容量和流量,心脏充盈时右心室的扩张性和收缩性,以及中心静脉的舒缩活动以及胸腔内压。有效循环容量减少时,CVP值降低;而体循环淤血时,CVP升高。正常参考值范围:0.78~1.57 kPa(8~16 cm H_2O)。

2. 右心房压、心室压(RAP、RVP)　反映静脉血容量和静脉血管的张力,右心室充盈和排血情况以及右心室顺应性。当右心室衰竭或右心室功能受损、导致肺动脉高压,右心室舒张压升高或出现三尖瓣严重病变,心包限制性病变时,均可引起右心房、心室压力增高。正常值范围:RAP为1~10 mmHg,RVP为15~30/0~8 mmHg。

3. 肺动脉压(PAP)　代表右心室收缩力,反映肺小动脉和肺毛细血管血流量或梗阻情况。肺无血管梗阻时,肺动脉舒张压近似于平均PCWP。若肺动脉舒张压大于PCWP 6 mmHg以上,表明肺部有阻塞性病变存在,如大面积的肺梗死、肺部慢性阻塞性疾患、肺纤维化或其他原因。正常参考值范围:10~20 mmHg。

4. 肺毛细血管楔压(PCWP)　反映肺的循环状态,在通常呼吸和循环条件下,PCWP基本与肺静脉压力一致,能正确反映肺循环的扩张或充血压力。PCWP的正确和连续检测是判断肺淤血及其程度较有价值的指标。与左心房平均压密切相关,一般不高于后者1~2 mmHg。这是间接评价左心室功能的重要因素。正常参考值范围:5~15 mmHg。

5. 心排血量(CO)　心排血量是指心脏每分钟搏出的血量。采用热稀释法测定心排血量,可用于对心血管药物、机械辅助循环、人工辅助呼吸的效应评价,与肺毛细血管楔压两项指标在Frank-Starling心室功能曲线上定位,可连续观察病程中或治疗后的心室功能改变。为了更准确起见,免受身材大小的影响,临床上多采用心脏指数(CI)来估价心脏的泵功能。

心脏指数＝心排血量/体表面积,正常心脏指数为2.8~3.2 L/(min·m²),指数在2.0~2.2 L/(min·m²)以下,临床将出现心功能不全,若心脏指数达1.8~2.0 L/(min·m²),则可出现休克。

6. 间接指数　根据上述直接测定值可通过公式计算获得其他间接指数,包括心脏指数(CI)、每搏指数(SVI)、体循环阻力指数(SVRI)、肺循环阻力指数(PVRI)、左心室每搏功指数(LVSWI)和右心室每搏功指数(RVSVI)等。

（二）内脏血液循环的监测

1. 尿量　用测量尿量来间接估价内脏血流灌注水平是较公认的方法,每小时尿量少于30 ml时,即认为血容量不足。对少尿患者计算尿量,检查尿沉渣、电解质、滤过钠少量分泌测量可能对于鉴别肾脏衰竭很有帮助。但影响尿量的因素很多,除肾脏本身的因素(肾功能衰竭)外,其他诸多因素如输注高渗溶液和神经内分泌激素状态均可影响尿量。

2. 胃、肠黏膜内pH测定　临床胃肠黏膜缺血的监测有助于判定内脏缺血情况,复苏或休克后即使体循环血流动力学各指标已恢复,但仍不能排除胃、肠等内脏器官缺血状态。可通过测定胃黏膜pH(pHi)来了解机体内酸碱平衡情况和复苏指标,因为pHi可反映内脏灌流情况,而不少休克患者早期内脏血流首先受影响,故pHi可作为全身低灌流的早期和灵敏的标志。

（三）无创性心功能监测

1. 超声心动图检测　超声心动图是目前临床较为普遍应用心脏功能检测方法,可以动态观察不同超声切面心脏结构的病理变化,心脏各房室心肌收缩活动状态,各瓣膜、大血管的形态变化。亦可测定心脏收、舒末容积计算心脏射血分数,并能判断心功能不全的预后。Doppler血流探测可监测血流变化及血管内压力。由于超声心动图宜于床旁使用,可重复检测,应作为心血管循环监测的一种方法。

传统的超声指标只注重射血分数和短轴收缩反映的收缩功能,二尖瓣和肺静脉血流图仅反映舒张功能,这些指标片面地反映了心功能的单一方面。此外,传统的超声指标,特别是那些反映舒张功能的指标,还受到年龄、前负荷、心率、血压等多种因素的影响。理想的指标应该具有无创、简便、不依赖于心脏负荷状态,能综合反映心脏整体功能等特点,并且与临床症状、预后密切相关。声学定量(acoustic quantification,AQ)技术评价心功能、彩色室壁运动分析技术(color kinesis,CK)评价左心室节段运动功能及多普勒心肌组织成像技术评价左心室功能等技术,近年来被逐步应用于患者的临床血流动力学指标评价。

2. 心阻抗图(impedance cardiography,ICG)   又称心阻抗血流图,采用胸腔阻抗法(thoracic electrical bioimpedance,TEB)为基本原理,是无创血流动力学监测方法之一。ICG 采用生物电阻抗法,通过测量胸腔阻抗值的变化,来测定心脏血流动力学参数。胸腔阻抗的变化主要是通过平行于监测电流方向的胸腔的主动脉和上下腔静脉中的血流产生。与创伤性方法比较,ICG 具有无创、安全、简便、可连续动态观察等优点。然而,ICG 监测技术在临床应用中也是存在其局限性的。例如,ICG 应用在严重的肺气肿、高度水肿、休克的患者中阻抗信号比病情相对较轻的患者弱,导致结果可能缺乏可靠性。

3. 心脏放射性核素扫描   应用放射性核素的心肌或心血池扫描,可检测心肌血液分布状况,并通过对心室壁活动进行检测,计算心室射血指数等评价心肌缺血或心肌损害情况。检查方法分两大类:一类是灌注显像,显示心肌和心肌梗死;另一类是心室造影术,评价心室功能和心室壁运动。但放射性核素扫描无法床旁进行,应用于急危重症患者也有所限制。

第三节 呼吸功能监测

呼吸系统的主要功能是从外界环境摄取机体新陈代谢所需要的 O_2,并向外界排出代谢所产生的 CO_2,呼吸是机体维持正常代谢和生命活动所必需的基本功能之一,呼吸一旦终止,便意味着生命的终止。呼吸系统的功能与循环系统的功能紧密相连,气体在肺部与外界环境之间进行交换依赖于肺循环,而在全身器官组织与细胞进行交换则依赖于体循环。另外,呼吸系统的正常功能还有助于体内酸碱平衡的维持。常用的呼吸功能监测方式主要包括临床监测、肺通气监测、影像学监测等,这些监测方法对于复苏后的患者同样适用,不仅可以及时观察患者病情变化,还可用于评价呼吸功能状态及发现潜在危险,以便尽早给予适当的支持和防护。

一、临床监测

(一)呼吸频率和深度

呼吸频率和深度是肺通气功能的重要参数。健康人在静息状态下呼吸运动稳定而有节律,此系通过中枢神经系统和神经反射的调节予以实现。通过观察复苏后患者的呼吸频率和深度,对判断患者是否存在气道阻塞具有重要价值。例如:上呼吸道部分阻塞患者,因气流不能顺利进入肺,吸气时呼吸肌收缩,造成肺内负压极度增高,从而引起胸骨上窝、锁骨上窝及肋间隙向内凹陷,称为"三凹征";下呼吸阻塞患者,因气流呼出不畅,呼气需要用力,从而引起肋间隙膨隆。

（二）脉搏氧饱和度（SpO₂）监测

脉搏氧饱和度（SpO₂）是反映氧合功能的重要指标，大部分监护仪能对脉搏氧饱和度进行无创持续监测，其优势在于无创性、操作简便、能够持续监测而减少动脉血气分析的次数。但其应用也存在一定的局限性，比如其测定受到多种因素影响，包括灌注情况、严重休克导致的剧烈血管收缩、严重贫血等影响信号传导的因素。

（三）血气分析（BG）

血气分析（BG）是目前临床评价复苏后患者呼吸功能、肺部气体交换的最准确方法，同时还能判断酸碱平衡类型、指导治疗以及判断预后。常用的指标有动脉血氧分压、动脉血二氧化碳分压、动脉血氧饱和度、动脉血 pH、实际碳酸氢盐（AB）、标准碳酸氢盐（SB）、缓冲碱（BB）、碱剩余（BE）等。

1. 动脉血氧分压（partial pressure of oxygen，PaO_2） 动脉血氧分压（PaO_2）正常值为 $90 \sim 100$ mmHg，其降低的原因包括通气功能障碍、肺部气体弥散功能障碍、通气血流比异常及肺内分流等。PaO_2 与吸入氧浓度密切相关，分析时应综合考虑，PaO_2 升高常见于氧疗患者或过度通气患者。在复苏后治疗期间应避免发生低氧血症，避免高气道压和大潮气量的过度通气，以免由此带来的肺损伤、脑缺血和对心功能的不利影响。对于心搏骤停患者自主循环恢复后的呼吸管理，目前仍以维持正常通气功能为宜。

2. 动脉血二氧化碳分压（$PaCO_2$） 动脉血二氧化碳分压（$PaCO_2$）与 CO_2 的产量和肺泡通气量相关，作为肺通气功能评估和酸碱失衡判断性指标。正常值为 $35 \sim 45$ mmHg，$PaCO_2$ 升高表示通气功能不足，提示呼吸性酸中毒或代谢性碱中毒的呼吸代偿；$PaCO_2$ 减低表示通气过度，提示呼吸性碱中毒或代谢性酸中毒的呼吸代偿。根据伴或不伴 $PaCO_2$ 升高将呼吸衰竭分为Ⅰ型和Ⅱ型。$PaCO_2 < 50$ mmHg 时为Ⅰ型呼吸衰竭；当 $PaCO_2 > 50$ mmHg 时为Ⅱ型呼吸衰竭，提示除肺部气体交换障碍外，还存在 CO_2 潴留和肺部通气功能障碍。

3. 动脉血氧饱和度（oxygen content of hemoglobin，SaO_2） 动脉血氧饱和度（SaO_2）是指血液中氧合 Hb 占总 Hb 的百分数，约等于血氧含量与血氧容量的比值。主要受 PaO_2 及血红蛋白与氧的亲和力的影响，而与血红蛋白的量无关，其正常值为 $96\% \sim 100\%$。

4. 动脉血 pH 动脉血 pH 受 $PaCO_2$ 和 HCO_3^- 浓度两方面的影响。根据 pH 的高低，可将酸碱失衡分为两大类，pH 降低者称为酸中毒，反之升高者称为碱中毒。当其超出正常范围表示失代偿性酸碱失衡，其处于正常范围内表示无酸碱失衡或完全代偿性酸中毒或碱中毒。复苏后患者因机体处于循环功能障碍状态、组织缺氧、低灌注，可以引起细胞内糖的无氧酵解增强而引起乳酸增加，产生乳酸性酸中毒。因此，复苏后患者多见于代谢性酸中毒，在救治过程中应积极处理引起心搏骤停的原发伤病。除此之外，酸性环境对心肌、血管平滑肌和肾功能均有抑制作用，重视患者酸碱平衡代谢也尤为重要。按照血红蛋白氧合解离曲线的规律，碱中毒使血红蛋白氧离曲线左移，氧不易从血红蛋白释出，可使组织缺氧加重。目前对酸碱平衡的处理多主张宁酸勿碱，酸性环境能增加氧与血红蛋白的解离从而增加向组织释氧，对复苏有利。

5. 标准碳酸氢盐（SB）、实际碳酸氢盐（AB）、缓冲碱（BB）、碱剩余（BE）

（1）标准碳酸氢盐（SB）和实际碳酸氢盐（AB）：标准碳酸氢盐（standard bicarbonate，SB）是指全血在标准条件下，即 $PaCO_2$ 为 40 mmHg 时、温度 38℃、血红蛋白氧饱和度为

100％测得的血浆中 HCO_3^- 的量。由于标准化后 HCO_3^- 不受呼吸因素影响,所以是判断代谢因素的指标。实际碳酸氢盐(actual bicarbonate,AB)是指在隔绝空气的条件下,在实际 $PaCO_2$、温度和血氧饱和度条件下测得的血浆 HCO_3^- 的浓度,因而受呼吸和代谢两方面因素的影响。正常人 AB＝SB,正常范围是 22～27 mmol/L,平均为 24 mmol/L,两者数值均低表明有代谢性酸中毒;两者数值均高表明有代谢性碱中毒;AB 与 SB 的差值反映了呼吸因素对酸碱平衡的影响。若 SB 正常,而 AB＞SB 时,表明有 CO_2 潴留,可见于呼吸性酸中毒;反之,AB＜SB 时则表明 CO_2 排出过多,见于呼吸性碱中毒。

（2）缓冲碱(BB):缓冲碱(buffer base,BB)是血液中一切具有缓冲作用的负离子碱的总和。正常值为 45～52 mmol/L(平均 48 mmol/L)。缓冲碱也是反映代谢因素的指标,代谢性酸中毒时 BB 减少,而代谢性碱中毒时 BB 升高。

（3）碱剩余(BE):碱剩余(base excess,BE)也是指标准条件下,用酸或碱滴定全血标本至 7.40 时所需的酸或碱的量。若用酸滴定,使血液 pH 达 7.40,则表示被测得血液中的碱过多,BE 用正值表示;若需用碱滴定,则表示被测得血液中的碱缺失,BE 用负值表示。

（四）呼气末二氧化碳分压测定（PetCO$_2$）

呼气末二氧化碳分压($PetCO_2$)监测和 CO_2 波形图在急诊室中有着广泛应用。由于 $PetCO_2$ 和 CO_2 波形图能够反映患者的气道状况、通气功能及循环和肺血流情况,异常的 $PetCO_2$ 和 CO_2 波形图提示通气功能和肺灌注的异常,因此其监测对于复苏后患者的呼吸系统状况有着重要价值。$PetCO_2$ 监测还是判断气管插管位置的可靠方法,在心肺复苏中,$PetCO_2$ 也是判断复苏效果、自主循环恢复(ROSC)及患者预后的重要指标。复苏后期,当患者自主循环恢复时,最早的变化是 $PetCO_2$ 突然升高,可达 40 mmHg 以上。因此,连续监测 $PetCO_2$ 可以判断胸外心脏按压的效果,能维持 $PetCO_2$＞10 mmHg 表示心肺复苏有效。

二、肺通气监测

（一）潮气量（tidal volume，VT）

潮气量(tidal volume,VT)是指平静呼吸时每次呼出或吸入的气量,正常值男性为 410～750 ml。复苏后患者,应用机械通气时往往以 8～12 ml/kg 体重计算潮气量。机械通气时要经常检查吸入潮气量与呼出潮气量是否等值或较为接近,否则表示漏气的存在,会影响机械通气的效果。

（二）肺泡通气量（alveolar ventilation，AV）

肺内的无效腔气量由解剖无效腔量和肺泡无效腔量组成,解剖无效腔量系指从口腔到细支气管这一部分呼吸道内所含不参与气体交换的气量,成人为 140～175 ml,鼻咽部约为 450 ml,共 600 ml 左右,其中 50％位于上呼吸道。肺泡无效腔量是指因血液循环不良而不发生气体交换的无效肺泡通气量,正常人肺泡无效腔量很小,可以忽略。肺泡通气量(alveolar ventilation,AV)等于潮气量减去无效腔量。分钟肺泡通气量＝呼吸频率×肺泡通气量。由此可知,分钟肺泡通气量与呼吸频率和潮气量呈正比,但肺泡通气量主要取决于潮气量的大小,由于解剖无效腔量是相对恒定的,故无效腔气量的变化主要反映了肺泡无效腔量的变化。在复苏后患者,肺泡无效腔量增加,可导致肺泡通气量的降低。肺泡通气量不足时,可表现为缺氧、CO_2 潴留及呼吸性酸中毒。

（三）顺应性（compliance，C）

顺应性（compliance，C）是指单位压力变化改变所引起的容量改变。压力变化相等时，肺的容量变化越大，顺应性越大；反之，顺应性越小。顺应性是弹性阻力的倒数。顺应性小，弹性阻力大；顺应性大，弹性阻力越小。顺应性的影响因素较多，肺表面张力（surface tension）是影响因素之一。而肺组织内由肺泡Ⅱ型上皮细胞分泌的一种称为肺表面活性物质的脂蛋白是影响肺表面张力的主要因素，其分布在肺泡液体分子层表面，具有降低肺泡表面张力的作用。复苏后患者，由于肺的微循环障碍，使肺泡表面活性物质减少，肺泡塌陷，产生肺不张，患者可出现肺内分流、无效腔样通气、通气血流比例失调和弥散功能障碍导致动脉血氧分压进行性下降，出现急性呼吸衰竭。

（四）气道峰压（Ppeak）

气道峰压（Ppeak）指吸气时气道的最高压。气道峰压反映了潮气量、气道阻力和顺应性的变化。潮气量增加、气道阻力升高或肺顺应性下降均可使峰压升高，反之则峰压降低。对于复苏后患者而言，气道峰压过高，尤其是大于 50 cm H_2O 时易导致气压伤。气道峰压过低，常表示管道漏气、潮气量过低等。

（五）停顿压

停顿压是指吸气末停顿期的肺泡内压。停顿压过高可增加循环系统的负担，同时也是造成气压伤的主要危险因素之一。

三、影像学监测

（一）床边胸片

胸片是指 X 线穿过胸部，投影在胶片上，常用于检查胸廓、胸腔、肺组织、纵隔、心脏等部位的疾病。床边胸片可以在监护室里对复苏后患者进行胸部情况判断，在无须搬运患者的前提下对肺炎、胸腔积液、气胸、肋骨骨折等情况作出基本判断，其特点为安全、快速、便捷、经济。

（二）胸部 CT

胸部 CT 是通过 X 线计算机体层摄影对胸部进行检查的一种方法，是监测复苏后患者肺部情况的有效影像学手段。胸部 CT 平扫可以发现胸片不能显示的弥漫性间质性病变、肺大疱及支气管扩张等疾病，并能够更准确地判断外伤性疾病如肋骨骨折、气胸、血气胸、肺挫伤等的严重程度。此外，肺动脉血管造影检查对亚段以上的肺动脉血管分支有较好的显示，可用于肺栓塞的诊断。

第四节　肾功能监测

急性肾功能不全或肾功能衰竭为机体受到病理因素打击后，造成肾脏排泄功能急剧下降，血尿素氮和血肌酐迅速升高，同时伴水、电解质和酸碱失衡，并影响其他器官功能。心肺复苏过程中，由于血流中断，导致组织缺血、缺氧损害，肾脏损害的程度取决于血液断流的时间和复苏后循环的维持。肾功能的状态对复苏患者整个机体或各个器官功能的治疗具有重要的临床意义。

一、病因

（一）肾前性急性肾功能衰竭

由于各种肾前因素引起血管内有效循环血容量减少，肾血灌注量减少，肾小球滤过率降低，使肾小管内压低于正常。流经肾小管的原尿减少，速度减慢，因此尿素氮、水及钠的重吸收相对增加，从而引起血尿素氮升高，尿量减少及尿比重增高的现象。因肾小管对钠的重吸收相对增高，尿钠排出减少，钠排泄比例明显降低（<1%）肾功能衰竭指数降低（<1 mmol/L）。因尿少、尿素氮重吸收相对增加，出现尿素氮和血肌酐浓度不呈比例的增高现象（即肾小球肾小管间的不平衡现象），血尿素氮可高达 37.5 mmol/L 以上，而血肌酐仅稍高于正常。

引起肾前性急性肾功能衰竭的原因包括：

1. 低血容量 由于严重的外伤、烧伤、挤压综合征、大出血、外科手术、脱水、胰腺炎、呕吐、腹泻或大量应用利尿剂所致。

2. 有效血浆容量减少 由于肾病综合征、肝功能衰竭、败血症、休克、应用血管扩张剂或麻醉药所致。

3. 心排血量减少 由于心源性休克、心肌梗死、严重心律失常、充血性心力衰竭、心脏压塞以及急性肺梗死所致。

4. 肾血管阻塞 由于肾静脉或肾动脉发生栓塞，或动脉粥样变所致。

5. 肾血管动力学的自身调节紊乱 由于前列腺素抑制剂、血管紧张素转换酶抑制剂、环孢素的作用所致。

（二）肾性急性肾功能衰竭

由于各种病理因素所致肾实质损害，或由于肾前性的病因未能及时解除而发生肾实质病变。

1. 肾小管疾患 成人急性肾功能衰竭由肾小管疾患所致者占 40%，为急性肾功能衰竭的主要病因，其中以急性肾小管坏死最常见。肾缺血、肾中毒（药物、造影剂、重金属、有机溶剂、蛇毒、中草药）及高钙血症等均可引起肾小管损伤，导致急性肾功能衰竭。

2. 肾小球疾患 成人急性肾功能衰竭由肾小球所致者占 25.8%，其中少尿型者占 85.7%，非少尿型者占 14.3%。

3. 急性肾间质性疾患 成人急性肾功能衰竭由肾间质疾患所致者占 9%，主要因严重感染、败血症及药物过敏所致。

4. 肾脏的小血管炎或大血管疾患所致。

5. 慢性肾脏疾患 在某些诱因作用下致使病情急剧恶化，肾功能急剧减退也可导致急性肾功能衰竭。

（三）肾后性急性肾功能衰竭

由各种原因引起的急性尿路梗阻而导致的肾功能衰竭。肾以下尿路梗阻使梗阻上方的压力增高，甚至发生肾盂积水，肾实质受压使肾功能急剧下降。常见的病因包括输尿管结石、前列腺肥大、膀胱肿瘤或血块、盆腔肿瘤、神经源性膀胱等。

二、分类

危重病导致急性肾功能衰竭病因较多,休克患者多见肾前性肾功能不全,这种肾前性(肾灌流量不足)损害持续时间较长时,势必因肾缺血引起肾小管上皮细胞坏死脱落和肾小管闭塞,造成少尿或无尿,导致体内水分潴留,非蛋白氮蓄积(氮质血症)以及电解质和酸碱平衡失调。肾前性肾功能衰竭的临床表现不尽相同,氮质血症占 50% 以上,可隐匿发病,或进展迅速。临床病程可分 3 期。

1. 少尿期 除尿毒症的临床表现外,实验室检查常有以下发现:①尿量少于 400 ml/24 h,尿比重偏低,常固定在 1.010~1.012;②血清肌酐增高,反映肾小球滤过能力(GFR)下降;③血清尿素氮增加,且可随病情加重尿素氮水平逐渐升高;④电解质紊乱,正常时电解质主要依靠肾小管的排泄和重吸收功能来调节体内的电解质平衡,ARF 时由于肾小管上皮细胞变性、坏死,使肾小管调节电解质功能下降,出现体内电解质紊乱,其中高钾血症在少尿期最为常见,危害极大,严重时患者可出现心律失常、减慢、心搏骤停。低钠、低氯血症也较为常见,是由肾小管重吸收功能障碍所致。

2. 多尿期 度过少尿期即进入多尿期,这是肾功能开始恢复的信号,尿量逐日成倍增加,通常尿量为 4 000~6 000 ml/d。多尿期开始时血清肌酐和尿素氮下降并不明显,只有肾小球滤过率增加后,氮质血症才能真正改善。在多尿期期间应严密监测血钾水平,慎防低钾血症的发生。

3. 恢复期 一般半年时间内患者才能逐渐恢复,绝大部分患者肾功能可恢复到受伤前水平。另外,在临床上还能见到非少尿型急性肾衰竭,此型急性肾衰竭患者肾小管损害程度远大于肾小球的损伤,由于肾小管回吸收能力严重受损,肾小球滤过液不能被肾小管大量重吸收,故尿量正常甚或增加,实际上此时肾小球的滤过率也较正常降低,故仍有氮质血症的发生。

三、肾功能监测

(一)肾小球滤过率

指单位时间内从双肾滤过血浆的毫升数,为测定肾小球滤过功能的重要指标。用清除率来表示肾小球滤过功能比单纯测某物质从尿中排出的绝对量更好,因后者与血浓度有关。而清除率能更好地反映肾脏的排泄功能。

1. 菊粉清除率(Cin) 菊粉是从植物块茎中提取的不带电荷的果糖聚合物,它无毒性,不参与任何化学反应,不与血浆蛋白结合,分布于细胞外液。菊粉从人体清除的方式只从肾小球滤过,不被肾小管重吸收或排泌,故能正确反映肾小球的滤过功能。

测定方法:患者于清晨空腹平卧位,静脉滴注 10% 菊粉溶液,同时放置导尿管。到血浆中菊粉浓度稳定在 10 mg/L 水平,每分钟尿量稳定后,测尿中菊粉浓度,代入如下公式算得 Cin 数值即患者的肾小球滤过率。

$$Cin = 尿菊粉浓度 \times 每分钟尿量/血浆菊粉浓度$$

2. 肌酐清除率(Ccr) 肌酐是人体内肌酸的代谢产物,正常情况下体内肌酐产生的速度约为 1 mg/min。它不与蛋白质结合,可自由通过肾小球,不被肾小管重吸收,在血肌酐无异常增高时亦不为肾小管排泌,所以可用肌酐清除率代替菊粉清除率。

测定方法:采取测清晨空腹血及取血前后共 4 h 的尿,用 Jaffe 反应测定血、尿肌酐定量,按如下公式计算:

Ccr=尿肌酐浓度×每分钟尿量/血浆肌酐浓度,Ccr 的正常参考值为 80~120 ml/min。

3. 血尿素氮(BUN)　血尿素氮为人体蛋白质代谢的终末产物,尿素的生成量取决于饮食中蛋白摄入量、组织蛋白分解代谢及肝功能情况。尿素主要经肾脏排出,小部分经皮肤由汗液排出,肠道内尿素分解成氨,吸收后又经肝脏合成尿素,仍从肾脏排泄。每日由肾排出的尿素为 10~30 g。血液中尿素全部从肾小球滤过,正常情况下有 30%~40%被肾小管重吸收;肾小管亦可排泌少量尿素,严重肾功能衰竭时排泌量增加。血中尿素氮的测定虽可反应肾小球的滤过功能,但肾小球滤过功能必须下降到正常的 1/2 以上时 BUN 才会升高。故 BUN 的测定并非敏感的反映肾小球滤过功能的指标。BUN 正常参考值为 2.9~7.5 mmol/L,但受诸多因素的影响,如感染、高热、脱水、消化道出血、进食高蛋白饮食等,均可致 BUN 升高。

4. 血肌酐　血肌酐的测量是临床监测肾功能的有效方法。在肾移植的受者,用 CU-SUM 技术测定每日血肌酐浓度,以判断急性肾功能异常,有 85%的敏感性和 94%的特异性。血肌酐正常值<133 μmol/L。当肾小球滤过功能下降时,血肌酐即上升。研究证实,只有当肾小球滤过率下降到正常人的 1/3 时,血肌酐才明显上升。妊娠妇女蛋白质合成增加,机体呈正氮平衡,此时血肌酐浓度可稍低。肌肉萎缩性病变患者肌肉代谢减少,血肌酐浓度亦可稍低。

5. BUN/Cr　肾功能正常时 BUN/Cr 通常为 10/1。当 BUN>8.9 mmol/L 时,即可诊断为氮质血症。当发生氮质血症且 BUN/Cr 增高时,常说明此氮质血症为肾前性因素(任何原因引起肾血流下降)所致。氮质血症伴 BUN/Cr 下降时,多为肾脏本身实质性病变所致,如稳定的慢性肾功能不全患者,故此比值可助鉴别肾前性及肾性氮质血症。

(二) 肾小管功能的测定

1. 肾小管葡萄糖最大重吸收量(TmG)　正常人血中葡萄糖从肾小球全部滤过后,在近曲小管主动地全部重吸收。其重吸收的机制为近曲小管细胞膜上的载体蛋白(转运蛋白)与钠离子和葡萄糖三者结合在一起,使葡萄糖重新吸收入血。因细胞膜上的载体蛋白有一定的数量,所以对葡萄糖的转运有一定的限度。随尿中葡萄糖浓度增加,原尿中浓度超过肾小管对葡萄糖的最大吸收极限时,尿中将有葡萄糖排出。正常人的 TmG 为 340±18.2 mg/min,女性稍低于男性。用 TmG 可反映近曲小管重吸收功能。正常人尿糖阴性。当血糖在8.9~10 mmol/L 时,可出现尿糖,故这一数值称肾糖阈。如血糖正常、糖耐量试验正常而尿糖阳性,称为肾性糖尿,系由于近端小管重吸收糖的功能减退所致。

2. 肾小管对氨马尿酸最大排泌量(TmPAH)　血液中的对氨马尿酸可经肾小球滤过并由肾小管排泌,在肾小管内不能被重吸收。当血中对氨马尿酸达到一定浓度时,从肾小管排泌对氨马尿酸的绝对值已达到最高峰,即使血中浓度再增高时,其排泌量亦不能再增加,此即肾小管对氨马尿酸排泌极量。用此量减去肾小球滤过量(以菊粉清除率测得),则可得到肾小管排泌对氨马尿酸的最大数值。计算公式为:TmPAH=每分钟尿中 PAH 总排泌量-每分钟肾小球滤过液中 PAH 量(成人正常值为 60~90 mg/min)。

3. 钠排泄分数与重吸收分数　钠排泄分数与重吸收分数是相互联系的。钠的排泄分数(FENA)常用在少尿患者,以鉴别是肾前性少尿还是肾内损伤所致的氮质血症。在急性肾功能衰竭时由于肾小管功能异常,使 FENA 上升,但 FENA 上升出现在肌酐清除率下降之后。然而,当患者的原发性病理损害在肾小球时,即使 GFR 降低,FENA 也降低,即使 GFR 反映的肾功能良好,因利尿药(呋塞米、葡萄糖)导致的肾小管功能异常患者的 FENA 仍升高。当 FENA>1% 时,即认为其可高度敏感和特异地监测肾脏的内部功能异常。FENA=(尿钠浓度/血钠浓度)/(尿肌酐浓度/血肌酐浓度)重吸收分数(FRs)代表滤过总量被重吸收的部分,FRs=1−FENA。

4. 尿分析(细胞损伤试验)　尿分析是评估肾功能失常的一个基础部分,用显微镜检查离心的尿沉渣是一个关键的试验。血尿和蛋白尿反映了肾小球损伤;在急性肾小管损伤时则出现颗粒管型、细胞管型以及上皮细胞。具有肾功能衰竭高危因素的患者应 2~3 d 行一次尿分析,以寻找小管损伤的征象。当出现肾脏损害时,在尿中还能发现一些小分子物质,如淀粉酶、维生素 A 结合蛋白、β_2 微球蛋白、腺苷酸氨基结合蛋白、溶菌酶等,正常情况下几乎完全被近曲小管重吸收,在近曲小管损伤时,它们的排泄增加。

5. 尿比重　其反映的是单位容积尿中溶质的质量。正常人 24 h 总尿比重为 1.015~1.030。单次尿最高与最低尿比重之差应>0.8,如患者每次尿比重均在 1.010 左右,称为固定低比重尿,说明肾小管浓缩功能极差。

尿的浓缩、稀释试验:尿浓缩试验是观察在机体缺水的情况下,远端小管浓缩尿的能力。做法简单易行且较敏感。通过准确的测定尿比重,即可了解远端小管的浓缩功能。

尿渗透压的测定:尿渗透压反映尿内溶质分子和离子的颗粒总数,正常为 280~300 mmol/L。仅与溶质分子浓度相关,并不受溶质分子量影响。通常采用冰点下降法测定。24 h 尿量为 1 000 ml 时,尿渗透压约为 600 mmol/L;24 h 尿量为 1 500 ml 时,尿渗透压约为 400 mmol/L;24 h 尿量为 2 000 ml 时,尿渗透压约为 300 mmol/L。总之,均应高于血渗透压。禁水 8 h 后晨尿渗透压应>700 mmol/L,尿中蛋白质含量对渗透压影响较小,而尿糖能使渗透压明显增加,尿糖 10 g/L 则使渗透压增加 60 mmol/L。

(三) 床边 B 超监测

严重多发伤患者复苏后,如需判断其肾脏是否受损,床边 B 超检查是首选方法,其可以判断急性肾脏损伤、腹膜后血肿等情况。此外,床边 B 超还能诊断复苏后长期卧床患者是否并发肾积水、肾脓肿等疾病,其优点为快速、安全、经济。

第五节　肝功能监测

肝脏是人体最大的消化腺和新陈代谢的枢纽,是维持生命必不可少的重要器官之一。初步复苏后肝脏细胞受损,对肝功能的监测和保护,一方面能及时反映肝脏的状态,另一方面防止肝功能朝不利方向发展。

一、肝细胞损害监测

体内各种转氨酶有数十种,目前临床应用主要为谷丙转氨酶(ALT)和谷草转氨酶(AST)。许多脏器和组织均含有此两种酶,ALT 在肝脏含量最高,在肝细胞变性或坏死时,细胞内转氨酶释入血中,引起血中酶活力增高。测定 ALT 比 AST 更能反映肝细胞损害的特性。其他，还有腺苷脱氨酶（ADA）、乳酸脱氢酶（LDH）和谷氨酸脱氢酶（GDH）。

1. ALT、AST　血清转氨酶测定可作为肝细胞损害的敏感标志。任何原因所致的肝损害均可引起转氨酶升高，但高活性（＞正常值的 10 倍）一般仅见于急性肝损害（酒精引起者除外）急性肝淤血和肝缺氧（休克）时。

（1）急性病毒性肝炎：早期转氨酶即明显升高，最高可达正常的数十倍至几百倍。至黄疸极期，转氨酶往往迅速下降。但转氨酶升高幅度与肝炎严重程度不成正比，典型病毒性肝炎时升高越明显，往往下降越快，恢复也顺利。在重症肝炎时酶活性往往较低或处于"正常"范围内，而黄疸明显，表现为"酶疸分离"现象。

（2）急性充血性右心衰竭：由于肝小叶中央细胞的淤血性坏死，血清转氨酶往往明显上升，个别可达正常的 50 倍，心力衰竭控制后迅速降到正常。急性单纯性左心衰竭时酶活力多不升高。心源性肝硬化时转氨酶升高不显著。

（3）休克：由于肝细胞缺氧，血清转氨酶也可明显升高，但随着休克的纠正，转氨酶往往迅速降至正常。

（4）胆道疾病：尤其是胆总管急性梗阻时，尽管肝细胞无明显病变，血清转氨酶也可升高，但一般不超过正常的 8 倍，且 24～48 h 后，不管胆道梗阻是否持续存在，酶活力往往明显下降或降至正常。

（5）血清 AST/ALT 比值：肝细胞内 AST 大部分位于线粒体内，只有当肝细胞严重坏死时始能释放出来；而 ALT 主要分布于胞质水溶性部分，肝细胞膜通透性增加时即可释放入血。正常 AST/ALT 比值平均为 1.0。

2. LDH　为一种糖酵解酶，广泛存在于人体组织内。当富含 LDH 的心肌、肝、肾和血细胞等组织损伤时，血清 LDH 即升高，见于心肌梗死、肺梗死等。测定血清 LDH 同工酶有助于病变器官的定位，心肌梗死时 LDH_1 升高，肝病时 LDH_5 升高，且 LDH_5 比转氨酶更敏感地反映肝病的存在。LDH_6 在正常人血清中不存在，见于伴有酸中毒、败血症和休克的患者，一旦出现提示预后恶劣。

3. 腺苷脱氨酶（ADA）　急性肝炎极期血清 ADA 变化与转氨酶相似，但在恢复期前者较后者下降缓慢；慢活肝和肝硬化时该酶阳性率较转氨酶为高，而慢性迁延性肝炎时多数正常；与肝细胞性黄疸不同，核酸在阻塞性黄疸时正常。

4. GDH　主要分布于肝内，以肝小叶中央区为多。正常人血清 GDH 平均为 4.5 U/L。急、慢性肝损害时酶活力升高，尤其是慢性活动性肝炎和肝硬化时，GDH 变化可能较转氨酶更为敏感。阻塞性黄疸时如伴有少数肝细胞坏死，GDH 也升高。酒精性肝病变主要在肝小叶中央区，且主要为线粒体的损害，如血清 GDH 低于正常的 2.5 倍，可排除酒精性肝病。

二、胆汁代谢监测

（一）血清胆红素

1. 血清总胆红素　正常值为 3.4～18.8 $\mu mol/L$，一般认为＞20 $\mu mol/L$ 有临床意义，但此时巩膜和皮肤尚不易察觉，称为"隐性黄疸"；＞25.7 $\mu mol/L$ 时，临床上出现黄疸体征；＞50 $\mu mol/L$ 时可识别出黄疸；＞100 $\mu mol/L$ 则有显性黄疸。90% 以上的正常人血清胆红素浓度＜25 $\mu mol/L$。血清总胆红素测定的价值在于：①了解临床上有无黄疸、黄疸的深度及演变过程。②反映肝细胞损害程度和判断预后，肝病时胆红素浓度明显升高常反映较严重的肝细胞损害。③判断疗效和指导治疗,如了解胆道手术治疗的效果。④对于原发性胆汁性肝硬化者,有助于判断各种治疗的反应和病情的进展情况。⑤应用某些肝毒性药物时,则有助于掌握药物剂量。

2. 血清直接胆红素　通常 $<3.4\ \mu\text{mol/L}$,超过 $4.5\ \mu\text{mol/L}$ 才有意义。临床价值主要在于诊断非结合胆红素升高血症(常见于溶血、旁路胆红素血症和 Gilbert 病),这类疾病的血清总胆红素升高,而结合胆红素在总胆红素比例中不超过 20%。

（二）尿液胆红素

正常尿中无胆红素存在,尿中出现胆红素即表明有肝胆疾病存在。

1. 怀疑有黄疸的病例在本试验可立即得出结果,为迅速有效的筛选试验之一,能识别早期肝外胆道阻塞。

2. 急性病毒性肝炎的黄疸前期,在血清胆红素甚至胆红素升高前 1 min,尿中即可查到胆红素,故可用于病毒性肝炎的早期诊断;肝炎恢复期,在黄疸尚未完全消退以前,尿胆红素即已消失,故有助于判断预后。

3. 黄疸者尿中胆红素缺乏,提示为非结合胆红素血症。但在某些类型的非结合胆红素血症(如溶血),血清中有少量结合胆红素存在并见于尿中。

4. 尿中胆红素除与血清中结合胆红素密切相关外,还受其他因素的影响。

（三）尿液尿胆原

肝脏将结合胆红素随胆汁由胆道排入小肠,受细菌作用变成尿胆原,再被氧化成尿胆红素。正常情况下仅有微量尿胆原从尿中排泄,多为 $0.4\sim1.0\ \text{mg/24 h}$。

1. 尿中尿胆原增多　①体内过量的胆色素产生(如溶血);②肝细胞功能损害,肝不能将自肠道吸收的尿胆原处理,以致从尿中排出;③肠内容物在肠内停留过长(如便秘),尿胆原吸收增多;④肠道感染时,肠内细菌增多,增加了尿胆原的形成和重吸收;⑤胆道感染时细菌使胆汁内的胆红素转变为尿胆原,被吸收入血而从尿中排出。

2. 尿中尿胆原排出减少　①胆汁进入肠道受阻(肝内、外胆道梗阻);②肠内菌群过少;③肠蠕动过速,肠内容物在肠内停留时间过短;④严重贫血,胆色素产生减少;⑤肾功能不全。

3. 在除外肝胆以外原因的情况下,测定尿中尿胆原变化有助于了解肝功能状况和鉴别黄疸。有时其他肝功能试验正常,尿内尿胆原已增多,是肝功能失常的敏感指标。在急性病毒性肝炎时,尿内尿胆原与尿胆红素一样在黄疸前期即可表现为阳性。

（四）血清胆汁酸

1. 对于肝胆疾病,该指标明显优于血清胆红素。某些肝病时胆汁酸已升高而血清胆红素仍正常。

2. 该指标测定有助于估计和判断预后。$<20\ \mu\text{mol/L}$ 的肝硬化者 1 年死亡率为 7%,$>50\ \mu\text{mol/L}$ 者死亡率高达 67%。

3. 餐后 2 h 血清胆汁酸测定　空腹时大量胆汁酸储存于胆囊内;进餐后这些胆汁酸经肠肝循环回入肝内,实际上给肝一次胆汁酸负荷。轻微的肝功能异常,即可引起餐后血清胆汁酸明显升高。

4. 血清胆汁酸测定作为肝功能损害指标,对肝胆病具有中度敏感性和特异性。

三、肝储备力监测

(一) 蛋白质

肝脏是合成血清清蛋白的唯一器官,体内一些球蛋白也由肝合成,因此检测血清清蛋白水平,对估计肝储备能力具有重要价值。

1. 血清清蛋白 无腹水的肝硬化患者,血清清蛋白水平是估计预后的良好标志。但清蛋白的血中半衰期长达 20 d,故在急性肝炎时,不能及时反映肝内蛋白合成状态,且血中清蛋白水平除受肝合成影响外,尚与清蛋白的体内分布、分解代谢有关,即使肝合成减少,调节肝内清蛋白合成的因素除肝本身外,尚有营养、激素平衡、渗透压等,其中营养最为重要。因此,在判断血清清蛋白意义时,应考虑到以上因素。

2. 血清前清蛋白 前清蛋白由肝脏合成,由于其体内半衰期仅 1.9 d,故对反映近期发生的肝损害及其程度较清蛋白敏感。

3. 血清免疫球蛋白 理论上,血清 γ 球蛋白间接地反映了肝窦内肝吞噬细胞活性。肝损害时,Kupffer 细胞功能降低,不能有效清除来自肠道的抗原,使其充溢并暴露于肝外网状内皮组织,刺激 B 细胞合成抗体即免疫球蛋白,在电泳上表现为 γ 球蛋白升高。不同肝病时血清免疫球蛋白升高的幅度和种类可有差异。自身免疫性肝病时,IgG、IgM 明显升高;酒精性肝病时 IgA 升高,并在电泳上出现 β-γ 桥;隐原性肝硬化时主要为 IgG、IgM 升高;原发性胆汁性肝硬化时 IgM 升高显著。

(二) 凝血试验

1. 凝血酶原时间(PT) 该试验测定因子Ⅶ、Ⅹ、Ⅱ、Ⅴ和因子Ⅰ活性,其中任何一种因子缺乏均可致 PT 延长。该试验不受因子Ⅻ、Ⅺ、Ⅸ和Ⅷ以及血小板影响,是外源性凝血过程的筛选试验。①PT 延长的秒数,同时检查正常对照值。正常 PT 为 12~16 s,比对照值延长 3 s 为异常;②正常化比值,即直接计算患者 PT 与正常对照者 PT 的比值,>1.2 为异常;③凝血酶原活动度,正常活动度为 80%~100%。

肝损害严重者 PT 延长明显;PT 活动度仅及正常的 20% 者可发生自发性出血;<10% 者预后恶劣。PT 延长越多,以后发生肝硬化的机会越多。淤胆性黄疸时 PT 也延长,为维生素 K 吸收障碍所致。

2. 部分凝血活酶时间(APTT) 为内源性凝血系统的过筛试验。参与凝血活酶复合体生成的任何因子缺陷,均可致 APTT 延长,但首先提示因子Ⅷ、Ⅸ、Ⅺ、Ⅻ缺乏和因子Ⅰ、Ⅱ、Ⅴ、Ⅹ减少。血液循环中有抗凝物质,特别是抗凝血活酶形成的抗凝物质存在时,APTT 也延长。APTT 缩短见于胆汁淤积性黄疸引起因子Ⅴ、Ⅷ增加时,或肝病所致 DIC 的高凝期。

3. 凝血酶时间(TT) 本试验测定血浆纤维蛋白原(因子Ⅰ)的反应性。TT 延长见于:①纤溶活力增强,纤维蛋白降解产物(FDP)增多时;②严重肝细胞损伤,纤维蛋白原严重减少(<750 mg/L)或有变性纤维蛋白原存在时;③血中类肝素抗凝物质存在时。

(三) 脂蛋白

急性肝细胞损害时,由于肝合成卵磷脂胆固醇酰基转换酶(LCAT)和三酰甘油酶减少,相应引起血浆胆固醇酯减少和三酰甘油升高。肝病时脂蛋白电泳也常现异常,表现为 α_1 前 β 带减弱或消失,β 带增加。α 带消失为 LCAT 缺乏,非酯化胆固醇代替酯化胆固醇,前者在常规电泳染色中不能显色,β 带增加为血浆中出现异常的富含三酰甘油的低密度脂蛋白 (LDL)。α 前 β 带染色深浅与肝损害成正比,中度肝损害时前 β 带消失,严重肝损害时 α 带也消失,α 带存在与否是急性肝病时敏感的预后指标。

1. 血清总胆固醇(TC)

(1) 其值降低多见于急性肝损害,如急性肝坏死、肝硬化等,此时肝合成胆固醇的功能降低。某些肝外疾病如甲亢,亦可使胆固醇降低。

(2) 胆汁淤积性黄疸者该值也升高,多>7.8 mmol/L。另外,高胆固醇饮食、动脉粥样硬化、糖尿病、肾病综合征、甲状腺功能减退、脂肪肝等,均可出现胆固醇增高。

2. 血清磷脂(SPL) 血中磷脂(主要为卵磷脂)少部分来自肠道吸收,多数由肝脏合成,故血清磷脂浓度可反映肝内磷脂代谢状态。肝脏又不断摄取血中磷脂,将其破坏并排入胆道,从而调节血清磷脂浓度。正常血清磷脂含量为 1.4～2.7 mmol/L。急性肝细胞损害如急性肝炎时,血清磷脂很少变化;肝硬化时往往正常,晚期可降低;胆道梗阻,尤其是肝内胆汁淤积或胆管损伤性狭窄时,常明显升高,升高幅度可超过胆固醇。

3. 血清三酰甘油(TG) 肝脏为内源性 TG 的唯一合成场所。肝脏不断地摄取血中 FFA 合成内源性 TG,又不断地以脂蛋白的形式将其运送入血液,使血浆 TG 保持动态平衡。各种肝病时血清 TG 往往升高。在急性病毒性肝炎病初多数升高,1 个月后逐步下降。高脂血症、肾病综合征、甲状腺功能减退、糖尿病、胰腺炎、糖原储存障碍性疾病、心肌梗死、与内分泌有关的代谢疾病等,也伴有 TG 增高。

4. 血清游离脂肪酸(FFA) 血清 FFA 仅占总脂肪酸的 5%。几乎所有类型的肝病均伴有血清 FFA 升高,为肝细胞摄取和利用血中 FFA 减少,脂肪组织中 FFA 动员增加所致。

5. 血清脂蛋白(LP) 肝脏是合成 LP 的主要场所。肝病时 LP 的合成受影响,相应地引起血浆 LP 的改变。由 LP 颗粒表面带有电荷且不同 LP 的表面电荷不同,故可用电泳法将其分开和测定。

第六节　脑功能监测

一、一般性脑监测

尽管各种现代高科技监测设备的应用,为脑功能的全面监测提供了极大的方便,然而对任何危重患者最基本、最简单经济的脑监测是物理检查。医务人员应熟练掌握全身体格检查及神经系统检查,对病情变化作出迅速、准确的判断和处理,以最大限度改善患者的预后。

(一)生命体征的监测

各种脑部病变,都可能引起生命体征的变化,故对患者的脉搏、呼吸、血压和体温密切监测,具有十分重要的意义。当生命体征出现异常时,应进行全面分析与判断;如当颅内压增高到一定程度时,出现脉搏减慢而有力、呼吸慢而深大及血压升高,伴意识恶化时常提示颅高压危象,应紧急检查与处理。

(二) 意识的监测

临床上将意识定义为由清醒到深昏迷的一段范围,清醒患者对所有刺激均能作出快速和适当的反应。嗜睡患者仅对强刺激产生呼唤反应。昏迷患者则对刺激不能作出任何反应。意识抑制状态可由许多原因引起,目前判断意识状况的标准尚不完全统一。但多采用格拉斯哥昏迷分级(GCS),由睁眼反应(4 分)、语言反应(5 分)及运动反应(6 分)组成。正常 15 分,最差 3 分。在颅脑损伤时,一般认为 8 分以下为重型颅脑损伤。凡在观察过程中,意识障碍逐渐加重,GCS 计分不断下降,常提示病情加重或恶化,必须引起充分注意。

(三) 神经系统体征的监测

神经系统的阳性体征可能是多种多样的,在普遍监测的基础上,应重点注意观察瞳孔的变化及肢体活动两项指标,尤其应动态观察。如原有的神经系统体征加重或出现新的阳性体征,常提示脑部病情在发展和加重,应予高度重视。当颅内压增高是由于颅内占位性病变引起时,可出现特殊综合征。

1. 小脑幕切迹疝　一侧幕上占位性病变可将钩回和海马回向内侧挤入小脑幕切迹,使动眼神经、大脑脚、大脑导水管和中脑(包括网状结构)受压,出现同侧瞳孔散大、昏迷、对侧偏瘫及去脑强直。

2. 枕骨大孔疝　当小脑扁桃体疝入枕骨大孔时引起延髓受压,引起呼吸衰竭,呼吸慢而不规则,随之发生呼吸骤停。小脑扁桃体疝的早期体征是颈项强直,发作性角弓反张,呕吐以及咳嗽反射抑制,意识可保留至患者严重缺氧时止。

二、脑电图监测

脑电图是研究脑功能的重要手段。在临床上不仅用于脑部疾病的诊断,且为急诊抢救患者脑功能监护的重要方法之一。

(一) 方法学

1. 常规脑电图　常规方法是按 10/20 系统法将电极置于头皮上,单双极导联,在觉醒、安静、闭目状态下进行记录,必要时加用适当的诱发方法(如睁闭眼、过度换气、闪光刺激、睡眠、药物等)。由于常规方法不能长时间和在日常自然条件下进行记录和监测,近来随电子技术的发展出现了许多新的记录方法。

(1) 磁性记录(Holter)法:系采用便携式磁带盒,将头皮上的电信号接收、放大和贮存起来,再经医生重放分析的一种方法。可连续记录 24 h 以上,有利于发作性疾病的检出及鉴别。

(2) 闭路电视脑电图:在特定的检查室内记录脑电图的同时并对患者进行录像,患者可在一定范围内活动,以便能同时看到患者发作时的临床表现及其脑电图改变。

(3) 脑电图遥测:分有线(电话)遥测及无线遥测两种。后者患者可自由活动。

意识障碍患者的脑电图记录与常规记录有所不同,主要在于可能需要较长时间的连续记录或不断的动态观察,因此最好采用能用火绵胶固定的盘状电极;必要时加放特殊电极和心电监护。此外,还可使用长时间、大容量存储的脑电监护仪进行记录,通过分析压缩谱阵的变化进行观察。

2. 皮质电图 皮质电图系指在开颅术中,将电极直接置于大脑皮质表面所记录到的电极活动。与头皮导出的脑电波波形相似,但其波幅要高得多,约为头皮记录的 10 倍,因此在头皮上难于记录到或难于辨认的脑波,在皮质电图上可显示十分清楚。常用于癫痫外科的病灶切除定位、癫痫放电本质的研究、立体定向手术和脑瘤手术等。

3. 深部电图 深部电图通常是指通过颅脑手术方法,将多极针电极插入皮质下及其深部结构所记录到的一种电位活动。其波形随部位不同而异。通常从大脑皮质到丘脑不同深度的电位活动与大脑皮质电图相似。主要用于立体定向手术及脑功能研究。

4. 脑磁图 脑磁图(magnetoencephalogram,MEG)是神经元兴奋时产生的电场所伴随的一种磁场变化的记录。由于脑磁场强度极其微弱,要求具有高灵敏度的生物磁场探测装置及能排除强大背景磁场噪声影响的设施。目前利用空间鉴别及超导技术制成的 37、64 和 122 导程的多种超导量子干扰仪(SQUID),可以 1 次完成头磁场记录点的记录。所记录的 MEG 与 EEG 相似,但也有许多不同之处。MEG 测量时无须设参考电极;检测器不与头皮直接接触,伪差少;由于脑磁探测器仅能探测与头皮成切线方向的电流偶极子所产生的磁场,而不能探测与头皮垂直方向的电流偶极子所产生的磁场,即只能探测到脑沟皮质产生的磁场。从理论上说脑电图可探测到脑回和脑沟皮质的电流偶极子。但实际脑电活动是由大脑脑回皮质产生的电流偶极子,而脑沟部分皮质所产生的电流偶极子往往被掩盖,而脑磁图探测到的正是脑电图中被掩盖的脑沟部分的电源,从这个意义上来说,脑磁图乃是脑电图的重要补充;脑磁图所检测的磁场分布较脑电图更加局限,即定位更加准确,图像更加清晰,对深部电场源活动也能显示。

目前临床上通过对脑电位发生源的推断,已用于癫痫、脑外伤、脑卒中及痴呆等疾病的诊断,脑部手术前中央沟的定位,以及用感觉诱发磁场协助耳科、眼科疾病的诊断等。在神经心理学方面,对脑功能定位、信息处理过程及记忆等的研究也有重要作用。

(二) 正常脑电图的标志

脑电图的频率用 Hz(赫,周/s)表示。按照频率可分为 δ(0.5~3 Hz)、θ(4~7 Hz)、α(8~13 Hz)和 β(14 Hz 以上)四种频率(带)。比 α 频带慢的 δ、θ 波称慢波、比 α 频带快的 β 频带的波称快波,α 频带称为基本波。波幅(电压)的单位用 μV(微伏)表示。按其波幅值大小分为低波幅(25μV 以下)、中等波幅(25~75μV)、高波幅(75~150μV)和极高波幅(150μV 以上)四种。正常成人觉醒、安静、闭目状态下以 α 节律为基本波,平均波幅约 50μV,以枕、顶部最著。波幅从低至高又由高至低的这种有规律的变化,称调幅现象。α 频率的稳定性称调节。正常时同一时间不同部位的频率相差<20%,前后不同时间频率变化<10%,此外前头部可有少量 β 波及低幅、散在的 θ、δ 波。正常成人睡眠时可根据眼球运动的有无及脑波变化情况可区分为非眼快动睡眠(nREMs)和眼快动睡眠(REMs)。在 nREM 睡眠中可有驼峰波、睡眠纺锤波和 K 综合波。儿童脑电图与成人不同,随年龄增加及脑的发育而变化。以频率为例,2 岁以内以 δ 波为基本节律,2~6 岁以 θ 波为基本节律,6~9 岁以 θ、α 节律为主,9 岁以上以 α 节律为主。其规律性及稳定性亦随年龄增长而不断趋于成熟。

(三) 异常脑电图主要表现

1. 正常节律(α 波、β 波)在全脑区或局部脑区的减弱或消失。

2. 脑波频率变慢,在全脑或局部区 δ、θ 活动增多。

3. 出现异常电活动如棘波、棘慢综合波、阵发性 δ、θ 活动等。

根据脑波变化的情况可以分广泛和局限异常。广泛异常按其程度又分:①广泛轻度异常:基本节律以 α 波为主,但 α 波较正常减弱,表现为 α 指数下降,α 节律不规则同时混有少数 5~7 Hz 的 θ 波,约占 25%;②广泛中等度异常:θ 波明显增多占 25%~50%,双侧脑叶有阵发性 θ 波,爆发性、短程 δ 活动,α 指数在 50% 以下;③广泛重度异常:正常的 α 波几乎消失而代之的 δ、θ 波,脑波节律呈高度紊乱,全脑呈现长程的 δ 活动,或呈现暴发抑制波。

4. 局限性异常 病变局限在一侧半球或一个脑区者,按其病变轻重程度不同和脑波的不同可以分为:①δ 波病灶,病理波主要以 δ 波为主,δ 波出现于脑实质受严重破坏的区域,多见于生长发育较快的胶质瘤、脑脓肿、脑软化、脑炎等,频率越慢提示破坏性越大;②θ 波病灶,病理波以 θ 波为主,多见于破坏性较小的良性肿瘤及早期转移瘤、硬膜下血肿等;③棘波病灶,正常脑波被抑制,常见的有:α 波和 β 波减弱:表现为病灶区 α 波频率变慢和波幅降低,多见于枕叶良性肿瘤和硬膜外血肿等。纺锤波减弱:表现为睡眠中的 12~14 Hz 的纺锤波在局部脑区减弱或消失。闪光刺激时病变区不能同步。棘波、棘慢波病灶多见于脑外伤后癫痫患者。

(四) 急性脑功能衰竭的脑电图

急性脑功能衰竭时的脑电图分级:脑功能障碍时的脑电图所见,是脑衰竭程度和预后判断的重要参考指标。通常使用 Hochady 的分级方法进行分类,具体内容如下。

Ⅰ级(正常范围):表现为 α 节律或 α 波占优势,伴有少量 θ 波。

Ⅱ级(轻度异常):表现为 θ 波占优势伴有少量 δ 波。

Ⅲ级(中度异常):表现为 δ 波为主,伴有 θ 及少量 α 波,或仅为 δ 波,不伴有其他节律的脑波。

Ⅳ级(重度异常):表现为弥漫性 δ 波为主,间有短段的电静息(等电位),或某些导程有散在 δ 波,其他导程为脑电活动消失。

Ⅴ级(极度异常):表现为几乎平坦波或全部脑电活动消失。

(五) 急性脑功能衰竭时脑电图检查的临床意义

意识障碍患者进行脑电图检查,尤其是对脑电图的动态、连续监测,对意识障碍的诊断、病变程度估计及预后的判断均具有重要的意义。

1. 有利于疾病部位的诊断 大脑皮质及皮质下损害,可出现广泛性不规则或规则慢波、发作波和平坦波等;脑干损害,上部脑干可出现阵发性两侧同步的高幅慢波;脑桥损害可出现 α 昏迷;低位脑干损害可出现去同步化或快波形脑电图;第Ⅲ脑室后部损害可出现 FIRDA 等。

2. 有利于病损程度的判定 一般脑部病变越重,慢波周期越长,波幅越高,后期则波幅降低。平坦波则提示病情更加严重。

3. 有利于疾病性质的确定 如出现癫痫波、SSPE 综合波、Creutzfeldt-Jacob 病波、三相波及药物性快波等典型波时,可助疾病性质的判断,如考虑有无癫痫、亚急性硬化性全脑炎、皮质纹状体脊髓变性、肝昏迷及药物中毒等疾病。

4. 有利于预后的判断 脑电图检查,尤其是动态观察对预后判断十分有益。慢波频率越快、波幅较高意味着预后较好,反之预后较差;电静息状态预示预后极其不良。若在动态观察或连续监测中发现脑电图有改善,则病情可能向好的方向转化;反之病情可能加重。

(六) 脑电图的临床应用

1. 癫痫的诊断和分类 由于癫痫是大脑皮质异常放电的结果,临床上有发作性病变,脑电图上有癫痫波出现就可以明确癫痫的诊断。同时,根据癫痫波的类型,对癫痫进行正确的分类,从而指导医生做正确的治疗。

2. 颅内占位病变(肿瘤、脓肿、血肿)的定位诊断。

3. 脑血管疾病脑功能的评价。

4. 脑炎的早期诊断。

5. 脑外伤、脑损伤的评定。

6. 大脑弥漫性病变(脱髓鞘病)脑功能评价。

7. 肝性脑病的早期诊断。

8. 代谢性脑病的脑功能评价。

9. 手术及麻醉监测。

10. 药物监测。

11. 昏迷及脑死亡评定。

(七) 影响脑电图的因素

1. 个体差异 脑电图的个体差异较大,尤其是处于发育阶段的小儿,个体差异则更大。即使在同一条件下进行脑电记录,不同个体的脑电图的图形,也不尽相同。

2. 氧供情况 缺氧早期通过外周化学感受器激活上行网状激活系统,而产生脑电图的兴奋波形,如持续缺氧,则由于脑细胞缺氧加重,出现波幅降低,频率变慢,最后呈等电位。当高浓度吸氧时,脑电图在一般情况下改变不大。但如高压[如4个大气压(4.04 MPa)]吸氧,吸入$10\sim15$ min,则可出现弥散性的大慢波。

3. CO_2 的影响 如行过度通气使 CO_2 下降,发生呼吸性碱中毒,致使脑电波活动变慢,波幅增高,与服用大量碱性药物的变化相似。轻度 CO_2 升高,可使脑电活动增强,频率增快,波幅下降。任何原因引起 CO_2 潴留,甚至出现 CO_2 麻醉时,脑电活动即减弱。

4. 脑血流变化的影响 随着脑组织的血流改变脑电图可出现如下情况:①轻度充血时,波幅降低,频率加快;②轻度缺血时,波幅增高,频率稍减慢;③中度缺血时,波幅增高,频率明显减慢;④血行中断时,则脑电波消失;⑤各种原因引起的脑血流减少,脑缺氧,尤其当血氧饱和度低于65%时,则出现慢波;⑥血压急剧下降,脑血流供应不足,而发生意识障碍时,则迅速出现大慢波。

5. 血糖变化 当血糖浓度降至$2.8\sim3.92$ mmol/L时,脑电图以慢波节律为主。若降至2.8 mmol/L以下时,频率明显变慢,波幅升高。血糖降至1.96 mmol/L以下时,临床可出现昏迷,脑电波活动明显受抑制,如发生低血糖性痉挛,脑电图上可出现低波幅活动及间发癫痫波型。但如血糖值>14 mmol/L可引起脑电波的快波化和周期缩短。

6. 基础代谢 基础代谢升高时α波频率增快,波幅升高。反之,α波频率减慢,波幅降低。降温麻醉时,基础代谢降低,体温降至32℃左右,脑电变化尚不明显,降低至28.5℃以下,脑电波逐渐变慢。

7. 麻醉 浅麻醉时,频率增加,波幅变化不大,麻醉加深,频率变慢,波幅增高。较深麻醉时,脑电图出现突发性抑制,最后呈等电位。

三、脑诱发电位监测

脑诱发电位是指给身体以某种刺激后所引发的一种脑电活动反应。其电位极小,波幅很低,完全被埋没在波幅比它高得多的自发电位中,用肉眼难以观察和分析。但因脑诱发电位与刺激信号之间有着恒定的时间关系,故能通过计算机的特殊处理后,把这种有规律的脑诱发电位从背景脑波(自发电位)中抽取出来加以分析和计算。它能反映受刺激的感觉通路和中枢的功能。当某一感觉通路或中枢在某一水平发生病变或功能障碍时,诱发电位的相应部分就会出现的潜伏期、波幅及波形等改变。因此,通过对脑诱发电位的观察与分析,可了解脑部病变的部位和功能状况。临床上常用的诱发电位有体感诱发电位(SEP)、听觉诱发电位(AEP)和视觉诱发电位(VEP)。AEP 的电位来源于听觉通路,故又称脑干听觉诱发电位(或反应)(BAEP 或 BAER)。

(一)检查方法

1. 体感诱发电位(SEP)

(1)刺激技术:通常选上肢腕部正中神经,下肢踝部胫神经为刺激点。以脉冲电流刺激,刺激强度为 10～20 mA、频率 1 Hz。

(2)记录技术:刺激上肢时记录电极分别置于 Cz 向后 2 cm 旁开 7 cm(主要记录源于中央后回的电活动)、颈椎 6～7 棘突(记录来自脊髓的电)、锁骨上窝 Erb 点(代表臂丛的电位)等处,参考电极置于 Fpz 或 Fz 处。刺激下肢时记录电极分别置于 Cz 向后 2 cm 旁开 2.5 cm,腰椎 3、胸椎 12 棘突和腘窝等处,各记录中央后回、腰髓、马尾神经和胫神经的电位,参考电极分别置于 Fpz、对侧髂嵴和腘窝的记录电极附近。叠加 200 次,分析时间上肢 50 ms、下肢 100 ms。

(3)正常波形

1)上肢短潜伏期 SEP:在头皮记录中主要观察 N20 波,该波代表原始皮质感觉区产生的电活动;在其前可见一小正相波 P15,反映丘脑皮质投射纤维或皮质下某些结构的电活动;在 N20 波之后还可见 P30、N35 和 P45 波,这些波可能由皮质感觉区及其相关区域所产生。在颈部记录中通常可见 N9、N11、N13 和 N14 等 4 个波,在颈 7 水平引导中的 N14 波多不甚清楚,N9 起源于臂丛,从 N9 到 N13 波峰间的潜伏时间代表从外周神经传入脊髓所需的时间,主要反映近侧段脊神经根的传导情况。在 Erb 点可引出与颈椎记录中 N9 相对应的大双相电位。

2)下肢短潜伏期 SEP:在头皮记录中可见 N30、P40、N50 波,主要观察与上肢 SLSEP N20 波相对应的 P40 波。在腘窝、腰椎 3 和胸椎 12 棘突处可分别记 N7、N17 和 N21 波。

(4)分析方法

1)诱发电位波峰潜伏时测定:对所记录到的电位进行峰潜时测定,是否在正常范围,双侧是否对称。病变严重者可能引不出诱发电位。需要注意身高、肢长对诱发电位峰潜时的影响,测试前应进行测量,作为判断时的参照。

2)中枢传导时间测定:上肢 N13 和 N20 波的峰潜时差代表下颈髓至皮质感觉区的传导时间,下肢 N21 波至 P40 波的峰潜时差代表腰髓至皮质感觉区的传导时间。分别测量颈椎棘突至头顶和胸12椎棘突至头顶的高度,则可测出各段的传导速度。将后者的峰潜时减去前者的峰潜时的差,便可间接推算出腰髓至下颈髓的中枢传导时间,同理可算出这一段的中枢传导速度。

2. 脑干听觉诱发电位(BAEP)

(1)刺激技术:通过耳机输出的 Click 短声分别进行单耳刺激,对侧耳以白色噪声掩蔽。短声刺激强度为阈上 75 dB,频率 5 Hz。

(2)记录技术:记录电极置于 Cz 处,参考电极置于刺激侧的乳突部位。叠加 1 000~2 000 次,分析时间 10 ms。每一侧的测定至少重复 1 次。

(3)正常波形:正常 BAEP 在 10 ms 内可分别记录出 7 个波形,在头皮上所记录的为远场电位。Ⅰ波源于听神经的电极活动;Ⅱ波源于耳蜗神经核但有部分听神经动作单位参与;Ⅲ波源于上橄榄核;Ⅳ波源于外侧丘系核团;Ⅴ波源于下丘;Ⅵ源于内侧膝状体;Ⅶ波源于听放射。正常人的 Ⅴ波高耸而稳定,Ⅱ波最低,Ⅳ、Ⅴ波常以复合波形式出现,部分正常人的Ⅵ、Ⅶ波可不出现。

(4)分析方法

1)波形改变:观察Ⅰ、Ⅲ、Ⅴ波 3 个主波是否存在,整体波的分化和重现性能。

2)波峰潜伏时测定:指自刺激开始到每个波峰的间隔时间。但只要Ⅰ波峰潜时延长,其后各波均可延长。倘只是Ⅰ波延长而波峰间潜伏时正常,应排除耳蜗性听力障碍。

3)波峰间潜伏时测定:代表脑干听神经通路中枢间的传导时间。Ⅰ~Ⅲ波、Ⅲ~Ⅴ波峰间潜伏时分别代表低位脑干和高位脑干的传导时间。Ⅰ~Ⅴ波峰间潜伏时代表整个脑干中枢的传导时间,>4.5 ms 时则为异常。

4)双侧Ⅴ波:波峰潜伏时和双侧Ⅰ~Ⅴ波峰间潜伏时差测定如>0.4 ms,则为异常。

5)波幅测定:BAEP 的波幅绝对值变异较大,难以作为评价指标,但Ⅴ波与Ⅰ波的波幅比值则有诊断价值,Ⅴ/Ⅰ<0.5 时提示脑干中枢功能障碍。

3. 视觉诱发电位(VEP)

(1)刺激技术:通常采用电视屏幕上显示的黑白棋盘方格图形翻转为刺激方式。患者距电视屏幕 100 cm,令患者遮蔽一眼,以另一眼注视屏幕中心的"十"字标志;双眼分别测试。

(2)记录技术:记录电极置于枕骨粗隆上 2 cm 处向左右各旁开 5 cm 的两点,参考电极置于 Fz 处。叠加时间 200 次,分析时间 300 ms。每侧检查重复 2 次,两次检查间应休息几分钟。

(3)正常波形:正常 VEP 为一组复合波形,其中 P100 波在正常人中均能记录到,是判断 VEP 是否正常的可靠指标。在 P100 波以前的 N75 波及其后的 N145 波,因其变异较大而难以利用。VEP 起源于视皮质,P100 主要源于大脑皮质 17 区。

(4)分析方法

1)波峰潜伏时测定:P100 波峰潜时延长,提示视通路传导功能减慢。

2)双眼 P100 波峰潜时差>8 ms,波幅差>6 μV,均提示为异常。

(二)诱发电位监测的适应证

只要神经通路有受损伤的危险,人员和设备具备,患者有刺激和记录的条件,就有进行诱发电位监测的必要。

1. 手术室监测 各种手术对人体神经系统都会造成影响。例如听神经瘤切除会损伤听神经，垂体瘤切除可损伤视交叉，脊髓手术可损伤传导束。诱发电位监测可及时发现这些损伤。躯体感觉诱发电位用于脊柱侧弯脊柱融合的监测，可代替"唤醒试验"，神经手术如脊髓和被膜肿瘤、血管瘤切除，常用 SEP 监护，避免手术操作、低血压、固定不当等原因造成的缺血性脊髓损伤。

诱发电位监测可发现缺氧的发生，例如体外循环时，监测视觉和躯体感觉皮质诱发电位能评价脑灌注情况，在出现栓塞、低血压、神经充血或体外循环故障时诱发电位常发生变化。在颈动脉内膜剥脱术中，皮质起源的 EP 不但能发现脑灌注不足，而且能及时发现继发低血压的脑缺氧。

感觉诱发电位还可用于术中功能区的定位，从皮质表面记录的 SEP 能够对感觉、运动区定位，指导手术切除范围。选择性神经切断、外周神经重建等都可用诱发电位进行定位。

另外，皮质诱发电位还是麻醉药过量的敏感指标，并能指导控制性降压、降温的程度。

2. 重症监护病房监测 感觉诱发电位可监测脊髓损伤后脊髓功能和对昏迷患者进行脑监护。对脊髓损伤的患者，诱发电位的改变可指导颈牵引和脊柱位置。低血氧、低血压都可影响皮质诱发电位，它的变化为临床治疗提供依据。脑干听觉诱发电位在脑干疝时呈特征性的渐进性改变。脑缺氧（血）时躯体感觉诱发电位的中枢传导时延长。有时，中枢传导时出现异常要比临床神经体征出现得早。另外，脑干听觉诱发电位、皮质感觉诱发电位在判断脑损伤、脑昏迷的预后方面有不可替代的优势。

（三）临床应用

1. 神经系统病变的监测

（1）体感诱发电位

1）周围神经病变：主要用于检查近侧段的神经损害，如臂丛损伤、颈神经根和腰骶神经根病变。

2）脊髓病变：如脊髓外伤、炎症、肿瘤及脊髓空洞症等，通过检查有助于判断病变的部位、范围和严重程度；并可帮助发现多发性硬化症的亚临床病灶。

3）脑干病变：内侧丘系、丘脑、丘脑皮质通路和大脑皮质感觉区病变均可出现 SLSEP 的异常。大脑半球病变的异常多在病灶侧。如 N20、P35 等波峰潜时延长，波幅降低，波形分化不良，中枢传导时延长，严重者 N20 波可消失。

4）脊柱、脊髓等手术中的监护。

（2）听觉诱发电位

1）测定听觉功能和鉴别伪聋：BAEP 对听觉的检测较为客观，且不受睡眠、药物和意识状态的影响，婴幼儿也可进行，故常用来检测听觉功能和鉴别伪聋。

2）后颅凹肿瘤：对听神经瘤的诊断价值尤大。早期较小的肿瘤表现为同侧Ⅰ～Ⅲ波峰间潜伏时延长，较大的肿瘤除Ⅰ波尚存在外其余各波均消失，部分表现为所有的波皆消失；如对侧脑干也受压时，常表现为对侧Ⅲ～Ⅴ波峰间潜伏时延长，Ⅴ波波幅降低和波形模糊。

3）多发性硬化症：是一项很有价值的辅助诊断指标，可证实脑干是否受损，发现有无隐匿性病灶和判断疗效等。可表现为低位脑干异常，高位脑干异常和弥散性异常。

4）脑干血管病和脑干变性病：如肝豆状核变性、脊髓小脑变性、运动神经元病等，可查到反映脑干受损的异常。

（3）视觉诱发电位：VEP 异常可因眼部疾病引起，故在 VEP 测定前应常规检查视力，首先应排除弱视、青光眼、屈光间质混浊和视网膜病等。VEP 在神经科的应用主要有助于：

1）多发性硬化症中视通路受损的检出。

2）视通路上的早期压迫性病变的检出。

3）功能性和器质性视觉障碍的鉴别。

4）视路疾患的定位。可利用屏幕上全视野、半视野和象野图形翻转刺激所诱发 VEP 的结果帮助定位。视神经损害，患眼用全视野、左半视野、右半视野刺激的 VEP 均显异常，而刺激健眼则均正常。视交叉部位损害用两颞侧半视野刺激反应异常。视束及枕叶病变。用半视野刺激，可见对侧视野刺激的反应异常。

2. 急性脑功能衰竭时的脑诱发电位 在急性功能衰竭的昏迷和脑死亡患者的监护中，诱发电位的监测具有重要作用。尤其是短潜伏期的 SEP(SLSEP) 及 BAEP(因再现性强、波形稳定，较少受镇静剂、麻醉剂的影响) 而较常应用。VEP 检查使用翻转棋盘格刺激器时需要受检查者的充分合作，而使用闪光刺激的诱发可靠性比较差，故有意识障碍者应用较少。

（1）意识障碍患者的监护：SEP 对急性脑功能衰竭者的监护、病情观察及预后判断有重要作用。在分析 N20～P25 时，若一侧消失者预后多不良，双侧消失者预后更差，几乎难有存活者；正常者预后良好。若进行动态观察，其波形逐渐消失者预后不良，波形及潜伏期逐渐恢复正常者临床症状可相应改善。其与 Glasgow 昏迷量表结合，发现上肢 SEP 对昏迷预后判断的准确性可达 88%，对判断预后不良者未见假阳性，但判断预后良好者，约有 9% 的假阴性。脑干器质性疾病导致的意识障碍者的 BAEP 多有异常，代谢性或中毒性病变在未引起脑干损伤时，其 BAEP 多属正常，但也可有异常者。BAEP 正常不能完全排除脑部器质性损害，但可提示非脑干病变，预后较好，多可存活。

在临床实际中，要用诱发电位对急性脑功能衰竭进行预后判断时，最好将 SEP、BAEP、EEG 等结合起来加以判断。如 BAEP 正常，而 EEG 为电静息时，药物中毒可能为其病因。BAEP 与 EEG 两者皆异常时，则提示昏迷难于逆转。

（2）脑死亡患者的监护：脑死亡的判断除了临床上表现为不可逆的昏迷、缺乏自主运动、呼吸停止需用人工呼吸维持、各项脑干反射消失之外，电生理的检测十分重要。脑电图检查可呈现病理性电静息；诱发电位中的 SEP，尤其是上肢 SEP(SLSEP) 在判断脑死亡中尤为重要。表现为 N9 存在且正常，而脑皮质电位 N20～P25 复合波消失，而 N13 可以保存或消失。N9 及 N13 存在，表明刺激的有效性和反应仅在脊髓及周围神经系统。是否为脑死亡仍需结合临床较准确地进行判断。

在脑死亡时的 BAEP 检测亦是一重要手段，其表现可有 3 种：①BAEP 各波均消失。②BAEP 仅见Ⅰ波。③可见Ⅰ波Ⅱ波。当其各波均消失的情况下，对刺激是否进入神经系统难于判定，这一点不如 SEP 检查，使其应用受到一定的限制。然而在脑电图呈电静息的情况下，判断是否为真正的脑死亡时，BAEP 却有其重要作用。若 BAEP 正常，则可能并非脑死亡，而很可能是药物中毒或深度麻醉所致，昏迷有恢复的可能，否则脑死亡即可诊断。

诱发电位是当今监测神经系统损伤和功能的最佳方法。随着现代外科发展，复杂手术日益增多，诱发电位监测的意义会逐渐增大，而且仪器本身的缺陷会最终完善，简便、快捷、自动化程度更高的诱发电位仪将会投入临床。

四、脑血流监测

大脑的血流供应对维持正常的脑功能和代谢以及麻醉剂的显效均很重要。正常人每分钟全脑血流量约 750 ml，相当于每分钟 50 ml/100 g，灰质局部脑血流量为每分钟 80 ml/100 g，白质局部脑血流量为每分钟 20 ml/100 g。脑的总需氧量为每分钟 3 ml/100 g。如脑血流中断，脑储存的可供利用的能量仅 83.68kJ(100 g/min)，只能维持 2～3 min，故大脑皮质能耐受完全无血时间仅 3～4 min。脑的血液供应不但量大且流速快。如某些因素导致脑血管扩张使颅内血流量增加，从而引起颅内压增加，对有颅内占位病变的患者，此种作用更为明显，颅内压上升可导致颅脑广泛缺血，更为重要的是，脑血流量的增加可加重占位病变的移位，更引起局部的压迫和缺血。因此，脑血流监测在临床上也有重要价值。经颅多普勒超声的临床应用如下。

TCD 是无创性的检测颅底动脉的动力学变化的一种客观的方法，它能连续、动态观察其变化过程，对颅内血管疾病的诊断，指导临床治疗及科研均提供了科学有用的信息，因此有着广泛的前景。目前报道较多，最有实际应用价值的有以下几方面。

（一）脑血管病的诊断

1. 脑血管闭塞　闭塞段血流信号消失，其近心端流速降低，闭塞动脉的主要分支血流可加速出现湍流的杂音，参与侧支循环的动脉血可代偿性加速，也可出现湍流杂音，颞窗探测 MCA 信号消失，而同侧 ACA，PCA 信号存在揭示 MCA 闭塞。CCA 压迫试验可证实颈动脉系统有无闭塞及侧支循环存在。

2. 动脉狭窄　ICA 狭窄时，狭窄段血流加快，狭窄两端流速降低。

（二）动静脉畸形的诊断

3D TCD 对 AVM 诊断的阳性率可达 90%，AVM 供血动脉的各期血流速度均异常增高，频谱图像可呈不规则状态，波峰加宽供血动脉超声信号增粗，走行异常或呈片状，超声信号的异常分布有助于 AVM 的诊断。脉动指数降低。监听时供血动脉可听到轰鸣样的血管杂音。

（三）脑血管痉挛的监测

动脉瘤性蛛网膜下隙出血(ASAH)后常引起脑血管痉挛导致缺血性神经系统缺失综合征的发生早期诊断脑血管痉挛，指导医生正确治疗 TCD 能进行早期诊断，脑血管痉挛的表现主要是 ICA、MCA 流速明显增快，平均流速＞120 cm/s 为高度危险流速。

（四）脑死亡的判定

快速、准确地判断脑循环停止和脑死亡的全过程，TCD 有肯定价值。

1. 平均流速＜20 cm/s。舒张期可为负向，其波形的变化主要取决于脑灌注压的波动。

2. 呈极高阻力频谱收缩期为正向，流速极低，波形呈尖、棘状，舒张期血流信号消失。

3. PI 值极高或不显示。

4. 无血流信号，频谱图零位线上，下均无血流信号。

5. 对 TCD 技术的评价　TCD 技术在国内的应用已 10 余年，由于它具有简便、快速、无创伤、易重复、可监测等特点而迅速发展，不论是用于临床诊断，还是用于科学研究，都有较高的实用价值。它可与数字减影血管造影(DSA)、磁共振血管成像(MRA)、CT、血管造影(CTA)相辅相成，相互弥补。当然 TCD 技术也还存在许多有待解决的问题，TCD 主要检测指标之一是血流速度,而缺乏相应的管径,因此不能计算出局部血流量。另外,影响脑血流的因素很多,如心脏、主动脉、颈内动脉、脑底大动脉、脑内的中、小动脉及全身情况,因此必须密切结合临床分析其结果,还有各项测量参数的临床意义和实用价值尚需进一步统一和完善。

（五）其他

1. 评价侧支循环能力。

2. 介入神经放射的监测。

3. 检查推基底动脉系统供血的评价。

4. 高血压患者脑血管功能的评估。

5. 脑血管手术后的评价。

6. 脑外伤的监护。

五、颅内压监测

颅内压增高是临床多种疾病共有的综合征,也是神经内、外科患者死亡的首要原因。能否动态地监测颅内压的变化,并在继发性脑损害症状显现以前采取有效措施,对抢救患者生命至关重要。近年来监测颅内压监测技术又有了较大的发展,特别是无创伤性颅内压监测新技术的出现,为临床监测颅内压开辟了广泛的应用前景。

（一）常用方法

1. 脑室内测压 经颅骨钻孔后,将硅胶导管插入侧脑室,然后连接换能器,再接上监护仪即可知颅内压。零点位置应校准,原则上可放在颅底或外耳道平面。侧卧患者颅内压正常参考值为 $10 \sim 15$ mmHg。此法优点为,ICB 增高时可放出脑脊液,降低颅内压,还可用放出的脑脊液做各种检查,并可注入液体,根据容量压力反应,以监测脑顺应性。缺点为有时不易插入脑室,出现插管困难,或导管移位、堵塞而出现减幅(阻尼)现象,致使读数不准,并可引起感染(1%)。

2. 硬膜下测压 颅骨钻孔后,将特制空栓放置于硬脑膜下,连接监护仪,可测得颅内压。此法的优点,是不穿透脑组织,在脑肿胀时比脑室内测压容易,只要避开静脉窦,可多处选择测压点。缺点为栓孔填塞,出现读数不准,不能抽出脑脊液,不能做顺应性测试,长期应用易出现感染。

3. 硬膜外测压 将压力换能器放置于硬膜外,避免压迫过紧或过松,否则出现读数不准,与健侧脑室读数比较,一般高 $1 \sim 3$ mmHg。此法感染较少,可长期监测,但装置较昂贵,尚不能普遍应用。

4. 腰部蛛网膜下腔测压 即腰穿测压,此法操作简便,但有一定危险性,颅内高压时不能应用此法。同时颅内高压时,脑室与蛛网膜下隙间可有阻塞,测出的压力不能代表颅内压。同时此法读数易受体位的影响,而不够准确。

5. 视觉诱发电位(VEP) *VEP 与颅内压的关系近年受到重视。现已证实,颅内压的改变会影响 VEP。例如脑积水的儿童 VEP 的潜伏期较正常儿童明显延长。从脑室引流 4 ml 脑脊液,可使潜伏期缩短。而行分流术减压后,VEP 的潜伏期恢复正常。进一步研究表明,脑水肿患者 VEP 的 N2 波潜伏期与用硬膜外纤维光束传感器测定的颅内压力水平呈线性相关(r=0.90)。VEP 的 N2 波成分起源于原始视皮质,属皮质电位活动,因此它的潜伏期对可逆的皮质损伤,如缺血或来自蛛网膜下隙压力增高的压迫是十分敏感的,通过测定 VEP 的潜伏期可以计算出颅内压的实际水平。美国 AXON Systems Sentinel-4 神经系统监护仪已配有此种软件,根据 VEP 参数计算显示颅内压,为无创伤监测颅内压提供了重要手段。

6. 经颅多普勒超声技术(TCD)　TCD 并不能定量地反映颅内压数值,但是连续监测可以动态地反映颅内压增高的变化。研究表明、大脑中动脉的血液速度与颅内压呈反比关系。颅内压增高,脑血流量下降,大脑中动脉的血液速度减慢。血流速度的波动与颅内压的变化呈平行关系。

颅内压增高时,TCD 频谱的收缩峰血流速度(Vsys)、舒张末期血流速度(Vdia)和平均血流速度(Vmean)均降低,以 Vdia 降低最明显;搏动指数(PI)和阻力指数(RI)明显升高。频谱形态也有一定特异性。颅内压轻度增高,Vdia 减低,收缩与舒张期间的切迹更加明显,收缩峰尖锐。颅内压接近舒张压时,舒张期开始部分和舒张期末频谱消失。颅内压与舒张期血压基本相同时,舒张期血流消失,仅留一个尖锐的收缩峰。因此,TCD 除可动态监测颅内压增高的变化外,也可间接地估价颅内压增高的程度。

7. 纤维光导颅内压监测(fibre-optic ICP monitoring system)　是一种比较先进的监测仪器。颅骨钻孔后,将传感器探头以水平位插入 2 cm,放入硬脑膜外。此法操作简易,读数可靠,又可连续监测。患者头部活动时,对测压影响不大,不易并发感染是其优点。

(二)颅内压监测的应用

1. 颅内压的波形　颅内压的波形可分为 C、B、A 三种波型。C 型波为正常波形,其压力曲线较平坦,呈与动脉压力波和呼吸相一致的波动。B 型波是在正常压力波的背景上出现短时骤升又骤降的高波,一般不超过 50 mmHg。每分钟出现 B 型波 0.5～2 次表明颅内压中度至重度升高。A 型波也称高原波,特征是压力突然升至 50～100 mmHg,持续 5～20 min 后又骤然降至原水平或更低。A 型波频繁出现提示颅腔的代偿功能已近衰竭。

2. 颅内压力　正常颅内压<15 mmHg。15～20 mmHg 为颅内压轻度升高;20～40 mmHg 为中度升高;>40 mmHg 为重度升高。然而观察颅内压的绝对值仅仅是问题的一方面。脑外伤后,同样 25 mmHg 的颅内压,在伤后第 1 日和内稳态机制已恢复后的第 7 日就具有不同的意义。

3. 颅内顺应性曲线　颅内压力容量间的关系在颅内压监测上有十分重要的价值。脑室内快速注入 1 ml 容量,颅内压上升不应超过 3～4 mmHg。心脏每搏出量可以代表一次颅内注射,当颅内顺应性降低时,每次颅内压力波动的幅度将增加。颅内压力容量曲线并非线性而呈指数关系。在颅内压正常或升高的早期,压力容量曲线平坦,说明颅腔代偿功能好。一旦失代偿,曲线将会陡然上升。

4. 脑血流量和脑血容量与颅内压的关系　CT 造影剂扫描提供了计算脑血容量的技术,使直接测定麻醉药诱发脑血容量的变化成为可能,提示了麻醉药对脑血容量和脑血流量的影响并非总是一致的现象。有些麻醉药虽然增加脑血流量,但是可减少脑血容量,其结果并不影响颅内压。相反,有些减少脑血流量的麻醉药,由于可增加脑血容量,其结果使颅内压升高。

(三)颅内压监测的适应证

1. 进行性颅内压升高的患者,侧脑室插管测定颅内压有助于诊断,必要时可引流脑脊液以降低颅内压。CT 检查显示中线移位超过 0.5 cm,眼底视乳头水肿,突发头痛、失明、颅内血管瘤,重症头部损伤的患者,均有指征测颅内压。

2. 麻醉诱导前及术中监测,用以了解麻醉药及手术操作对颅内压的影响,还可按颅内压的改变,调整药物用量和麻醉深度,如与血气分析结果配合,还可判断缺氧和二氧化碳潴留是否已纠正。

3. 手术结束后,可由于颅骨骨瓣复位不当或包扎过紧,有时可使颅内压增高,颅内压监测即可及时发现,予以处理。颅脑手术后,一些患者可出现不同程度的脑水肿,或因术后疼痛或其他内稳态失调,均可出现颅内压变化。此时进行颅内压监测有重要意义。同时,可依据压力变化波形判断病情变化、治疗效果及患者预后。

4. 使用机械呼吸的患者,包括重症颅脑损伤或其他原因使用呼气终末正压(PEEP)者,可依据颅内压改变及血气分析数据,调整其机械呼吸的条件,更有利于患者的治疗。

5. 护理工作中,还可根据颅内压来选择患者的最佳体位。人工呼吸、脑部物理治疗、吸痰、帮助咳嗽以及使用大量镇静抗惊厥药物,颅内压监测都有其临床参考价值。

(邵　钦)

参 考 文 献

1. Miller R. Miller's Anesthesia[M]. 8th ed. Philadelphia: Elsevier Science Health Science div, 2015: 1345~1392, 1487~1521

2. Ungerstedt U, Rostami E. Microdialysis in neurointensive care[J]. *Curr Pharm Des*, 2004, 10(18): 2145~2152

3. 王一镗. 王一镗急诊医学[M]. 第二版. 北京:清华大学出版社, 2015:194~213

4. Herold C, Ganslanayer M, Ocker M, et al. Inducibility of Microsomal Liver function may differentiate cirrhotic patient with maintained compared with severely compromised liver reserve[J]. *J Gstroenterol Hepacol*, 2003, 18:445~449

第十八章

脑　复　苏

心搏呼吸骤停患者虽经初期复苏成功,而神经学方面的病残率极高,其关键是以脑复苏为重点的后期复苏或持续生命支持。目前,国内外的研究也比较集中在这一方面。

第一节　心搏骤停脑损伤病理生理

脑组织的耗氧量很大,神经组织的代谢率极高,脑内能源贮备非常有限,对缺氧耐受性很差。心搏停止 10 s 脑内可利用氧将耗尽,神志不清,有氧代谢的三羧酸循环停止,继而进行无氧糖酵解,随之使贮存的葡萄糖和糖原耗竭,2～4 min 低能的无氧代谢也停止,4～5 min ATP 耗尽,所有需能反应均停止。"钠泵"衰竭,细胞膜失去其完整性,细胞内渗透压升高,导致细胞肿胀。缺氧、损伤、炎症等损害血脑屏障,使其通透性增高,引起组织间隙水肿和出血。

缺氧、组织氧分压<30 mmHg 可致脑内乳酸血症;严重缺氧伴有低血压者可致脑细胞死亡。完全性或不完全性半球缺血后的组织学改变,从可逆性的水肿、神经元微空泡形成到不可逆性的神经细胞坏死。心搏呼吸骤停患者,在 CPR 过程中,脑损害的病理生理还有以下特点。

一、继发性缺氧、缺血

脑循环重建后由于反应性缺血、脑水肿和微循环不再流通现象,导致大脑微循环功能障碍,使脑缺氧持续存在,引起脑细胞死亡。继发性脑缺氧在脑损害上起重要作用。

1. 脑微血管无复流现象(no-reflow)　各种类型实验均已证明心脏停搏或完全阻断脑血流 5 min 以上,当心搏恢复或解除阻断后,大部分脑内微血管仍不能被血液重新灌注,称之为无复流现象,其机制尚不完全清楚,但与下列因素有密切关系。

(1) 微血管狭窄:①微血管周围胶质细胞肿胀,机械性压迫使微血管内腔狭窄;②微血管内皮疱疹样变化,阻塞微血管通道。

(2) 微血管内血液黏度升高,红细胞呈泥流状,微血栓形成。

(3) 体循环低血压和(或)脑循环灌注不全。

(4) 继发性代谢紊乱,脑局部钾离子增高,pH 下降,加重微血管的无复流现象,促进脑死亡,并形成恶性循环。

(5) 继发性 Ca^{2+} 进入脑血管平滑肌而引起的脑动脉痉挛。

2. 缺血后的低灌注状态 心脏停搏乃引起完全性全脑缺血,复苏时,正常血压再灌注之始,有短暂的总的脑血流增加(反应性充血),而有些散在的脑区却根本缺乏灌注。开始时,脑耗氧也低,再灌注 15～30 min 后,总的脑血流已降至正常值以下,可持续长时间,总脑耗氧增加,因而引起供求之间的矛盾,此即缺血后的低灌流状态。此时颅内压仍正常。

即刻的多灶性缺血后低灌流主要是由于血细胞凝聚和细胞内水肿。迟发的低灌流则由于血管痉挛,可能由于脑小动脉平滑肌钙的积聚,前列腺素、5-羟色胺和其他有害物质的刺激。

3. Ca^{2+} 的内流 脑缺血后能量丢失,引起 K^+ 逸出细胞(K^+ 由神经胶质吸取而致肿胀),Na^+ 及 Ca^{2+} 进入细胞,神经元积聚 Ca^{2+},激活磷脂酶,其结果是游离脂肪酸积聚。缺血期过多的 Ca^{2+} 进入所有脑细胞,在线粒体堆积的 Ca^{2+} 妨碍了 ATP 的产生。

细胞内游离钙仅占细胞内总钙的 0.005% 左右,然而这部分钙是细胞内真正发挥生理活性的部分,是细胞内信息传递的中心环节,其浓度改变是细胞生理功能改变及病理变化的重要物质基础。赵卫国等报道,采用新型 Ca^{2+} 荧光指示剂 Fura-2 双波长法测定兔大脑中动脉阻塞局灶脑缺血脑片,结果显示脑缺血后脑组织 $[Ca^{2+}]i$ 显著升高,并将通过不同途径最终导致细胞功能紊乱、细胞损害甚至死亡。所以,在脑缺血早期维持细胞内外 $[Ca^{2+}]i$ 平衡,对脑缺血的治疗有重要意义。

二、脑血流动力学改变

标准胸外按压心肺复苏时所产生的脑血流(CBF),已于第五章第四节"开胸心肺复苏术"一节中述及(见本书第 113 页)。

心搏骤停复苏后脑血流动力学的改变可分为四期,即多灶性无再灌流、反应性充血、延迟性持续低灌流期和脑再灌流后期。

多灶性无再灌流的发生与脑微循环改变和低灌流压有关,其程度主要取决于脑缺血时间的长短。Fuches 等研究猫心停搏 5 min、15 min、30 min,经常规 CPR 恢复自主循环后 30 min 内测定脑无再流区分别是 7%±2%、30%±11% 和 65%±21%,Wolfton 等测定犬心停搏 10 min 后 CPR 后的 CBF,CPR 时维持 MAP 在 60 mmHg,再灌流 40 min 内未发现脑各结构中 >125 mm^3 的无再流或涓流[trickle flow,<10 ml/(100 mm·min)]区域存在,表明心搏骤停经 CPR 后发生的脑微血管不再流通现象是可逆转的。

关于延迟性低灌流的发生机制目前仍不明确,可能与组织水肿、血流淤滞、血细胞凝集、血管内皮肿胀、血管收缩以及各种生化改变所产生的许多有害物质有关。

心脏停搏后脑再灌流后期血流动力学变化的研究很少,Sterz 等观察到犬心停搏经 CPR 后 20 h,CBF 可达到正常水平。

三、脑缺血和细胞凋亡

神经元死亡是有害信号极度刺激造成的被动病理性死亡,伴有一系列炎症病理改变。与坏死(necrosis)不同,凋亡(apoptosis)是一主动过程,是细胞内外因素激活细胞核酸内切酶导致本身自杀程序而引起。目前常用组织标本 TUNEL 染色后光镜观察、流式细胞仪和电镜观察来检测凋亡。凋亡一旦开始便迅速进展,细胞裂解成小碎片,由膜结构包裹,内含碎裂的染色质和完好的细胞器，此即凋亡小体（apoptotic body），是凋亡细胞的特有结构。凋亡小体被巨噬细胞或邻近组织细胞吞噬，整个过程不伴炎性反应。1982 年，Kirino 首次提出迟发性神经元死亡（delayed neuronal death，DND）的概念，即慢性广泛性神经元丧失。

张秋灵等用蒙古沙土鼠前脑缺血再灌注模型，研究发现，脑缺血 5 min，再灌注 1 h，海马区结构基本正常，凋亡细胞比例与正常细胞无显著差异，而再灌注 1 d，可偶然发现凋亡细胞，凋亡比例稍有增加，而再灌注 3 d，神经元凋亡达到最高峰，5 d 时细胞结构基本恢复。凋亡发生的高峰期正是迟发性神经元之死亡期，凋亡的数量远高于坏死的数量。

叶建峰的研究也证明大鼠脑缺血可选择性诱发神经细胞凋亡。缺血 5 min 再灌流 48 h 即出现明显的 TUNEL 阳性细胞，随缺血时间的延长，凋亡主要发生在缺血区的内带。缺血 120 min 后再灌流 48 h 出现明显的梗死灶时，大量 TUNEL 阳性细胞出现于梗死灶周边的缺血半影区。结果提示，对缺血后神经元的选择性坏死或凋亡而言，很大程度上可能依赖于缺血这种损伤的强弱，较轻微和温和的脑缺血损伤，可能以诱发细胞凋亡为主，剧烈的脑缺血损伤则以细胞坏死为主，并以缺血半影区中大量的凋亡细胞为特征。不同强度的脑缺血导致细胞凋亡的发生，从缺血的中心部位到梗死灶周边的缺血半影区的进程提示，脑缺血的治疗效果可能依赖于缺血半影区的部位和范围。缺血半影区中细胞凋亡发生的确立提示缺血半影区的神经元损害为可逆的，这对脑缺血的治疗提供了新的线索和可能。

四、全脑缺血模型的建立

全脑缺血模型建立的基本原则是尽可能地类似与人类疾病的发生发展过程。

1. 主要途径

（1）心脏停搏：包括窒息、溺水、室颤、高血钾等。

（2）血管夹闭：夹闭脑的所有供血血管。

（3）升高颅内压力：脑灌注压力为 0。

2. 常用的缺血模型

（1）犬室颤式：缺血时间可达 17 min，来自临床、交直流电击均可，但是缺血时间不确切，CPR 时用药太多，需要的人力太多。

（2）兔四血管式：缺血时间确切、颅外因素少，适合于慢性实验、观察药物疗效。缺点是无内脏缺血再灌注损伤。

3. 沙土鼠二血管式　无 Willlis 环、颅内无交通支、仅需结扎双侧颈总动脉，缺点是与人类解剖关系太远，仅用于初筛实验。

（王一镗）

第二节　脑复苏处理

一、一般治疗

（一）关于平均动脉压（MAP）

要求立即恢复并维持正常或稍高于正常的 MAP（90～100 mmHg）。要防止突然发生高血压,尤其不宜超过自动调节崩溃点(MAP 为 130~150 mmHg)。若血压高,可用血管扩张剂如咪噻芬(arfonad)、氯丙嗪和硝普钠等。

应预防低血压,可用血浆或血浆代用品提高血容积,或用药物如多巴胺等支持 MAP。人血白蛋白或者浓缩血浆属胶体类脱水剂,它通过提高血浆胶体渗透压而引起脱水降颅压的作用。这种提高血浆胶体渗透压的疗法,可以较长时间保持良好的血液动力学及氧的运输,而扩张血容量后,使抗利尿激素分泌减少而利尿。补充蛋白质,参与氨基酸代谢,产生能量,对于血容量不足、低蛋白血症的脑水肿患者尤其适用,一般使用 20%~25%人血白蛋白 50 ml 或浓缩血浆 100~200 ml,每日静脉滴注 1~2 次。多数心脏停搏患者可耐受增加 10%左右估计的血容积(1%体重),有时可用胶体代用品如右旋糖酐,最好根据肺毛细血管楔压监护进行扩容。

(二)呼吸的控制

为预防完全主动过度换气引起颅内压升高,对神志不清的患者应使用机械呼吸器,并同时使用肌松剂制动,控制 PaO_2 在 100 mmHg 以上,pH 在正常范围(7.35~7.45),并保持正常通气,而过度通气仅应用于有脑疝征象以及有肺高压的患者。

最近研究表明,脑缺血后若做过度换气降低 PCO_2,将有可能使脑缺血进一步恶化。在迟发脑低灌流阶段,存在血流(氧释放)和氧代谢之间的矛盾,此时如给予过度通气,则可由低 PCO_2 引起进一步的脑血管收缩,进一步减少脑血流和使脑缺血恶化。而且,并无证据表明过度通气可以保护心脏停搏后重要脏器免受进一步缺血的损害。

(三)纳洛酮

如前所述(第八章中第十二节,见本书第 186~189 页),在 CPR 过程中,宜应用纳洛酮。在紧接的脑复苏过程,尤其是在脑复苏早期,宜继续应用纳洛酮,剂量可适当大一些。并应持续用药约 1 周。

(四)皮质类固醇的应用

皮质类固醇具有稳定细胞膜的作用,清除自由基,可降低脑水肿,应常规短期应用,如地塞米松 1 mg/kg,然后 0.2 mg/kg,每 6 h 一次,一般不超过 4 d,注意可能出现的并发症。

(五)其他治疗

包括水、电解质平衡,营养疗法等。

二、特异性脑复苏措施

(一)人工亚低温术

脑复苏时一般采用体表降温结合头部重点降温,降温程度以达亚低温(33~34℃)为宜。国内外经验表明,CPR 时人工亚低温是有效的,并可采用选择性头部低温。

1. 亚低温和缺血性脑损伤 20 世纪 50 年代曾有人将深低温(27~28℃)应用于心内直视手术,但其缺点是容易诱发室颤、凝血功能障碍和抑制机体自卫反射功能。20 世纪 80 年代中后期,人们证明亚低温对实验性脑缺血和实验性颅脑外伤具有显著的治疗保护作用。20 世纪 90 年代以来,临床应用研究发现,亚低温能显著降低重型颅脑外伤患者的病死率,改善颅脑伤患者的神经功能预后，不产生任何严重并发症。

20 世纪 80 年代中期以来，大量实验研究发现，脑缺血前、缺血过程中或缺血后早期开始亚低温治疗，能明显减轻脑缺血后脑组织病理形态学损害程度，促进脑缺血后神经功能的恢复。脑缺血后低温治疗应越早越好。Leonov 等研究发现，动物心搏骤停 12.5 min 后，复苏过程中给予 34℃亚低温治疗，能显著减轻脑组织神经元病理形态损害程度，明显改善和促进脑功能恢复。Horn 等发现，选择性头部降温（30℃）能减轻实验性心搏骤停 15 min 后脑组织神经元病理损害程度。1995 年 Kariehe 等报道亚低温对减轻缺血后脑梗死灶和脑水肿的效果较甘露醇为好，而亚低温与甘露醇合用疗效更好。Sterz 等所做的犬实验结果表明，在胸外 CPR 期间，脑和全身亚低温（34℃）可改善神经恢复，而认为中度降温 28～32℃则对脑神经有害。Sefrin 等在猫的实验中采用迅速，选择性地降低脑温而不降低全身温度的方法，经脑的组织病理学检查，可见降温组正常未受损害的细胞明显较对照组为多。

王远帆等报道鼠 6 min 窒息心搏骤停后，脑温度变化对脑水肿和脑血流的作用。自主循环恢复后 15 min，控制脑的温度分为 3 组，I 组（$n=8$）降为 30～31℃，II 组（$n=8$）保持在 37～38℃，III 组（n=8）升高为 39～40℃，结果显示在自主循环恢复后 1 h 和 2 h，I 组完全防止了皮质低灌注，II 组和 III 组的皮质脑血流明显低于心搏骤停前。并用给[125]I-白蛋白后测定血液中的放射活性，以计算血脑屏障渗透指数：

$$渗透指数＝（脑 CPM/g 干重）/（血 CPM/g）×100$$

I 组（8.9±1.8）明显低于 II 组（17.1±2.4），因此结论认为心搏骤停后，选择性脑低温能增加脑血流和预防脑水肿。

许水华等报道电击实验犬致室颤心搏骤停 8 min 开始心肺复苏后观察 4 h。10 只犬分为两组：正常脑温组（4 只），维持硬脑膜外温度 36～37℃；选择性脑亚低温组（6 只），采用右侧颈总动脉灌注自体血冷却辅以头部表面降温，维持硬脑膜外温度 33℃左右。各犬于复苏前和自主循环后 30、60、120、240 min，测定脑脊液、脑组织中 SOD 活力、丙二醛（MDA）含量和脑皮质神经元超微结构。结果常温组心脏复跳后各时点脑脊液中 SOD 活性较停搏前均明显降低（$P<0.05$），MDA 含量则均明显升高（$P<0.05$），神经元核膜、线粒体、内质网等结构严重受损；脑亚低温组与常温组相比，则复跳后各时点脑脊液和脑组织中 SOD 活性均明显升高（$P<0.05$），MDA 含量均明显降低（$P<0.05$），神经元超微结构损害明显减轻。结论认为，脑亚低温可能通过抑制脑内脂质过氧化反应和内源性氧自由基清除剂的消耗，对脑复苏起到有利的保护作用。

2. 亚低温治疗脑损害的机制　心搏呼吸骤停经 CPR 后，脑缺血再灌注损伤是多种因素综合作用的结果。低温可以多个方面作用于脑缺血再灌注损伤，打断其发展过程，亚低温治疗脑损害的机制主要有以下几个方面。

（1）降低脑氧代谢率：低温降低脑代谢率，可延迟 ATP 的耗竭，促进高能磷酸盐的恢复，降低脑组织耗氧量，减少脑组织乳酸堆积，有利于神经细胞的能量代谢。体温的降低与脑代谢率的变化几成线形关系，即每降低 1℃脑代谢率降低 5%～7%，但低温减轻脑缺血后神经损伤的作用远超过脑代谢率的降低值。John 等提出，低温降低脑代谢率的最大益处在于其保护细胞结构的完整性。

（2）保护血脑屏障，减轻脑水肿：陈岩等报道，对 SD 大鼠脑缺血模型，与对照组和缺血组相比，亚低温治疗组（肛温 32～33℃）能显著缓解 Na^+，K^+-ATP 酶活性的降低（$P<0.01$），改善神经行为学异常并降低脑组织含水量（$P<0.05$），故亚低温能明显减轻缺血后

脑组织病理形态学的损害程度,对神经功能的恢复起促进作用,其机制与恢复能量供给、保护血脑屏障、减轻脑水肿等有关。

(3) 抑制内源性毒性产物对脑细胞的损害作用:30~34℃低温能显著抑制脑损害后谷氨酸和甘氨酸的生成释放,30℃低温能有效降低实验性脑外伤后脑脊液中乙酰胆碱含量,减轻乙酰胆碱对神经元的毒性作用,亚低温还能明显抑制脑损害后脑组织多巴胺、去甲肾上腺素和5-羟色胺等单胺类物质生成和释放,从而有效地阻断这些毒性产物对神经细胞的损害作用。

(4) 抑制兴奋性氨基酸毒性释放:兴奋性氨基酸主要包括谷氨酸和天冬氨酸。在脑缺血再灌注早期,兴奋性氨基酸的释放明显增多,使细胞膜上的相应受体(主要是 NMDA、AMPA 和 KA 受体)过度激活。AMPA 和 KA 受体过度激活引起 Na^+、Cl^- 和 H_2O 内流,使神经细胞急性渗透性肿胀。NMDA 受体过度激活,则引起持续的 Ca^{2+} 内流,造成神经细胞迟发性损伤。因此,兴奋性氨基酸的过度释放,是造成细胞坏死的重要因素之一。低温可以抑制兴奋性氨基酸的合成、释放和摄取,从而减轻神经损伤。

(5) 减轻自由基造成的损伤:脑组织本身清除氧自由基的能力有限,而脑缺血时,生成氧自由基的底物大量增加,同时氧自由基清除系统遭到破坏,再灌注时,在氧的参与下产生大量氧自由基。氧自由基主要攻击膜结构,一方面引起细胞内水肿,另一方面导致溶酶体破裂而溢出消化酶,造成细胞结构蛋白质的破坏,低温则可以减轻氧自由基造成的脂质过氧化连锁反应,从而减轻氧自由基损害。

(6) 减轻细胞内钙超载:脑缺血时细胞膜钙通道开放,细胞外 Ca^{2+} 大量内流引起细胞内[Ca^{2+}]超载。细胞内[Ca^{2+}]超载可诱发脂质过氧化反应。同时,Ca^{2+} 沉积于线粒体,使线粒体氧化磷酸化障碍,不能有效供应能量。因此,细胞内[Ca^{2+}]超载被认为是细胞死亡的最后通路,低温可以改善 Ca^{2+} 的分布状态,从而阻止神经细胞坏死的发生。

(7) 减少脑细胞结构蛋白质破坏,促进脑细胞结构和功能恢复。

(8) 减轻弥散性轴索损伤。

(9) 抑制脑内脂质过氧化反应:郭曲练等报道,对 17 只犬心脏停搏、心肺复苏后 4 h,取脑组织测定 MDA 含量和 SOD 活性,全脑缺血 10 min 后再灌流 4 h,脑组织 MDA 含量明显上升($P<0.01$),SOD 活性下降($P<0.01$),而 34℃亚低温治疗组与缺血对照组比较,MDA含量明显下降($P<0.01$),SOD 活性上升($P<0.01$),完全性脑缺血再灌注后,脑亚低温可抑制脑内脂质过氧化反应,保护脑组织自身抗氧化能力,有利于脑复苏。

(10) 增加细胞内泛素合成:泛素(ubiquitin)广泛存在于各种真核细胞内,可以共价键与短暂蛋白质(short-lived protein)以及各种损伤产生的异常蛋白质相结合,此后,泛素化的蛋白质被蛋白酶消化。因此,缺乏泛素可导致异常蛋白质的积聚。进而影响细胞结构和功能,最终导致细胞死亡。低温可以增加细胞内泛素合成,因而减少神经细胞的坏死。

(11) 与热休克蛋白的关系:热休克蛋白 70 基因与脑缺血关系较为密切。热休克蛋白70 基因在生理条件下是不存在的,只有在有害刺激如毒物、脑缺血等应激情况下才表达。因此。有人认为热休克蛋白 70 基因的表达和翻译是神经元受损的极敏感指标,热休克蛋白70 基因表达与脑缺血病理变化相关,Chopp 等发现,大鼠全脑缺血后低温(30℃)能抑制热休克蛋白 70 基因的表达。Ellen 等的研究结果也显示低温能抑制猪脑缺血后热休克蛋白的产生。

3. 脑温的正确确定及其意义 大量临床和实验研究结果表明,脑温为脑卒中和脑外伤时脑损害程度的重要决定因素之一。现在认为亚低温对脑复苏有一定效果，由于平时并不常规监测脑温，因此了解脑温和全身体温的关系极为重要，人工亚低温对脑的保护，严格地讲，应指脑的亚低温，故正确地确定脑温，具有重要的临床意义。

（1）脑外伤患者脑温增高：脑外伤时脑的氧代谢率（$CMRO_2$）降低，故似可预期脑温亦将降低，但事实并非如此。Rumana 等指出，脑外伤后脑温往往并不降低，而脑外伤后直肠和颈静脉温度并不能代表脑温。他报道 30 例脑外伤患者，平均脑温高于直肠温度 1.1℃，并指出脑温和 $CMRO_2$ 或脑血流并无联系，除非患者的脑灌注压降为 <20 mmHg。因此，必须注意对脑温的轻度低估（1.1℃）可能对临床产生重要影响。实验结果显示，即使脑温轻度增高，就可明显加重外伤和缺血后的脑损害。鼠短暂脑缺血后若脑温为 39℃，则较 36～37℃时产生更为广泛和严重的神经元损害。沙土鼠全脑缺血，预防轻度温度升高（1.5℃）可明显减轻海马的 CA1 损害，临床结果亦显示脑卒中后即使体温极轻度增高（0.5～1.0℃），亦可使患者预后恶化。全身和脑温的轻度升高可明显加重神经元损害。

（2）外伤后脑血流和代谢要求之间的关系：Obrist 报道成人脑外伤和 Skippen 报道儿童脑外伤后脑血流较高而 $CMRO_2$ 较低，然而，$CMRO_2$ 低和脑血流较高乃成人脑外伤 24 h 后的特点，在脑外伤后的最初 24 h 内，脑血流常显著降低，约 1/3 患者 <18 ml/（100 g·min），约 3/4 儿童脑外伤，过度通气后引起局部或全脑缺血。Robertson 报道 38% 成年严重脑外伤患者至少会出现一次脑静脉血氧饱和度明显降低（<50%），其原因与 $CMRO_2$ 增加（癫痫发作或发热）或脑血流降低（低碳酸性脑血管收缩或因低血压或颅内高压而致脑灌注压降低）有关。脑外伤后早期底物供需之间的矛盾，可因发热后 $CMRO_2$ 增加而加重。实验鼠脑外伤后即刻出现高代谢状态，可能由于脑外伤引起兴奋性神经递质如谷氨酸盐（glutamate）的释放，而随后为长时间的代谢抑制，假如这一双向反应发生于脑外伤患者，则高代谢期可增加脑温，且正好发生在脑外伤后脑血流降低的阶段。

在危重脑外伤患者，发热为一重要问题。不但高热可使脑外伤的预后恶化，且脑外伤后脑温较体温为高。50% 以上脑外伤患者常并发肺炎或毒血症，发热的脑外伤患者，测定其体温时，往往会明显地低估脑温，脑外伤后接受亚低温治疗时，若未考虑到脑温较体温为高，将会减低治疗效果。

总之，脑外伤患者，脑温可较预期的高，正确确定脑温和控制发热极为重要，脑复苏过程也必须重视这一点。

4. 降温措施

（1）全身体表降温：一般宜用空调控制室温，然后可在额头、颈、腋窝和腹股沟等部位加用冰袋，必要时可应用冰水褥降温。

（2）头部重点降温术：具体情况如下。①冰水槽（"冰帽"）降温：冰水槽可以自制（图 18-2-1），使用前，先在槽内垫一块塑料布，然后将患者头部放入槽内，两耳道外口用凡士林棉球填塞后，即可将冰屑和冰块包裹整个头部，同时注入适量冰水。除眼、鼻、口部外，头、额和颈部皮肤均与冰屑、冰块和冰水直接接触，这样就可使头部比身体其他部位降温更快、更低。在长期应用冰水槽时，应在冰水槽的"颈槽"处垫以较厚的塑料海绵，以防后颈部组织长期受压而致坏死。冰水槽的体积为 20 cm×25 cm×30 cm。②冷气帽降温：目前可应用微机自控颅脑降温仪，即以一头盔式

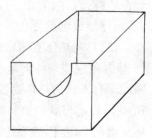

图 18-2-1　头部降温
用的冰水槽

的冷气帽套在患者头部即可,使用极为方便。

5. 影响低温脑复苏效果的因素

(1) 开始降温时间:显然,降温开始越早,脑复苏效果越好。但是,若因某些特殊原因而不能及早降温时,虽脑缺血后已数小时甚至十几个小时,仍应积极降温,以最大程度减轻脑复苏后神经并发症。Coimbra 等应用沙土鼠全脑缺血模型,于脑缺血 10 min 后不同时间开始降温(33℃),维持 5 h,结果显示,在全脑缺血后 2 h 开始降温者,动物存活 7 d 后病理学检查显示,海马神经元坏死减少 50%,在脑缺血后 12 h 开始降温者仍能减少海马神经元坏死,而脑缺血后 24 h、36 h 再开始降温者,则对海马神经元无明显保护作用。

(2) 脑缺血持续时间:这是影响低温脑复苏效果的重要因素之一。Chopp 等发现,大鼠脑缺血后即刻低温(34℃)持续 2 h,在 7 d 时做病理学检查发现,低温可以减轻全脑缺血 8 min 的海马神经元损害。当然,实验由于低温持续时间太短,尚不能作出低温对大鼠全脑缺血 12 min 的海马神经元无保护效果的结论。

(3) 低温程度:目前大多主张应用亚低温。

(4) 低温持续时间:这对脑复苏效果有重要影响,如低温持续时间够长,脑复苏效果就好,但低温持续时间过长,其不良反应增加。心搏呼吸骤停患者进行脑复苏时,低温要持续至患者的听觉恢复,然后停止降温而逐渐恢复正常体温。

(5) 低温综合疗法:为了增强低温的脑复苏效果,可在低温的基础上应用药物等综合措施。如 Safar 等报道,低温时并用血液稀释,脑复苏效果较单纯低温为好。

(二) 渗透疗法

应用某些药物提高血浆渗透压以吸收血管外、细胞间隙水分,利尿剂(呋塞米等)也可降低细胞内水分,甘露醇可提高血液中渗透压,将间质及脑细胞中水吸入血管内由肾排除,因仅吸收水而不吸收钠,在甘露醇排除后脑细胞将水吸回,形成 4～6 h 后的反跳。应用时应使血浆渗透压维持在超过 330 mmol/L,故不宜盲目应用,而宜作渗透压监测。呋塞米还可降低颅内压和减少脑脊液形成。渗透疗法或应用利尿剂均会造成电解质平衡紊乱,应作监测并及时纠正。应注意不宜使脑压下降过快、过低,否则可损害脑细胞的亚结构或导致硬脑膜下出血。

(三) 促进脑血液的再流通

1. 血压　由于缺血后血管麻痹,任何极端的血压改变都是有害的。故在重建循环后应立即平顺地恢复血压。并使 MAP 维持在正常水平(原有高血压的患者应相应提高)。

2. 正常血容量的血稀释　一般使血细胞比容降为 0.25～0.30。

3. 肝素化　这是有益的,但也有引起颅内出血等危险,在临床应用时应加以注意。脑外伤及脑外科手术时则禁忌肝素化。

(四) 高压氧

高压氧对急性脑缺血缺氧的治疗有很好的应用价值。其机制是多方面的。

1. 提高血氧分压　高压氧能极大地提高血氧分压,故增加血氧含量,从而有效地纠正脑组织的缺氧状态。在 2.5～3.0ATA 氧压下,PaO_2 从常压下的 100 mmHg 增为 1 813～2 193 mmHg,血浆物理性溶解氧从 3 ml/L 提高到 54～66 ml/L,增加 17～20 倍,相应也显著提高了脑组织和脑脊液的氧分压，增加组织氧储备。

2. 增加氧的弥散率和弥散范围 研究表明，人脑皮质毛细血管间距平均为 60 μm，正常情况下距毛细血管最远处（30 μm）的氧分压为 55 mmHg，氧的有效弥散半径为 30 μm。当脑缺血缺氧时，血氧分压下降，降至 10 mmHg 时，有效弥散半径缩小，远处脑组织缺氧，出现症状；低至 3.8 mmHg 临界点时，意识丧失。在 3ATA 下，位于脑皮质毛细血管动脉端的氧分压增至 70 mmHg 左右，氧的弥散半径可增至 100 μm 左右，超过毛细血管间距，克服了氧的弥散障碍。

3. 使脑血管收缩 高压氧使脑血管收缩，从而增加血管阻力，而氧供却极大地丰富，既纠正脑缺氧，又降低颅内压，减轻脑水肿（表 18 - 2 - 1）。

表 18 - 2 - 1 高压氧与脑组织脑脊液氧分压、脑血流量、颅内压的关系

项 目	1ATA 空气	1ATA 氧	2ATA 氧	3ATA 氧
脑组织氧分压（mmHg）	34	90	244	452
脑脊液氧分压（mmHg）	33	83	277	480
脑血流量减少	10%～20%	21%	25%	
颅内压降低	15%	30%	40%	

4. 增加椎动脉血流量 网状激活系统和脑干等部位氧分压相对增高，有利于改善生命功能，促进苏醒。

5. 促进脑血管的修复 高压氧可使血管内皮细胞获得修复和再生所需临界氧张力 20～30 mmHg，促进侧支循环形成，由于修复血管床，疏通微循环，从而改善脑组织的供血供氧，使受缺血缺氧损害的神经组织重新获得丰富的氧供和其他营养要素，使脑组织的能量代谢得到改善。

6. 促进多种磷酸键形成、ATP 水平增高 在高压氧下线粒体和溶酶体酶的合成功能增强，对脑组织的生物合成和解毒反应均有利。因此，高压氧对昏迷患者脑组织起良好保护作用。

7. 促进神经组织修复 由于脑血管床的修复，脑组织能量代谢的改善，促进了神经组织的修复，使处于"可复性缺血间生态"的神经组织，即受缺血缺氧损害而未完全变形坏死的"半暗带"区的组织有逆转的可能，得以恢复功能。这一种血管神经的修复过程需要多次乃至相当长疗程的高压氧治疗。

8. 清除自由基和缓解钙通道的异常开放 因缺氧而产生的大量自由基，高压氧有清除的作用。此外，由于改善了缺氧状态，使因缺氧而发生的钙通道异常开放得以缓解。当然，这些方面尚有待进一步研究探索。

心搏呼吸骤停患者，经 CPR 初期复苏后，由于循环呼吸停止时间过长等原因，部分患者脑复苏困难。而只要患者的生命体征稳定，应尽早应用高压氧治疗，并坚持一段时期。

（五）钙拮抗剂的应用

脑缺血后脑内 Ca^{2+} 的移行，关系到细胞内代谢、细胞内释放游离脂肪酸、产生氧自由基的异常，以及脑微循环无复流现象，均导致神经元的损害，钙拮抗剂可改变这些过程。

脑完全缺血后血流恢复，可在短暂 10～20 min 的高灌流合并血管运行麻痹而血脑屏障

破坏,形成水肿,以后有 6～18 h 的长时间低灌流。钙拮抗剂为较强的脑血管扩张剂,可降低此种缺血后的低灌流状态。

脑缺血缺氧后进行复苏,再灌流不足和神经元死亡部分起因于 Ca^{2+} 进入血管平滑肌和神经元。White 用犬体外循环实验研究了钙拮抗剂对脑复苏的效果。局部脑皮质血流(rCCBF)和局部脑皮质血管阻力(rCCVR)有关。Marsh 提出可按下式计算:

$$(MAP-ICP)/rCCBF=rCCVR$$

该实验中 ICP 无改变,钙拮抗剂维拉帕米、硫酸镁、利多氟嗪及氟桂利嗪在复苏后初期 90 min 有助于维持脑血流。

钙拮抗剂中,有认为利多氟嗪较维拉帕米安全,维拉帕米 0.1 mg/kg 可引起反应性低血压和传导阻滞,硫酸镁 100 mg/kg 对缺血后的保护脑血流和氟桂利嗪一样有效。钙拮抗剂可逆转脑血管痉挛,但尚未证明这些药物能减少神经元内钙离子的负荷,当然,有关脑复苏也绝非单独某一种药物所能奏效。

Schwartz 对 50 例医院外心搏骤停患者,恢复自主循环后 20 min 仍昏迷者,24 例应用了维拉帕米及硫酸镁(镁为天然钙拮抗剂)后 10 例神志恢复,其中 9 例存活出院,经 3～6 个月随访,7 例神经检查完全正常。26 例作为对照组,7 例神志恢复,其中 4 例存活出院,经 3～6 个月复查,仅 1 例神经检查完全正常。应用硫酸镁无不良反应,应用维拉帕米者有一半血压下降 20%。

从理论上讲,钙拮抗剂所致外周血管扩张,可致血压下降,但极大减低了后负荷。同时,由于降压引起的压力感受器反射性地增加了 β 肾上腺素能神经的张力,可同时增加心率和心收缩力,抵消了负性变和变力效应。

目前,研究和应用最多的为尼莫地平,尼莫地平可选择性降低脑血管的张力、增加脑血流,如给猫脑完全缺血 15 min 前口服 1 mg/kg,可降低缺血后的低灌流。Steen 指出,脑缺血前静脉注射尼莫地平 10 μg/kg,缺血后继续 1 μg/(kg·min)2 h,在缺血后低灌流期间,可使 CBF 倍增,但是,若仅在缺血后给药,则缺血后的低灌流减轻,但神经恢复中等,和对照组无明显区别。Newberg 经猴的实验证实,缺血后 5 min 给尼莫地平 10 μg/(kg·min)点滴,神经功能明显较对照组为好。Winegar 的实验指出,犬心停搏后 15 min,施以开胸心脏按压后,应用利多氟嗪(1 mg/kg)者有助于神经系统功能的恢复。

水海峰等采用猪经股动脉放血降压至术前的 50%,同时阻断其双侧颈总动脉和椎动脉。10 min 后出现平坦脑电图且伴随全身抽搐。在上述急性完全性脑缺血模型 5 min 后,分 3 组分别给予尼莫地平(0.2 mg/kg)、参麦注射液(1 ml/kg)及等量生理盐水静脉滴注,比较了尼莫地平、参麦注射液对脑缺血再灌流损伤的复苏效应与对照组相比,尼莫地平促进脑缺血再灌流脑电图幅度的有效恢复,且降低了脑电图的异常率($P<0.01$);参麦注射液有类似效果,但作用较弱;尼莫地平和参麦注射液均可抑制缺血再灌流损伤的程度。提示尼莫地平和参麦注射液对缺血再灌流脑组织损伤有明显拮抗作用。

林建等在犬的上述急性完全性脑缺血模型脑缺血 15 min 恢复灌流后,给以尼莫地平 20 μg/kg:半量静脉注射,另半量 30 min 静脉滴入。复灌 120 min 后犬的脑血流量和脑匀浆 ATP 比对照组动物显著增高,神经缺陷积分和存活数比对照组略好,但差异无显著性。结果表明,尼莫地平有助于犬脑缺血 15 min 后脑血流的改善和脑 ATP 的恢复,但尚不足以明显改善神经功能和提高存活率。

林建等还用上述犬的急性完全性脑缺血模型,16 条犬分为 3 组,A 组(n=4)为无缺血对照组,仅作分离颈部血管手术;B组(n=6)为缺血实验对照组;A、B两组其后仅用一般处理。C组(n=6),脑缺血 15 min 后再灌流时即静脉注射尼莫地平 10 μg/kg,另 10 μg/kg 于 30 min 内静脉滴注完毕,同时将鼻咽温度降为(28±1)℃,直肠温度降为(33±1)℃,维持 8 h。复流后观察发现:C组第 4 h 起,其神经缺陷积分即显著低于 B组,14 h 后全部恢复到零。24 h 后 A组和 C组的犬均全部存活,存活率显著高于 B组(全部死亡)。结果表明,脑缺血后头部重点降温合并静脉应用尼莫地平治疗,在 15 min 脑缺血模型中显著具有促进神经功能恢复、提高存活率等作用。

曹权等以沙土鼠夹闭其双侧颈动脉作脑缺血模型,亦证实在缺血期神经细胞胞质 $[Ca^{2+}]i$ 显著增高,而在再灌注期进一步增高,以后缓慢下降,而各时间段应用尼莫地平组(1 mg/kg,腹腔内注射)和东莨菪碱组(0.45 mg/kg,腹腔内注射)与对照组比较,$[Ca^{2+}]i$ 均较低($P<0.01$),而在缺血期脑组织 ATP 下降,再灌注 10 min,又恢复至缺血前水平,但再灌注 120 min 时,ATP 又下降,而两治疗组各时间段与对照组相比,ATP 均较高,因此表明尼莫地平和东莨菪碱具有钙通道阻滞作用,能减缓缺血期的 ATP 耗竭速度及 Ca^{2+} 内流,有助于再灌注期 ATP 的恢复,从而减轻脑缺血、缺氧的损伤程度,有助于脑复苏。Nimodipine 静脉注射的制剂有 10 mg(50 ml)、50 mg(250 ml),用法:初 2 h 可用 0.5 mg/h 静脉滴注,以后则用 1 mg/h,并注意有无不良反应。

(六) 关于巴比妥酸盐的保护作用

自 1978 年 Blayaert 等通过恒河猴的实验研究,提出大脑缺血后用巴比妥酸盐负荷治疗可减轻脑的损害以来,出现了大量文献报道。但 Gisvold 于 1984 年提出在豚尾猴做更为严格的对照实验,不能重复以上结果。

Abramson 报道了 9 个国家 12 所医院于 1979 年 9 月至 1983 年 6 月研究了心搏骤停后做复苏的 281 例,分析应用巴比妥酸盐负荷治疗(硫喷妥钠 30 mg/kg)的效果,初步结果表明,巴比妥酸盐负荷治疗和标准治疗组两者效果无明显区别。

目前认为,巴比妥酸盐对心脏停搏的治疗效果并无特别的益处,故不宜常规应用。但在有经验的医生监护下应用是安全的,它在长时间停搏后有辅助的效果,如用以控制抽搐,便于控制呼吸和降低颅内压。

(七) 铁离子在脑缺血缺氧及 CPR 中的可能应用

脑缺血缺氧后导致中枢神经系统的决定性损害,往往伴有或是由于 Ca^{2+} 内稳态扰乱和细胞内铁池的失控。缺血及再灌注时细胞内铁离子的脱位(delocalization)可能与过氧化的组织损伤有关。缺血后的脑内游离铁增加。

Ward 报道了用眼镜蛇毒造成 ARDS(急性呼吸窘迫综合征)的模型中,有明显的自由基引起的肺损伤,静脉注射小量 $FeCl_2$ 可加重组织损伤,给予去铁敏(deferoxamine)可预防组织损伤。去铁敏可快速通过血脑屏障,应用后 5 h,脑内组织浓度在体内最高,形成的亚铁草酸胺复合物迅速在尿中排泄。

(八) 脑代谢营养代谢促进剂

1. 吡硫醇(脑复新)为维生素 B_6 的衍生物,进入脑组织,促进脑细胞摄取葡萄糖的能力,从而增加脑糖代谢。由于糖代谢的增加,脑血流增加,特别在代谢率较高的灰质脑血流增加更明显。其增加脑血流的作用在罂粟碱和氨茶碱之间,从而增加了脑细胞对抗缺氧的能力,使生理功能抑制的脑细胞恢复功能,虽不能使完全损伤的细胞复生,但对有希望恢复的受损伤的细胞,起到促进修复的功能。脑复苏患者应使用大剂量。吡硫醇 1 000 mg 加入 10% 葡萄糖液 1 000 ml,静脉滴注,每日 1 次,连续使用 3 周以上。休息 1 周后,再用 1 个疗程。如此反复直到有效为止。本药有皮疹反应,停药即痊愈。对全身主要脏器无严重不良反应。口服者可用 1 g/d,分 3~4 次服用。

2. 胞二磷胆碱(尼可林)增强与意识有关的脑干网状结构功能,对锥体系有兴奋作用,促使受损的运动功能得以恢复。本剂增加脑血流,改善脑代谢。使用于脑损伤后意识障碍者,不增高颅内压和不造成抽搐,对意识障碍者可加大剂量到 1 g 加入 10% 葡萄糖液内,静脉滴注,可长期反复使用,不良反应小。

3. 还原型谷胱甘肽(reduced glutathione,GSH)商品名阿拓莫兰,是由谷氨酸、半胱氨酸、甘氨酸合成的一种三肽化合物,是人体内抗氧化体系的主要组成部分,具有强大的抗氧化、清除自由基的作用。患急性缺血缺氧性脑血管病时,由于缺血—再灌注损伤产生的大量氧自由基损伤脑细胞膜,产生脂质过氧化反应,加重脑功能障碍。外源性 GSH 能完整通过血脑屏障进入脑细胞,减轻脑组织的缺血后灌注损伤,发挥有效的脑保护作用。近来研究表明,GSH 还有抗惊厥、癫痫发作及镇痛、抗高血压、抗血栓作用。目前临床广泛用于脑血栓、脑硬化等缺血性脑血管病,药物毒物的急性中毒,保护肝脏,减轻肿瘤化/放疗不良反应等方面。治疗急性缺血性脑血管病和应用于脑复苏的用量为 4.8 g 静滴,1 次/d,1 周为 1 个疗程。GSH 的注射剂规格为 0.3 g 和 0.6 g 两种。

(九) 改善血液流变学

血液流变学异常可导致血流阻力增高,微循环障碍,严重时可发生 DIC。CPR 后血液流变学异常对脑复苏的成功率有重要影响,血黏度是血液流变学的重要指标。余猛进等研究了兔心搏骤停复苏后血黏度和红细胞变形性的变化,发现 CPR 后血黏度、血浆黏度均较对照组明显升高,尤以 CPR 后 10 min 最高,以后逐渐下降;CPR 后红细胞变形性明显降低,尤以 CPR 后 10 min 明显,以后逐渐恢复。而 CPR 后应用肝素(0.5 mg/kg)静脉注射,可使高血黏度降低、红细胞变形性改善。当然,肝素对复苏的长期预后,尤其是在脑复苏成功率的影响以及用药后是否会诱发出血倾向等,有待进一步研究。而其他降低血黏度的方法,如血液稀释法,已有实验研究表明能改善 CPCR 的长期预后。

(王一镗)

第三节　持续性植物状态

随着科学技术迅猛的发展,社会的急救体系诊疗技术和危重症监测技术的进步,急诊患者的死亡率明显降低,但同时也带来了一个新的医学和社会问题,即大量出现持续性植物状态(persistent vegetative state,PVS)及脑死亡(brain death)患者。因此可以说,两者都是现代医学进步的产物。PVS 和脑死亡是两种不同的意识障碍,两者有相似之处也有差异,现将 PVS 阐述如下。

一、命名

PVS 是一种特殊的意识障碍。Giacino 及 Zasler（1995）曾指出，对于治疗严重脑损伤的医生来说，主要困难在于"对脑损伤的低水平神经功能状态缺乏恰当一致的命名以及对现有命名的正确理解"。当前世界文献中有关脑损伤后严重意识障碍的命名非常混乱，很有必要在命名问题上取得共识。

Jennett 和 Plum 认为，植物状态的患者已失去正常人的某些生理功能，如语言、思维、情感、运动和感觉等功能，而仅仅保留一些植物所具有的功能，如呼吸、新陈代谢等生长和发育的功能。Jennett 等强调，采用这一命名的优点是不需要脑电图、脑血流或脑代谢测定等特殊检查，只要根据临床表现即可作出诊断。同时也便于医生与患者家属和非专业人员的交流。目前这一命名已广泛应用于临床。"persistent vegetative state"一词已被录入 Index Medicus 的主题词目录。目前，"植物状态"一词在医学上已广为人们所使用。

二、定义

美国神经病学协会（ANA）于 1989 年对植物状态下定义为："植物状态是一种睁眼意识障碍，患者有睡眠醒觉周期，但对自身及周围完全缺乏认知。"1994 年美国多学科 PVS 专题研究组提出的植物状态定义是："患者完全失去对自身及周围环境的认知，有睡眠醒觉周期，丘脑下部及脑干的自主功能完全或部分保存。"此种状态可以是短暂的，是急性或慢性严重脑损伤恢复过程中的一个阶段；也可以是永久性的，患者永远不能恢复。植物状态也可能是神经系统某些变性或代谢疾病或先天性畸形等病情不断进展的结果。我国学者根据多年工作的体会提出，植物状态的定义应是："植物状态是一种临床特殊的意识障碍，主要表现为对自身和外界的认知功能完全丧失，能睁眼，有睡眠醒觉周期，丘脑下部及脑干功能基本保存。"

三、关于"持续性植物状态"和"永久性植物状态"

Jennett 和 Plum 在 1972 年提出持续性植物状态（permanent vegetative state，PVS）时，并未明确持续多长时间才能称为"持续性"。因此，在相当一段时间内"持续性"概念使用比较混乱。关于持续的时间，有的认为短则 2 周，长则 6 个月。多数认为，植物状态持续 1 个月以上即可称为持续性植物状态。美国神经病学协会于 1993 年规定为 1 个月以上。但日本大多主张以 3 个月为界限。为了统一标准，美国多学科研究组织提出，急性外伤性或非外伤性脑损伤后 1 个月的植物状态即可诊断为持续性植物状态，而变性或代谢性疾病或发育畸形所致的植物状态必须持续 1 个月以上才能诊断为持续性植物状态。我国学者于 1996 年 4 月提出，凡植物状态持续 1 个月以上都可诊断为持续性植物状态。

至于永久性植物状态，美国多学科研究组根据大量 PVS 患者的统计概率得出：外伤性 PVS 凡病程超过 1 年者，恢复的可能性极小，可以基本肯定为不可逆性，即永久性植物状态；而非外伤性 PVS 病程超过 3 个月者即为永久性植物状态。研究组认为，"持续性"一词有未预示未来后果的含义，而"永久性"则表明其后果为不可逆性。因此，持续性植物状态是一个诊断概念，而永久性植物状态则是预后概念。

四、病理及发病机制

PVS 的特征是患者虽然清醒并睁眼，但无认知活动、无意识，即认知和醒觉发生分离。

习惯上,人们把睁眼昏迷的患者归之于去皮质状态,认为是大脑皮质广泛受损的结果。但是,临床也有人认为,有的睁眼昏迷不是大脑皮质病变,而是中脑和间脑皮质之间的网状结构中上升性激活系统部分破坏所致的无动性缄默。然而这两种状态临床上难以区分。Jennett 主张用"持续性植物状态"一词来概括两者。

Kinney 于 1994 年查阅了 178 例 PVS 病理检查的文献,其中缺氧缺血性 PVS 28 例,外伤性 PVS 150 例,发现 PVS 的病理改变主要有 4 种类型。

1. 大脑皮质弥散性病变　通常是由急性全脑缺氧,如心搏呼吸骤停、溺水、窒息等导致大脑皮质弥散性或多灶性广泛层样坏死。典型的大脑皮质坏死常伴有神经元丧失和(或)基底核、丘脑和小脑的小梗死灶,海马常同时受累。丘脑下部、脑干、前脑基底部及杏仁核均相对正常。这一损害类型表明,脑的不同区域对缺氧缺血有选择的易损性。大脑皮质对缺氧敏感的原因可能与皮质神经元的需氧量高和谷氨酸受体密度高有关。儿童对缺氧缺血的损害类型随年龄而不同,婴儿对缺氧缺血最敏感的不是大脑皮质,而是丘脑和脑干的灰质区。

2. 选择性丘脑坏死　最常见的原因是脑的缺氧缺血性损害。此类型中大脑皮质相对正常,且较局限,脑干、丘脑下部及前脑基底部不受累。选择性丘脑损害的机制,除了内源性代谢易损性外,可能与脑水肿和脑疝有关,脑疝时大脑后动脉及其分支(包括供应丘脑的丘脑膝状体动脉)受压。有些丘脑受损病例常有矩状皮质及大脑后动脉区梗死和颞叶受压造成的旁海马瘢痕,表明曾发生过小脑幕疝。压迫穿支动脉所致的丘脑坏死亦可见于严重的头部外伤。

3. 皮质下白质病变　白质病变最常见于外伤性 PVS,大脑半球中央白质出现广泛对称性坏死性病变,而灰质结构则极少或完全不受累。此种病变常继发于弥散性轴索损伤(diffuse axonal injury,DAI),DAI 时头部加速度运动引起的脑深部弥散性损伤,特别是不同组织结构的连接处,如白质与灰质的交界处、两半球间的胼胝体、大脑与小脑之间的脑干上端最容易受损。伤后数小时开始出现轴索肿胀,轴浆反流形成回缩球,数日后出现神经胶质瘢痕,长时间后则由 Wallerian 变性。轻、中度伤者 DAI 主要见于脑干,重伤者可发生于所有脑区,胼胝体或脑干背外侧有局灶出血性坏死。DAI 所致的 Wallerian 变性可使邻近的其他突触死亡,从而使神经传导阻滞进一步加剧。颅脑外伤长期存活者两侧大脑半球全部白质出现弥散性变性,白质容积缩小,密度增高,胼胝体变薄,出现代偿性脑室扩大,轴索大量丧失,出现多载脂巨噬细胞和胶质增生。合并有呼吸循环衰竭的 DAI 患者可同时出现大脑皮质的弥散性层样坏死(图 18-3-1)。

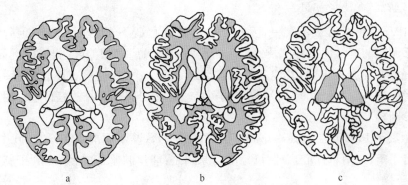

a. 大脑皮质　b. 皮质下白质　c. 丘脑

图 18-3-1　PVS 的病理改变(黑色)

4. 混合性病变　PVS的脑部病变往往不是单纯的，可有多种性质的病损同时存在，不同性质的病变对意识的影响可以产生叠加作用。

总之，关于PVS的发病机制至今尚未完全阐明，上述种种分析尚有待实验及临床研究进一步验证。

五、临床表现

患者在急性脑损伤后1周左右大多处于昏迷状态，不睁眼，受刺激时可出现不同程度的肢体运动反应。在2～3周进入植物状态，一般昏迷时间不超过一个月，患者开始出现睁眼（若无双侧动眼神经麻痹），最初睁眼是对疼痛的反应，以后发展为呼唤后出现睁眼，不久后患者可出现自动周期性睁眼，不需要任何刺激。有时则进入睡眠，患者开始出现睡眠醒觉周期。初期这种周期极不规律，多数时间处于睡眠状态，经过相当时间睡眠醒觉周期逐渐接近正常昼夜节律。醒觉时患者无任何自我认知的行为表现，对外界刺激不能认知，不能注意，缺乏习惯的反应。睁眼时初期眼球固定，以后逐渐出现眼球浮动，有时可出现短暂的跟随物体的眼球运动，但不能固定于一个目标。对于威胁有时可出现眨眼动作。当眼球出现持久的跟踪运动时，往往表示患者开始出现认知。患者常有原始的视、听定向反射，对外界声音和动作有时出现转头或转眼反射。通常无肢体活动。有时可以出现无意义的躯干和肢体移动。患者早期可出现去大脑强直，但在2～3周后开始消退。对有害刺激可引起屈肢回缩，但通常在较长的延迟之后，动作缓慢，张力失调，缺乏正常的急速运动反应。常有明显的抓握反射，这种反射常被家属和缺乏经验的人误认为有目的的随意运动。有时可出现一些零乱的运动，或将手移向有害刺激。颈部运动可诱发肢体的姿态改变。有的患者可以有肌阵挛，由于脑干功能相对保留，脑神经除一些需有意识支配的运动外，多数是正常的。瞳孔反射大多正常，少数有两侧不对称，偶尔可有核间性眼肌麻痹。将液体放入口腔可以吞咽，但无咀嚼运动，因为咀嚼运动需要皮质支配。多数患者常保留着作呕、咳嗽、吸吮反射。PVS患者的存活表明其丘脑下部及脑干自主功能基本正常。当丘脑下部发生功能障碍时，可出现中枢性发热、多汗及水、电解质平衡失调等，表示预后不良。通常患者无情感反应，对有害刺激出现哼哼、呻吟，有些患者在看到或听到亲人的声音时可流泪，表明意识开始恢复。PVS患者都有大小便失禁。

六、诊断

（一）植物状态的诊断标准

目前，PVS诊断标准极不统一，因此严重地影响了PVS的诊断、治疗、预后、基础研究和流行病学调查的科学性。各国及各地区的发病率和患病率相差颇为悬殊，例如日本规定PVS必须持续3个月以上，但其他多数国家都规定为1个月，这样必然使前者的发病率明显低于后者。发病后1个月的PVS恢复的可能性显然要比3个月的好得多。因此，必须制订统一的诊断标准。

我国专家于1996年4月在南京制订了我国的PVS诊断标准。2001年11月又在南京对标准进行了审订（南京标准）。制订标准的原则是：能反映临床特点；有利于鉴别诊断；简明扼要；便于操作。

PVS诊断标准：①认知功能丧失，无意识活动，不能执行指令；②保持自主呼吸和血压；③有睡眠醒觉周期；④不能理解和表达语言；⑤能自动睁眼或刺激下睁眼；⑥可有无目的性眼球跟踪运动；⑦丘脑下部及脑干功能基本保存。

（二）持续性植物状态的诊断标准

诊断 PVS 所需最短的观察时间各家意见不一。Jennett 和 Plum 在提出 PVS 这一命名时，并未对 PVS 所需的最短观察时间作出规定。美国神经病学协会(1993)规定 VS 持续 1 个月以上即可诊断为 PVS；日本学者如 Higashi(1977)和 Ohta(1975)主张必须超过 3 个月；美国儿童神经病学协会(1992)认为婴儿和儿童最短的观察 3～6 个月。美国多学科 PVS 专题研究组提出急性外伤性和非外伤性脑损伤后出现 VS 1 个月即可诊断为 PVS；中华医学会急诊医学分会、高压氧医学分会与原卫生部医院管理研究所临床医学学术委员会讨论认为，无论任何原因所致的 VS，持续 1 个月以上，即可诊断为 PVS。

七、治疗

（一）PVS 复苏的可能性

中枢神经系统的再生和修复虽然存在着很多困难，但是功能上某种程度的恢复并不是不可能的。有人认为，神经的再生能力可分为解剖再生、生理再生和功能再生，解剖上不能再生并不能说明功能不能恢复。从临床来看，功能的再生是最重要的。实践证明，中枢神经系统损伤后通过残留部分的代偿，以新的方式实施损伤组织已丧失了的功能，脑的这种可塑性在临床上并不罕见。

（二）确定治疗水平

PVS 的诊断一旦确立，就应根据患者的病情判断意识恢复的可能性，然后确定治疗的水平，一般认为 PVS 的治疗可分四级。

第一级：特殊治疗，如深部脑刺激、脊髓硬膜外电刺激、小脑顶核电刺激等刺激促醒手段及高压氧等治疗。

第二级：药物治疗，如促醒药物、脑循环代谢药、中医药等方法。

第三级：全身营养支持和并发症防治。

第四级：家庭护理、延长生命(亲情、真情呼唤)。

第一级治疗目前尚在试验阶段，尚未得到普遍认可。第一级和第二级治疗适用于有恢复可能的患者，如年龄较轻、病程较短、病情不甚严重的病例，而第三级及第四级治疗适用于恢复可能性不大的患者。

（三）药物治疗

临床上对于意识障碍的治疗，除了采取病因治疗外，人们还习惯使用苏醒药物促使患者恢复意识。20 世纪 50 年代开始在日本出现"脑代谢赋活剂"一词，主要用于意识障碍。当前对于脑代谢赋活剂的看法存在很大分歧，有人认为，此类药物的作用缺乏科学的理论依据，多数临床报道不是随机、双盲、对照的。因此，难以说明其真实疗效。但不少人认为脑代谢赋活剂确有一定作用，目前仍广泛应用于临床。此类药物包括两大类：一类能增加 CBF，间接影响脑代谢，此类药物的功用实际是使脑血管扩张；另一类是直接促进脑代谢。临床上将上述两类统称为脑循环代谢改善药。

迄今，尚无可靠的研究资料证明单靠某种药物能够有效地改变 PVS 的病程，使患者的认知功能得到较好的恢复。

1. 作用于儿茶酚胺能系统的药物

（1）苯丙胺（amfetamine）：苯丙胺具有极强的中枢兴奋作用，特别是对于大脑皮质，其右旋体和消旋体作用相似。10～30 mg 静脉注射有极强的复苏作用，口服 5～10 mg 可使精神兴奋。

苯丙胺的作用机制是通过中枢及外周神经末梢囊泡释放肾上腺素和多巴胺，激动突触后受体，并通过阻断儿茶酚胺再摄取，使释放到突触空间的去甲肾上腺素和多巴胺增多而产生拟交感效应。苯丙胺对于实验动物和人类脑卒中运动功能的作用可能与意识的恢复有一定关系。

（2）L-3,4-双羟丙氨酸（L-3,4-dihydroxyphenyl-serine，L-DOPS）：L-DOPS 是去甲肾上腺素的前体。1994 年 Nishino 报道 10 例病程在 1～11 个月的长期意识障碍脑卒中，用量为 100～300 mg/d，分 2～3 次服用，连用 23 d 结果 10 例中 5 例意识水平提高，6 例能扶拐行走，1 个月后出院。病程在 3 个月以内的 4 例中 3 例恢复；而病程在 4 个月以上的 6 例中，3 例在停用 L-DOPS 后症状又恶化，3 例停药后继续好转而恢复。测定患者血清去甲肾上腺素及 3-甲氧基-4-羟苯基乙二醇（MHDG）的浓度证明，经治疗后 MHDG 均有明显增高。作者认为，PVS 患者的意识障碍与去甲肾上腺素的神经传递障碍或中枢神经系统的去甲肾上腺素减少有关。L-DOPS 能使血清去甲肾上腺素浓度增高，因此可以促使有意识障碍的患者清醒。

（3）左旋多巴（levodopa）：左旋多巴是去甲肾上腺素的前体，在睡眠醒觉过程中起重要作用。多巴胺不能通过血脑屏障，而左旋多巴则能通过血脑屏障进入脑组织，经酶促作用产生多巴胺和去甲肾上腺素，补充正常递质的不足。左旋多巴在实验研究中可产生脑电图及行为方面的醒觉反应。临床上常用左旋多巴治疗肝昏迷、去皮质强直和脑部疾病的意识障碍，用法是 50～100 mg 静脉滴注，30 min 内滴完，或口服 1.0～1.5 g，3 次/d。

近年有人主张用溴隐亭（bromocriptine）兴奋多巴胺受体，可以同样起到治疗作用，而且安全、不良反应少。

（4）金刚烷胺（amantadine）：Horiguchi 等（1990）报道 1 例 PVS 长期服用金刚烷胺，临床及脑电图均有好转，其机制可能是加强多巴胺的合成和释放，减少多巴胺的再摄取。

2. 作用于胆碱能系统的药物

（1）胞磷胆碱（citicoline）：胞磷胆碱是磷脂酰胆碱的前体，其药理作用主要是改善意识障碍，但作用机制尚未完全阐明，可能是促进卵磷脂生物合成，改善脑功能，并通过兴奋脑干上升性网状激活系统促进意识恢复。此外，它还可使血管床明显扩张，明显增加 CBF，间接影响脑代谢。

20 世纪 70 年代初期国内已将胞磷胆碱作为苏醒剂广泛用于治疗颅脑外伤、脑血管病等各种原因引起的急性意识障碍，取得了一定疗效。用法：250～500 mg 加于 25%～50% 葡萄糖液 20～40 ml 中静脉注射或加于 500 ml 葡萄糖液内静脉滴注。

（2）抗胆碱酯酶类药物：近年来，国内外已开展多种抗胆碱酯酶类药物作为催醒剂及改善认知功能的研究，其中多数用来改善痴呆患者的认知功能，如他克林（tacrine）、维那克林（velnacrine）、庚基毒扁豆碱（heptylphysostigmine）等。我国近年从石杉科属植物千层塔中分离出的一种生物碱——石杉碱甲（huperzine）是一种高效胆碱酯酶抑制剂，临床观察有明显改善认知、记忆及行为的作用。

（四）高压氧治疗

在超过 100 kPa 的大气压环境下吸纯氧被称为"高压氧（hyperbaric oxygen，HBO）"，应用 HBO 治疗疾病的方法叫做高压氧疗法。

我国脑复苏研究中心南京紫金医院自 1993 年以来采用以高压氧为主的综合疗法治疗了 PVS 患者 561 例，其中男性 372 例，女性 189 例。年龄 5～30 岁 182 例，31～50 岁 241 例，＞50 岁 138 例。入院时的病程＜60 d 者 416 例，61～90 d 者 56 例，91～120 d 者 69 例，＞120 d 者 20 例。病因中脑外伤 287 例（51.3%），脑血管病 129 例（22.99%），有害气体中毒 75 例（13.3%），心源性急性脑缺氧 51 例（9.09%），脑炎 19 例（3.38%），入院前经手术或其他抢救治疗者 505 例，其中 343 例（66%）行气管切开。

1. 治疗方法　一般采用空气加压或单人全氧舱 180～250 kPa，面罩吸氧 30 min×2 次，中间休息 10 min，1～2 次/d，单人全氧舱氧气加压治疗，吸氧次数多数为 50～60 次，少数吸 60 次以上，吸氧时的压力应根据病因、患者年龄及病程作适当调整。对已作气管切开的患者应选取专用接头连接，不能将氧气面罩直接置于气管切开处。连接前务必首先清除气管内分泌物，以保持呼吸道通畅，保证有效地吸入氧气。

2. 治疗结果　我们采用我国 2001 年制定的 PVS 评分标准评定疗效。561 例中 172 例（30.7%）经过治疗认知功能基本恢复（评分＞12 分），207 例（36.9%）明显好转（评分提高 6～11 分，总分仍不满 12 分），67 例（11.9%）好转（评分提高 1～5 分，总分仍不满 12 分），106 例（18.89%）无效或恶化。

HBO 的疗效与以下因素密切相关。

（1）病因与疗效的关系：287 例脑外伤 PVS 中 112 例（39.02%）认知功能基本恢复，有效率为 85.3%，而 274 例非外伤性 PVS 中仅 64 例（23.3%）基本恢复，有效率为 75.6%。HBO 对外伤性 PVS 的疗效明显优于其他病因。

（2）年龄与疗效的关系：5～30 岁的 179 例中，87 例（48.6%）认知功能基本恢复；31～50 岁的 240 例中 81 例（33.8%）基本恢复；51 岁以上的 142 例中仅 21 例（14.8%）基本恢复。由此可见，年龄越小疗效越好。

（3）病程与疗效的关系：病程在 60 d 以内的 411 例中 149 例（36.2%）基本恢复；病程在 61～90 d 52 例中有 14 例基本恢复（26.9%），91～120 d 的 26 例中仅 4 例（15.3%）基本恢复；病程在 120 d 以上的 72 例仅 5 例基本恢复（6.94%）。

（4）HBO 治疗次数与疗效的关系：治疗 90 次以上的 268 例中 103 例（38.6%）基本恢复；治疗 90 次以下的 93 例中 25 例（26.96%）基本恢复。

（五）刺激疗法

对于 PVS 目前尚无突破性治疗方法。日本和我国学者对 PVS 的态度比较积极，采用了多种刺激方法治疗 PVS。如深部脑刺激、小脑顶核刺激、周围神经干刺激、声光刺激等方法，取得了不同程度疗效。

1. 深部脑刺激深部脑刺激（deep brain stimulation，DBS）　是将电极埋入脑深部的特定部位进行刺激，电流直接刺激脑细胞促使某些异常的神经元功能得以恢复。此法是 Hassler 于 1969 年首次用于治疗外伤性去皮质状态，20 世纪 80 年代末日本对此法进行了广泛研究。

(1) 方法及疗效:通过立体定向手术将一铂铱电极插入脑深部,经传输接受系统对靶点进行刺激,靶点通常为中脑网状结构(CRF)的楔形核、丘脑的非特异性核中央中核(CM)或中央中核傍束核复合体(CMpf)及前脑基底部 Meynert 核。每日 2 h 刺激 30 min 或每 1 h 刺激 10 min,夜间不刺激,以便形成睡眠醒觉周期,可连续治疗 6 个月以上。日本 4 组报道共 78 例,有效率约 50%(表 18-3-1)。

表 18-3-1 深部脑刺激治疗 PVS 的疗效

作　　者	例　数	刺激核团	疗　　效
Katayama(1991)	8	MRF,CMpf	明显好转 2,好转 2,无效 4
Tsubokawa(1996)	25	MRF,CM	明显好转 20%,好转 28%,无效 52%
Fukaya(1997)	19	MRF,Cm	P250 波幅全部↑,PVS 评分均提高 2 分
Yamamoto(1997)	26	CMpf+Meynert	明显好转 5,好转 8,无效 13

(2) 作用机制:尚不清楚,刺激 CMpf 可引起强烈醒觉反应,rCBF 明显增加,rCMRO2 增高。Meymert 核包括几组投射到大脑皮质广泛区域的纤维,给大脑皮质、丘脑和边缘系统提供大量胆碱能冲动。胆碱能系统的活动可引起醒觉反应,并提高记忆和认知功能。

2. 脑循环功能治疗(小脑顶核电刺激,CVFT) CVFT 是将表面电极贴于患者两耳背乳突处皮肤通过数字合成技术刺激小脑顶核,促使受损伤神经元功能恢复的一种促醒方法。南京紫金医院 2003 年以来先后治疗 PVS30 余例。

(1) 方法及疗程:①将两刺激电极安置于双侧耳后乳突根部后方并固定。两辅助电极固定于肢体功能障碍侧;②治疗参数设置为频率 160~180/min,强度 80%~90%,时间 45 min,1~2 次/d,10~35 d/疗程。

(2) 作用机制:电刺激 FN 通过扩张血管,神经兴奋递质释放,血液流变学改善等可能机制。

3. 颈部脊髓硬膜外刺激 自从 1982 年的 Hosobushi 首创应用脊髓硬膜外刺激(cSCS)治疗 PVS 以来已有 20 多年历史,治疗的病例已不下数百例。大量临床实践及动物实验均已证明其疗效是肯定的,近年来一些学者对本疗法进行了一些创新和改进。

(1) cSCS 的装置与方法

1) 神经刺激器(neurostimulator)的种类:目前有两种。①PISCES 装置(Medtronic Inc,Minneapolis,MN,USA);②RESUME 装置(Medtronic Inc,Minneapolis,MN,USA)。

2) 电极植入方法:①椎板切除植入法:在全麻下行 $C_5 \sim C_6$ 椎板部分切除,将盘状电极(1~4 个)自上而下置于 $C_2 \sim C_4$ 背侧正中硬膜外,电极分别与传感器(transmitter)"0""1""2"及"3"相连;②经皮植入法:在局麻及 X 线下将针极刺入 $C_3 \sim C_5$ 颈髓硬膜外。

3) 储存器的植入法:将储存器(reservoir)植入前胸皮下,切口可在乳晕的上缘。

4) 电刺激的参数:用于脊髓电刺激的强度(1~10 V)各家不一,多数为 2~5 V,看到电收缩后即不再加大,波宽在 0.1~0.5 ms,频率多数在(20~100)$\times 10^{-6}$。

cSCS 的治疗持续时间为 3~24 个月,多数为 7~12 个月。

cSCS 的治疗时间越早越好,少数认为不应过早,因部分患者有自然恢复的可能,应观察数月,确无自然恢复可能时再进行治疗。我们认为,这样可能会失去治疗的良好时机,还是及早治疗为宜。

(2) cSCS 的作用与机制

1) 对神经递质的影响：动物试验研究如下。为了探讨 cSCS 的作用机制，一些作者用猫或大鼠测定 cSCS 前后脑内各种神经递质含量的变化。Kanei 等用 24 只体重 200～230 g 的 7 周 Wastar 大鼠，在苯巴比妥腹腔注射麻醉下，于 C_1～C_2 背侧中线行硬膜外单极电刺激，刺激强度为输出电压 0.2 V，波宽 0.1 ms，频率 50×10^6 次/min，连续刺激 6 h。测定刺激前、刺激 3 h 及 6 h 处死后不同部分脑组织，包括皮质前部、皮质后部、海马、纹状体、下丘脑、中脑、延髓及小脑等部分的神经递质含量，观察刺激前后不同阶段的含量变化。①儿茶酚胺含量的变化：a. 多巴胺（DA）——大脑后部皮质的 DA 含量在电刺激后 3 h 比刺激前增高。6 h 增高更明显（$P<0.01$），在刺激 3 h 及 6 h 前部皮质、海马及延髓的 DA 含量明显降低（$P<0.05$）。b. 二羟苯己酸（DOPAC）——刺激 3 h 中脑内 DOPAC 含量明显增高（$P<0.05$），纹状体内亦高（$P<0.1$），海马内则明显降低（$P<0.05$）。刺激 6 h 各部位含量均增高特别是海马、下丘脑及中脑。c. 3-甲基色胺（3-MT）——刺激 3 h 下丘脑及小脑内含量增高，而前部皮质明显降低（$P<0.01$）。6 h 下丘脑及后部皮质含量增高，但延髓及小脑内降低。d. 高香草酸（HVA）——刺激 3 h 各部位 HVA 含量均增高，特别是中脑、下丘脑及海马处（$P<0.01$）。6 h 多数部位仍保持较高含量，海马最明显，延髓则明显降低（$P<0.01$）。②吲哚胺含量的变化：a. 血清素（5-HT）——刺激 3 h 海马及小脑含量明显增高（$P<0.01$），后部皮质及下丘脑含量略有增高。6 h 海马含量明显降低（$P<0.01$），延髓亦降低（$P<0.05$），小脑仅轻微降低，而后部皮质及下丘脑则明显增高（$P<0.01$）。b. 5-羟基吲哚乙酸（5-HIAA）——刺激 3 h 海马含量明显降低（$P<0.01$），但纹状体及下丘脑明显增高，6 h 海马及延髓内含量降低，但皮质及纹状体含量增高，下丘脑尤为明显。③去甲肾上腺素（NE）含量的变化：刺激 3 h 及 6 h 下丘脑及中脑轻度增高，而其他部位均降低。6 h 小脑含量降低最显著（$P<0.05$）。④乙酰胆碱（ACh）含量的变化：Kuwata 用 20 只 2.5～5.5 kg 成年猫腹腔内注射苯巴比妥麻醉后再 C_2 硬膜外进行电刺激，刺激强度为 7～15 V、200 Hz、1 ms，连续刺激 2 h，与 5 只做假手术的猫作对照，定时测定脑内 Ach 的含量，刺激 1 h 后 Ach 含量增高，刺激停止后 1 h 含量最高，达到刺激前的 3.2 倍，以后逐渐恢复到刺激前的水平，对照组则无任何改变。

临床实验室研究如下。Kamei 对 6 例 PVS 至少持续 3 个月的患者行 cSCS，分别在刺激 8 h（短期）及 3 个月（远期）时进行脑室 CSF 儿茶酚胺、吲哚胺及 NE 含量测定。①儿茶酚胺含量的变化：a. DA——刺激 8 h 含量逐渐增高，3 个月后部分病例最初 2 周含量降低，以后逐渐回升，刺激 2 个月后迅速增高，其程度与临床症状改善基本一致。b. DOPAC——刺激 1 h 含量降低，但以后逐步增高，8 h 达到最高水平。3 个月时全部病例较刺激前明显增高。c. 3-MT——刺激 1 h 含量增高，第 4 小时略有降低，8 h 又增高。3 个月均较前减少。d. HVA——是 DA 的最终产物，刺激开始后 1 h 降低，以后轻度增高，对照组刺激前后基本无改变。3 个月全部病例均较前增高。②吲哚胺含量的变化：a. 5-HT——电刺激开始 4 h 含量降低，8 h 后增高。3 个月时无明显变化或仅轻度降低。此种改变与临床症状改善相一致。b. 5-HIAA——为 5-HT 的代谢产物，电刺激后的变化与 5-HT 恰好相反，刺激 4 h 后含量增高，8 h 降低。3 个月时全部病例均逐渐增高。③NE 含量的变化：刺激 8 h NE 仅有轻度增高。3 个月时全部病例均明显增多。儿茶酚胺（如 DA、NE）基吲哚胺（如 5-HT）都是哺乳动物中枢神经系统单胺神经元的神经递质，在脑的多种功能中起重要的生理和组织化学作用。刺激后短期内 DA、DOPAC、HVA 及 NE 均有增加，表明儿茶酚胺类神经递质的代谢被激活。一般认为,儿茶酚胺,特别是 DA 的代谢与意识密切相关。以上实验证明,DA 代谢的激活和 5-HT 的减少都伴随意识水平的改善,但 5-HT 代谢与长期意识障碍的关系至今尚未阐明。

2) 对脑电图的影响:动物实验研究如下。Kuwata 用 20 只 2.5~5.5 kg 的成年猫在全麻下进行 C_2 硬膜外电刺激,连续 2 h,对照组 5 只做假手术。术前开始记录 EEG 压缩谱阵,背景脑电图主要是 6~7 Hz θ 波,刺激后 10 min 开始 8~10 Hz 的 α 波,以后 α 波逐渐增多,并出现同步化。上述改变一直持续至刺激停止后 2 h,对照组则无改变。

临床研究如下。Funahashi 报道 3 例 PVS 电刺激后 EEG 出现如下变化:①在开始刺激 2~3 min 时 δ 及 θ 波减少,α 波在刺激 4~5 min 起增多。刺激 10 min 后停止刺激,上述 EEG 改变仍保持存在,约 10 min 后才恢复到刺激前状态。②脑波的改变与电极的极性相关,阴极作为刺激点时,慢波改变更为明显。③脑波的改变与刺激的频率相关,100 Hz 及 900 Hz 对 α 波的作用比 50 Hz 更明显。Shimamoto 报道 1 例外伤性 PVS 患者,用 1 V、5 Hz、0.1 ms 电刺激,每日刺激 12 h,刺激后第 1 日意识开始恢复。刺激 1 个月后作用逐渐减弱,脑电地形图 α 功率降低,将刺激加大至 2 V、15 Hz,α 功率明显增高。4 个月时 cSCS 作用又减弱,将刺激加大至 2 V、40 Hz,α 功率再次增高。由此看来,cSCS 的作用有被患者逐渐适应的过程,因此,对于刺激的强度不应千篇一律,应根据不同的患者,不同的时间采用不同的刺激强度,随时进行调整。

3) 对脑血流的影响:cSCS 治疗可使脑的各个部位血流增加。Kanno 报道 32 例 PVS 经 cSCS 治疗后 CBF 显著增加,较治疗前增加 50%~80%。其中 1988 年报道的 4 例,经 cSCS 治疗后大脑半球 CBF 平均增加 33.5%,脑干平均增加 22.0%,小脑半球增加 26.0%~37.5%。

4) cSCS 的作用机制:cSCS 的作用机制至今尚未完全阐明。根据以上的实验及临床研究推测可能有以下几种途径:①增强儿茶酚胺代谢;②脊髓刺激→激活胆碱能性上升网状激活系统→VS 的临床情况改善;③增加 CBF。

(3) cSCS 的治疗效果:根据 1982 年 cSCS 开展以来的 16 篇文献记载,经治疗的 PVS 或长期昏迷患者 262 例中多数疗效为 30%~40%。

1994 年 Kanei 报道 123 例 PVS,其中 70 例行脊髓刺激(cSCS 组),53 例为自然恢复组(NC)组。随访时间:cSCS 组 8 月至 5 年 1 个月(平均 1 年 3 个月);NC 组 1 个月至 7 年 2 个月(平均 2 年 9 个月)。年龄:cSCS 组 4~86 岁(平均 43.2 岁);NC 组 2~71 岁(平均 32.6 岁)。病因:cSCS 组外伤性 50%,非外伤性 50%;NC 组外伤性 17.6%,非外伤性 82.4%。

cSCS 组:31/70(44.3%)好转;18/70(27.1%)无效;20/70(28.6%)死亡。而 NC 组:4/53(7.5%)好转;12/53(22.6%)无效;37/53(69.8%)死亡。

作者治疗 6 例分别长达 3 年、5 年及 8 年,结果:6 例患者中 2 例基本痊愈,3 例好转,肌张力均有降低;1 例无效。特别有趣的是,2 例基本痊愈的患者 EEG 监护有特征性变化:刺激后 1 h 见有两侧半球 α 节律显著增多,刺激停止后仍能维持 EEG 好转 2 h 以上。

(4) 影响疗效的因素:Kanno 对 42 例 PVS 患者进行 cSCS 治疗,结果 18 例有效,24 例无效,发现有多种因素可能影响其疗效。

1) 病因有效病例中 72.7% 为头部外伤,而血管病及缺氧等非外伤性疾病所致的 PVS 多数无效。

2) 年龄有效病例中 88.9% 的年龄在 30 岁以下,50 岁以上者无 1 例有效。

3）病程有效病例中 33.9％的病程＜6 个月，无效病例中 77.2％的病程＞12 个月。

4）病情程度：病情程度与疗效的关系意见不一，Kanno 认为两者的关系不大。Ohira 则认为不完全性植物状态（IVS）的疗效较完全性植物状态为好。

5）CT 检查：①脑萎缩：有明显脑萎缩者大多无效。②低密度区：有大块低密度区者大多无效。③丘脑受累：凡丘脑受累者无 1 例有效。

6）CBF：有效病例中 53.8％治疗前的 rCBF＞20 ml/（min·100 g），无效组中 72.2％治疗前的 rCBF＜20 ml/（min·100 g），有效组 81.20％在治疗后 rCBF 明显增加，而无效组中治疗后 61.9％ rCBF 未增加。

作者还测定了脑各个部位的 rCBF，包括大脑前、中、后动脉供血区，壳核及丘脑等部位，发现两组丘脑、大脑前动脉及大脑后动脉供血区的 CBF 差别尤为突出（P＜0.01）。大脑前动脉区即壳核的 CBF，两组虽有差别，但无统计学意义。

Fujii 等还测定给予乙唑胺 20 min 后的 CBF 变化。有效组在给药后 CBF 平均增加 10.9±4.1 ml/（min·100 g），而无效组仅增加 4.8±2.7 ml/（min·100 g）（P＜0.05）。

7）开始治疗时间：关于开始治疗的时间，一般认为越早越好。Oira 的患者凡在确诊为 PVS（病后 3 个月以上）后 1 个月内开始治疗者预后均较好，12 例中 3 例意识恢复者均在确诊后 1 个月开始治疗，超过 6 个月的 6 例均无明显效果。

8）诱发电位：治疗前的诱发电位改变对于 cSCS 的疗效预测也有一定意义。Matsui 指出，BAEPV 波消失者大多无效。

（5）cSCS 的适应证

1）Kanno 根据以上资料提出 cSCS 的适应证应包括以下 4 项：①年龄小；②病因为头部外伤；③病程短；④CT 无明显脑萎缩，无大片低密度区及丘脑无明显病灶。

2）Fujii 根据本人 6 例缺氧性脑病的治疗经验提出以下 3 项作为 cSCS 的适应证：①MRIT2 加权基底部有高信号，T1 加权基底核无高信号（无出血病灶）；②大脑半球平均 CBF＞30 ml/（min·100 g），苍白球无相对高灌流；③SEP 顶部电极 N20 及额部电极 N30 存在。

3）我们认为，Kanno 提出的 cSCS 适应证除他提出的 4 项外，还应包括以下两项：①CBF＞30 ml/（min·100 g）；②SEP N20 及 N30 存在。

虽然以上条款可作为 cSCS 的选择条件，但决不能认为，不符合上述条款者不能进行 cSCS 治疗。从文献中可以发现，少数病例虽然不符合上述某些条款，但在进行 cSCS 治疗后仍获得了较好的疗效，因此，不应过分刻板地看待这些条款。

（6）cSCS 的并发症：Ohira 报道 1 例由于植入 4 个盘状电极引起低血压和四肢瘫痪，可能是患者原有椎管狭窄，电极的植入使原已十分狭窄的椎管进一步变窄的缘故。另外，植入盘状电极必须行椎板切除，手术可使颈椎损伤，造成脊髓压迫。因此，对于有颈椎骨折或其他椎管病变者 cSCS 应视为禁忌，必要时可用针极代替盘状电极。

4. 周围神经干刺激 以往周围神经干刺激用于治疗痉挛性瘫痪以降低肌张力。20 世纪 90 年代有人在治疗颅脑外伤患者的意识障碍也获得相应改善。1991 年 Suzuki 等开始将此法用于 PVS 的治疗，获得一定疗效，以后陆续被推广。

（1）方法及疗效（下页表 18-3-2）

1）正中神经刺激：将电极置于一侧或双侧上肢腕横纹处，两电极的正极置于远心端，负极为近心端，两极纵向相距 3 cm。

2）神经干刺激：上肢刺激正中神经，下肢刺激双侧腓神经，电极置于腓骨小头上方。电极正负极的安放同正中神经。两法均连续刺激 20 s，停 50 s，每日在白日刺激 6～12 h，夜间不治疗。

表 18-3-2 周围神经干刺激治疗 PVS 的疗效

作　者	例　数	刺激部位	疗　效		
			临　床	EEG	CBF
Suzuki(1991)	5	正中神经	/	2/5 好转	1/3 ↑
Yokoyama(1996)	3	正中神经	2/3 好转	无变化	2/3 ↑
Yamamoto(1997)	1	正中神经	无变化	/	/
Yanaka(1997)	16	正中及腓神经	好转 9，无变化 7	6/16 好转	/
Moriya(1999)	17	正中神经	好转 15，无效 2	/	/

（2）作用机制：Moriya 和 Yamamoto 发现，周围神经干刺激后脑脊液中 DA 增加，使大脑皮质兴奋。Suzuki 在 5 例正常人正中神经刺激后用 PET 检查，CBF 增加 20%。因此，周围神经干刺激的作用机制与脊髓硬膜外刺激相似。但是周围神经干刺激与脊髓刺激相比具有四大优点：①无创伤性；②易操作性；③无并发症；④费用低廉。

5. 电磁刺激 近年来电磁刺激被用于运动障碍，Nishino 等曾用电磁刺激治疗脑卒中患者的运动障碍取得一定疗效，有些患者运动障碍好转的同时意识障碍也有改善。

（1）方法与疗效：采用 Magstim 200 型刺激器，将一直径 90 mm 的环形线圈或 70 mm "8"字形线圈，置于枕大粗隆及枕骨大孔之间刺激后颅凹，每日刺激 20 次，持续时间 4～30 ms，连续 1～14 d。

9 例中 5 例有效，GCS 评分从 6.8 ± 0.8 增至 12.8 ± 1.0（P<0.005）。刺激后 6～24 h 改善者 3 例，2～5 d 改善者 2 例，说明起效时间相当迅速，但是效果持续时间短暂，停止刺激后 2 d 又恢复至治疗前水平。若能延续治疗是否能提高疗效尚需进一步研究。

（2）作用机制：电磁刺激的机制不明。作者认为，可能是电磁刺激激活了一些无活性的神经元。

6. 光刺激 许多器质性脑损伤患者在慢性期都有睡眠-醒觉节律失常，白日常处嗜睡状态，严重影响康复治疗，而夜间多数睡眠不安，频繁觉醒。Terai 等采用光刺激疗法治疗器质性脑损伤慢性期的睡眠醒觉节律失常，使一些患者白日醒觉时间延长和夜间睡眠时间延长，促进了意识及认知功能的恢复。

（1）方法及疗效：用一有 2 支冷光源灯泡（2 000 Lux）的台灯置于患者面前，每日清晨照 2 h，令患者睁眼注视光源，每分钟看数秒钟，记录 24 h 内每小时的睡眠及醒觉情况，同时评定其神经功能状态。16 例中 13 例光疗 2 周（第一组），6 例光疗 3 周（第二组）。结果：第一组治疗前白日清醒时间为 2.7 h，治疗后 11.9 h；夜间睡眠时间治疗前为 3.0 h，治疗后 5.5 h，t 检验有显著差异，有效时间持续 5～13 d，平均 9.3 d。第二组的结果与第一组的结果大致相同，但有效时间更长，平均达 21.2 d。

由于康复治疗必须在清醒状态下进行，若能使患者处于清醒状态，ADL 必然会有所改善。

（2）作用机制：光疗的机制尚不清楚，推测可能与褪黑素的分泌有关。

7. 芳香治疗 芳香治疗是法国在 1964 年开创的一种民间疗法,他们使用一些芳香植物来缓解和治疗各种症状。这些芳香植物大多具有镇静和弛缓的作用。Kondo 等根据这一原理试图使意识障碍患者夜间睡眠得到改善,从而使失调的睡眠醒觉节律恢复正常。

Kondo 等采用的芳香剂为熏衣草(lavender)、佛手柑(bergamot)的混合物 3~4 滴,滴在扩散器上,每日晚上 21 点至清晨 6 点使香气不断在病房中扩散,连续治疗 2 周。

11 例意识水平为 3~10 分(JCS)的病例分为两组,治疗组 6 例,对照组 5 例(不用芳香治疗)。结果治疗组 6 例中 4 例夜间睡眠时间延长从 4.2 ± 1.5 h 提高到 6.4 ± 1.8 h,5 例白日醒觉时间延长,从 8.5 ± 3.8 h 延长至 12.8 ± 16 h;对照组为 3.7 ± 1.5 h 增至 4.4 ± 1.6 h 及 9.2 ± 2.3 h 减至 9.1 ± 1.2 h,治疗组的效果明显优于对照组。

8. 音乐治疗 音乐疗法是利用音乐的物理性能和音乐情绪的感染力协调人的神经心理功能,改善人的心理状态的一种治疗方法。音乐治疗通常用于治疗精神心理疾病,但是通过音乐来促醒意识障碍尚未见报道。1999 年 Tsubokawa 等用音乐重建正常睡眠醒觉节律,进而使意识得到更快恢复。

(1) 方法与疗效:作者对 10 例脑卒中伴意识障碍患者进行音乐治疗。每日从早晨7:00 至 17:00 间断播放进行曲或快节奏乐曲 3 次(7:00、14:00 及 17:00)每次持续 1 h,如 Strauss 的 Radetzky 进行曲和 Beethoven 的第六交响乐等。晚上听一次节奏缓慢的催眠乐曲 1 h,持续 1 周。记录治疗前及治疗 1 周后一日中每个小时的睡眠及醒觉情况。

结果:10 例中 3 例由昼夜倒错转变为正常睡眠醒觉节律,3 例由夜间不安转为正常,4 例无变化。

(2) 作用机制:音乐治疗的机制可能是乐音通过听觉器官传入中枢,作用于大脑皮质和丘脑下部引起自主神经系统反应,使神经系统、内脏及血管协调运动。实验证明,音乐能使皮肤电阻和肌张力适当,血流速度及呼吸频率和谐,血压平稳。因此,选择恰当的音乐可调节患者的生理节律,快节奏的音乐有利于大脑皮质兴奋,委婉柔和的乐曲有利于精神弛缓。白日和夜间播放不同节奏的乐曲可以调整睡眠醒觉节律。

9. 其他疗法

(1) 足底刺激:采用滚动按摩器或电刺激器刺激,每日刺激一侧或双侧足底一次 15 min,Hamaguchi 用此法治疗 5 例长期意识障碍病例,除 1 例无效外,其他 4 例均有好转,GCS 分别提高 1~4 min,EEG α 及 β 波增多,波幅增高。

(2) 抚触疗法:轻度抚摸对患者有安慰、同情及止痛作用,Hirai 报道 1 例,通过抚摸其双臂及双手,同时呼唤其名,EEG 普遍出现 α_1 及 α_2 频段,功率上升。

需要说明的是,以上介绍的多种方法,由于病例较少,而且缺乏双盲对照,因此很难说明其确切疗效,仅供参考。

八、并发症的处理

对 PVS 患者来说,防止并发症是至关重要的,只要不发生并发症,患者可以较长期的存活,一旦发生严重并发症,病情常迅速恶化。有些意识已经好转的患者在发生并发症后可重新进入 PVS,在 PVS 病程中,影响病情最重要的并发症是高热和频发癫痫。PVS 患者脑功能已处于极差状态,一旦发生高热或癫痫,由于代谢过旺,脑组织对氧及葡萄糖的需求迅速增加,使一些原来处于濒死状态的神经元受到进一步损害。因此,在急性损伤的恢复阶段必须千方百计地防止并发症的发生。现就 PVS 几种常见并发症的防治阐述如下。

(一) 感染

有严重脑损伤患者容易发生感染,尤其是皮肤、呼吸道和泌尿系统更容易发生感染。PVS患者的感染通常是由多种因素造成的,如营养不良、长期不活动、大小便失禁、气管切开、留置导尿管等。对于不能说话的患者必须仔细检查,密切观察,及时发现并发症。要尽量避免使用一些不必要的抗生素,防止产生抗药性和不良反应。各类感染预防的基本原则分述如下。

1. 呼吸道感染 保持良好的额定营养和水分。保持口腔卫生、清除口腔中的食物残渣,清洁口腔。防止食物及液体误吸,尽量防止和减少胃、食管的反流。对气管切开患者,应经常更换内导管及纱布,及时吸痰,气管经常滴湿化液,如有可能尽早拔除气管切开导管。口腔进食应在以下几种情况之后开始:①吞咽和咳嗽反射恢复;②进食能够保持足够的营养;③无气管狭窄,呼吸道通畅;④无活动性肺炎。

2. 尿路感染 有留置导管的患者,应每日做膀胱冲洗、定时开放导尿管。使用间歇性导尿管或留置导尿管都有可能增加尿路感染,不如采用尿垫和尿布,要经常更换并注意皮肤有无浸渍或破坏。男性患者用阴茎套比用导尿管发生感染的机会少,但如果使用不当亦可发生阴茎感染和溃疡。保持良好的营养。保持足够的水分及酸度,预防尿路结石,定期检查尿路沉渣及结晶。有轻度尿潴留者定时按压刺激膀胱促使排尿。

(二) 压疮

严重脑损伤患者由于长期卧床不动,大小便失禁,营养不良,全身衰弱很容易发生压疮,应加强防治。

1. 适当的营养 应给予高蛋白、高维生素饮食,特别要补充维生素C,对血红蛋白低有明显贫血的患者应输注新鲜血液。

2. 保持皮肤卫生 床铺整洁、平整,大小便失禁时应及时更换被服。

3. 定时翻身 定时翻身是解除压迫的最有效方法,最好让患者睡气垫床。对于已经发生的3~4度压疮,除局部清洗换药外可行高压氧治疗,明显坏死的组织应手术切除。

(三) 癫痫

癫痫持续状态对PVS肯定有不良影响,临床上有的PVS患者病情已有好转时,但由于长时间的癫痫持续状态,病情可再次恶化,但是单次的癫痫发作对患者的预后是否有影响尚不清楚。根据第二次世界大战后美国退伍军人的研究,脑外伤后并发癫痫者病死率高于无癫痫发作者,因此对于癫痫者无论是否为持续状态,均应设法控制。

有些抗癫痫药,如苯妥英钠、丙戊酸钠和卡马西平对神经行为和认知功能有一定的影响,故应慎重使用。抗癫痫药的预防性使用,是否减少晚期的癫痫发作。目前意见不一。穿透性脑损伤的癫痫发病率要高于非穿透性的损伤,因此要预防性用药。外伤后的首次晚期癫痫发作是否要用抗癫痫药,还不能肯定,但是两次或两次以上的晚期外伤性癫痫发作均应使用抗癫痫药物治疗。

定期监测抗癫痫药的血浓度,保证药物的最佳剂量并使药物对认知和运动的不良影响减少到最低程度,当症状恶化时应及时测定药物的浓度。当抗癫痫药使用一段时间后,癫痫的发作频度反而增加,很可能是药物动力学发生变化的缘故,而不是癫痫本身恶化。

PVS患者容易发生营养不良,因此在评估药物剂量时要考虑这一因素,例如低蛋白血症可以影响丙戊酸钠的作用。

(四)营养不良

在外伤性脑损伤后,初期常有分解代谢过剩阶段,体重下降较难恢复,呈现慢性营养不良,即使通过胃造瘘喂养也难以在短时间内使体重恢复。

通过常规鼻饲法喂养又增加食管反流而导致误吸的危险,可采用昼夜小量连续喂养的方法。夜间的喂饲量少于白日,是一种比较成功的方法。鼻饲时应注意体位,最好采用自然进食的姿势。

有人认为,采用经皮内镜的胃造瘘方法,优于鼻饲法,可以避免反流或食管、胃溃疡等的高度危险。保证充足的蛋白质和热量摄入,应定期监测体重指数(kg/m^2)。

(五)便秘与腹泻

PVS患者都有大便失禁,但由于长期卧床不动,也常常发生便秘,可定期应用栓剂,必要时可给予灌肠或用手指清除。

保证足够的纤维素和水分以提高肠道功能。为防止腹泻,少用高渗食物。腹泻时应识别是否有细菌性感染。

(六)深静脉血栓性静脉炎(DVT)

PVS患者由于长期卧床,常可并发DVT,特别是下肢原有静脉曲张的患者。

DVT的重要表现为受累肢体的远端出现水肿,正常人发生DVT时都有剧烈疼痛,但PVS患者由于意识障碍,不可能反映疼痛感觉。

防止DVT的方法主要是做被动的小腿及足部的活动。对于已发生DVT的患者可静滴右旋糖酐40以增加血流及降低血黏度。对此类患者应用预防性抗凝药物尚缺乏足够依据。

(七)关节周围新骨生长(异位骨化,heterotopic ossification,HO)

HO的主要体征是关节活动范围缩小,关节肿胀,伴或不伴有红斑,局部有硬结。一个关节出现HO常表明其他关节也可能出现HO,故除对关节进行X线摄片外,还应做骨扫描。

HO的治疗方法有:①药物治疗,非类固醇制剂及二磷酸盐(diphosphonate)能抑制本病;②手术,当HO影响患者的姿势、护理和清洁卫生时即应手术治疗,但术后可能复发;③放疗,可抑制手术后的复发。

(八)中枢性高热

中枢神经系统损伤患者常有高热,可能是由于丘脑下部的散热机制发生障碍所致。中枢性高热的特点是无昼夜节律变化,不出汗,服用散热药无效,而体表冷敷及氯丙嗪降温效果良好。

(九)应激性溃疡及出血

中枢神经系统损伤常影响丘脑下部的自主神经中枢而出现应激性溃疡。

发生呕血或便血应及时排除其他原因引起的消化道出血。应用止血药物,如奥美拉唑(洛赛克)等。出血控制后可给予少量碱性流质饮食,如牛奶、豆浆、米汤等。

(十) 药物不良反应

许多用于脑损伤的药物,如抗癫痫药、抗肌紧张药对大脑都有抑制作用,因此必须选择同类药物中对中枢神经抑制作用较小的药物。

PVS 患者的用药原则:①尽可能不用镇静药物;②评价和确定抗癫痫药的最佳剂量;③简化药物的方案;④选择对大脑抑制作用最小而对 PVS 疗效较好的药物;⑤避免使用影响神经功能、认知功能及其恢复的药物;⑥了解所用药物的成瘾性和潜在的影响;⑦对营养不良的患者,要注意药物和蛋白质结合。

九、社会及家庭动力

严重脑损伤患者成为 PVS 后,不仅对患者本身造成严重危害,也严重影响患者的整个家庭。家庭的每个成员对这一突如其来的横祸甚为伤感和忧虑,各种消极情绪又可以反过来对患者造成不利的影响。因此,在治疗 PVS 患者的同时还必须对整个家庭给予支持,充分发挥家属在治疗中的作用,为患者的治疗创造良好的环境条件。通常可以通过以下几种途径发挥家属的作用。

1. 向家属提供患者的信息 医务人员必须与患者家属建立良好的关系,经常与他们交谈,提供有关患者的一切信息,劝导家属着眼现实,使他们对有可能恢复的患者不丧失信心。提供的信息主要包括脑损伤的严重程度以及恢复的可能性。患者家属最关心的是是否能够清醒,是否能生活自理,是否能恢复正常以及医务人员是否已经尽了一切努力等。

在疾病的早期,家属关心的是患者的生和死以及预后,后期关心的是功能恢复的质量。与家属交谈时必须考虑他们的情绪,如果谈话的内容家属尚无思想准备时,就应等待一段时间。为了充分得到家属的理解和配合,谈话的医生必须是负责患者治疗、对病情有全面了解的医生。谈话的内容必须是可靠的、一致的和中肯的,所用术语应通俗易懂,便于家属了解。不应该让缺乏经验的医生来做这一工作,以免引起误解而造成不良后果。

除了与家属交谈外,还可采取多种方式提供信息,例如让他们参加病历讨论会,参加与本病有关的专题讲座。但是那些可能有不同意见的讨论会容易使家属产生不利想法或疑虑,就不应让他们参加。

2. 让家属参与观察病情 家属参与临床观察有好处,因为他们对患者了解最全面、最透彻,而且在住院期间与患者接触的时间远比医务人员多。他们可提供很多情况,可以配合医生写病情观察日记,记录患者的所有表现以及临床发生的一切情况。有些家属可以为医务人员提供很多细微的变化情况,这些变化医生往往不容易发现。因此,家属的参与可以为医务人员观察病情、选择治疗方法、判断疗效及评估预后等提供极为宝贵的资料。

3. 对家属的支持 PVS 患者的家属在初期通常难以接受一个眼前完全失去意识而过去完全正常的十分亲近的人。他们必须与这种严重脑损伤患者建立一种全新的关系。因此,在感情上需要得到别人如亲戚、朋友、同志和社会,特别是医务人员的广泛支持。这些通常可以通过以下途径完成。

(1) 由对脑损伤处理有经验的医生经常提供咨询。

(2) 将病区中类似患者的家属组织起来,对他们讲解有关 PVS 的临床表现、治疗、并发症及预后等知识,让他们互相交流,互相支持,巩固家属与医务人员的密切关系。

(3) 成立 PVS 患者的亲属组织,现在许多国家都有全国性或地方性组织,如美国的脑损伤协会(Brain Injury Association),英国的前进组织(Headway),澳大利亚的国家脑外伤基金会(National Brain Injury Foundation)、头部外伤委员会(Head Injury Council)及前进组织(Headway),瑞典的 Hjarnkraft 和法国的颅脑外伤家属联合会(Union Nationale des Familles de Traumatises Craniens)。

十、预后

长久以来,许多人认为 PVS 患者是不可能苏醒的,能够苏醒的就不是 PVS。但是事实并非如此,不少 PVS 患者在一定时间后恢复了意识。个别报道 PVS 患者可在 2～3 年以后,甚至更长时间后恢复意识。

PVS 的恢复包括意识恢复和功能恢复两个方面,意识恢复是指患者对自身及周围环境的认知,以及对视、听、触、痛等刺激的行为反应和完成某些适应性任务、生活自理以及参加娱乐和职业性活动能力的恢复。

(一) 意识恢复

意识的恢复在早期有时不易发现,必须反复检查才能确认。判断 PVS 患者的意识恢复,即认知功能的恢复,患者能够执行指令通常是脱离 VS 的最直接依据。

意识恢复可以不伴有功能的恢复,但功能恢复必须建立在意识恢复的基础上,无意识的患者是不能随意运动的。一般说来,PVS 患者的功能恢复比意识恢复更难,多数患者即使意识恢复清醒,但仍遗留一定程度的功能障碍。功能恢复良好的患者,能恢复正常的工作和社会活动,但可能在体力和精神方面遗留轻微的缺陷。

(二) 功能的恢复

有轻度残废的患者在日常生活各项活动中几乎能完全独立,但不能参加社会活动和正常工作;严重残疾的患者不能从事以往的社会活动和工作,与他人交往的能力受限,在日常生活中离不开他人的帮助。

(三) 晚期恢复

一般是指 PVS 病程超过 3 个月以上的恢复。以往认为,PVS 超过 3 个月以后的恢复是很少见的。

美国 PVS 研究组认为,晚期恢复的概念应根据不同病因来定,外伤性损伤 12 个月以上,非外伤性损伤 3 个月以上的恢复才称晚期恢复。他们回顾文献,仅 5 例证实得到了晚期恢复。

国内外一些公众传媒中报道过不少 PVS 患者,戏剧性地恢复了意识,但由于缺乏科学论据,尚不可确定其是否真正恢复。

(四) 存活情况

尽管 PVS 的丘脑下部及脑干功能基本保存,但严重的神经系统损伤使成人和儿童只能存活 2～5 年,存活 10 年以上者极为罕见。

据报道,有3例PVS患者存活15年以上。文献记载中PVS存活最长者48年,个别儿童可存活10~20年。患者能长期存活(15年以上)的概率是非常低的,可能<1/(15 000~75 000)。PVS患者寿命缩短是由多种因素造成的。根据几个资料的统计,143例的死亡原因包括感染,通常是肺部、泌尿系感染(52%);全身衰竭(6%);其他疾病如脑卒中、肿瘤(3%)等。

附:脑死亡以及诊断标准

长期以来,人们都把呼吸、心跳停止作为死亡的依据。随着急诊医学及危重症救治技术的发展,一些垂死患者在人工心肺的支持下渡过了死亡的难关,保持心跳、血压等功能,但由于长时间的脑缺血缺氧,全脑功能发生不可逆的状态——脑死亡。

脑死亡诊断

最早提出"脑死亡"要领是现代神经外科的鼻祖库欣(Cusing)(1902)。1968年美国哈佛大学医学院首次提出脑死亡的诊断标准,1977年"脑死亡"的概念得到美国法律承认。以后世界各国提出了各自的标准。我国在这方面起步较晚,中国脑复苏研究治疗中心南京紫金医院张国瑾教授起草提交的"脑死亡"标准(建议)稿,于2003年由原卫生部组织脑死亡判断标准起草小组制定了《脑死亡(成人)》和《脑死亡判定技术规范》的征求意见稿。

脑死亡诊断标准

一、先决条件

(一)昏迷原因明确

(二)排除各种原因的可逆性昏迷

二、临床诊断

(一)深昏迷

1. 检查方法　用力压迫眶上神经和甲床,面部无痛苦表情和肢体无运动反应。

2. 注意事项　脑死亡患者由于脊髓功能尚存在,可能出现多种自发性和反射性动作,不影响脑死亡的诊断。

(二)脑干反射全部消失

1. 瞳孔反应

(1)检查方法:用亮光照射瞳孔,双侧均无对光反应,脑死亡时多数瞳孔扩大(直径为4~6 mm),少数可达9mm。

(2)注意事项:许多药物可以影响瞳孔大小,如阿托品,但不影响对光反应,少数脑死亡患者瞳孔较小。眼部外伤及用药可能影响对光反应。

2. 角膜反射

(1)检查方法:用棉花纤丝轻触角膜边缘以引起双眼闭合,脑死亡时此反射消失。

(2)注意事项:切勿反复频繁多次用力接触角膜中心,以免引起角膜损伤。

3. 前庭眼球反射

(1)检查方法:先将头部抬高30℃,将0~4℃冰水15~50 ml注入一侧外耳道,正常时会发生眼球震颤,快相朝向注水侧,如注水后1~3 min无反应,表示前庭眼球反射消失。

(2)注意事项:试验前应检查鼓膜有无破损,外耳道有无血块或耵聍,头面部外伤可造成眼睑及球结膜水肿,影响眼球运动。

4. 咳嗽反射

(1)检查方法:将鼻导管插入气管插管的深部反复用吸引器吸引,可引起咳嗽反射,脑死亡者此反射消失。

（2）注意事项：切勿将鼻导管上下来回抽动，以免损伤气管黏膜。

5. 阿托品试验检查方法　静脉注射阿托品 1～2 mg，在 5～10 min 内，心率无变化（增加少于 5 次），即为试验阴性，证实为脑死亡。

（三）无自主呼吸

1. 先决条件

（1）体温≥36.5℃（如体温低下，用毛毯升温）。

（2）收缩压≥90 mmHg（如血压下降，可用多巴胺升压）。

（3）血容量正常（不足时，可用加压素/0.9％NaCl）。

（4）$PaCO_2$≥40 mmHg（不足时，可减少每分钟通气量）。

（5）PaO_2≥200 mmHg（不足时，应吸 100％O_2 10～15 min）。

2. 呼吸暂停试验

（1）连接脉搏测氧仪，然后切断呼吸机。

（2）将鼻导管通过气管插管插至隆突水平，输入 100％氧 6 L/min。

（3）密切观察腹部及胸部有无足够潮气量的呼吸运动，如无呼吸运动，可进入下一步。

（4）8 min 后再测 $PaCO_2$，并连接呼吸机。

（5）若 $PaCO_2$≥60 mmHg 或超过基础水平 20 mmHg，即可认为呼吸暂停试验阳性，确诊为脑死亡。

（一）、（二）、（三）项必须全部具备。

三、确诊试验

（一）脑电图（EEG）

1. 头皮电极≥8 个。

2. 电极间阻抗应为 100～10 000 Ω。

3. 电极间距离≥10 cm。

4. 灵敏度应增大到 $2 \mu V$ 30 min。

5. 高频滤波≥30 Hz，低频滤波≤1 Hz。

6. 对强烈的体感或视听刺激脑电图无反应。

（二）经颅多普勒超声检查（TCD）

1. 应测定双侧超声波，包括大脑中动脉及基底动脉。

2. 颞部探头置于颧弓，椎基底动脉应通过枕下经颅窗检查。

3. TCD 异常早期应包括收缩/舒张期交替血流及收缩期小的尖峰状改变，晚期信号消失。

（三）体感诱发电位（SEP）

1. 应测定双侧正中神经的体感诱发电位。

2. SEP 异常显示为 P14 以上波形消失，应重点注意 N18，N18 消失是脑死亡的可靠指标。

（一）、（二）、（三）中必须有一项阳性。

四、脑死亡观察时间（成人）

至少观察 12 h 无变化，方可确认为脑死亡。

为了便于记忆和执行，上述标准不妨称为"3＋1"标准，即 3 项临床条件＋1 项确诊试验。

　　我国目前"脑死亡"尚未立法，因此在具体操作时应严格按照标准技术规范并由接受培训的专门人员执行。

（王培东）

参 考 文 献

1. 王一镗．急诊外科学［M］．第二版．北京：学苑出版社，2003：75～84

2. 张秋灵，王瑜，王一镗，等．短暂前脑缺血再灌注鼠海马区迟发性神经元死亡与凋亡的关系［J］．中国急救医学，1999，19（3）：136～138

3. 叶建峰，李清平，舒斯方，等．大鼠脑缺血模型的改进和脑缺血再灌流损伤诱发细胞凋亡的研究［J］．中国急救医学，1999，19（4）：197～199

4. 曹权，王一镗，徐鑫荣，等．沙鼠脑缺血和再灌流后胞浆游离钙和 ATP 的相关性及东莨菪碱的影响［J］．急诊医学，1998，7（5）：293～295

5. 金尔伦全国多中心双盲临床研究课题组．金尔伦（盐酸纳洛酮）治疗急性颅脑损伤患者随机双盲多中心前瞻性临床研究［J］．中华神经外科杂志，2001，17（3）：135～139

6. DeWitt DS，Prough DS. Accurate measurement of brain temperature［J］．*Crit Care Med*，1998，26（3）：431～432

7. Rumana CS，Gopinath S，Ugura M，et al. Brain temperature exceeds systemic temperature in head-injured patients［J］．*Crit Care Med*，1998，26（3）：562～567

8. Tintinalli JE，Kelen GD，Stapczynski JS. Emergency Medicine［J］．5th ed. Philadelphia：McGraw-Hill，2002：118～121

9. 张国瑾．持续性植物状态——植物人［M］．南京：南京出版社，1998

10.《关于修订我国持续性植物状态（PVS）诊断和疗效标准》专家会议纪要［J］．中华急诊医学杂志，2002，8（11）：241

11. 王培东．临床高压氧医学与脑复苏新进展［M］．香港：世界医药出版社，2000

12. 王培东．颈部脊髓电刺激治疗持续性植物状态［J］．中华急诊医学杂志，2001，10（1）：49

13. Jennet B，Plum F. Persistent vegetative state brain damage：a syndrome in search of a name［J］．*Lancent*，1972，1：734～737

14. Xie Kang-min，Wang Pei-dong. Clinical study on effect of HBO plus electric on treatment the vegetative state［J］．*Acta Neurochir Supple*，2003，87：19～21

第十九章

远程生命信息监测与心搏骤停救治

第一节 远程医疗与远程生命信息监测

远程医疗是指通过计算机技术、通信技术与多媒体技术,同医疗技术相结合,旨在提高诊断与医疗水平、降低医疗开支、满足广大人民群众保健需求的一项全新的医疗服务。目前,远程医疗技术已经从最初的电视监护、电话远程诊断发展到利用高速网络进行数字、图像、语音的综合传输,并且实现了实时的语音和高清晰图像的交流,为现代医学的应用提供了更广阔的发展空间。国外在这一领域的发展已有 50 多年的历史,而我国在最近几年得到飞速发展。

远程医疗包括远程医疗会诊、远程医学教育、多媒体医疗保健咨询等。远程医疗会诊在医学专家和患者之间建立起全新的联系,使患者在原地、原医院即可接受外地专家的会诊并在其指导下进行治疗和护理,可以节约医生和患者的大量时间和人力物力。

远程医疗运用计算机、通信、医疗技术与设备,通过数据、文字、语音和图像资料的远距离传送,实现专家与患者、专家与医务人员之间异地"面对面"的会诊。远程医疗不仅仅是医疗或临床问题,还包括通信网络、数据库等各方面问题,并且需要把它们集成到网络系统中。

远程医疗可以使身处偏远地区和缺乏良好医疗条件的患者获得良好的诊断和治疗,也可以使医学专家同时对在不同空间位置的患者进行会诊。如农村、山区、野外勘测地、空中、海上、战场等。

一、远程医疗的发展及现状

1. 国外远程医疗的发展及现状 20 世纪 50 年代末,美国学者 Wittson 首先将双向电视系统用于医疗;同年,Jutra 等人创立了远程放射医学。此后,美国不断有人利用通信和电子技术进行医学活动,并出现了"Telemedicine"一词,现在国内专家统一将其译为"远程医疗(或远程医学)"。

(1) 第一代远程医疗:20 世纪 60 年代初到 80 年代中期的远程医疗活动被视为第一代远程医疗。这一阶段的远程医疗发展较慢。从客观上分析,当时的信息技术还不够发达,信息高速公路正处于新生阶段,信息传送量极为有限,远程医疗受到通信条件的制约。

（2）第二代远程医疗：自 20 世纪 80 年代后期，随着现代通信技术水平的不断提高，一大批有价值的项目相继启动，其声势和影响远远超过了第一代技术，可以被视为第二代远程医疗。从 Medline 所收录的文献数量看，1988～1997 年，远程医疗方面的文献数量呈几何级数增长。在远程医疗系统的实施过程中，美国和西欧国家发展速度最快，联系方式多是通过卫星和综合业务数据网（ISDN），在远程咨询、远程会诊、医学图像的远距离传输、远程会议和军事医学方面取得了较大进展。

1988 年美国提出远程医疗系统应作为一个开放的分布式系统的概念，即从广义上讲，远程医疗应包括现代信息技术，特别是双向视听通信技术、计算机及遥感技术，向远方患者传送医学服务或医生之间的信息交流。同时美国学者还对远程医疗系统的概念做了如下定义：远程医疗系统是指一个整体，它通过通信和计算机技术给特定人群提供医疗服务。这一系统包括远程诊断、信息服务、远程教育等多种功能，它是以计算机和网络通信为基础，针对医学资料的多媒体技术，进行远距离视频、音频信息传输、存储、查询及显示。美国佐治亚州教育医学系统（CSAMS）是目前世界上规模最大、覆盖面最广的远程教育和远程医疗网络，可进行有线、无线和卫星通信活动，远程医疗网是其中的一部分。

欧洲及欧盟组织了 3 个生物医学工程实验室、10 个大公司、20 个病理学实验室和 120 个终端用户参加的大规模远程医疗系统推广实验，推动了远程医疗的普及。澳大利亚、南非、日本等国家也相继开展了各种形式的远程医疗活动。1988 年 12 月，苏联亚美尼亚共和国发生强烈地震，在美苏太空生理联合工作组的支持下，美国国家宇航局首次进行了国际远程医疗，使亚美尼亚的一家医院与美国四家医院联通会诊。这表明远程医疗能够跨越国际政治、文化、社会以及经济的界限。

美国的远程医疗虽然起步早，但其司法制度曾一度阻碍了远程医疗的全面开展。所谓远程仅限于某一州内，因为美国要求行医需取得所在州的行医执照，跨州行医涉及法律问题。据统计，1993 年，美国和加拿大约有 2 250 例患者通过远程医疗系统就诊，其中 1 000 例患者是由得克萨斯州的定点医生进行的仅 3～5 min 的肾透析会诊，其余病种的平均会诊时间约为 35 min。

美国的远程医疗工程拥有专款，部分由各州和联邦基金委员会提供。1994 年的财政年度中，至少有 13 个不同的联邦拨款计划为远程医疗拨款 8 500 万美元，仅佐治亚州就拨款 800 万美元，用以建立 6 个地区的远程医疗网络。

随着现代物联网技术发展和移动通讯的快速进步，近些年来采用移动健康模式的远程医疗在美国和世界范围内兴起。这种模式通过智能手机应用程序和智能手环等可穿戴设备，监测个人的健康相关数据，并通过发送有针对性的短信或提示等形式，鼓励健康行为，发布疾病预警，提醒使用者遵守特定的护理方案。移动健康模式已经成为国内外相关公司提供移动健康保健商业化运作的一种重要平台，其产业发展势头非常迅猛。

2. 我国远程医疗的发展及现状　我国是一个幅员广阔的国家，医疗水平有明显的区域性差别，特别是广大农村和边远地区，因此远程医疗在我国更有发展的必要。

我国从 20 世纪 80 年代才开始远程医疗的探索。1988 年解放军总医院通过卫星与德国一家医院进行了神经外科远程病例讨论。1995 年上海教育科研网上海医大远程会诊项目启动，并成立了远程医疗会诊研究室。该项目在网络上运行，具有逼真的交互动态图像。目前经过验收合格并正式投入运营的包括中国医学科学院北京协和医院、中国医学科学院阜外心血管病医院等全国 20 多个省市的数十家医院网站，已经为各地数百例疑难急重症患者进行远程、异地、实时、动态电视直播会诊,成功进行了大型国际会议全程转播,并组织国内外专题讲座、学术交流和手术观摩数十次,极大促进了我国远程医疗事业的发展。

根据国家卫生信息化的总体规划,解放军原总后勤部卫生部提出了军队卫生系统信息化建设"三大工程",并分别被列为国家"金卫工程"军字1、2、3号工程,其中军字2号工程即为建设全军医药卫生信息网络和远程医疗会诊系统。

原国家卫生计生委于2014年8月发布了《关于推进医疗机构远程医疗服务的意见》(以下简称《意见》),提出远程医疗服务是一方医疗机构邀请其他医疗机构,运用通信、计算机及网络技术,为本医疗机构诊疗患者提供技术支持的医疗活动。医疗机构运用信息化技术,向医疗机构外的患者直接提供的诊疗服务,也属于远程医疗服务。2015年国务院印发了《关于积极推进"互联网+"行动的指导意见》,积极推进基于"互联网+"的健康服务业的发展。近几年,我国远程医疗健康得到了迅猛发展,作为一种新兴的医疗健康服务模式,远程医疗健康服务凸显了其便捷、可及的优点,通过互联网、通信技术和互动平台,随时随地进行医疗保健信息的交互,打破了时间和空间的限制,为有效提升优质医疗资源共享度和居民对健康服务的可及性发挥了独特的作用。

尽管我国的远程医疗已取得了初步的成果,但是距发达国家水平还有一定差距,在技术、政策、法规、实际应用方面还需不断完善;同时,广大人民群众对远程医疗的认识还有待进一步提高。远程医疗技术的发展与通信、信息技术的进步密不可分。我国幅员广阔,特别是广大农村和边远地区医疗水平较低,远程医疗更有发展的必要,但目前仍然受到技术、法律和认识的制约。

为了实现对重症患者的监护,早期大多数医院采取了电视监控的手段,这就是远程医疗的雏形。计算机技术和通信技术的发展,特别是互联网络的发展,为远程诊断、远程治疗和远程手术提供了技术平台。于是,现代意义上的远程医疗作为一项新的应用技术提了出来,并很快得到了广泛的关注。

二、远程医疗研究和应用

1. 国内外远程医疗的应用 远程医疗集多媒体通信、视频和医疗技术为一体,已在全世界得到了广泛的重视和应用。目前,在世界各地特别是欧美国家在远程医疗上进入到覆盖面广、医疗服务项目齐全的阶段。

在国外,远程医疗的应用主要集中在两个方面。①远程会诊和治疗:利用各种通信线路(如ATM、ISDN、PSTN等)借助电视会议或其他的通信系统进行的医学服务。②医学资料的计算机管理和网络化以及医疗卡的发行和应用:各种医学图片存档和通信系统得到了飞速的发展,网络技术的发展使得医学数据可以共享。在发达国家,医疗卡的发行和应用已经走进人民的生活。例如,欧盟从1996年开始发行包含基本医疗信息,如当前身体状况、家庭医生姓名、电话等内容的IC卡;目前,我国香港地区已开始试行采用激光卡作为医疗卡,内地也在"金卫工程"的倡导下发行金卫卡。

我国的远程医疗应用也在迅速发展。目前,我国远程会诊应用范围基本上分为:①点对点的远程会诊,会诊双方使用电话等通信手段,利用视频系统进行面对面的探讨和交流;②全面利用网络传输、管理患者病历资料和网络会诊,患者资料通过网络进行传输和存储,网上可容纳不同地区的多个专家同时对同一患者进行会诊。

远程医学在军队的应用:①提高部队平时的医疗保障水平;②增强战场医疗保障能力;

③对野战医疗装备提出了新的要求；④对野战医务人员的素质提出了更高的要求。

2. 国内外远程医疗的研究应用现状　远程医疗的研究与应用工作一般认为是从 20 世纪 60 年代开始的，主要通过电话网和有线电视网传送从文字到视频图像信息，供医生间交流信息，或向专家进行病案咨询以辅助诊断。远程医疗在 30 多年的发展中，运用了传真、电话、无线电通信到静止图像和实时交互电视技术，以及虚拟现实和远程机器人等一系列新的通信技术和电子学技术，并与医疗保健技术相结合，形成了许多新的研究方向，其中相当一部分研究由政府资助。

开展远程医疗较早的是欧美各国，其中除前面介绍的美国情况外，欧共体在 1986 年设置的研究基金 AIM（Advanced Informatics in Medicine）主要用于资助有关远程医疗的项目。已经实施的有法国的流行病统计网、葡萄牙采用个人电脑开发的医院间脑电图传输系统、西班牙的远程血压监测系统和危急报警系统等。英国的布法罗大学等还成立了远程医疗系专门从事这方面研究。据 2000 年的统计数字，欧洲已有 50 多个国家建立了远程医疗系统。与此同时，欧美的许多公司也纷纷将远程医疗作为其发展领域，其中包括 HP、IBM、Intel 等大公司，也不乏一批中小公司介入其中。

其他国家目前也在争相投入人力物力开发远程医疗系统。例如，澳大利亚因其地广人稀而积极发展远程医疗，加拿大每年举办一次远程医疗学术年会（Tele Health in Canada），俄罗斯与美国联手建立了为支持发展中国家医疗保健的借助卫星的远程医疗计划（Satel-Life），以色列推出一系列远程心脏监测产品（如 Card Guard），拉丁美洲也和美国建立了远程医疗伙伴，通过一个称为 Studio Clinics 的远程医疗所将本地获取的检测信息发送至美国的医院以获得美国专家的诊断意见。同时，日本、韩国、墨西哥、肯尼亚、纳米比亚也先后开展了远程医疗的研究与应用，其中日本主要侧重于家庭健康检测管理和远程手术等方面。

进入 20 世纪 90 年代后，我国大力发展了通信和信息联网的基础设施建设，为发展远程医疗创造了条件。自 20 世纪 90 年代中期开始，在"金卫工程"的带动下，远程医疗的项目纷纷上马。我国较早开展的研究和应用包括远程会诊和心脏监测两方面。远程会诊首先在著名大医院与地区医院之间开通，此外还力图借此对疑难病症获取国际专家的辅助意见。目前已见诸报道的有上海华山医院、北京协和医院、北京医院、301 医院、中日友好医院，以及深圳、广州、辽宁阜新等地的医院。因为当时我国在远程研究上刚刚起步，会诊用的设备和技术基本上由国外引进，为抢占这一市场，许多公司积极介入，其中包括 HP、IBM、四通、Intel 等。心脏监测则在技术引进的同时亦发展了国产体系，包括卡迪欧公司开发的"护心神"系列产品、珠海中立电子公司开发的"院外心脏病集群监护系统"、清华大学开发的"远程心电/血压家庭监护系统"、亚洲仿真控制系统工程有限公司开发的"亚仿生命卡"等。当前我国在远程研究方面也达到世界先进水平。

目前，远程医疗已覆盖临床医学的多数学科，包括内、外、妇、儿、康复、护理、监护、影像、口腔、五官、精神病、皮肤、心理、医学教育等诸学科。医学界、工程界有越来越多的人加入远程医疗的行列。

尽管远程医疗已进入热潮阶段，其所涉及的相关技术已日趋成熟，然而远程医疗毕竟还是一个新兴的研究领域，如何利用现有技术来解决其所面临的种种问题并推广应用还有很多问题有待进一步研究。

三、远程生命信息监测

远程生命信息监测是远程医疗当中重要的组成部分，主要是通过各种电子计算机技术和通信技术将患者的心电、血压、血氧饱和度、体温等生命信息参数和图像进行远距离实时传输,实现对患者的远距离监护,同时通过计算机可以对患者的病历、其他病史资料等医疗信息进行信息化管理和处理,利用计算机的辅助分析系统实现智能化监护。

近年来,远程生命信息监测,特别是多参数的远程监测成为各国研究的热点,通过远程生命信息监测技术可实现患者与医生的紧密联系,打破患者与医生之间的时间、空间距离,实现对患者的全息监护。通过该项技术,可在第一时间监测和发现患者的异常变化,尽快提供各种医疗会诊和急救服务,及时挽救患者的生命。

第二节　远程生命信息监测网络系统

一、概述

远程生命信息监测网络系统,是近年来医学界利用网络和计算机对患者进行生命信息监测的信息处理系统,是集诊断、心脏急救、医疗指导和心脏保健为一体的新型院外远程监护方式,该系统还可利用共同网络信息平台实现对血压、呼吸、胎心等生命参数的远程监护。

该系统通过建立居民医疗健康和监测档案,实现与社区公共卫生信息系统的对接,实现居民个体化医疗保健信息管理,同时综合急救培训、急救医疗及社区医疗诊断治疗服务,形成社区医疗保健、急救服务网络系统。随着信息技术的发展,电话、有线电视网、Internet 网络进入家庭,通过以上的传输介质,应用该系统,可将社区医疗中心与每户居民连接形成区域性的监护网络(图 19-2-1)。

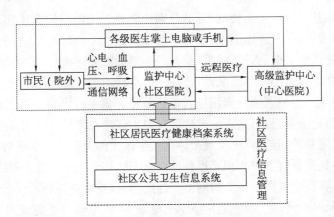

图 19-2-1　远程生命信息监测网络系统

该系统主要利用电子技术,采用各种数字化双向生理功能采集、监测系统将院外患者的心电、血压、呼吸功能、胎动和胎心等信号通过网络上传至社区医疗站(监测站)、医院监测中心,形成院前社区保健、急救监测网络。

多功能的数字化双向生理功能采集、监测系统实时传输的心电、血压、呼吸功能、胎动和胎心等参数信号清晰、无失真,医生利用监测中心电脑或掌上电脑,直接接收患者的实时心电、血压等生理信息,实现对院外心血管疾病患者或高危患者及孕产妇的远程、实时监测,能够及时为社区患者提供医疗诊断、治疗及急救服务,有效降低社区居民心血管疾病的死亡率和致残率以及孕产妇的死亡率,形成全天候心血管疾病及高危患者的监护及院前心脏性猝死的防治网络。

监护系统提供社区医疗保健管理软件,以社区(街道)为单位建立社区居民医疗健康档案,极大的方便社区居民的医疗保健活动及卫生部门的社区医疗保健管理。通过该监测网络可实现部分远程医疗功能,进一步加强三级医疗机构对初级卫生保健单位的技术指导和医疗会诊合作,有效提高社区医疗保健机构的疾病诊疗水平,全面提高社区医疗服务质量,节省医疗卫生资源。同时,项目的规划与实施纳入地区性医疗卫生信息服务系统,全面实现个人与政府卫生信息管理数字化。

该系统是在一定区域范围内,以远程生命监测技术为核心,辅以基本急救技术培训、急救医疗服务等配套服务,同时综合监测、急救、保健、康复、医疗指导、疾病预防和医疗教育等功能的卫生信息处理系统,是构建社区医疗急救绿色通道和大型心脑血管疾病特别是心脏性猝死防治网,实现个性化卫生服务的新型网络服务体系。

二、系统主要构成

1. 区域性监测网络借助信息宽带网技术的开发应用 市民随身佩戴各种监护设备(心脏 BP 机、血压仪、胎监仪等),必要时随时通过网络(有线或无线)传输实时心电、血压等生命信息,监测中心 24 h 提供服务,被监测者随时得到主管医生的治疗指导,或医院提供应急救护。这些设备均配套宽带网接口,可数字化传输,与闭路电视站、医院监测中心、主管医生的掌上电脑组建成实时社区保健、急救监测网络。可广泛推广应用至全国农村及城市的社区医疗保健站,建立大、小区域性的监测网络系统,对提高我国社区医疗保健、急救医疗水平具有非常重大的意义,对提高广大人民群众的健康水平、生活质量,减少心脏性猝死及加强孕妇保健,都是切实可行的措施。

远程的家庭监护系统根据需要的不同,分别用多种不同的传输介质实现生理参数和图形的远程传输,主要有:①普通电话线;②网络线(internet);③无线;④光纤。监护中心站能同时对多位院外患者的心电、血压、呼吸、胎心等生理参数进行在线、实时监测。

利用远程生命信息监测网络系统,可建立多层次移动医疗监测网络,真正发挥远程医疗网络监测的强大功能,可使该项目真正进入每家每户。该系统可作为地区性公共卫生信息系统建设的子项目之一,项目可纳入地区性医疗卫生信息系统统一规划、建设,保证个人、院内、院外卫生信息通路的畅通,真正实现个体化卫生医疗保健目标。系统将建立多级监测中心,高速网络将各地高级监测中心相互连接形成全国性甚至国际性监测网络,各种医疗信息将实现自由传送,真正建立大规模监测网络。与此同时,监测中心还可将接收的监测结果同时发送到监测对象和主诊医生的笔记本或掌上电脑中,由主诊医生完成对被监测者的临床指导处理,真正实现医疗信息化(下页图 19-2-2)。

2. 数字化智能移动医疗监护系统

(1) 远程心电监护系统:新型心电监护仪器具有患者自测功能,能够自动识别心动过速、心动过缓、室性期前收缩、室性二联律、室性三联律、室上性期前收缩等十几种心电异常信号并自动报警。系统采集的信号经数字化处理后经过有线(有线电话、光纤、有线电视)或无线(手机网络)传输,可实时监测并反映心电、血压、胎心及胎动的变化,图像清晰、无失真。计算机智能辅助分析系统将完成初步的分析诊断,为监测中心医生完成初步的筛查,提高监测效率,特别是在大型监测中心能有效提高监测的效率和质量。新的系统还将配备 GPS 或北斗系统,真正实现全地域监测。

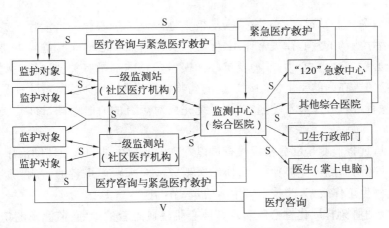

图 19-2-2　区域性监测网络的构建

（2）远程血压动态监测：采用有线（或无线）传输技术对患者血压进行远程实时、动态监测。

（3）远程院外睡眠呼吸功能监测：通过有线（或无线）技术对患者睡眠时呼吸状况的多参数（鼻呼吸气流、心率、心电、血压、血氧饱和度等）连续监测。

（4）其他：可拓展的生理参数监测，如胎心、胎动、血糖、体温、血氧饱和度等。

3. 社区医疗中心健康档案建立电子化　社区居民健康、医疗档案系统，实现档案的网络化（社区居民—社区医疗中心—监测中心—城市中心医院或急救中心）传输。个人及家庭健康医疗档案系统：纪录监测对象及其家庭成员的基础健康医疗状况，随患者的健康状况及时更新，伴随监测对象整个监测时段。个人医疗监测档案系统：监测对象个性化的医疗监测记录，记录监测危机事件的监护、抢救过程，提供个性化的医疗监测方案。

4. 社区健康综合服务档案系统（拓展部分）　社区基础医疗卫生状况汇总统计、妇女儿童保健、孕产妇保健、计划免疫、慢性病监测管理、突发公共卫生事件监控等。

5. 社区居民健康教育系统　介绍基础健康知识、营养保健知识、各种慢性病的防治保健知识、家庭急救自救教育培训知识。

第三节　远程生命信息监测网络系统的临床应用

一、在心血管疾病及远程医疗中的作用

1. 在心律失常诊断与治疗中的应用　远程生命信息监测技术可用于各种类型、各种原因的心律失常的监测，尤其对可疑心律失常的患者是重要的监测工具。对阵发性、短暂性、无规律发作性心律失常伴有偶发症状的患者特别有价值，在实用性和理论上都有超过动态心电图监测（Holter monitoring，HM）的优势。对于持续性的、反复发作性的心律失常，ECG 虽可以诊断，但难于观察到发作开始及终止的过程，而远程监测对此有特别的作用，有助于了解心律失常的特点。对此类心律失常的另一监测作用是可以指导临床选择用药，通过监测，根据药物疗效可及时调整药物剂量及种类。

此外，远程监测还可被应用于心律失常治疗药物的疗效评价、不良反应监测。抗心律失常治疗药物常规应用于对室性、室上性心律失常的控制。但反复发作的原发性或继发性心

律失常，包括致命的心动过缓、心动过速，却极大地限制了抗心律失常治疗。这主要是由于抗心律失常治疗药物的致心律失常作用（促心律失常），而促心律失常危险主要与潜在的心脏疾患（如冠心病、充血性心力衰竭）及抗心律失常药物的剂量有关。远程检测技术已被广泛应用于包括房颤在内的室上性心动过速的药物治疗监测中。此外，对院外具有潜在恶性心律失常的患者进行心律失常的随访，用系统完成对患者的心脏监测、诊断及患者教育，取得良好效果。

由此可见，远程监测是部分常规检查难以发现的心律失常的有效辅助治疗手段，在对各种心律失常的随访监测中优势独特，可协助医生完成对远距离患者的监测、随诊、教育及用药指导，提高医生工作效率，改善患者生活质量，节约医疗资源。

2. 在冠状动脉粥样硬化性心脏病及其他心肌缺血患者的诊断、监测及随访中的应用
远程监测技术诊断心肌缺血有较高的敏感性，特别是变异型心绞痛患者胸痛常发生在夜间，这时用该监测更有价值。由于目前远程监测仪器的不断更新，例如连续记录和超前记忆型仪器的应用，使高危患者的长期监测成为可能。近年来它已成为随访缺血性心脏病的认可工具，特别是心肌梗死后患者。

冠心病发作性心肌缺血、心律失常可常无明显的诱因和规律，常规心电图难以捕捉，即使动态心电图的检出率也有一定限度。远程心电监测系统不仅具有动态心电图的 24 h 全程记录、储存回放的功能，而且还具有以下优点：①根据临床病情的需要，随时发放实时心电信号或短程储存的心电信号；②发射心电信号不受地点、距离的限制；③患者能够即刻接受医护人员的医疗指导，及时在院外进行必要的急救治疗。

3. 永久性心脏起搏器、体内埋藏式自动心脏复律除颤仪（AICD）置入术后的应用　远程心电监护技术主要用于安装心脏起搏器后随访。北美地区已将其作为心脏起搏器置入术后随访的常规项目。在埋置起搏器后如有心悸、头痛或胸闷等症状时，该技术可以发现起搏器是否有感知或起搏故障。对安置起搏器后无症状者定期常规随访，也可发现细小的起搏功能不良的变化。给 AICD 植入患者使用，选择有循环记忆功能的记录/发射器，当电击时自动开启仪器或有症状时按键，以记录症状即刻或电击除颤前后心电图，判断除颤器是否能在需要时立即放电，放电的原因及放电是否恰当，研究认为远程监测能正确评价 AICD 的功能，明确除颤器放电的原因，避免不必要的复诊和住院。特别对于距离监测中心较远的患者，远程监测既方便快捷又节省费用。早期的 AICD 完全没有记忆功能，TTM 监测显得尤为必要。尽管现代的 AICD 有回忆性的短时记录功能，但远程监测仍被认为对 AICD 患者有辅助监测价值。

除此之外，远程监测技术同样可用于心脏手术、心脏移植术后的监测与随访。

4. 隐匿性心脏病患者、可疑心脏病患者、心脏病高危人群的诊断与监测，有效预防心脏性猝死
（1）用于心脏性症状患者：不明原因的心悸、胸闷、头晕、晕厥的诊断与鉴别诊断。心悸是大部分由于心律失常引起的常见症状。一方面可能是由于一些潜在的、严重的结构性心脏疾病如急性心肌梗死、肥厚型心肌病、扩张型心肌病所产生。但大多数有心悸的患者并无结构性心脏疾病，但确实有一些可治愈性的心律失常者，或至少从症状上可以得到明确的解释。

Holter 检查常规应用于心悸的诊断，但国外多项研究表明，远程监测技术对于有症状的心悸发作能较敏感和特异地诊断出心悸的原因。这些研究者提出，远程监测在对心悸的诊断中较 Holter 检查有更高的效价比。反复发作或不明原因的晕厥患者,在以前的临床或自动心电图检查无任何症状表现,或心电图检查无任何发现时,远程监测是检查的首选。

(2) 中老年高危患者:老年心血管病患者症状隐匿、猝发,合并症多,后果严重。对此类患者的院外监测意义重大,但既往临床又束手无策。因远程监测具备实时记录分析、智能诊断报警数据储存量大、循环记忆及数字压缩发送等优点,为院外远距离发送心脏监测提供了有利的手段,这为老年性心脏病的诊断、防治、抢救提供了可靠的保证。对有条件的老年心脏病患者,特别是高危患者,有必要长期进行远程监测,尽可能早期发现患者出现致命性心律失常和心肌缺血损伤,给予积极治疗措施以预防心血管病猝死的发生,降低死亡率。

5. 心脏康复训练及远程医疗 参加心脏康复训练,已被证明可改善冠心病患者的运动能力,减轻心血管症状,提高社会心理状态,减少总体死亡率及心血管病死亡率。但在美国,由于各种原因,也只有 15% 适于进行心脏康复训练的冠心病患者参加训练。应用远程监测系统进行家庭心脏康复训练安全、有效,可最大限度地借助训练有素的心脏康复训练人员提供服务。

患者在偏远地区或家里进行心脏康复训练时接受远程监测分析,其训练计划可得到监测中心专家的指导。尤其门诊时心脏康复训练的远程监测是运动训练监测的新方法,临床常规应用安全而简便。对于在家里进行康复训练的患者,远程监测最大的优点是方便、易操作,被认为是患者坚持运动训练的主要保障。

6. 其他方面的应用 随着远程监测技术、产品的成熟与发展,还可广泛应用于社区医疗保健、院内监测、家庭病床及家庭保健。结合我国国情,还可用于对边远地区、山区及基层医院的心血管病患者远程医疗和临床急救的监护、抢救指挥。

二、在心搏呼吸骤停患者救治中的应用

远程监测技术在心血管疾病诊治和远程医疗中的成功运用,及其精确、简便、高效、快速、小巧、低廉和良好的互动性等优点,也充分显示出其在急诊医学中独特的作用和良好的发展前景。

1. 心脏性猝死的预防、预测 据不完全统计,全世界每年有百万人以上因猝死而丧生。至今有关猝死的准确发生率还不清楚。据称美国每年猝死人数超过 50 万,平均每分钟有 1 人死于猝死。猝死是危害人类健康,构成死亡的主要方式之一,已引起人们的普遍关注和广大医务人员的高度重视。

美国 Framinghan 研究表明,猝死以心脏性猝死为多数,占 50% 以上,其中冠心病(CAD)占首位。因此,目前预防猝死就是预防猝死的多发病——冠心病的发生和减少致命性冠心病发作的出现。大量的临床研究证明,冠心病患者猝死率与急性心肌缺血事件(急性冠状动脉综合征,ACS)、严重心律失常的发生密切相关,故及时发现和治疗院外冠心病患者的急性心肌缺血事件、严重心律失常,具有重要的临床意义。

冠心病猝死常表现出心源性的前驱症状,如胸痛、疲劳、呼吸困难、头昏、心悸等。对短暂意识丧失、昏厥者应引起注意。但绝大多数患者缺少对这类急性冠状动脉综合征前驱症状的认识和警惕,耽误了极其宝贵的抢救时间。加强对高危患者的急救健康教育,建立院前监测网络,早期对出现前驱症状的患者进行监护,通过联系网络能与患者及其家人建立更好的合作,能更加积极参与、全面处理一些致命的急性心肌缺血事件和(或)严重心律失常事件,可有效预测和预防院外心脏性猝死的发生。

远程监测对无症状的恶性心律失常的及时诊断和有症状时一样，都是一个很有效的工具。系统可提供最适宜的对猝死幸存者进行出院后的抗心律失常药物的用药调整。对心电图的实时监测和完备的预警治疗方案确保了最适宜的反应。远程监测的成功运用，同样可以用于院外猝死患者的抗心律失常治疗。通过联系网络，能与患者及其家人建立更好的合作，能更加积极参与、全面的处理一些致命的心律失常事件。

2. 院前监测与院前指导　心脏急症的特点是发病急、进展快、病情凶险、死亡率高，常因患者及家属对心血管疾病发作认识不足，延误就诊或盲目送医院，导致病情加重甚至死亡。对心血管疾病高危患者进行院前监测，及时发现患者出现的致命性心律失常及心肌缺血，在指导患者进行自我急救的同时，派出医务人员进行抢救，及时解除危险情况，可显著降低急性心肌梗死出院后患者的患病率和死亡率。

在心脏急症的院前抢救中，时间就是生命。对心肌梗死后患者进行院前远程监测是安全有效的，可发现有预后意义的复杂性室性心律失常，并对高危患者可进行初步的院前抢救指导，为专业急救赢得时间。同时，还提高患者生活质量和降低 1 年内的心脏性死亡率。

3. 急救转运　在院前急救中，胸痛患者的早期确诊常因未能在第一时间获得多导联的 ECG 检查而明显受到限制。远程监测系统可使用移动电话将标准的心电图从救护车传至医院（数字传输技术），从而对急性冠状动脉综合征的患者进行早期的治疗和处理，为后续的急救创造条件和赢得时间，保证抢救治疗的连续性，可有效用于院前转运的急救监测；通过该系统可对医疗辅助人员提供转运途中的抢救指挥，提高院前抢救质量；同时该技术比遥测技术更为便宜，而且提供高质量的信号接收和运行系统。

在急救医疗体系（EMSS）建立完善的大城市中，急救转运已经能在较短的时间内有效完成。但对于郊区、乡镇及 EMSS 欠发达地区，急救转运常常是延误心脏急症患者诊断、治疗的重要因素。远程监测系统在院前转运途中即可实现远距离指挥下的有效、及时的抢救治疗，为转运到达后急救赢得宝贵时间，提高急救成功率。随着自身系统、技术的不断完善，远程监测系统将在空中、海上、野外、灾害急救中发挥重要的作用。

4. 院前电除颤　在心脏急症特别是急性心肌梗死（AMI）患者中，在到达医院前，约有一半的患者会发生猝死，大多数死亡原因为无脉性室性心动过速（VT）或室颤（VF）。在 AMI 患者发病后前 4 h 最主要的危险是 VF，AMI 患者 VF 发生率为 4%～18%。所以及早发现患者潜在的 VF 并有效行电除颤可使众多患者获救。远程系统可对高危患者进行连续实时监测，配合自动除颤仪可有效完成院前自动电除颤，特别适合于远距离监测患者。

国外 Dalzell GW 等人早在 20 世纪就基于远程监测技术，成功、安全地应用经移动电话电除颤系统对远距离患者进行电除颤。患者将心电图/除颤电极片正确贴于胸壁，监测除颤器自动启动、播通中心监测站，并实时传输心电图像，监测中心医生在远距离外，根据监测心电图像，远程控制除颤仪充电、放电（可同步、非同步）进行远距离除颤。推广应用移动电话除颤仪，将极大提高院外心搏骤停患者的存活率。

5. 心肺复苏技术的普及与急救知识培训　通过远程生命信息监测系统，可对纳入监测的高危人群及其家属进行心肺复苏技术普及与急救知识培训，提高现场抢救能力，为专业急救人员的抢救赢得时间。

远程监测技术在心脏病预防性监测中具有重要的临床意义和价值，在临床急诊工作中充分利用这一先进的技术，将院外心脏监护、院前急救和院内 CCU 的抢救工作有机结合起来，形成一个医疗急救服务的网络，能够提高心脏病危重症的抢救成功率。特别是将院外心脏监护与院前急救相结合,将过去要在医院才能完成的诊疗工作,提前至院前完成,使危重患者在短时内得到准确及时的治疗。特别是早期明确诊断和提前实施关键性的治疗措施,将明显提高抢救成功率,使我们在心脏病院前急救乃至院内心脏急救水平进入一个新阶段。随着现代互联网技术和移动通信技术的快速发展,远程心电监测的网络条件、传输效能及准确性也已经有了革命性的进步。在 5G 技术实现广泛应用之后,以远程心电监测将会连同远程医疗调度、远程实时急救指导等,可真正实现对于院外心脏性猝死或者高危心脏病患者早期发现、早期急救和早期治疗,真正实现远程心电监测的对心脏性猝死的及时救治!

（黄子通　余　涛）

参 考 文 献

1. 郑慧侠. 电话传送心电图系统对院外冠心病患者的监测[J]. 现代诊断与治疗,2001,12(1):50~51

2. 卢中南,谢洪彬,袁璧翡,等. 我国远程医疗现况和监管策略探析[J]. 中国卫生监督杂志,2018,25(2):143~147

3. 孙小磊,张晖,汪缨,等. 互联网＋医疗的应用及展望[J]. 医疗卫生装备,2017,38(10):132~134

4. 中国医药信息学会心脏监护专业委员会. 中国远程心电监测专家建议(讨论稿)[J]. 实用心电学杂志,2015,24(5):305~308

5. Cramer B. Teleradiology in Canada[J]. *Clin Invest Med*,2005,28(2):65~67

6. 潘荣全,张焕基,郭攸胜,等. 远程心电监测系统的研究进展[J]. 心血管康复医学杂志,2018,27(4):488~491